Thieme

… und noch mehr Tipps für die Prüfungsvorbereitung

Das Repetitorium MEDI-LEARN hat fast alle seit 1981 gestellten Prüfungsfragen analysiert. Im 1. Staatsexamen sind das mehr als 10 000 Fragen.
Dabei wurde festgestellt, dass sich im Fach Radiologie 71,4 % aller bisher gestellten Fragen durch wenige Themen abdecken lassen.
Die „Top-Themen" enthalten diejenigen Stichworte, die in diesem Zeitraum mit mindestens 10 Fragen vertreten waren.

Die Top-Themen der Prüfung

Thema	**Anteil**
Technische Grundlagen	15,5 %
Nativ- und Kontrastuntersuchung des Verdauungstrakts	7,5 %
Entstehung und Eigenschaften ionisierender Strahlen	6,3 %
Wechselwirkung direkt und indirekt ionisierender Strahlen mit Materie	5,6 %
Biochemische, zytogenetische und zelluläre Antwort auf Bestrahlung; biologische Grundlagen der Strahlentherapie	5,6 %
Strahlenschutz	5,6 %
nuklearmedizinische Funktionsdiagnostik	5,2 %
Messung ionisierender Strahlen	4,7 %
Kontrastdarstellung des Herzens und der Gefäße	4,2 %
Radiopharmazie und Radiochemie	4,2 %
Akutes Strahlensyndrom	3,7 %
Strahleninduzierte Spätwirkungen beim Menschen	3,3 %
Summe	**71,4 %**

Fragenanteil pro Kapitel Radiologie

Die Darstellung des prozentualen Fragenanteils pro Kapitel empfehlen wir als Grundlage Ihrer Lernplanung.

	Kapitel	**Anteil**
1	Physikalische Grundlagen	16,4 %
2	Biologische Grundlagen	11,5 %
3	Grundlagen des Strahlenschutzes	12,7 %
4	Radiologische Verfahren und deren Aussagewert	49,1 %
5	Technische und methodische Grundlagen der Strahlentherapie bösartiger Tumoren und gutartiger Erkrankungen	10,2 %

Original-Prüfungsfragen
mit Kommentar

GK 2
Radiologie

14. Auflage

Bearbeitet von H. Hoffmann
und J.-P. Krischewski

Georg Thieme Verlag
Stuttgart · New York

Dr. Hans Hoffmann
Facharzt für Innere Medizin
Gastroenterologie
Lutherstr. 12

D-19053 Schwerin

J.-P. Krischewski
Städt. Krankenhaus Wismar
Am Dahlberg 11

23952 Wismar

1. Auflage 1983
2. Auflage 1985
3. Auflage 1986
4. Auflage 1988
5. Auflage 1990
6. Auflage 1991
7. Auflage 1993
8. Auflage 1994
9. Auflage 1995
10. Auflage 1996
11. Auflage 1998
12. Auflage 1999
13. Auflage 2001
14. Auflage 2002

Die Deutsche Bibliothek – CIP-Einheitsaufnahme

Original-Prüfungsfragen mit Kommentar GK2.
– Stuttgart ; New York : Thieme
Radiologie / bearb. von Jens P. Krischewski. – 14. Aufl. – 2002
ISBN 3-13-112574-8

Unsere Homepage: http://www.thieme.de

Umschlaggestaltung: Thieme Verlagsgruppe

Umschlagfoto: Mauritius Die Bildagentur, Nr. 5B247069736

Satz und Druck: Druckhaus Götz GmbH, Ludwigsburg
Bindung: Großbuchbinderei Heinr. Koch GmbH & Co. KG, Tübingen
Printed in Germany

ISBN 3-13-112574-8

Vorwort

Der erste Teil des vorliegenden Buches ist eine Einführung in die Radiologie für Medizinstudenten. Das Kurzlehrbuch ist dem Gegenstandskatalog folgend gegliedert. Sämtliche Themen des Gegenstandskatalogs für den ersten Teil der ärztlichen Prüfung im Fachgebiet Radiologie werden behandelt. Etwa 150 Zeichnungen und Abbildungen allein im Kurzlehrbuch ergänzen und veranschaulichen den Text, da die Radiologie kein rein theoretisches Fach ist, sondern vor allem aus der Anschauung heraus begriffen sein will.
Der Selbstkontrolle und besonders der Prüfungsvorbereitung dient der zweite Teil des Buches, der erneut aktualisiert wurde. Er umfasst nunmehr alle von 1992 an gestellten Prüfungsfragen sowie auch einige ältere relevante Fragen. Zu den über 440 Fragen werden die richtigen Lösungen gegeben. Zu allen Lösungsmöglichkeiten gibt es einprägsame Kommentare.
Die Verfasser möchten sich an dieser Stelle bei den Lesern für die zahlreichen Zuschriften und beim Verlag für die gute Ausstattung dieses Buches bedanken.

Schwerin, Wismar, im Juni 2002

Hans Hoffmann
Jens-P. Krischewski

Inhalt

Die *kursiv* gedruckten Seitenzahlen verweisen auf das Kurzlehrbuch, die **halbfett** gedruckten Seitenzahlen auf den Kommentarteil.

Die *kursiv* gedruckten Seitenzahlen verweisen auf das Kurzlehrbuch, die **halbfett** gedruckten Seitenzahlen auf den Kommentarteil.

Bearbeitungshinweise

In den Original-Aufgabenheften, die die Grundlage der Prüfung bilden, sind die Fragen nicht nach Fächern, sondern nach Aufgaben-Typen geordnet.

Zur Prüfungsvorbereitung erscheint eine fachbezogene Fragenordnung, wie sie in diesem Band praktiziert wird, geeigneter. Im Examen Frühjahr 2000 wurden die Fragen vom IMPP erstmals nach inhaltlichen Gesichtspunkten sortiert.

Die Lösung zu jeder Frage ist am Unterrand derselben Seite vermerkt.

Es ist zweckmäßig, beim ersten Durchgang die falsch beantworteten Fragen zu markieren, um sie kurz vor dem Prüfungstermin zu wiederholen.

Aber Vorsicht! Manche Fragen werden im Examen wortgetreu wiederholt, doch kann die Reihenfolge der möglichen Antworten geändert sein.

Aufgabentypen:

Aufgabentyp A: Einfachauswahl

Erläuterung: Bei diesem Aufgabentyp ist von den fünf mit (A) bis (E) gekennzeichneten Antwortmöglichkeiten eine einzige auszuwählen, und zwar entweder die allein bzw. am ehesten zutreffende Aussage oder die einzig falsche bzw. am wenigsten zutreffende Aussage. Wenn die Falschaussage zu markieren ist, enthält der Vorsatz ein fettes (im Originalheft noch unterstrichenes) **nicht** oder einen ähnlichen deutlichen Hinweis.

Lesen Sie immer alle Antwortmöglichkeiten durch, bevor Sie sich für eine Lösung entscheiden!

Aufgabentyp B: Aufgabengruppe mit gemeinsamem Antwortangebot – Zuordnungsaufgaben

Erläuterung: Jede dieser Aufgabengruppen besteht aus:

a) einer Liste mit nummerierten Begriffen, Fragen oder Aussagen (Liste 1 = Aufgabengruppe)
b) einer Liste von 5 durch die Buchstaben (A)–(E) gekennzeichneten Antwortmöglichkeiten (Liste 2)

Sie sollen zu jeder nummerierten Aufgabe der Liste 1 aus der Liste 2 *eine* Antwort (A) bis (E) auswählen, die Sie für zutreffend halten oder von der Sie meinen, dass sie im engsten Zusammenhang mit dieser Aufgabe steht. Bitte beachten Sie, dass jede Antwortmöglichkeit (A) bis (E) für mehrere Aufgaben der Liste 1 die Lösung darstellen kann.

Aufgabentyp C: Kausale Verknüpfung
(Dieser Aufgabentyp wird zurzeit vom IMPP nicht gestellt.)

Erläuterung: Bei diesem Typ besteht die Aufgabe aus zwei Aussagen, die mit „weil" verknüpft sind. Jede der beiden Aussagen kann unabhängig von der anderen richtig oder falsch sein. Wenn beide Aussagen richtig sind, so kann die Verknüpfung durch „weil" richtig oder falsch sein. Dabei muss Aussage 2 nicht die alleinige Begründung von Aussage 1 sein! Ein gegebenenfalls vorangestellter Sachverhalt ist bei der Beurteilung zu berücksichtigen. Nach Prüfung entnehmen Sie den richtigen Lösungsbuchstaben dem Lösungsschema:

Antwort	Aussage 1	Aussage 2	Verknüpfung
A	richtig	richtig	richtig
B	richtig	richtig	falsch
C	richtig	falsch	–
D	falsch	richtig	–
E	falsch	falsch	–

Aufgabentyp D: Aussagenkombination

Erläuterung: Bei diesem Aufgabentyp ist die Richtigkeit mehrerer nummerierter Aussagen zu beurteilen. Es können je nach den vorgegebenen Aussagenkombinationen A bis E eine einzige, mehrere, alle oder keine der Aussagen richtig sein. Eine Aufgabe wird als **richtig gelöst** gewertet, wenn der Lösungsbuchstabe markiert wurde, der für die **zutreffende Beurteilung aller Aussagen** als richtig oder falsch steht.

Allen Aufgabentypen gemeinsam ist, dass am Ende eine und nur eine der fünf möglichen Lösungen (A) bis (E) zu markieren ist. Die beste Antwort ist diejenige, die im Vergleich der fünf Antwortmöglichkeiten die Aufgabe **am umfassendsten beantwortet**. Eine Mehrfachmarkierung wird als falsch gewertet. Das Fehlen einer Markierung wird in gleicher Weise falsch gewertet wie eine Markierung an falscher Stelle. Man sollte also, auch wenn man eine Aufgabe nicht lösen kann, in jedem Falle eine Lösung raten, weil man so eine 20%-Chance hat, die richtige Lösung zu treffen.

Kurzlehrbuch

1 Physikalische Grundlagen

1.1 Entstehung und Eigenschaften ionisierender Strahlung

Zu den radioaktiven Strahlen gehören:
- die Photonenstrahlen (elektromagnetische Strahlen) wie Röntgenstrahlen und Gammastrahlen.
- die Korpuskularstrahl+en (Teilchenstrahlen) wie Alphastrahlen, Elektronenstrahlen und die Protonenstrahlen.

1.1.1 Radionuklide

Der Atomkern besteht aus den Nukleonen. Hierzu gehören die positiv geladenen Protonen und die gleich schweren, aber ungeladenen Neutronen.
Die Anzahl der Protonen (Ordnungszahl) bestimmt die Ladung des Kerns und ist kennzeichnend für das jeweilige chemische Element. Ändert sich also die Anzahl der Protonen, gehört das Atom zu einem anderen Element. Mit der Anzahl der Neutronen ändert sich jedoch nur die Masse des Atoms. Die dabei entstehenden Atome werden als Isotope des jeweiligen Elements bezeichnet. Die Atome, die durch eine bestimmte Masse und Ordnungszahl bestimmt werden, nennt man Nuklide.
Man unterscheidet zwischen stabilen und instabilen Nukliden. Instabile Kerne (Radionuklide) neigen dazu, sich umzuwandeln oder zu zerfallen, bis sie einen stabilen Zustand erreicht haben. Hierbei senden sie radioaktive Strahlung aus. Die Radioaktivität wurde 1896 eher zufällig von Bequerel entdeckt. Das Bequerel ist auch die Einheit der Radioaktivität. Die Aktivität [A] gibt an, wie viele Kerne pro Sekunde zerfallen. 1 Bq = 1/s.

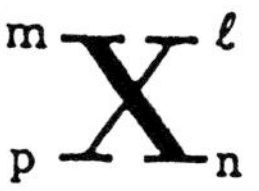

Abb. 1.**1** Nomenklatur eines Nuklids. X: Elementsymbol; p: Protonenzahl; m: Atommasse; n: Neutronenzahl; l: Ladung

1.1.1.1 Entstehung radioaktiver Strahlung

Beim α-Zerfall tritt **α-Strahlung** aus. Sie ist eine Korpuskularstrahlung und besteht aus den α-Teilchen (Heliumkernen). Da das α-Teilchen 2 Protonen und 2 Neutronen besitzt, ist die Ordnungszahl (Kernladungszahl) der entstehenden Substanz (Tochternuklid) gegenüber des α-Strahlers um 2 erniedrigt. Die Massenzahl ist um 4 erniedrigt.
Beispiel: radioaktiver Zerfall von Radium:

$$^{226}_{88}Ra \rightarrow {}^{222}_{86}Rn + {}^{4}_{2}He^{2+} + 4{,}88\ MeV$$

Die α- Teilchen fangen sich dann aus der Umgebung 2 Elektronen ein und werden dadurch zu Atomen. Das entstehende Helium kann in der Umgebung des Strahlers nachgewiesen werden.
Die beim α-Zerfall freiwerdende Energie beträgt 6 Megaelektronenvolt (MeV).
Bei der **β⁻-Strahlung** zerfällt ein Neutron in ein Proton, ein Elektron und ein Antineutrino. Das Proton verbleibt im Kern. Ausgesandt werden nur das Elektron (β⁻-Teilchen) und das Antineutrino (*v*). Das Tochternuklid hat eine um 1 erhöhte Ordnungszahl und die gleiche Massenzahl wie das Mutternuklid.

Beispiel: radioaktiver Zerfall von Kobalt:

$$^{60}_{27}Co \rightarrow {}^{60}_{28}Ni + e^{-} + v + 313\ keV$$

Das Antineutrino (*v*) hat keine Ladung und keine Ruhemasse. Es teilt sich jedoch mit dem Elektron die freigewordene Energie und je nachdem, wie

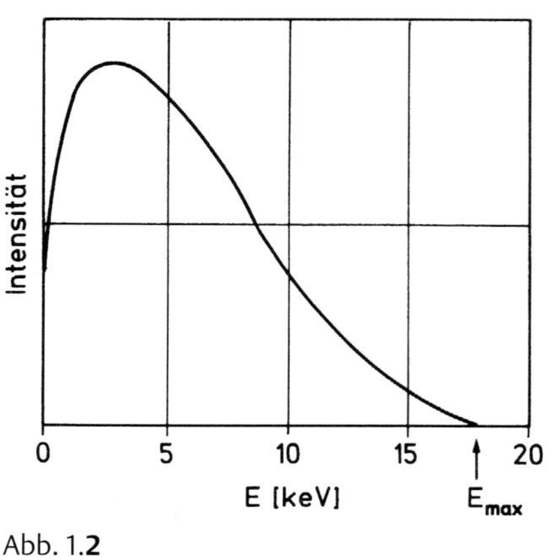

Abb. 1.**2**

diese Aufteilung erfolgte, hat das Elektron mehr oder weniger Energie. Man spricht hier von einem Energiespektrum, das sich von 0 bis E_{max} erstrecken kann. Für biologische Betrachtungen spielt die mittlere Energie der Elektronen, die bei 1/3 E_{max} liegt, eine Rolle.
Wenn das im Kern gebundene Proton in ein Neutron, ein Positron (β^+) und ein Neutrino zerfällt, spricht man vom **β^+-Zerfall**.

$$^{64}_{29}Cu \rightarrow {}^{64}_{28}Ni + e^+ + \nu + 660\ keV \qquad (\beta^+)$$

Statt dessen kann aber auch folgender Prozeß stattfinden:

$$^{64}_{29}Cu \rightarrow {}^{64}_{28}Zn + e^- + \bar{\nu} + 570\ keV \qquad (\beta^-)$$

Es handelt sich hier um konkurrierende Prozesse. ^{64}Cu ist ein Beispiel für den verzweigten Zerfall. Es kann sowohl ein β^- als auch ein β^+ Strahler sein. Aber es gibt auch noch eine dritte Möglichkeit:

$$^{64}_{29}Cu + e^- \rightarrow {}^{64}_{28}Ni + \nu$$

Hier haben wir den Elektroneneinfang vor uns, eine Variante des β^+-Zerfalls: Statt ein Positron auszusenden, wird ein Elektron aus der K- oder L-Schale eingefangen. Dieses Loch wird nun von Elektronen aus der nächst äußeren Schale besetzt usw. Da die Elektronen der äußeren Schalen energiereicher sind als die inneren, wird dabei Energie frei, die als Photon angestrahlt wird. Insgesamt wird ein ganzer Schwarm von Photonen erzeugt, der insgesamt auch als charakteristische Strahlung bezeichnet wird. Bei leichten Kernen kann die Energie, die als Photon abgestrahlt würde, auf ein Elektron der äußeren Hülle übertragen werden. Dieses verläßt dann das Atom und wird nach dem Entdecker Auger-Elektron genannt.
γ-Strahlung: Sind die Kerne nach einem α- oder β-Zerfall noch angeregt, kann ein Photon abgestrahlt werden, das auch als γ-Quant bezeichnet wird. Damit ordnen sich die Nukleonen wieder in den Ruhezustand um. Die Dauer des angeregten Zustandes kann zwischen 10^{-15} Sekunden und einigen Tagen liegen. Bei Nukliden, die längere Zeit angeregt bleiben, spricht man von metastabilen Nukliden. Sie werden durch ein *m* gekennzeichnet. Die Eigenschaft, daß zwei ansonsten gleiche Kerne unterschiedlichen Energiegehalts nebeneinander existieren können, nennt man Kernisomerie.
In Radionuklidgeneratoren ist es möglich, die metastabilen Tochternuklide von den Mutternukliden zu trennen. Man erhält dadurch einen reinen γ-Strahler. Zum Beispiel: Molybdän-99 → Technetium-99 m → Technetium-99.

Tab. 1.**1**

Mutter	HWZ		Tochter	HWZ
^{87}Y	80 h	→	^{87m}Sr	2,8 h
^{99}Mo	67 h	→	^{99m}Tc	6 h
^{113}Sn	115 h	→	^{113m}In	1,7 h
^{132}Te	77 h	→	^{132m}J	2,3 h

Bei der **inneren Konversion** wird die Energiedifferenz zwischen dem angeregten und dem Grundzustand nicht an ein γ-Quant, sondern an ein Elektron der inneren Schale abgegeben, das dann mit hoher Energie das Atom verläßt. Die leere Position muß wieder mit Elektronen aus äußeren Schalen aufgefüllt werden. Es entsteht dabei die charakteristische Strahlung.

Zusammenfassung:

Tab. 1.**2**

	Vorgang	Ausgestrahlt werden		Energie
Korpuskel	α-Strahlung	Heliumkern	$^4_2He^{2+}$	ca. 6 MeV
	β^--Strahlung	Elektron	β^-	mittlere Energie = 1/3 E_{max}
	β^+- Strahlung	Positron	β^+	mittlere Energie = 1/3 E_{max}
	Elektroneneinfang	Neutrino	ν	
	innere Konversion	Elektron	e^-	
Photonen	γ-Strahlung	Quant		50 keV– 3 MeV
	Röntgenstrahlung	Quant		

1.1.1.2 Halbwertszeit

Der radioaktive Zerfall eines Kerns ist ein zufälliger Prozeß. Es läßt sich daher nur eine statistische Aussage über die Zerfallswahrscheinlichkeit treffen. Je mehr Kerne existieren, desto mehr können zerfallen. Die Anzahl der sich pro Zeiteinheit umwandelnden Kerne ist also proportional der Anzahl der noch vorhandenen Kerne. Es handelt sich also um eine Exponentialfunktion.

Das radioaktive Zerfallsgesetz besagt:

$N = N_0 \cdot e^{-\lambda t}$

λ ist die Zerfallskonstante, die charakteristisch für das jeweilige Nuklid ist. Sie gibt den Bruchteil der zerfallenen Kerne pro Zeiteinheit an. Den Kehrwert nennt man auch τ, die mittlere Lebensdauer. Häufiger gebraucht wird jedoch die Halbwertszeit $T_{½}$. Dies ist die Zeit, in der die Hälfte der Kerne zerfallen ist.

$$T_{½} = \tau \cdot \ln 2 = \frac{\ln 2}{\lambda}$$

Nach einer Halbwertszeit ist also die Zahl der unzerfallenen Kerne um die Hälfte gesunken, nach einer weiteren Halbwertszeit noch einmal um die Hälfte usw. Nach zehn Halbwertszeiten ist die Anzahl der unzerfallenen Kerne auf 1/1024 gesunken. Die Aktivität des Präparates reduziert sich in demselben Maße wie die Anzahl der Kerne. Damit macht die Halbwertszeit auch eine Aussage über die jeweilige Aktivität eines Präparates.

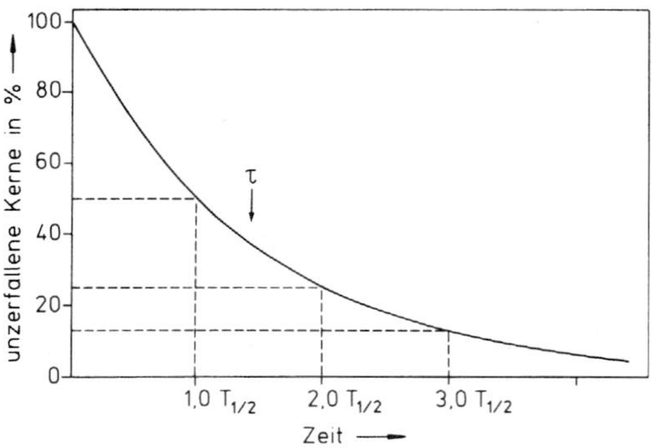

Abb. 1.**3** Radioaktives Zerfallsgesetz

Je nach Lebensdauer unterscheidet man kurz-, mittellang- und langlebige Radionuklide. **Kurzlebige Radionuklide** haben Halbwertszeiten von Stunden und werden daher dort eingesetzt, wo die Strahlung nur kurzzeitig benötigt wird, wie in der nuklearmedizinischen Diagnostik, z.B. der Szintigraphie, um die Strahlenbelastung des Patienten möglichst niedrig zu halten. Beispiel ist das metastabile ^{99m}Tc (HWZ = 6,0 h). **Mittellanglebige Radionuklide** bieten mit Lebensdauern von Tagen die Möglichkeit der Tumorbekämpfung durch Einbringen des Strahlers in die Geschwulst (interstitielle Bestrahlung), ohne daß eine Entfernung nach der Bestrahlung notwendig wäre: Nach dem Abklingen der Aktivität ist die gewünschte Dosis erreicht, und der nunmehr inaktive Strahler stellt keine Belastung mehr dar. Ein Vertreter dieser Gruppe von radioaktiven Stoffen ist das Jod 131, das in der Behandlung von metastasierenden Schilddrüsenkarzinomen Verwendung findet. Es zerfällt meistens durch Aussendung eines β^--Teilchens von 610 keV Energie mit anschließendem γ-Zerfall (365 keV); seine HWZ beträgt 8,1 Tage. Da **langlebige Radionuklide** Halbwertszeiten von Jahren aufweisen, werden sie ausschließlich in dichten Behältern verwendet, die ein Entweichen auch geringer Substanzmengen zuverlässig verhindern (umschlossener radioaktiver Stoff). Anwendungsmöglichkeiten finden sich in der Kontaktbestrahlung, wo das Präparat auf die Haut aufgelegt (Oberflächentherapie) oder in Körperhöhlen eingebracht wird (intrakavitäre Therapie); auch interstitielle Bestrahlung ist möglich, erfordert hier dann allerdings ein Entfernen des Strahlers nach Erreichen der Dosis. Ein weiteres Wirkungsfeld ist die Benutzung in Fernbestrahlungsanlagen (Telegammageräte). Die lange Halbwertszeit ist hier von Vorteil, weil die Substanz über einen langen Zeitraum arbeitet, ohne in ihrer Aktivität nachzulassen.

Bisher wurde die physikalische Halbwertszeit besprochen, die durch den radioaktiven Zerfall bedingt ist. Bei Überlegungen, die die Strahlenwirkung auf den Organismus betreffen, muß aber berücksichtigt werden, daß ein Radionuklid auch durch biologische Vorgänge aus dem Körper entfernt werden kann. Daher definiert man eine *biologische Halbwertszeit*; sie beschreibt die Verminderung der Konzentration eines Stoffes im betrachteten Gebiet durch Verstoffwechselung, Ausscheidung u.a. Physikalische und biologische Vorgänge tragen also gemeinsam zur Reduzierung der Strahlung im Körper bei. Das gesamte zeitliche Verhalten, das daraus resultiert, beschreibt man als effektive Halbwertszeit. Ihre Berechnung erfolgt durch die Formel:

$$HWZ_{eff} = \frac{HWZ_{phys} \cdot HWZ_{biol}}{HWZ_{phys} + HWZ_{biol}}.$$

1.1.1.3 Ausbreitung radioaktiver Strahlung

Betrachten wir eine punktförmige Strahlenquelle, so sehen wir, daß sich die durchsetzte Fläche mit zunehmender Entfernung vergrößert. Da sich die Strahlung nun auf diese größere Fläche verteilen muß, ist ihre Intensität nicht mehr so groß – ähnlich wie die Helligkeit des Lichtstrahls bei einer Taschenlampe.

Die Intensität der Strahlung nimmt mit dem Quadrat der Entfernung ab, wenn sie nicht vorher absorbiert wird. Da β- und vor allem α-Strahlen in

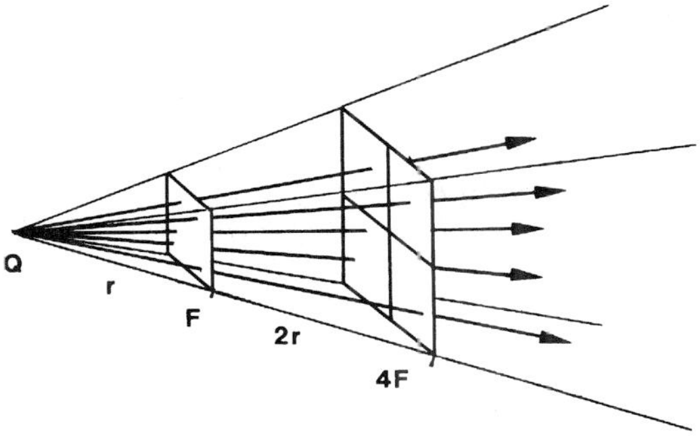

Abb. 1.4 Zum quadratischen Abstandsgesetz

Luft bereits nach kurzer Wegstrecke absorbiert werden, ist das quadratische Abstandsgesetz vor allem für Photonenstrahlung wichtig.

1.1.2 Tele-Strahlentherapie

Hochenergetische γ-Strahlung zeigt den sog. Aufbaueffekt, aufgrund dessen die Strahlung erst eine Wegstrecke unterhalb der Stelle, wo sie in das Gewebe eintritt, die größte Wirkung entfaltet. Der Grund dafür ist, daß die Gammastrahlung im Gewebe durch Wechselwirkung mit der Materie Sekundärstrahlung freisetzt. Diese besteht aus Elektronen und ist in Vorwärtsrichtung stark gebündelt; daher addiert sich ihre Wirkung zu der der Originalstrahlung. Die Konsequenzen sind in Abbildung 1.5 illustriert. Für die perkutane Therapie tiefliegender Krankheitsherde erweist sich daher die Verwendung sehr energiereicher γ-Strahlung als günstig, da sie bei gleicher Tiefendosis im Zielgebiet eine wesentlich bessere Hautschonung als niederenergetische Strahlung zeigt; überdies findet keine überproportionale Absorption im Knochen statt, so daß auch dessen Belastung reduziert ist.

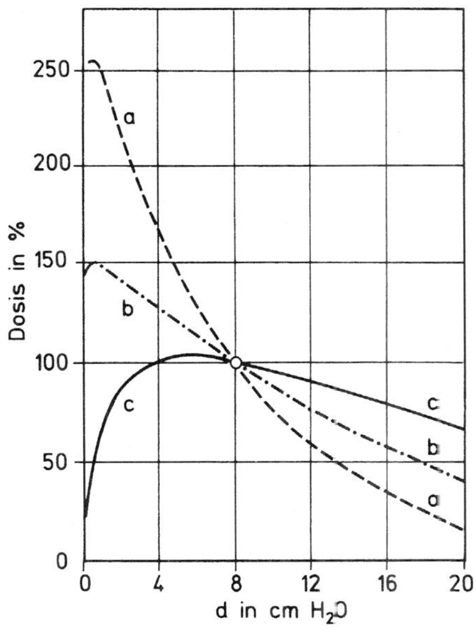

Abb. 1.5 Dosis von Photonenstrahlung in verschiedenen Gewebetiefen
a: 200 kV-Röntgenstrahlung
b: 1 MeV-Gammastrahlung
c: 30 MeV-Röntgenstrahlung
Die Hauteintrittsdosis (0 cm) ist bei gleicher Herddosis (8 cm) für die energiereichste Strahlung am geringsten.

Ein für den Zweck der Tiefentherapie geeigneter radioaktiver Strahler soll neben der hohen Energie auch eine möglichst lange Halbwertszeit haben, damit das Präparat nicht dauernd ausgewechselt werden muß. Diese Bedingungen erfüllen:
^{37}Cs, das durch seine große Halbwertszeit von 30 Jahren hervorsticht, aber in seiner γ-Energie (662 keV) zu wünschen übrig läßt und
^{60}Co; es sendet bei seinem β-Zerfall zwei γ-Quanten aus: 1,17 und 1,33 MeV, und hat eine relativ kurze Halbwertszeit von 5,3 Jahren. Geräte, die mit ^{60}Co ausgestattet sind, nennt man auch Kobaltkanonen.
Beide Nuklide werden als umschlossene radioaktive Stoffe verwendet, das heißt, sie sind von einer festen, dichten und widerstandsfähigen Hülle umgeben, die einerseits ein Entweichen der Substanz und damit eine Kontamination der Umgebung verhindert, andererseits aber auch die in diesem Fall unerwünschte Betastrahlung von Kobalt und Caesium absorbiert. Da die Präparate sich nicht abschalten lassen, muß dafür gesorgt werden, daß Strahlung nicht austritt, wenn sie nicht benötigt wird; auch während des Betriebes soll sie nur aus einer eng begrenzten Öffnung kommen. Aus diesem Grunde besteht der Strahlerkopf eines Telegammagerätes hauptsächlich aus einem dicken Bleimantel zur Abschirmung, in welchem die Strahlenquelle schwenkbar gelagert ist, so daß sie entweder vor

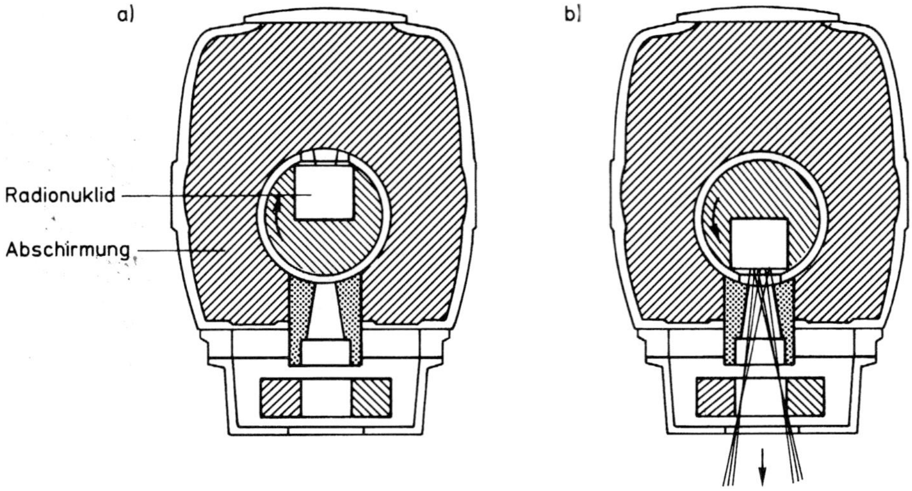

Abb. 1.6 Strahlerkopf einer „Kobaltkanone" a) in Ruhestellung und b) in Bestrahlungsstellung

die Austrittsblende zu liegen kommt oder vom Blei abgeschirmt wird.

So wie hochenergetische γ-Strahlung weisen auch schnelle Elektronen ein Dosismaximum unter der Haut auf, was für Therapiezwecke sehr erwünscht ist: Das Dosismaximum kann unter Umständen direkt in das Zentrum eines Tumors gelegt werden, was eine Verringerung der Hautbelastung bei optimalem therapeutischem Effekt ermöglicht. Für die Erzeugung schneller Elektronen verwendet man Beschleuniger, die Elektronen von bis zu 50 MeV erzeugen können; die so entstehende sehr energiereiche Strahlung wird entweder direkt für die Tiefentherapie verwendet, oder aber auf ein Target geleitet, wo sie, wie in der Röntgenröhre, Bremsstrahlung auslöst.

Ein Ionisationsmaximum gibt es auch bei Strahlung, die aus schweren geladenen Teilchen wie Alphateilchen oder Protonen besteht; es wird Bragg-Maximum (siehe Kapitel 1.2.1) genannt und tritt gegen Ende der Partikelbahn auf, weil dort wegen der schon recht geringen Geschwindigkeit das Ionisationsvermögen der Teilchen besonders groß ist. Da die Bahnen in diesem Maximum enden, wird das dahinter liegende Gewebe überhaupt nicht angegriffen. Nun wird aber diese Teilchenart in Materie besonders stark gebremst; darum müssen Ionenbeschleuniger überaus leistungsfähig sein. Ein gebräuchlicher Energiewert für Alphateilchen ist beispielsweise 900 MeV, also sehr viel mehr als bei einem Alphazerfall.

Im folgenden ein Überblick über die wichtigsten verwendeten Beschleunigertypen:

Das **Betatron** ist ein Ringbeschleuniger für Elektronen von bis zu 50 MeV Energie. Seine Wirkungsweise ähnelt der eines Transformators: Durch magnetische Kräfte auf ihrer Bahn gehalten, kreisen Elektronen im Vakuum um den Kern eines von Wechselstrom durchflossenen Elektromagneten; sie entsprechen somit der Sekundärspule eines Transformators und erfahren daher eine Beschleunigung auf ihrer Kreisbahn, solange das Magnetfeld anwächst. Haben sie die gewünschte Energie erreicht, so verlassen sie das Betatron, um auf das Ziel bzw. ein Target gelenkt zu werden, wo sie Röntgenstrahlung erzeugen; das ist nach einigen hunderttausend Umläufen der Fall. Eine Schemazeichnung des Betatrons zeigt Abbildung 1.7.

Beim **Linearbeschleuniger** handelt es sich um ein gestrecktes Gerät. In ihm werden die Elektronen beschleunigt, indem sie auf den Wellen eines Hochfrequenzfeldes „reiten" (s. Abbildung 1.8): Wenn ein Elektronenpulk eine der zylinderförmigen Hohlelektroden erreicht, polt sich bei richtiger Wahl

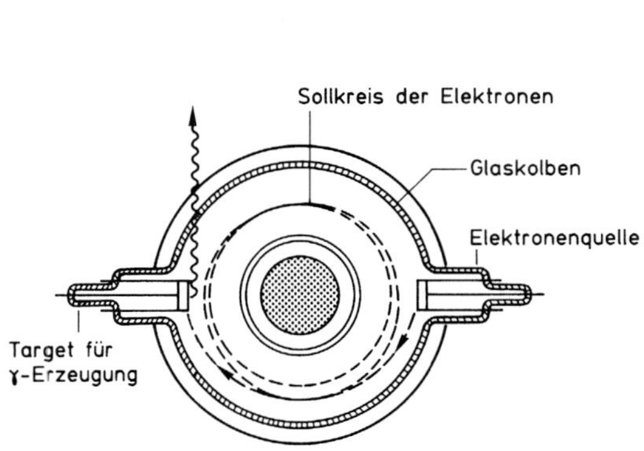

Abb. 1.7 Betatron

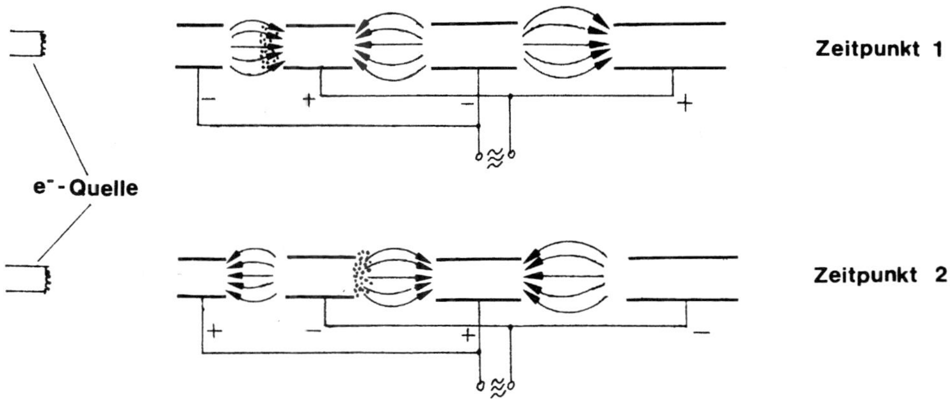

Abb. 1.8 Linearbeschleuniger. Die Abstände zwischen den Elektroden werden gegen Ende hin größer, weil die Teilchengeschwindigkeiten steigen.

der Hochfrequenz das zwischen den Elektroden herrschende Feld gerade um, so daß es jeweils da, wo die Teilchen sind, die zur Beschleunigung erforderliche Richtung hat.

Der Vorteil des Linearbeschleunigers ist sein hoher Strahlstrom von bis zu einem Milliampere (ein Mikroampere beim Betatron) und die geringe Ausdehnung der Fläche, von der bei Verwendung eines Targets die Strahlung ausgeht, im Vergleich zu der Größe des Präparates, die bei einer Gammafernbestrahlungsanlage nötig ist, um eine brauchbare Intensität zu erzielen. Nachteilig ist die wegen der gestreckten Bauweise erforderliche Größe der Gesamtanlage. Die erreichbaren Energien liegen bei 10 MeV.

Das **Zyklotron** ist ein Ionenbeschleuniger; es funktioniert ebenfalls mit einem hochfrequenten Wechselfeld, das in diesem Falle zwischen den Hälften eines senkrecht durchgeschnittenen Zylinders wirkt. Durch ein Magnetfeld werden die Ionen gezwungen, um die Zylinderachse zu kreisen. Dabei geraten sie regelmäßig in den Bereich des Wechselfeldes, das bei geeigneter Frequenz jeweils die richtige Richtung hat und sie beschleunigt; sie werden auf einer spiralförmigen Bahn nach außen getragen, bis sie das Gerät verlassen. Durch Einbringen eines Targets in den Strahlengang können durch Kernreaktionen energiereiche Neutronen für therapeutische Zwecke erzeugt werden.

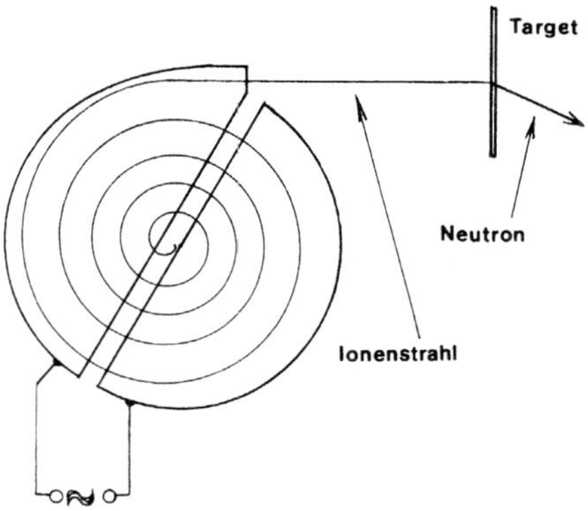

Abb. 1.9 Zyklotron mit Target zur Neutronenerzeugung

1.1.3 Röntgenanlagen

1.1.3.1 Erzeugung von Röntgenstrahlung

Die Röntgenröhre (Abbildung 1.10) ist ein luftleerer Glaskolben, der einen Heizfaden (gleichzeitig Kathode) und die Anode, auch Antikathode genannt, enthält. Im Betrieb fließt durch den Heizfaden ein Strom, der ihn zum Glühen bringt; das ermöglicht einigen Elektronen, aus der Metalloberfläche auszutreten und dabei in den Einflußbereich der Anode zu gelangen, die sie mit ihrer positiven Spannung zwischen zehn- und vierhunderttausend Volt anzieht und auf entsprechende Energien zwischen 10 und 400 keV beschleunigt. Treffen diese energiereichen Elektronen nun auf die Anode, so dringen sie in diese ein und geben ihre Energie zum weitaus größten Teil in Form von Wärme an das Anodenma-

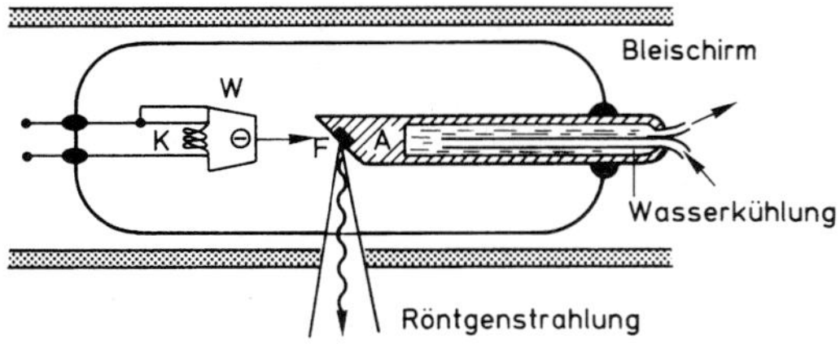

Abb. 1.**10** Röntgenröhre. Die Glühwendel K (gleichzeitig Kathode) wird vom Heizstrom durchflossen; die emittierten Elektronen werden vom Wehnelt-Zylinder W auf die Anode A fokussiert, wo sie den Fokus F bilden.

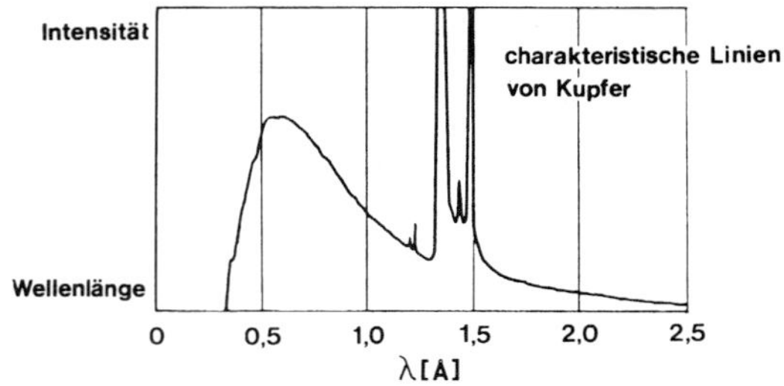

Abb. 1.**11** Röntgenspektrum einer Kupfer-Antikathode

terial ab. Kommt ein Elektron in der Nähe eines Atomkerns vorbei, so wird es durch dessen elektrisches Feld abgebremst und verliert dabei Energie, die in Form eines Photons abgestrahlt wird (Bremsstrahlung). Die Energie dieses Photons hängt davon ab, wie nahe das Elektron dem Kern gekommen ist. Insgesamt entsteht ein Spektrum, wie es in Abbildung 1.11 dargestellt ist.

Man erkennt, daß dem Spektrum einige sehr energiereiche Linien überlagert sind; dies ist die bereits aus Abschnitt 1.1.1 bekannte charakteristische Strahlung. Sie kommt auch hier durch das Auffüllen innerer Schalen, in denen durch Elektronenstoß Löcher entstanden sind, mit äußeren Elektronen zustande. Bremsstrahlung und charakteristische Strahlung faßt man unter dem Begriff Röntgenstrahlung zusammen. Röntgenstrahlen sind, ebenso wie γ-Strahlen, elektromagnetische Wellen. Der Unterschied zwischen beiden besteht lediglich darin, daß die einen durch Abbremsung energiereicher Elektronen, die anderen durch Vorgänge im Atomkern entstehen. Was also das Verhalten, beispielsweise die Ionisation in Materie, betrifft, so gibt es keine Unterschiede, und das für die eine Strahlungsart Gesagte gilt gleichermaßen für die andere.

Die maximale Energie, die in einem Bremsvorgang in ein Photon gesteckt werden kann, ist durch die Anodenspannung gegeben. Aus der Definition des Elektronenvolt folgt die Beziehung:

Maximale Photonenenergie in keV = Beschleunigungsspannung in Kilovolt (kV).

Der Maximalenergie entspricht eine kürzestmögliche Wellenlänge, die sich mit steigender Spannung zu kleineren Werten hin verschiebt; gleichzeitig steigt die Gesamtintensität der Röntgenstrahlung (Fläche unter der Kurve, siehe Abbildung 1.11). Letztere kann auch durch Vergrößerung des Anodenstromes, der normalerweise bis wenige 100 mA beträgt, erhöht werden; hierbei ändert sich die Maximalenergie nicht.

Tab. 1.**3** Verwendung von Röntgenstrahlen verschiedener Energie

Energie	**Anwendung**
bis 30 keV	Mammographie, Hauttherapie
60 – 150 keV	Röntgendiagnostik
über 150 keV	Röntgentherapie

Röntgenstrahlen bis 100 keV bezeichnet man als weich, solche zwischen 100 und 3000 keV als hart, und über 3 MeV als ultrahart. Statt der maximalen benutzt man manchmal auch die effektive Photonenenergie, die etwa um einen Faktor 1/3 geringer ist. Der langwellige Schwanz des Röntgenspektrums in Abbildung 1.11 enthält weiche Strahlung, die bei diagnostischen oder therapeutischen Anwendungen schon in den oberen Haut- oder Gewebsschichten

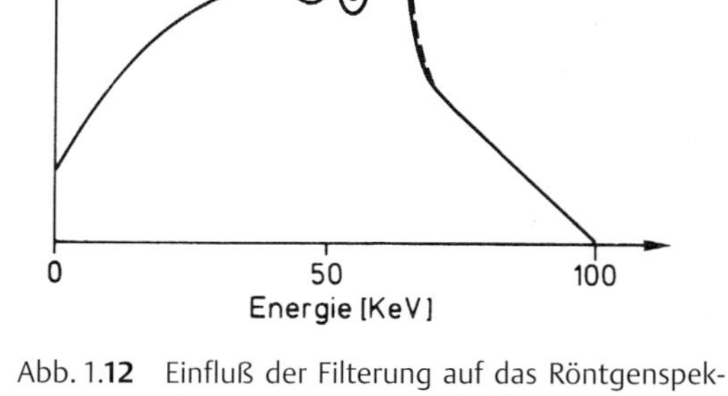

Abb. 1.**12** Einfluß der Filterung auf das Röntgenspektrum (Beschleunigungsspannung 100 kV)

absorbiert wird und eine unnötige Strahlenbelastung des Patienten darstellt. Daher setzt man in den Strahlengang Filter, die die weichen Anteile absorbieren und eine Aufhärtung der Strahlung bewirken, also eine Erhöhung der mittleren Photonenenergie ohne Änderung der kurzwelligen Grenze des Spektrums. Als Materialien hierfür kommen Aluminium für weiche und Kupfer, Eisen oder Zinn für harte Strahlung in Frage. Den Effekt der Filterung zeigt Abbildung 1.12.

Das Spektrum ist im Gegensatz zu Abbildung 1.11 nicht über der Wellenlänge, sondern über der Photonenenergie aufgetragen; daher die unterschiedliche Form. Das ungefilterte Röntgenbremsspektrum ist in dieser Darstellung annähernd geradlinig; die langwelligen, also weichen, Anteile liegen links und werden durch die Filterung geschwächt bzw. beseitigt.

Wird besonders weiche Strahlung benötigt, z.B. für die Mammographie, so ist oft schon der Filtereffekt der Glaswand der Röntgenröhre unerwünscht, da er gerade die Strahlung schwächt, die genutzt werden soll. Deshalb verwendet man in solchen Fällen an der Stelle, wo die Photonen aus der Röhre treten, ein Fenster aus Beryllium als Wandmaterial, das wegen seines niedrigen Atomgewichts kaum absorbiert.

Die Röntgenphotonen verlassen die Röhre wegen der Formgebung der Anode größtenteils in der Richtung, in der auch das Austrittsfenster angebracht ist; sie bilden das Nutzstrahlenbündel. Da jedoch auch in andere Richtungen abgestrahlt wird, und Photonen beim Auftreffen auf Materie (z.B. Gehäuse, Blenden u. dgl.) auch aus ihrer ursprünglichen Richtung abgelenkt werden können (Streuung), muß die Röntgenröhre in einer gut abschirmenden Hülle untergebracht sein. Das, was unerwünschterweise dennoch durchdringt, bezeichnet man als Gehäusedurchlaßstrahlung. Sie läßt sich nicht völlig verhindern und stellt eine mögliche Gefahrenquelle für die Gesundheit des röntgendiagnostischen Personals dar.

1.1.3.2 Erzeugung von Abbildungen

Da Röntgenstrahlen weder gebrochen noch reflektiert werden können, werden Abbildungen mit dem Mittel der Zentralprojektion erstellt: Eine im Idealfall punktförmige Quelle durchstrahlt ein Objekt, wobei wegen Unterschieden in Dichte und chemischer Zusammensetzung die Strahlen an verschiedenen Stellen unterschiedlich stark geschwächt werden. Sie treffen schließlich einen Auffänger (Film, Leuchtschirm usw.), wo sie ein Bild erzeugen. Dieses Bild ist im allgemeinen vergrößert, wobei sich der Maßstab aus der Position des Objekts zwischen Quelle und Auffänger ergibt.

Wenn also der Patient dicht am Schirm steht, ist der Abbildungsmaßstab etwa 1 : 1. Befindet sich der Patient nahe an der Röntgenröhre, so gibt es neben einer Gesamtvergrößerung beträchtliche Entfernungs- und somit Vergrößerungsunterschiede für die der Röhre zu- und abgewandten Teile: Das Bild ist verzeichnet.

Für die Schärfe des Bildes entscheidend ist die Größe des Brennfleckes, auch **Fokus** genannt, also derjenigen Stelle der Anode, auf der die Elektronen auftreffen und von der somit auch die Strahlung ausgeht: Je kleiner dieser Punkt ist, desto kleinere Einzelheiten können wiedergegeben werden, desto konzentrierter ist an der Stelle aber auch die Wärmeproduktion. Das bringt die Gefahr des Aufschmelzens des Anodenmaterials und damit der Zerstörung der Röntgenröhre mit sich. Um dem zu entgehen, ohne Einbußen an Schärfe und Strahlleistung hinnehmen zu müssen, verwendet man einerseits schwer schmelzende Metalle als Anodenmaterial (z.B. Wolfram), andererseits baut man Röhren, bei denen die Anode sich dreht, so daß der Strahl nicht immer denselben Fleck trifft, und sich die Wärme auf eine größere Fläche verteilen kann. Sie sind für kurzzeitige, extrem hohe Belastungen verwendbar; es werden beispielsweise 100 kW über einen Zeitraum von einer Sekunde erreicht (vgl. Kapitel 4.1.1.1).

Ein weiterer für die Abbildungsqualität, aber auch für den Strahlenschutz wichtiger Faktor ist die Streustrahlung. Sie entsteht da, wo Photonen durch Wechselwirkung mit Materie gestreut, d.h. aus ihrer ursprünglichen Richtung abgelenkt werden. Hierbei sind Richtungsänderungen zwischen 0° und 180° möglich. Es besteht also auch in der Umgebung eines bestrahlten Objekts Gefahr durch Röntgenstrahlung! Weitere Ausführungen über Röntgenanlagen siehe Kapitel 4.1.

1.2 Wechselwirkung direkt und indirekt ionisierender Strahlen mit Materie

Die Wirkung, die von ionisierender Strahlung auf Materie ausgeübt wird, beruht auf zwei Grundprozessen, der Ionisierung und der Anregung. Bei der Ionisierung wird ein Elektron aus dem Atom- oder Molekülverband losgelöst und mit einer gewissen Geschwindigkeit in die Umgebung entlassen. Zur Anregung kommt es, wenn die dem Elektron übertragene Energiemenge nicht ausreicht, um es ganz zu befreien; es wird dann lediglich in eine höhere Schale gehoben, von der es später wieder herunterfällt. Wird die dabei freiwerdende Energie in Form von Licht abgestrahlt, so spricht man von **Lumineszenz**. Der Spezialfall der **Fluoreszenz** liegt vor, wenn die Emission unmittelbar nach der Anregung erfolgt; tritt eine größere Verzögerung ein, handelt es sich um **Phosphoreszenz.** Die Lumineszenzerscheinungen werden zum Nachweis von ionisierender Strahlung verwendet, z. B. im Zinksulfidschirm für Durchleuchtungen oder im Natriumjodid-Kristall des Szintillationszählers.
Angeregte und besonders ionisierte Moleküle neigen wegen der beeinträchtigten Bindungsverhältnisse zum Auseinanderbrechen (Dissoziieren); auf diese Weise entstehen die äußerst reaktionsfreudigen Radikale, die zum großen Teil für die biologische Strahlenwirkung verantwortlich sind.

1.2.1 Primärprozesse sowie Folgeeffekte

Man unterscheidet direkt und indirekt ionisierende Strahlung. Die erste Strahlenart besteht aus geladenen Teilchen (z. B. α, β), die durch elektrostatische Kräfte direkt mit den Elektronen der Atome in Kontakt treten und so Anregung oder Ionisation erzeugen können. Zum zweiten Typ gehört vor allem die Gamma-, aber auch die Neutronenstrahlung. Diese Strahlenarten werden meist schon nach ein- oder zweimaliger Wechselwirkung im Material absorbiert; die dadurch direkt auftretende Strahlenwirkung ist gering. Es entstehen jedoch hierbei energiereiche Sekundärteilchen (meist Elektronen, auch Protonen, Atomkerne u. a.), die jetzt ihrerseits durch das Medium ziehen und in vielen hundert Wechselwirkungsprozessen Schäden anrichten können.

1.2.1.1 Wechselwirkung direkt ionisierender Strahlung mit Materie

Geladene Teilchen verlieren ihre kinetische Energie in Materie im wesentlichen durch Stöße mit den Hüllenelektronen, die dadurch aus dem Atomverband entfernt werden. Da die stoßenden Partikel je nach Strahlungsart von unterschiedlicher Masse sind, verlaufen diese Stöße jeweils anders. Darauf beruhen die Unterschiede im Verhalten von α-, β-, Protonenstrahlung usw.
Aufgrund seiner großen Masse bewegt sich ein **Alphateilchen** bei gegebener Energie relativ langsam vorwärts. Es steht also viel Zeit für Wechselwirkungen mit den Elektronen eines Atoms zur Verfügung, was zusammen mit der zweifach positiven Ladung des Alphateilchens eine große Anzahl von Ionisationsereignissen pro durchlaufener Weglänge bewirkt. Man sagt auch, das Partikel habe eine hohe lineare Energieübertragung (linearer Energietransfer, LET). Dabei macht man von folgender Definition Gebrauch:

$$LET = \frac{Energieverlust}{Flugstrecke}$$

Da Alphateilchen eine sehr viel größere Masse haben als die Elektronen, mit denen sie zusammenstoßen, übertragen sie ihnen nach den Gesetzen der Mechanik jedesmal nur eine kleine Energieportion. Daher sind typischerweise einige 1000 Stöße möglich, bis das α-Teilchen zur Ruhe gekommen ist. Durch die hohe Anzahl von Wechselwirkungen mitteln sich zufällige Unterschiede der Energieübertragung pro Stoßprozeß statistisch heraus, so daß Alphateilchen einer gegebenen Energie in Materie alle etwa dieselbe Strecke zurücklegen. Deshalb ist es sinnvoll, von einer Reichweite zu sprechen, die wegen des hohen LET in Luft einige cm beträgt. In Wasser, dessen Eigenschaften mit denen von Gewebe zu vergleichen sind, kommen sie jedoch nur Bruchteile eines Millimeters weit.
Aus oben Gesagtem geht hervor, daß die pro Weglänge abgegebene Energiemenge mit sinkender Teilchengeschwindigkeit zunimmt. Da wegen der Stöße mit den Elektronen ein Alphateilchen im Laufe seines Fluges langsamer wird, steigt sein LET immer mehr an, um am Ende seiner Bahn ein Maximum, das bereits erwähnte Bragg-Maximum, zu erreichen (Abbildung 1.13).
Dieses Phänomen bietet eine gute Möglichkeit zur gezielten Bestrahlung von Tumoren: Wird nämlich das Bragg-Maximum genau in das zu bestrahlende Gebiet gelegt, so kann eine gute Schonung des übrigen Gewebes erreicht werden. Aufgrund der geringen Reichweite sind aber sehr energiereiche Teil-

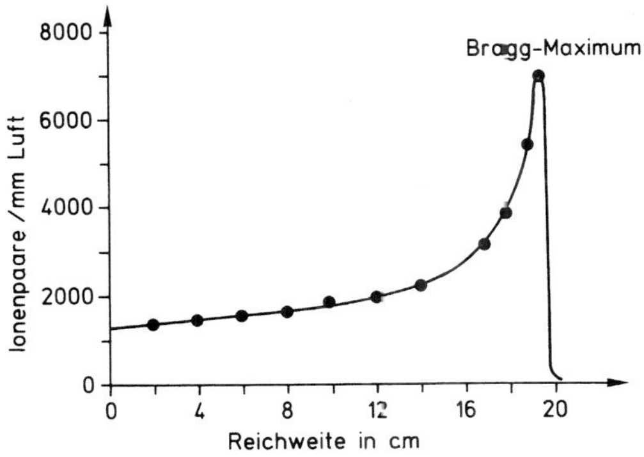

Abb. 1.13 LET eines α-Teilchens von 15 MeV in Luft

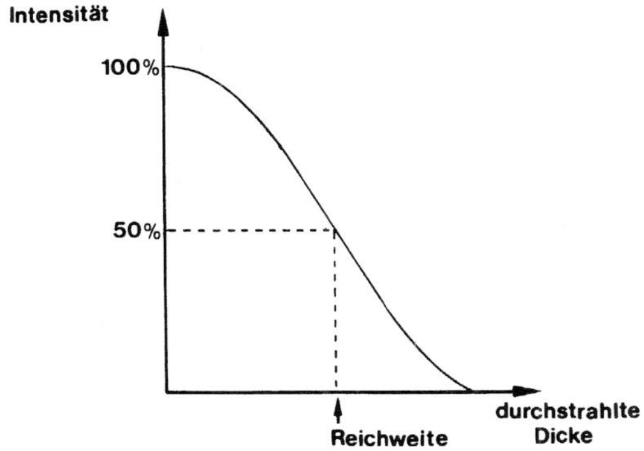

Abb. 1.15 Schwächung von Elektronenstrahlung in Materie

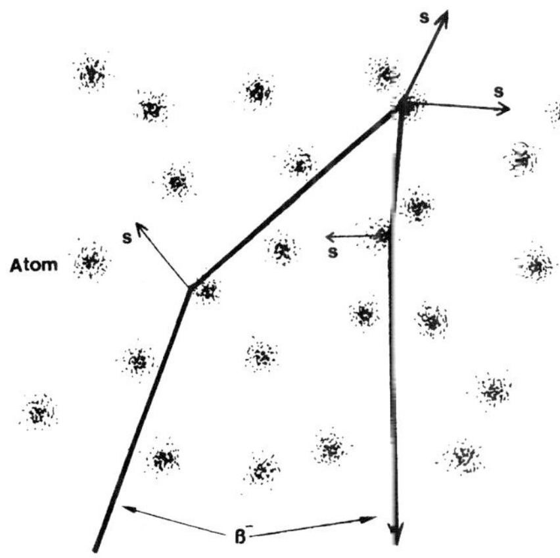

Abb. 1.14 Weg eines β-Teilchens in Materie

Tab. 1.4 Reichweiten von α- und β-Strahlung in Wasser

Energie	α-Strahlung	β-Strahlung
1 MeV	0,0005 mm	4,3 mm
5 MeV	0,014 mm	25 mm
10 MeV	0,105 mm	55 mm
50 MeV	17 mm	190 mm

chen vonnöten, wie sie nur mit Ionenbeschleunigern hergestellt werden können.

Elektronen: Da beim Stoß eines β-Teilchens mit einem Hüllenelektron die Massen beider Stoßpartner gleich sind, findet bei jedem Stoß ein hoher Energieübertrag statt, weshalb Elektronen schon nach verhältnismäßig wenigen Stößen abgebremst sind. Daher können sich statistische Schwankungen der Länge der Flugbahn stärker auswirken. Die Reichweite von Elektronen in Materie ist also nicht so genau festgelegt wie bei Alphastrahlung.
Weil die β-Teilchen wegen ihrer Ladung und Masse einen geringeren LET haben als Ionen, weisen sie eine wesentlich größere Reichweite auf. Zwar ist die Abbremsung bei einem Stoß sehr groß, aber die Wahrscheinlichkeit eines Stoßes ist relativ gering.

Das bisher für Elektronen Gesagte gilt zunächst auch für Positronen, also β^+-Teilchen. Ein einmal abgebremstes Positron ist in Materie jedoch nicht stabil. Es tut sich mit einem Elektron zu einem atomähnlichen System zusammen, beide Partner umkreisen einander in einer immer enger werdenden Spirale, bis sie aufeinander treffen. Da das Positron das Antiteilchen des Elektrons ist, vernichten sie sich dabei gegenseitig, wobei ihre gesamte Masse nach der berühmten Einstein-Formel $E = m \cdot c^2$ in Energie umgewandelt wird (Zerstrahlung eines Positrons mit einem Elektron): Es entstehen zwei Gammaquanten der Energie 511 keV, das ist die Energie, die der Masse eines Elektrons (oder Positrons) entspricht (Vernichtungsstrahlung). Diese Photonen können nun ihrerseits ionisierend tätig werden.
Anstatt mit einem Hüllenelektron zu kollidieren, kann ein Elektron auch im Feld eines Atomkerns abgelenkt werden (Streuung). Dieser Prozeß kann in Form eines elastischen oder unelastischen Stoßes ablaufen. Ein elastischer Stoß ist dadurch definiert, daß sich die gesamte Bewegungsenergie vor und nach dem Stoß nicht ändert. Im Gegensatz dazu wird beim unelastischen Stoß ein Teil der kinetischen Energie in innere Anregung der beteiligten Stoßpartner verwandelt oder abgestrahlt (z. B. Erzeugung eines Photons beim Stoß eines Elektrons mit einem Atomkern: Bremsstrahlung).

1.2.1.2 Wechselwirkung indirekt ionisierender Strahlung mit Materie

1.2.1.2.1 Photonenstrahlung

Bei den meisten Wechselwirkungen zwischen Photonen und Materie wird das Photon vernichtet. Daher kann ein Quant höchstens einige wenige Male wechselwirken, bevor es zugrunde geht. Seine direkte ionisierende Wirkung ist also gering. Da die bei jedem Ionisationsvorgang freiwerdenden Elektronen aber sehr hohe Energien haben, können sie wie β-Teilchen eine starke Strahlenwirkung hervorrufen. Den eigentlichen Energieübertrag an die Materie bewerkstelligen also Sekundärteilchen. Deswegen zählt die Photonenstrahlung zur indirekt ionisierenden Strahlung.
Im folgenden werden die verschiedenen Arten der Wechselwirkung von Photonenstrahlung mit Materie erläutert.

Photoeffekt. Ein Gammaquant wird von einem Atom absorbiert; seine Energie entführt abzüglich der Bindungsenergie ein davonfliegendes Elektron, das aus einer inneren Schale stammt. Beim Wiederauffüllen des entstandenen Lochs wird wieder die bekannte charakteristische Strahlung ausgesandt.
Die Wahrscheinlichkeit dafür, daß ein Photon aufgrund des Photoeffektes absorbiert wird, steigt mit zunehmender Ordnungszahl und abnehmender Photonenenergie stark an. Der Photoeffekt ist also besonders wichtig, wenn der Absorber aus einem Material mit hohem Atomgewicht besteht und wenn es sich um Strahlung mit niedriger Energie handelt. De facto ist er in Wasser, also auch in Körpergewebe, dominierend für die Absorption von Photonen mit bis zu etwa 100 keV; in schweren Materialien wie Blei ist er bis ungefähr 1 MeV der wichtigste Grund für die Schwächung.

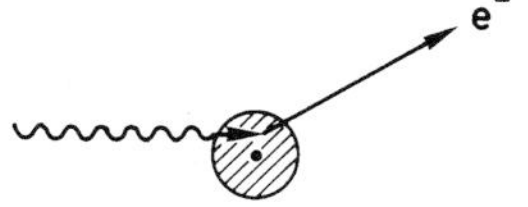

Abb. 1.**16** Photoeffekt

Compton-Effekt. Hierbei wird das Photon nicht absorbiert, sondern läuft nach dem Kontakt in einer anderen Richtung weiter. Allerdings verliert es einen Teil seiner Energie. Es wird also langwelliger oder „weicher", weshalb man auch von einer unelastischen Streuung bzw. einem unelastischen Stoß des γ-Quants spricht. Zweiter Partner der Wechselwirkung ist wieder ein Elektron. Auch diesmal erhält es die Energie, die das Photon verloren hat, mit auf den Weg, nachdem es aus dem Atomverband herausgeschlagen wurde. Der Betrag, der wegen

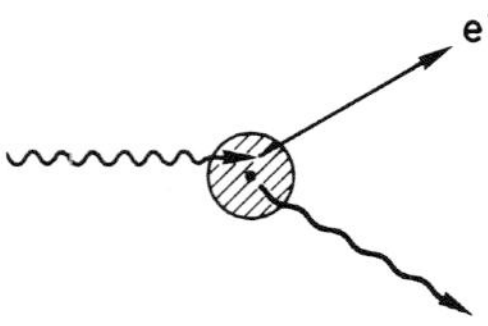

Abb. 1.**17** Compton-Effekt

der Bindungsenergie abgezogen werden muß, ist relativ gering, da eine Comptonstreuung vorwiegend an den Elektronen der äußeren Schalen stattfindet.
Der Compton-Effekt ist vernachlässigbar für sehr kleine und sehr große Energien; dafür ist er bei mittleren Energien zwischen 100 keV und 10 MeV von überragender Bedeutung, besonders in leichten Stoffen wie Wasser, wo die anderen Effekte etwas zurücktreten.
Da die gestreuten Photonen sich unter einem gewissen Winkel zur ursprünglichen Strahlrichtung bewegen, können sie an unvorhergesehener Stelle aus dem durchstrahlten Objekt wieder hervortreten. Dies stellt eine Gefahr für sich in der Nähe befindende Personen dar. Deshalb sind Abschirmungen auch da ratsam, wo sie nicht direkt in Strahlrichtung liegen.
In der Röntgendiagnostik verursacht der Teil der Photonen, der so schwach gestreut wird, daß er noch den Auffänger (z. B. Photoplatte) trifft, einen kontrastmindernden Schleier. Dagegen hilft die Einblendung des Strahlenbündels auf die unbedingt nötige Größe, weil dadurch das Volumen, aus dem gestreut wird, verringert wird. Eine apparative Maßnahme zur Verbesserung der Abbildungsqualität ist die Verwendung des noch zu besprechenden Streustrahlenrasters (s. Kapitel 4.1.1.1).

Klassische Streuung. Die klassische (elastische) Streuung ist bei sehr niedrigen Quantenenergien (bis 10 keV für Wasser) wirksam. Das Photon wird hierbei ohne Energieverlust abgelenkt. Daher findet keine Ionisation statt, und es werden auch keine

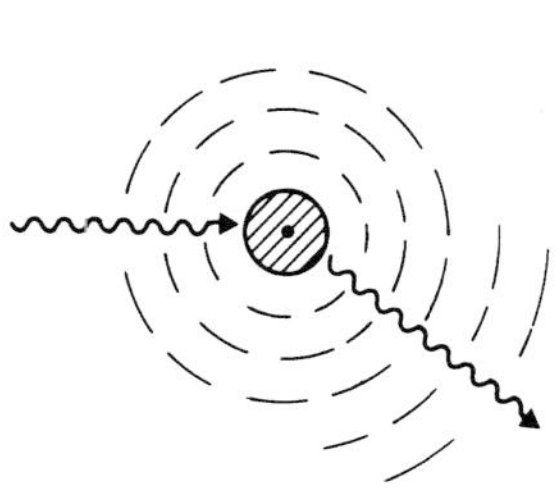

Abb. 1.**18** Klassische Streuung

Elektronen freigesetzt. Den Mechanismus kann man sich so vorstellen, daß die gesamte Atomhülle durch die einfallende Röntgenstrahlung in Schwingung versetzt wird und daraufhin wie eine Antenne die Röntgenstrahlung in beliebige Richtungen wieder abstrahlt.

Paarbildung. Diese Erscheinung ist sozusagen der Umkehreffekt zur Zerstrahlung eines Positron-Elektron-Paares. Die im Photon steckende Energie wird zur Erzeugung von zwei Elektronen, einem negativen und einem positiven (= Positron) benutzt. Dabei wird die der entstandenen Masse entsprechende Energie (2 x 511 keV) verbraucht, der Rest wird auf die frisch gebildeten Teilchen übertragen und verleiht ihnen eine bestimmte Geschwindigkeit.

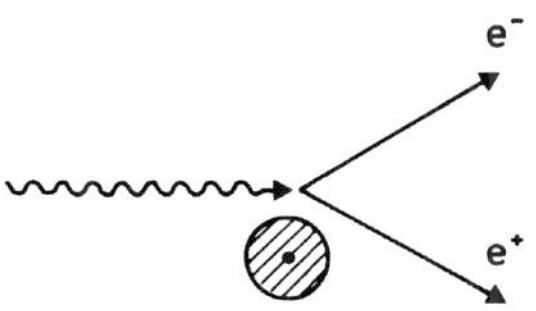

Abb. 1.**19** Paarbildung

Da also mindestens 2 x 511 keV = 1,022 MeV an Energie zur Verfügung stehen müssen, findet die Paarbildung erst bei Photonenstrahlung ab 1,022 MeV statt, wobei die Wahrscheinlichkeit mit steigender Energie zunimmt. Die Paarbildung ist bei sehr hohen Energien um 10 MeV der einzige wichtige Wechselwirkungsprozeß zwischen Photonenstrahlung und Materie.

1.2.1.2.2 Neutronenstrahlung

Neben Photonen gehören auch Neutronen zur Gruppe der indirekt ionisierenden Strahlung. Da sie keine Ladung haben, reagieren Neutronen nicht mit den Elektronen im durchstrahlten Stoff. Sie können aber mit den Atomkernen kollidieren und ihnen Energie übertragen. Die Atomkerne können dann ihrerseits als geladene Partikel hoher Energie in der Materie Ionisation hervorrufen. Da am meisten Energie übertragen werden kann, wenn die Stoßpartner gleich schwer sind, wird die Strahlenwirkung hauptsächlich durch die Kerne des in organischen Substanzen reichlich vorhandenen Wasserstoffs, also durch schnelle Protonen, getragen. Aus demselben Grund eignen sich die ansonsten im Strahlenschutz bewährten Stoffe mit hohem Atomgewicht, wie beispielsweise Blei, wesentlich schlechter zur Abschirmung von Neutronenstrahlen als stark protonenhaltige Substanzen wie Wasser oder Paraffin.

1.2.1.2.3 Schwächungsgesetz

Geladene Teilchen werden erst nach vielen Wechselwirkungsereignissen abgebremst. Daher haben sie eine mehr oder weniger gut definierte Reichweite. Im Gegensatz dazu gehorcht Photonenstrahlung, wie ja auch das Licht, einem exponentiellen Schwächungsgesetz: Gleiche Schichtdicken eines Materials entfernen durch Absorption (Photoeffekt, Paarbildung) oder Streuung (Comptoneffekt, klassische Streuung) gleiche Prozentsätze der noch vorhandenen Photonen aus dem Strahl. Die Formel ist

$$I = I_0 \cdot e^{-\mu \cdot l}$$

Hier ist μ der vom Material und der Strahlungsenergie abhängige Schwächungskoeffizient, I_0 die einfallende Strahlenintensität und I die Intensität nach Durchlaufen der Strecke l.
Anstelle einer Reichweite definiert man bei Photonenstrahlung die Halbwertsschichtdicke (HWD) $D_{½}$. Das ist diejenige Schichtdicke eines gegebenen Stoffes, die die Intensität einer bestimmten Strahlungsart gerade halbiert. Sie ist mit dem Schwächungskoeffizienten verbunden durch

$$D_{½} = \frac{\ln 2}{\mu} \qquad \ln 2 = 0{,}693.$$

Es ist einleuchtend, daß ein Stoff, dessen Dichte verdoppelt wird, doppelt so stark absorbiert. Daraus läßt sich ersehen, daß selbst gleiche Stoffe sich je nach Dichte verschieden verhalten. Deshalb definiert man den Massenschwächungskoeffizienten μ/ϱ (ϱ = Dichte), in welchem die Dichteabhängigkeit eliminiert ist. Er variiert noch mit dem Material und der Strahlenart. Abbildung 1.21 zeigt, wie sich die Absorption von Wasser und Blei in Abhängigkeit von der Energie der einfallenden Strahlung ändert.

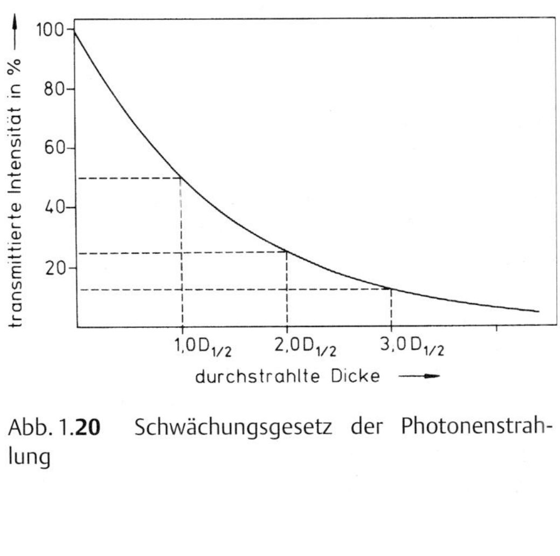

Abb. 1.**20** Schwächungsgesetz der Photonenstrahlung

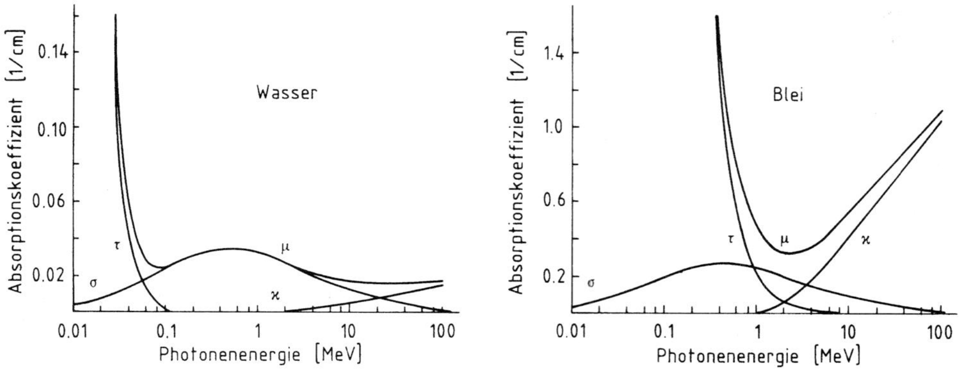

Abb. 1.**21** Absorption von Photonenstrahlung in Wasser und Blei. Aufgetragen ist der lineare Gesamtschwächungskoeffizient μ und die Teilschwächungskoeffizienten aufgrund der einzelnen Wechselwirkungsprozesse (τ = Photoeffekt, σ = Compton-Effekt, χ = Paarbildung). Den Massenschwächungskoeffizienten erhält man durch Division durch die Dichte

Obige Aussagen über das Schwächungsgesetz und die HWD gelten strenggenommen nur für monochromatische Strahlen, wie z. B. die 662-kev-Strahlung des Caesium 137. Betrachtet man aber Nuklide, die Photonen mit mehr als einer Gammaenergie ausstrahlen, wie z. B. Kobalt 60 mit 1,17 MeV und 1,33 MeV, oder gar Röntgenstrahlung mit ihrem kontinuierlichen Spektrum, so muß man berücksichtigen, daß sich der Charakter der Strahlung mit der Dicke der durchsetzten Schicht ändert, weil die einzelnen Komponenten mit ihren verschiedenen Energien unterschiedlich stark geschwächt werden; dieser Effekt ist vergleichbar mit der Aufhärtung von Röntgenstrahlung durch Filter wegen der Absorption des weichen Anteils des Spektrums. Daher unterscheidet sich die Strecke, nach der die Intensität einer nicht monochromatischen Strahlung auf die Hälfte abgefallen ist (die erste HWD), von der Strecke, nach der eine weitere Halbierung stattgefunden hat.

Nicht nur in der Elektronenhülle, sondern auch im Kern kann ionisierende Strahlung wirksam werden, indem sie sog. Kernreaktionen verursacht. Teilchen genügender Energie können in den Kern eindringen, von ihm aufgenommen werden und verschiedene Umwandlungsprozesse auslösen. Für Alphateilchen, Protonen usw. stellt dieser Mechanismus oft einen merklichen Anteil an der Gesamtabsorption dar. Neutronen, die ja keine Abstoßungskräfte überwinden müssen, dringen besonders leicht in den Kern ein. Dieser kann dadurch radioaktiv werden und z. B. durch spontane Kernspaltung zerfallen. Ein energiereiches Gammaquant kann analog zum Photoeffekt einen Kernphotoeffekt verursachen, bei dem ein Nukleon freigesetzt wird.

1.2.2 Sekundärprozesse

Die oben behandelten Primärprozesse beschreiben die unmittelbare Einwirkung von Strahlung auf Materie. Im Endeffekt bleiben bei allen verschiedenen Mechanismen zwei Erscheinungen übrig: Ionisation und Anregung von Atomen und Molekülen. Diese Veränderungen bilden die erste Stufe einer Kaskade von Folgeerscheinungen, deren nächster Schritt evtl. Dissoziation und Radikalbildung ist (Sekundärprozesse). Diese Vorgänge können schließlich in die Schädigung oder den Tod der bestrahlten Zelle, des Organs oder des Organismus münden.

Bei der Anregung und erst recht der Ionisation ändern sich die Energieverhältnisse innerhalb eines Moleküls entscheidend, so daß es u. U. auseinanderbricht (Dissoziation). Die entstehenden Bruchstücke sind wegen ihrer ungepaarten Elektronen äußerst reaktionsfreudig und werden als Radikale bezeichnet. Wegen des wäßrigen Milieus der Zelle sind dies meist Fragmente des Wassers wie OH^-, H^+, atomarer Wasserstoff usw. Aus ihrer Verbindung untereinander entstehen H_2O_2, HO_2 usw. Diese Verbindungen können nun chemische Veränderungen in ihrer Umgebung auslösen, wobei toxische Substanzen entstehen können. Das führt zu den biologischen Wirkungen, die in Kapitel 2 behandelt werden.

1.3 Messung ionisierender Strahlen

1.3.1 Wichtigste Nachweismethoden in der Medizin

Die Photoplatte war das erste Medium, womit ionisierende Strahlung nachgewiesen wurde. Heute werden spezielle Röntgenfilme verwendet, aber die Methode ist im wesentlichen die gleiche geblieben: Eingebettet in eine lichtdurchlässige Trägersubstanz können die Moleküle in kleinsten Silberhalogenidkristallen (z.B. AgBr) durch auftreffende Photonen gespalten werden. Die so entstandenen geringfügigen chemischen Veränderungen ergeben ein latentes Bild, das durch Entwickeln sichtbar und durch Fixieren haltbar gemacht wird. Das auf diese Weise hergestellte Bild ist ein photographisches Negativ. Je geringer die Schwärzung, desto höher ist die Absorption der Strahlen in der betreffenden Körperregion. Positive entstehen durch Umkopieren des Negativs auf einen zweiten Film.

Zur Erhöhung der Empfindlichkeit und damit zur Verringerung der pro Aufnahme benötigten Dosis werden Verstärkungsfolien verwendet, zwischen die der Film eingebettet wird. Man macht hierbei von der Lumineszenz (Kapitel 1.2) Gebrauch. Absorbiert eine der Verstärkungsfolien ein Röntgenquant, so emittiert sie sichtbares Licht, das den Film trifft und so dessen Schwärzung erhöht.

Eine andere Anwendung findet die Lumineszenz beim Leuchtschirm, der mit einer geeigneten Substanz, wie z.B. Zinksulfid, beschichtet ist. Das entstehende Bild kann betrachtet oder photographiert werden. Als sehr vorteilhaft hat es sich erwiesen, es elektronisch zu bearbeiten (Röntgenbildverstärker, siehe Kapitel 4.1.2).

Zum Nachweis hochenergetischer Photonen, z.B. für Aktivitätsmessungen an Gammastrahlern oder zur Aufnahme von Szintigrammen, benutzt man Szintillatoren. Ein verhältnismäßig großes Kristall (z.B. mit Tellur aktiviertes Natriumjodid) absorbiert praktisch alle auftreffenden Gammaquanten. Die hierbei angeregten oder ionisierten Atome bringen ihre Elektronenhüllen binnen kurzer Zeit wieder in Ordnung und senden dabei die bereits bekannte Lumineszenzstrahlung aus. Es entsteht also beim Auftreffen jedes Quants ein Lichtblitz, der durch einen Sekundärelektronenvervielfacher (auch Photomultiplier genannt, siehe Abbildung 1.22) in einen Spannungsimpuls verwandelt wird.

Da die Impulshöhe proportional zur Energie des Gammaquants ist, können auf elektronischem Wege die von verschieden harten Quanten herrührenden Signale unterschieden und getrennt verarbeitet werden. Diese Tatsache ermöglicht beispielsweise die gleichzeitige Messung der Aktivität zweier miteinander vermischter Radionuklide ohne gegenseitige Störungen (Differentialdiskriminatoren, Vielkanalanalysatoren).

Die Ionisation, die durch Strahlung hervorgerufen wird, kann auch direkt zu deren Nachweis ausgenutzt werden; darauf beruht das Prinzip der Ionisationskammer. Zwei an eine Spannungsquelle angeschlossene Metallflächen erzeugen in einem abgegrenzten Luftvolumen ein elektrisches Feld. Entsteht in diesem Volumen nun ein Ionenpaar (das im allgemeinen aus Elektron und positivem Ion be-

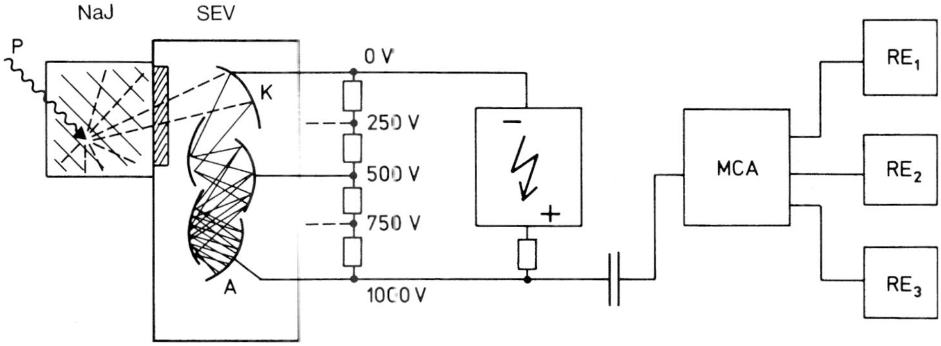

Abb. 1.22 Messungen mit dem Szintillator. Ein im NaJ (Tl) Kristall erzeugtes Lichtquant trifft auf die Photokathode des Sekundärelektronenvervielfachers (SEV), wo es einige Elektronen herauslöst. Jedes dieser Elektronen wird auf die erste Dynode hin beschleunigt, wo es beim Aufprall seinerseits einige Elektronen herauslöst usw. So entsteht an der Anode ein Schwarm von Elektronen und damit ein Spannungsimpuls, der durch den Mehrkanalanalysator (MCA) – dieser trennt nach Impulshöhen – der richtigen Registriereinrichtung (RE) zugeleitet wird. P = Photon, K = Kathode, A = Anode.

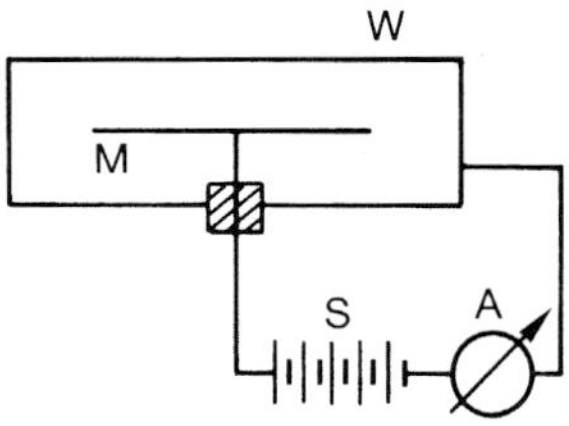

Abb. 1.**23** Ionisationskammer. S = Stromquelle, A = Amperemeter, M = Mittelelektrode, W = Wandelelektrode

steht), so wird die negative Komponente zur positiven Platte gezogen und umgekehrt. Es findet also in der Kammer ein Ladungsfluß statt. Das bedeutet, daß auch in den Plattenzuleitungen ein Strom fließt, durch den die ionisierende Strahlung nachgewiesen werden kann. Ionisationskammern werden u. a. zur Dosismessung eingesetzt, vgl. Punkt 1.3.3.
Die Empfindlichkeit der Ionisationskammer ist verhältnismäßig gering, weil pro Ionisation nur ein Paar von Ladungsträgern entsteht, das für Stromfluß sorgen kann. Anders liegen die Verhältnisse beim Zählrohr. Es ist mit der Ionisationskammer verwandt, die beiden Platten sind allerdings durch die elektrisch leitende Rohrwand einerseits und einen äußerst feinen, in Achsrichtung gespannten Draht andererseits ersetzt:

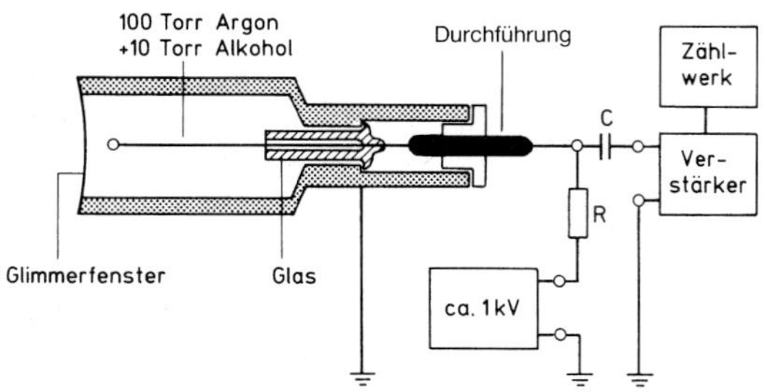

Abb. 1.**24** Zählrohr

Durch diese geometrische Anordnung und eine hohe Spannung ergibt sich in der Nähe des Drahtes eine hohe Konzentration an Feldlinien, das heißt ein starkes elektrisches Feld, wo Ladungen in kurzer Zeit auf sehr hohe Geschwindigkeiten beschleunigt werden. Das führt zum Effekt der Stoßionisation: Ein durch ionisierende Strahlung entstandenes Elektron wird in Richtung des Drahtes beschleunigt und erhält in dessen Nähe eine solche Energie, daß es selbst durch Ionisation weitere Elektronen erzeugt usw. Auf diese Weise entsteht eine Elektronenlawine, die im angeschlossenen Stromkreis einen kräftigen Impuls hervorruft. Die Registrierung dieser Impulse ermöglicht wie beim Szintillationsdetektor eine Zählung der einfallenden Teilchen. Allerdings hat das Zählrohr für Photonenstrahlung nur eine sehr geringe Nachweiswahrscheinlichkeit: Nur etwa jedes hundertste Gammaquant wird nachgewiesen. Deshalb wird zum Nachweis von Gammastrahlung, z. B. in der nuklearmedizinischen Diagnostik, vorwiegend der Szintillationszähler mit seiner hundertmal größeren Empfindlichkeit verwendet.
Ein weiteres Gerät zum Nachweis von Korpuskel- oder Photonenstrahlung ist das Widerstandsdosimeter, das zu den Festkörperdetektoren gehört. Es besteht aus einem Halbleiterkristall, der zwischen zwei elektrisch leitenden Schichten eine sogenannte Sperrschicht besitzt, die keine Ladungsträger aufweist und daher den Stromfluß von der einen zur anderen Seite verhindert. In dieser Sperrschicht können nun, ähnlich wie bei der Ionisationskammer, durch Strahlungseinwirkung Ladungsträger freigesetzt werden, die eine gewisse Leitfähigkeit hervorrufen.
Ebenfalls zu den Festkörperdetektoren gehört das Thermolumineszenzdosimeter, das vornehmlich zur Personendosismessung eingesetzt wird. Einige Kristalle wie z. B. LiF und CaF_2 speichern durch Strahlung freigesetzte Elektronen im Kristallgerüst für eine gewisse Zeit. Wird ein solches Kristall zur Auswertung erwärmt, treten die Elektronen aus dem Kristall aus. Die resultierende Elektronenemission kann mit Hilfe von Elektronenvervielfachern und Verstärkern direkt gemessen werden. Durch diesen Auswertevorgang wird die gespeicherte Dosis gelöscht und der Kristall kann erneut exponiert werden. Das Thermolumineszenzverfahren wird ferner beispielsweise in der Archäologie zur Datierung antiker Keramiken verwendet, da sich im Laufe der Zeit auch bei ihnen strahlenbedingte Gitterfehler durch kosmische und Umgebungsstrahlung aufsummieren. Dadurch wird eine Information über das Alter gespeichert.

1.3.2 Messung der Aktivität, Begriffe

Die Aktivität gibt die Zahl der Kernumwandlungen pro Sekunde an. Sie ist somit ein Maß für die Intensität der ausgesandten Strahlung. Früher definierte man als 1 Curie (Ci) die Aktivität von 1 g reinem Radium 226. Im Zuge der Vereinheitlichung und Vereinfachung der Maßeinheiten und der verbindlichen Einführung des SI (Systeme International, internationales Einheitensystem) wird heute die Verwendung des Becquerel (Bq) empfohlen. Es gilt:
1 Bq = 1 Zerfall/Sekunde.
Um eine von der Menge der untersuchten Substanz unabhängige Größe zur Verfügung zu haben, erklärt

man die spezifische Aktivität als Aktivität pro Masseneinheit. Die Einheit ist dementsprechend Bq/kg. Die Messung der Aktivität eines Präparates geschieht durch Registrierung der von ihm ausgesandten Teilchen in einem Detektor. Die festgestellte Zählrate muß dann noch mit Faktoren korrigiert werden, die die geometrische Anordnung der Meßeinrichtung, die Nachweiswahrscheinlichkeit und (bei großvolumigen Präparaten) die Absorption in der Substanz selbst berücksichtigen.

Der Nachweis der von einem radioaktiven Präparat ausgehenden Strahlung ist – wie oben beschrieben – auf verschiedene Arten möglich: Der Röntgenfilm summiert die Wirkungen der einfallenden Photonen über den Bestrahlungszeitraum hinweg zu einer bestimmten Schwärzung auf; die Ionisationskammer liefert einen mehr oder weniger gleichmäßigen, zur Intensität der Strahlung proportionalen Strom. Dagegen geben Festkörper- und Szintillationsdetektor sowie Zählrohr für jedes absorbierte Teilchen ein Signal ab. Eine Intensitätsmessung mit den zuletzt genannten Geräten läuft deshalb darauf hinaus, über einen bestimmten Zeitraum die Impulszahl festzustellen.

Man definiert die Zählrate Z = Impulse/Zeiteinheit.

Da die Zahl der eintreffenden Teilchen statistischen Schwankungen unterworfen ist, hängt es vom Zufall ab, wie viele Signale in einem gegebenen Zeitraum registriert werden. Die ermittelte Zählrate wird also bei aufeinanderfolgenden Messungen verschieden sein. Je mehr Messungen durchgeführt werden, desto genauer wird das Ergebnis. Die Ergebnisse einer großen Zahl von Messungen gruppieren sich in Form einer Gaußschen Verteilungskurve um den Mittelwert (den wahren Wert) herum:

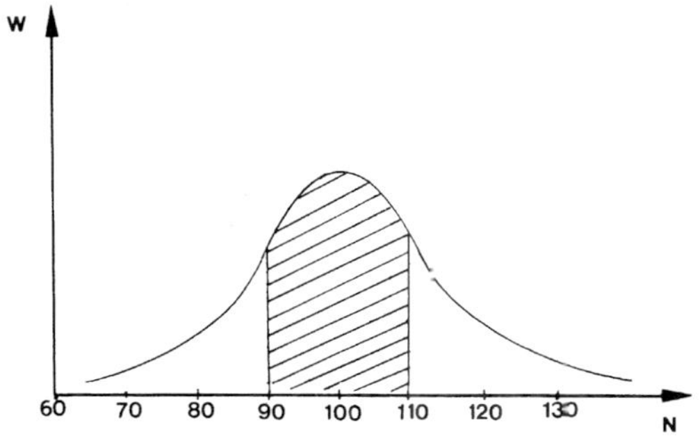

Abb. 1.**25** Statistische Verteilung der Ergebnisse von Zählratenmessungen.
N = Zahl der Signale, die in einem bestimmten Zeitraum gemessen werden
W = Wahrscheinlichkeit, das betreffende N als Ergebnis einer Messung zu erhalten
Schraffiert ist der Bereich, in dem 68% aller Messungen liegen.

Wenn sämtliche von einem Präparat ausgehenden Teilchen bzw. Photonen auf die oben beschriebene Weise gezählt werden, so läßt sich daraus die Aktivität bestimmen. Dazu dürfen allerdings keine Fremdimpulse beitragen. Diese Bedingung ist jedoch im allgemeinen nicht erfüllt. Auch ohne radioaktives Präparat wird eine gewisse Zählrate registriert. Diese Erscheinung bezeichnet man als Nulleffekt. Eine Ursache dafür ist die kosmische Strahlung, die aus Teilchen besteht, die im Weltall durch noch ungeklärte Mechanismen auf ungeheure Energien beschleunigt werden und in der Erdatmosphäre Lawinen von Sekundärteilchen auslösen. Weitere Strahlungsquellen sind Baumaterialien, die immer in Spuren radioaktive Bestandteile enthalten, und die Luft, in der sich beispielsweise das radioaktive Edelgas Radon, ein Zerfallsprodukt des Radiums, befindet. Eine Verringerung des Nulleffektes ist durch Abschirmung und spezielle elektronische Aussiebung der Signale möglich. Der verbleibende Rest muß durch eine Nulleffektsmessung ermittelt und später vom Meßergebnis abgezogen werden.

Normalerweise treffen nicht alle vom Strahler ausgehenden Partikel den Zähler, weil ja die Quelle in alle Raumrichtungen emittiert. Die Treffer werden nicht immer nachgewiesen (z. B. nur ein Prozent der Gammaquanten im Zählrohr). Es ist aber auch möglich, daß bei einem Zerfallsakt mehrere Teilchen entstehen, die im Zähler getrennte Impulse hervorrufen. Aus diesen Gründen muß die Zählrate noch mit einem gerätespezifischen Faktor multipliziert werden. Für Messungen, bei denen mit sehr niedrigen Zählraten gerechnet wird, wo es also auf möglichst vollständige Erfassung aller ionisierenden Teilchen ankommt, ist es sinnvoll, mit einer sogenannten 4π-Geometrie zu arbeiten. Das bedeutet, daß der empfindliche Teil des Zählers die Probe vollständig umschließt, so daß in keiner Raumrichtung ein Korpuskel entweichen kann. Eine annähernde 4π-Geometrie hat das Bohrloch-Szintillationskristall. Die zu untersuchende Substanz wird in ein Loch im Kristall gehalten. Die im Szintillator entstehenden Lichtblitze werden dann wie üblich verarbeitet. Dieses Verfahren eignet sich allerdings nur für Strahlung, die das Probengefäß ohne nennenswerte Schwächung durchdringen kann, also im wesentlichen Gammastrahlung. Für niederenergetische Betateilchen, wie sie beispielsweise von Tritium (^3H) oder ^{14}C ausgehen, verzichtet man auf einen Behälter und vermischt die Probe mit einem flüssigen Szintillator.

Für niederenergetische, gasförmige Proben wird statt des Zählrohrs ein Gasdurchflußzähler verwendet, der kein Eintrittsfenster hat. Er wird vom Zählgas, z. B. Methan, durchspült, dem das Probengas beigemischt ist.

1.3.3 Messung der Dosis, Begriffe

Um die Schädigung eines Tumors durch eine Kobaltkanone, die durch Streustrahlung verursachte Belastung von Personal oder die zur optimalen Filmschwärzung erforderliche Belichtungszeit abschätzen zu können, braucht man eine Größe, die das Ausmaß der Strahlenwirkung beschreibt. Der wichtigste Effekt von Strahlung in Materie ist die Ionisation. Daher definiert man die **Ionendosis**:

Ionendosis = im Volumenelement erzeugte Ladung/ Masse des Volumenelementes [C/kg; Coulomb/kg]

Mit Ionisationskammern kann die Ionendosis am Ort der Messung direkt ermittelt werden. Zur Bildung eines Ionenpaares ist eine bestimmte Energie notwendig. Es läßt sich also aus der Ionendosis die dazugehörige **Energiedosis** berechnen. Sie gibt an, wieviel Energie durch Wechselwirkungsprozesse im betrachteten Gebiet deponiert worden ist:

Energiedosis = Im Volumenelement absorbierte Strahlungsenergie / Masse des Volumenelementes

Die Einheit der Energiedosis ist J/kg oder Gray (Gy). 1 Gy = 1 J/kg

Für den Energiebetrag steht auch der Begriff Kerma (kinetic energy released in material). Kerma ist immer gewebespezifisch (Luftkerma, Wasserkerma). Sie bezeichnet die Summe der Energien aller geladenen Teilchen pro Volumenelement.
Da der Energieübertrag an die Materie hauptsächlich durch Ionisation erfolgt, läßt sich bei Kenntnis der erforderlichen Energie die Ionendosis leicht in eine Energiedosis umrechnen. Diese Beziehung läßt sich ausnutzen, um die Energiedosis im Körper des Patienten zu bestimmen: Mit einer Ionisationskammer mißt man die Ionendosis an der entsprechenden Stelle (z.B. in einem Wasser-Phantom), und rechnet sie auf die Energiedosis im Gewebe um (Ortsdosis).
Die **Äquivalentdosis** ist ein Begriff aus dem Strahlenschutz. Ihre Einheit ist das Sievert (Sv). Bei der Äquivalentdosis wird der unterschiedlichen biologischen Wirkung der Strahlenarten Rechnung getragen. Sie berechnet sich als Produkt aus der Energiedosis und einem Qualitätsfaktor q, der für jede Strahlenart spezifisch ist. Zahlenmäßig entspricht q der RBW (siehe Kapitel 2.1.1).
Es ist wichtig, sich klarzumachen, daß der Begriff „Dosis“ sich nicht etwa auf die Menge der Strahlung insgesamt bezieht, sondern auf die absorbierte Strahlungsdichte, also die absorbierte Strahlung pro Masseneinheit: Wird bei einer Röntgendurchleuchtung beispielsweise die Blende entfernt, so daß ein größeres Körpergebiet von der Strahlung getroffen wird, so steigt dadurch nicht etwa die Dosis an; lediglich das Volumen, in dem diese Dosis wirksam ist, wird größer, und damit natürlich auch die insgesamt absorbierte Energie.
Eine bestimmte Dosis kann durch eine lange Bestrahlung mit geringer oder eine kurze Bestrahlung mit hoher Intensität erreicht werden. Man definiert die **Dosisleistung**:

Dosisleistung = Dosis / Bestrahlungszeitintervall

So steigt beispielsweise beim Verdoppeln des Röntgenröhrenstroms die Dosisleistung im durchstrahlten Gewebe an, so daß die Zeit bis zum Erreichen einer bestimmten Dosis um die Hälfte verkürzt wird. Ein Maß für die Belastung der oberen Gewebsschichten des Patienten ist die **Oberflächendosis**, definiert als Energiedosis am Ein- bzw. Austrittsort der Strahlung (Eintritts- bzw. Austrittsdosis).
Das **Flächendosisprodukt** ist definiert als Produkt aus bestrahlter Fläche des Objektes und der dort wirksamen Dosis. Bei annähernd punktförmiger Strahlenquelle ist das Flächendosisprodukt vom Abstand zum Strahler unabhängig, weil mit steigender Entfernung zwar einerseits die durchstrahlte Fläche quadratisch wächst, die Strahlenintensität und damit die Dosis aber in gleichem Maße abnimmt.
Will man eine Aussage über die gesamte im Körper absorbierte Energie machen, so benutzt man die **Integraldosis** oder Raumdosis.
Die relative Tiefendosis beschreibt die Energiedosis in einer interessierenden Körperregion, z.B. einem Organ, durch Vergleich mit einem Bezugswert, der z.B. an der Körperoberfläche gemessen wird. Daher

Tab. 1.**5** Dosisdefinitionen und -einheiten

Dosis	**Definition**	**SI-Einheit**	**Alte Einheit**
Ionendosis	pro Masseneinheit erzeugte Ladung	C/kg	R (Röntgen) 1 R = 2,58 $\cdot 10^{-4}$ C/kg
Energiedosis	pro Masseneinheit freigesetzte Energie	Gy (Gray) = J/kg	rd (Rad) 1 Gy = 100 rd
Äquivalentdosis	biologische Wirkung pro Masseneinheit	Sv (Sievert)	rem 1 Sv = 100 rem

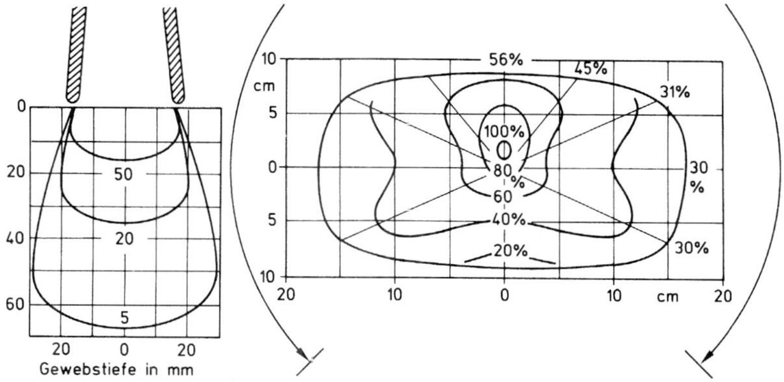

Abb. 1.**26** Dosisverteilung. Das linke Schema zeigt eine Verteilung, wie sie mit einem eng eingegrenzten Röntgenstrahl hervorgerufen wird. Rechts wurde während der Bestrahlung die Röntgenquelle geschwenkt; wie man sieht, liegt das Dosismaximum jetzt in der Mitte des Körpers.

erfolgt ihre Angabe in Prozenten. Komplexe Bestrahlungsfelder, wie sie etwa durch spezielle Gegebenheiten des Strahlerkopfes zustande kommen können, werden am besten erfaßt, wenn man die Linien gleicher relativer Tiefendosis, die auch **Isodosen** genannt werden, in ein Bild einzeichnet, das einen Schnitt durch das Nutzstrahlenbündel im Körper darstellt. Zwei Beispiele gibt Abbildung 1.26.
Da man die Dosisverteilung nicht immer berechnen kann und eine direkte Messung im menschlichen Körper aus naheliegenden Gründen nicht in Frage kommt, bedient man sich einer Meßanordnung, in der der Körper durch ein Wasserbad ersetzt ist. Hier kann man nun durch Einbringen einer Sonde die Dosis an jeder gewünschten Stelle messen.
Als **effektive Dosis** bezeichnet man diejenige Dosis, bei der ein erwarteter Strahlungseffekt mit 50%iger, 95%iger usw. Wahrscheinlichkeit auch tatsächlich eintritt (ED50, ED95 usw.). Beispiel: Die LD50 (50%-Letaldosis) ist diejenige Dosis, die zum Absterben von 50% der Zellen einer Kultur führt.

Eine exakte Überwachung beruflich strahlenexponierter Personen ermöglicht das Filmdosimeter. Es besteht aus einer Kunststoffhülle, die verschiedene Absorber enthält und in der sich ein Film befindet. Zur Feststellung der akkumulierten Dosis wird dieser Film spätestens alle vier Wochen an eine staatliche Untersuchungsstelle geschickt, wo er ausgewertet wird.
Mit Filmdosimeter durchgeführte Messungen dienen der Feststellung der **Personendosis**. Diese ist als Äquivalentdosis im Gewebe definiert, wobei die Messung an einer repräsentativen Körperstelle erfolgen muß. Die Strahlenbelastung an einem bestimmten Ort, die etwa durch Streustrahlung oder den Aufbau z.B. des Röntgengerätes bedingt sein kann, wird durch die **Ortsdosis** beschrieben. Sie läßt sich beispielsweise durch Abschirmungen reduzieren. Wegen des quadratischen Abstandsgesetzes sinkt die Ortsdosis mit zunehmender Entfernung vom Strahler.

2 Biologische Grundlagen

Becquerel, der Entdecker der Uranpechblende, beschrieb eine umschriebene Hautrötung, als er ein Stück Uran mit sich getragen hatte. Auch andere Wissenschaftler bemerkten Hautveränderungen, Geschwüre, Haarverlust usw., was zu einer eingehenden Untersuchung der Wirkung ionisierender Strahlung auf lebende Organismen führte. So entstand die Strahlenbiologie als neuer Wissenschaftszweig. Ihr kommt im Zeitalter der verbreiteten Röntgendiagnostik und Strahlentherapie und der immer weiter ausgebauten Nutzung radioaktiver Zerfallsprozesse eine enorme Bedeutung zu.
Man sollte sich immer vor Augen halten, daß es im Organismus im Unterschied zu anderen gefährlichen Noxen keine Rezeptoren für ionisierende Strahlung gibt und daher keine Abwehrmaßnahmen getroffen werden können.

2.1 Grundkenntnisse strahlenbiologischer Phänomene

Bei einer Bestrahlung mit 5 Sv beträgt die übertragene Energie nur etwa 30 Joule. Das ist die Energie, die in einem Teelöffel warmen Tees enthalten ist. Damit ist klar, daß die schädliche Strahlenwirkung nicht allein auf der absorbierten Energie beruht. Vielmehr werden durch die Energieübertragung sofort Prozesse in Gang gesetzt, die die schädigende Wirkung von Strahlen erheblich verstärken:

radiochemisch: Aus den Elektronenhüllen der Atome, auf die die Strahlen auftreffen, werden Elektronen freigesetzt und Ionen und Radikale (Moleküle mit ungepaarten Elektronen) gebildet.

biochemisch: Die Ionen, die Radikale und die angeregten Atome und Moleküle reagieren chemisch untereinander und mit Molekülen in der Umgebung durch Oxidation, Reduktion, Dekarboxylierung etc.

biologisch: Organische Moleküle werden durch direkte Strahlenwirkung (DNA-Kettenbruch) verändert. Die Zellen können mutieren.

Da tierische Organismen zu über 80% aus Wasser bestehen, spielen insbesondere Zersetzungsprodukte des Wassers eine große Rolle. Es können hauptsächlich das OH^--Radikal, atomarer Wasserstoff, HO_2 und Wasserstoffperoxid H_2O_2 entstehen. Diese Produkte reagieren letztlich mit Eiweißen und anderen Molekülen, wobei sich körperfremde chemische Reaktionsprodukte bilden. Folge dieser indirekten Strahlenwirkung ist eine Störung der komplizierten biochemischen Stoffwechselprozesse und daher eine Störung der Zelltätigkeit.

Obwohl die Auswirkungen der direkten und der indirekten Strahlenwirkung ähnlich sind, ist dennoch eine Unterscheidung zwischen ihnen möglich. So ist die **indirekte Strahlenwirkung** von der Konzentration der radikalbildenden Stoffe abhängig, hauptsächlich also vom Wassergehalt der Zelle. Daher ist die indirekte Strahlenwirkung im eingefrorenen oder trockenen Zustand der Zelle praktisch aufgehoben. Ferner ist die indirekte Strahlenwirkung von der Sauerstoffspannung im Gewebe abhängig (je höher die Sauerstoffspannung, desto eher können die sehr reaktionsfreudigen Produkte HO_2 und H_2O_2 entstehen), und außerdem ist bei ihr ein chemischer und pharmakologischer Strahlenschutz möglich durch Gabe von Stoffen (z. B. Cysteamin).

2.1.1 Relative biologische Wirksamkeit

Wie bereits in Punkt 1.2.1 behandelt, ist die Art und Weise der Energieabgabe für die verschiedenen Strahlungsarten unterschiedlich. Während β-Teilchen nur ab und zu mit Hüllenelektronen wechselwirken, ist die Bahn eines α-Teilchens durch seine dichte Ionisationsspur gekennzeichnet. Neutronen wiederum reagieren primär mit den Atomkernen. Wegen dieser Unterschiede ist es nicht weiter verwunderlich, daß auch bei gleicher Energiedosis verschiedene Strahlungen in Gewebe nicht den gleichen Schaden anrichten. Um zu einem Dosisbegriff zu kommen, der die Schädigung des Gewebes beschreibt, ohne von der Strahlenart abhängig zu sein, definiert man die relative biologische Wirksamkeit (RBW): Die RBW vergleicht zwei Energiedosen, die den gleichen biologischen Effekt hervorrufen. Zum Vergleich wird Röntgenstrahlung mit 200 kV genommen. Es gilt:

$$RBW = \frac{Energiedosis_{Röntgenstrahlung(200kV)}}{Energiedosis_{Teststrahlung}}$$

Die RBW bildet die Grundlage für die Festlegung der q-Faktoren. Zahlenmäßig sind beide Faktoren gleich.

Tab. 2.1 Relative biologische Wirksamkeit

Strahlungsart	RBW-Faktor
Röntgen- und Gammastrahlung	1
Betastrahlung	1
Neutronenstrahlung	5 – 10
α-Teilchen	10 – 20
Deuteronen, schwere Ionen	20

Bei gleicher Energiedosis ist die biologische Wirksamkeit und Wirkung von Alphastrahlung etwa 20mal so groß wie die einer Röntgenstrahlung.

Neben der Strahlenart haben auch die Art des Gewebes und Milieubedingungen einen Einfluß auf die RBW-Werte. Die biologische Wirksamkeit einer Strahlung ist davon abhängig, wie strahlensensibel das bestrahlte Objekt ist, ob die Bestrahlung in vivo oder in vitro abläuft und wie die Bestrahlungsbedingungen sind. Beispielsweise sind Zellen im eingefrorenen Zustand oder bei niedrigem Sauerstoffpartialdruck weniger strahlenempfindlich. Die relative biologische Wirksamkeit ist dadurch herabgesetzt.

2.1.2 Zeitliche Dosisverteilung

Organisches Gewebe ist in der Lage, strahlenbedingte Schädigungen durch Reparaturmechanismen in gewissem Ausmaß zu beseitigen. Die intrazellulären Erholungsphänomene sind von außerordentlicher Bedeutung für die praktische Radiologie. Subletal geschädigte Zellen können sich nach einer akuten Bestrahlung wieder erholen und nach der Reparatur des DNA-Bestandes die Zellstruktur wiederherstellen. Mit jeder neuen Bestrahlung wiederholen sich diese Erholungsvorgänge, so daß bei mehrmals unterbrochener (= **fraktionierter**) Bestrahlung erheblich höhere Strahlendosen verwendet werden müssen, um den gleichen Effekt wie bei einer akuten Bestrahlung zu bewirken. Die Wirkung einer bestimmten Gesamtdosis ist also um so geringer, je stärker die Dosis in Einzelfraktionen aufgeteilt ist. Die Fraktionierung ist heute in der Tumortherapie unentbehrlich: Gesundes Gewebe kann sich nämlich besser und schneller regenerieren als Tumorgewebe, so daß nachfolgende Bestrahlungen im gesunden Gewebe eine geringere Wirkung haben, während sich in Tumoren die Wirkung der einzelnen Dosen annähernd summiert. Da in den Bestrahlungspausen von meistens 24 h in der praktischen Tumortherapie die Erholungsvorgänge im gesunden Gewebe wahrscheinlich abgeschlossen sind, können so bei einer vollen Bestrahlungsserie über vier bis sechs Wochen mit täglicher Bestrahlung erhebliche Dosen an den Herd gebracht werden. Da sich jedoch Tumorgewebe erholen kann, sind im Endeffekt bei der Fraktionierung höhere Gesamtdosen notwendig. Daher ist bei der Angabe der Strahlendosis auch die der Behandlungsdauer von entscheidender Bedeutung.

Nicht nur eine fraktionierte Bestrahlung verringert die Strahlenschäden, sondern auch eine **protrahierte** Bestrahlung. Hierunter versteht man eine Bestrahlung mit verminderter Dosisleistung und verlängerter Bestrahlungszeit. Ein gutes Beispiel für eine protrahierte Bestrahlung ist die natürliche Strahlenexposition, bei der so selten Schädigungen in den Zellen auftreten, daß diese leicht repariert werden können. Eine protrahierte Bestrahlung gestaltet sich in der Tumortherapie schwierig, da erst bei einer sich über Tage oder Wochen hinziehenden Bestrahlung eine Schonung des gesunden Gewebes zu erreichen ist. Sie wird beispielsweise bei der klassischen Therapie gynäkologischer Tumoren mit Radiumeinlagen ausgenutzt.

2.1.3 Räumliche Dosisverteilung

Auch eine sinnvolle räumliche Dosisverteilung sorgt bei der Strahlentherapie für eine möglichst hohe Herddosis bei weitgehender Schonung übriger Gewebe. Dies gilt insbesondere für die konventionelle Röntgenbestrahlung. Man unterscheidet grundsätzlich zwei Methoden der räumlichen Dosisverteilung. Bei der **Stehfeldbestrahlung** ändern Strahlenquelle und Patient ihre Position während der Bestrahlung nicht. Durch Ansetzen mehrerer Strahlenkegel (Mehrfelderbestrahlung, z.B. Kreuzfeuertechnik bei Verwendung von zwei oder mehr Feldern) wird der Krankheitsherd von verschiedenen Hauteintrittspforten aus angegangen. Bei der **Bewegungsbestrahlung** führt die Strahlenquelle während der Bestrahlung Bewegungen so aus, daß sich der zu bestrahlende Herd ständig im Strahlenkegel befindet, jedoch die Körperoberfläche und das Zwischengewebe jeweils nur eine begrenzte Zeit im Bestrahlungsfeld bleiben. Beispiele sind die Pendel- oder Rotationsbestrahlung.

2.1.4 Zeitliche Entwicklung biologischer Strahlenwirkung

Beim Auftreten von Strahlenschädigungen greift eine Reihe physikalischer, chemischer, biochemischer und biologischer Vorgänge ineinander (siehe Kapitel 2.1). Man spricht hier auch von Phasen der Schädigung (siehe Tabelle 2.2).

Tab. 2.2 Phasen der Schädigung

Phase	Dauer des Vorgangs	Vorgang	Ergebnis
physikalisch	10^{-16} Sekunden	Energieabsorption	angeregte Moleküle, Ionen
physikochemisch	10^{-11}– 10^{-2} Sekunden	Energieübertragung	primärer Zellschaden
chemisch	Sekunden–Stunden	Redoxreaktionen, etc.	Radikale
biologisch	Minuten–Jahre	DNA-Schäden, Mutation	Krebs, Tod

2.2 Biochemische, zytogenetische und zelluläre Antwort auf Bestrahlung, biologische Grundlagen der Strahlentherapie

2.2.1 Strahlenempfindlichkeit, Strahlenschäden

Es ist keineswegs gleichgültig, an welchen Zellstrukturen die Energieübertragung der ionisierenden Strahlung stattfindet. Besonders ungünstig wirkt sie sich im Zellkern aus. Hier erweisen sich die Träger der Erbanlagen, die Chromosomen, als besonders strahlenempfindlich. Folgende Veränderungen der DNA können nach Einwirkung ionisierender Strahlung nachgewiesen werden:

- Einzel- und Doppelbrüche der Nukleotidketten hauptsächlich durch Spaltung einer Phosphatesterbindung
- Vernetzung von Ketten durch Bildung intra- und intermolekularer Bindungen
- Spaltung von Zucker-Basen-Bindungen mit der Freisetzung der Basen als Folge
- Strahlenchemische Basenveränderungen, vor allem Desaminierung und Oxidierung des Pyrimidinringes und Spaltung des Purinrings

Folgen der Schädigung der Zell-DNA können sein:
- Chromosomenaberrationen und -mutationen
- Punktmutationen
- Gestörte Replikation der DNA
- Fehlerhafte DNA- und m-RNA-Synthese, daher Störung der Proteinsynthese und folglich Mangel an Bau- und Betriebsstoffen der Zelle

Diese strahlenbedingten Störungen der Erbinformation der betreffenden Zelle würden in jedem Falle zum Tod der Zelle oder zumindest zu schweren Funktionsstörungen führen. Daß dies nicht unbedingt der Fall sein muß, ist dem Vorhandensein spezieller **Reparaturmechanismen** der Zellen zu verdanken. Während Doppelstrangbrüche irreparabel sind, können Einzelstrangbrüche und Basenschädigungen repariert werden. Bei letzterem Vorgang wird durch eine Endonuklease zuerst in der Nähe der veränderten Base ein Einzelstrangbruch gesetzt, dann durch eine Exonuklease ein Teil des geöffneten Einzelstrangs herausgeschnitten, ein neues Polynukleotidsegment durch eine Polymerase mit dem ungeschädigten Komplementärstrang als Vorlage gebildet, und dieses durch eine Polynukleotidligase in die DNA eingebaut.

Es können neben dem Zellkern aber auch andere Zellstrukturen durch ionisierende Strahlung geschädigt werden, nur sind hierzu erheblich höhere Bestrahlungsdosen notwendig. Während eine selektive Bestrahlung des Zellkerns mit etwa 6 Gy fast immer zum Tod der Zelle führt, ist dasselbe Ergebnis bei selektiver Bestrahlung der übrigen Zellgebiete erst nach 100 Gy bis 1000 Gy zu erwarten. An diesen übrigen Zellelementen können folgende Störungen auftreten:

- Permeabilitätsstörungen von Membranen, Änderungen der Elektrolytkonzentration und der Membranpotentiale. Als Folge können insbesondere Zellen mit erregbaren Membranen wie Nerven- und glatte Muskelzellen in ihrer Funktion gestört werden.
- Morphologische Veränderungen an Zellorganellen, insbesondere Verklumpung von Mitochondrien, Abbau ihrer Cristae, Veränderung von Struktur und Funktion von Membranen des endoplasmatischen Retikulums, Abnahme des Ribosomensatzes.
- Hemmung der Proteinbiosynthese: Nicht nur durch Störung der DNA, sondern bei sehr hohen Dosen auch durch Schäden an der RNA und den Ribosomen entstehen strahleninduzierte Synthesestörungen. Die im Vergleich zur DNA-Synthese erheblich geringere Strahlenempfindlichkeit der RNA-Synthese ist darauf zurückzuführen, daß für die Bildung der m-RNA und damit für die Proteinsynthese die DNA nicht vollständig intakt sein muß, sondern nur der das jeweilige Protein codierende Bereich. So können Verminderungen der Proteinsynthese beispielsweise in der Muskulatur oder im Darm erst nach Bestrahlungsdosen von weit über 10 Gy gemessen werden.

Da die Chromosomen im Vergleich zur übrigen Zelle so erheblich strahlenempfindlicher sind, wurde ihre Reaktion auf die Bestrahlung zunächst als allein ausschlaggebend für den biologischen Effekt und den Zelltod angesehen. So entstand die **„Treffertheorie“**, nach der eine einzige Ionisation im strahlenempfindlichen Volumen nach dem Alles-oder-Nichts-Gesetz zum Funktionsverlust der Zelle führt. Tatsächlich konnten Experimente mit dicht ionisierenden Strahlen (Alpha-, Neutronenstrahlung usw.) beweisen, daß bei jedem Treffer jeweils die entsprechende Zelle, und daher durch eine bestimmte Dosis stets ein bestimmter Bruchteil der vorhandenen Zellen inaktiviert wird. Das ergibt eine exponentielle Dosis-Wirkungs-Beziehung. Jedoch ist eine solche Dosis-Wirkungs-Beziehung bei locker ionisierender Strahlung, wie sie insbesondere auch im medizinischen Bereich angewandt wird

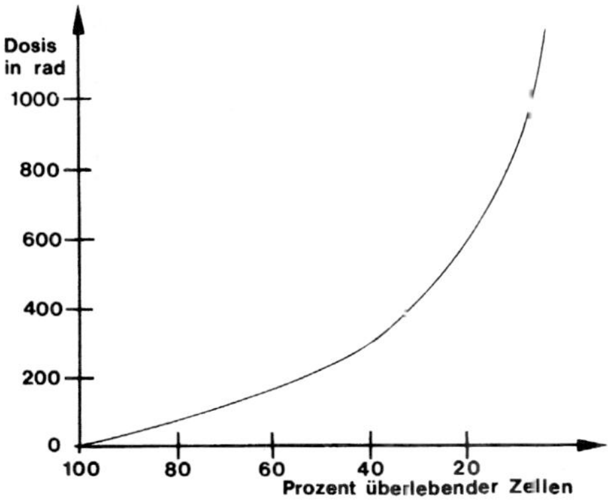

Abb. 2.1 Exponentielle Dosis-Wirkungs-Beziehung

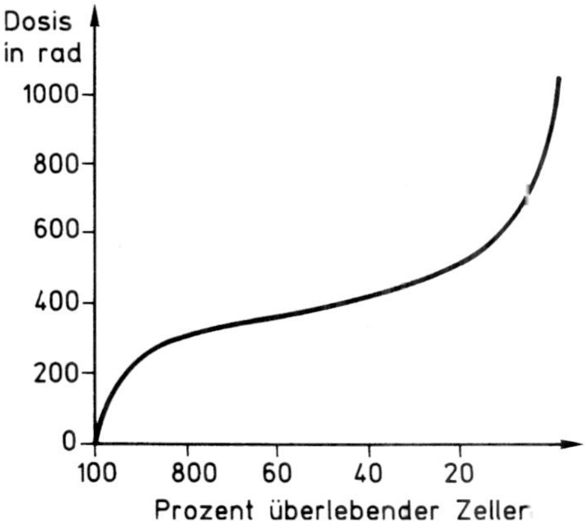

Abb. 2.2 Sigmoide Dosis-Wirkungs-Beziehung

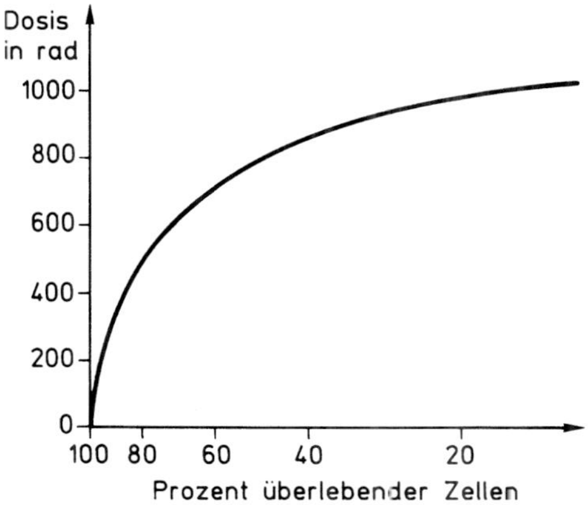

Abb. 2.3 Sigmoide Dosis-Wirkungs-Kurve in halblogarithmischer Darstellung

(Röntgen-, Gamma-, Elektronenstrahlen), nicht nachweisbar. Durch diese Art von Strahlung entstehen molekulare Störungen und Punktmutationen, die für sich allein nicht zum Zelltod führen. Erst mehrere, für sich allein nicht letale Treffer haben nachweisbare Störungen der Zellfunktion zur Folge, und je mehr Treffer im strahlenempfindlichen Volumen gelandet werden, desto ausgeprägter ist der Effekt. Ab einer bestimmten, größeren Trefferzahl werden dann auch bei solch locker ionisierender Strahlung die betroffenen Zellen inaktiviert. Daraus ergeben sich die charakteristischen **Mehrtrefferkurven**, die eine sigmoide Dosis-Wirkungs-Beziehung zeigen. Die Strahlenwirkung pro Gy ist hier also bei kleinen Strahlendosen relativ geringer als bei höheren. Solche sigmoiden Dosis-Wirkungs-Kurven sind von großer praktischer Bedeutung für die Tumortherapie. Wählt man die halblogarithmische Darstellung, ergeben sich die sogenannten **Schulterkurven**.

Ein weiterer Faktor für die Strahlenempfindlichkeit ist der Zellzyklus (Generationszyklus) der jeweiligen Zelle. Die höchste Strahlensensibilität liegt während der Mitose und die geringste während der G_0-Phase vor.

Tab. 2.3 Strahlenwirkungen auf den Zellzyklus

Phase	Vorgang	Sensibilität	Auswirkungen
G_0	Ruhephase	gering	
G_1	prä-synthetisches Intervall	zunehmend	Hemmung der Zellaktivität
S	DNA-Synthese	hoch	Störung der DNA-Synthese
G_2	post-synthetisches Intervall	hoch	Zellblockierung, kein Übertritt in die Mitose
M	Mitose, Zellteilung	am höchsten	Zelltod

Auch andere Umstände beeinflussen die Strahlensensibilität der Zelle:

Sauerstoff: Die biologische Wirksamkeit ionisierender Strahlung ist bei guter Sauerstoffversorgung zwei- bis dreimal so effektiv wie unter anoxischen Bedingungen (**Sauerstoffeffekt**). Verantwortlich dafür ist die verstärkte Bildung freier Radikale und anderer Produkte der Wasserradiolyse und die folglich deutlich stärkere indirekte Strahlenwirkung. Der Sauerstoffeffekt ist besonders wichtig für die Strahlentherapie von Tumoren, da sich ab einer gewissen Tumorgröße wegen der unzureichenden Vaskularisation ein mehr oder weniger großer Anteil der Tumorzellen im hypoxischen, aber noch lebendigen und damit potentiell proliferationsfähigen Zustand befindet. In der Praxis werden bei fraktionierter Bestrahlung zwar während der ersten Sitzungen überwiegend die aeroben Tumorzellen getötet. Es kommt zu einer relativen Anreicherung der strahlenresistenten hypoxischen Zellen. Jedoch verbessert sich in der Regel auch die Sauerstoffversorgung dieser Zellen in den Bestrahlungsintervallen infolge des Zellabbaus, der hyperämischen Gefäßreaktion und der Neubildung von Kapillaren. Dieser Vorgang wird **Reoxygenierung** genannt. Daher nimmt die Strahlenempfindlichkeit von Tumorzellen bei fraktionierter Bestrahlung zu. Neuerdings legt man sogar Pausen zwischen Bestrahlungsserien maligner Tumoren ein, in welchen sich der Tumor verkleinern soll und besser mit Sauerstoff versorgt wird als bei ausschließlicher Fraktionierung (split-course-Technik).

Temperatur: Bei einer Temperaturerhöhung während der Bestrahlung auf etwa 41 – 44 °C steigt die Strahlensensibilität des Gewebes erheblich an. Das beruht sicherlich auf einer Steigerung der Stoffwechselaktivität, die ein wichtiger Parameter für die Strahlenempfindlichkeit von Geweben ist. Außerdem scheinen Zellen bei höheren Temperaturen ihre Fähigkeit zur Reparatur von Strahlenschäden zu verlieren, so daß gesetzte Schädigungen sich eher manifestieren. Interessanterweise erhöht sich die Strahlenempfindlichkeit von Tumorgewebe durch Hyperthermie stärker als die normalen Gewebes.

Pharmaka: Es gibt Pharmaka, die die Strahlenempfindlichkeit erhöhen oder erniedrigen können.

Die Strahlenempfindlichkeit kann erhöht werden durch
- Zytostatika (Actinomycin B, Bleomycin), die die Regenerationsfähigkeit des überlebenden Gewebes vermindern
- Substanzen, die die intrazellulären Reparaturmechanismen für Strahlenschäden hemmen (5-Fluoruracil)
- Stoffe, die die Radikalausbeute bei der Wasserradiolyse erhöhen (Misonidazol)
- Schwermetallionen, die zu einer Erhöhung der absorbierten Strahlendosis führen

Die Strahlenempfindlichkeit kann herabgesetzt werden durch
- Substanzen, die die Sauerstoffspannung im Gewebe herabsetzen können (Reduktionsmittel)
- Medikamente, die die Radikale abfangen (SH-Verbindungen wie Cystein, Cysteamin, Glutathion)
- beschleunigte Ausscheidung inkorporierter Substanzen (Chelatbildner wie EDTA; Cave: Toxizität)

Eine seit dem Reaktorunglück von Tschernobyl allgemein bekannte Strahlenschutzmaßnahme ist die Applikation von Jodtabletten möglichst vor Inkorporation radioaktiver Substanzen. Das Radioisotop Jod 131 kann durch Einatmung inkorporiert werden und durch Anreicherung in der Schilddrüse zu einer sehr hohen Strahlenbelastung derselben führen. Das inaktive Jod blockiert die Schilddrüse, so daß sie weniger radioaktives Jod aufnimmt.
Von diesen spezifisch wirksamen Pharmaka sind die sogenannten **Adaptogene** streng abzutrennen, die im Organismus eine unspezifische Erhöhung der Widerstandskraft gegenüber schädigenden Einflüssen bewirken sollen. Solche Adaptogene zeigen erst nach mehrmaliger Applikation, oft erst nach einigen Behandlungswochen, eine Strahlenschutzwirkung, dann allerdings sowohl bei akuter als auch bei chronischer oder fraktionierter Bestrahlung. In diese Stoffgruppe gehören z. B. Vitamin-Aminosäure-Komplexe.
Zum Abschluß der Betrachtungen über die Zellschädigungen und deren Mechanismen soll auf die Pathomorphologie und den Zellabbau bestrahlter Zellen eingegangen werden. Da Schäden an der DNA in der Regel mikroskopisch nicht erkannt werden können, beobachtet man als erstes Zeichen einer Strahlenschädigung meist eine **Schwellung der Zelle** im ganzen und insbesondere des Zellkerns wegen Membranpermeabilitätsstörungen. Parallel mit einem erhöhten Natriumeinstrom und Kaliumausstrom kommt es zur Vakuolenbildung, zum **Kernödem** und zu Membranrupturen. Am Zellkern ist folgende Trias charakteristisch:

- **Kernwandhyperchromasie** (vermehrte, evtl. klumpige Anfärbbarkeit der Kernmembran)
- **Kempyknose** (Verdichtung infolge Chromatinvermehrung)
- **Karyorhexis** (tropfiger Zerfall des Kerninhalts in Chromatinbröckchen)

Es folgt darauf die Karyolyse. Ein ähnliches Schicksal erleiden die Zellorganellen. Nach der Lyse der Zelle werden die Zelltrümmer autolytisch abgebaut. Diese Veränderungen sind bei strahlenempfindlichen Zellen ab Dosen von 1 Gy nachweisbar. Strahlenresistente, nicht proliferierende Zellen (z. B. Stützgewebe, parenchymatöse Organe usw.) zeigen erst deutliche Veränderungen nach akuter Bestrahlung mit 10 – 100 Gy. Solche Zellen überstehen Bestrahlungen oft gut und sterben erst durch Degeneration des Blutgefäßsystems und wegen des daraus resultierenden Sauerstoff- und Substratmangels ab.
Ein subletaler Schaden kann in der Erholungsphase nach einer Bestrahlung wieder repariert werden. Als Ursachen für ein solches Verhalten werden die **„4 bis 6 R's der Strahlenbiologie“** genannt:

1. Resistenz gegenüber ionisierenden Strahlen
2. **Reparatur** subletaler Schäden
3. **Reoxygenierung** während der Strahlentherapie; durch den Zelltod der euoxischen Zellen werden bisher hypoxische Zellen nun besser mit Sauerstoff versorgt.
4. **Redistribution** Verteilung der Zellen nach Strahlenschaden in alle Phasen des Zyklus
5. Rezyklisierung der G_0-Phase-Zellen in den Zellzyklus; Zunahme der teilungsfähigen Zellen
6. **Repopulation** Teilung und Wachstum von Zellen nach einer Bestrahlung

Nach einer subletalen Bestrahlung führen die Stammzellen nach ihrer Erholung zu einer **Repopulierung**, d.h. zum Ersatz untergegangener Zellen und somit zu einer Beseitigung der strahleninduzierten Gewebsschädigung. Da der strahlenbedingte Zelluntergang für die überlebenden Zellen einen starken Proliferationsreiz bildet, kommt es zu einer vermehrten mitotischen Aktivität derselben und folglich zu einer Erhöhung ihrer Zahl. Ferner können Stammzellen aus nicht bestrahlten benachbarten Gewebsarealen zur Reparatur des Strahlenschadens einwandern, so z.B. im Knochenmark, wo in von der Strahlung betroffene Markareale Stammzellen einwandern können, oder in der Leber, wo Zellen aus nicht bestrahlten Arealen in geschädigte Bereiche wandern und zur Repopulierung beitragen können. Voraussetzung hierzu ist die Intaktheit der – allerdings zumeist strahlenresistenten – Organgrundstruktur, also des Stromas, im bestrahlten Bereich. Eine Repopulierung bestrahlter Knochenmarksareale durch Zelleinwanderung findet beispielsweise lediglich dann statt, wenn die Marksinusstruktur unzerstört und somit eine geschlossene Blutbahn erhalten bleibt. Hieraus ergibt sich, daß die Erholungsdauer bestrahlungsbedingter Organschäden u.a. ganz wesentlich vom Ausmaß des bestrahlten Volumens abhängt.

2.2.2 Strahlenempfindlichkeit spezieller Gewebe und Organe

Es ergeben sich erhebliche methodische Schwierigkeiten bei der Festsetzung der Strahlenempfindlichkeit von Zellen verschiedener Gewebe, da der genaue Zeitpunkt der Bestrahlung in bezug auf den Zellzyklus festgelegt sein müßte, wie sich aus dem oben Gesagten ergibt. Es lassen sich jedoch für akute Strahlenschäden einige grundsätzliche Regeln aufstellen, die schon 1904 im sogenannten **Bergonié-Tribondeau-Gesetz** formuliert sind:
„Die Röntgenstrahlen wirken um so intensiver auf Zellen, je höher deren reproduktive Aktivität, je höher deren karyokinetische Potenz ist und je weniger ihre Morphologie und ihre Funktion endgültig fixiert sind.“

In der Tat sind Zellen um so strahlenempfindlicher, je größer ihr Proliferationsvermögen, je geringer ihr Differenzierungsgrad ist und je näher sie dem Embryonalzustand sind. Jede Funktionssteigerung eines Zelltyps oder eines Gewebes führt auch zu einer Erhöhung der Strahlenempfindlichkeit. Als Beispiel können etwa die hohe Strahlensensibilität der Milchdrüsenzellen in der Laktationsperiode, der Leber nach Hemihepatektomie oder der Schilddrüsenzellen bei Hyperthyreose angeführt werden. Umgekehrt haben Tiere im Winterschlaf eine hohe Strahlenresistenz. Sie können mit Röntgenstrahlen im letalen Dosisbereich bestrahlt werden und dennoch ohne Symptome einer Strahlenkrankheit Mo-

Tab. 2.4 Empfindlichkeit verschiedener Zellarten des Organismus gegenüber ionisierender Strahlung

Zellart	**Strahlendosis [Gy]**	
	erste Schädigungszeichen	**Tod eines Großteils der Zellen**
Spermatogonien, Eizellen, Embryo	0,5	3–4
Lymphozyten	0,25–0,5	4–6
Erythroblasten, Myeloblasten	0,5–1	5–6
Zellen der Dünndarmkrypten	1–2	8
Zellen des Stratum germinativum	3	9–18
Epithel der Augenlinse	3–4	8–10
Knorpelzellen, Osteoblasten	4–6	8–10
Leber-, Nieren-, Alveolarepithel-, Knochenzellen	10–40	30–60

nate weiterschlafen. Erst nach dem Erwachen steigt die Stoffwechselaktivität solcher Tiere stark an, daher sterben sie zwei bis drei Wochen nach dem Erwachen an der Strahlenkrankheit.
Mausergewebe wie z.B. das blutbildende System, die Schleimhaut des Magen-Darm-Trakts oder die Keimdrüsen sind besonders strahlenempfindlich. Die parenchymatösen Organe wie Leber, Niere und Lunge sind hingegen recht strahlenresistent, Gewebe des Stütz- und Bewegungsapparats sind sehr strahlenresistent. Andererseits können Mausergewebe eben wegen ihrer hohen Proliferationsrate sehr schnell regenerieren, sofern überlebende Stammzellen vorhanden sind, während Gewebe mit geringer Proliferationsrate trotz einer erheblich niedrigeren Zahl untergegangener Zellen lange an den Bestrahlungsfolgen zu leiden haben.

2.2.2.1 Strahlenwirkung auf das hämatopoetische System

Knochenmark und lymphoretikuläres Gewebe als typische Mausergewebe sind charakterisiert durch eine hohe Strahlenempfindlichkeit einerseits und eine gute Regenerationsfähigkeit andererseits. Bei Bestrahlung des erythropoetischen Gewebes des Knochenmarks mit etwa 0,5 Gy sind schon Zeichen des akuten Zelluntergangs, Blutungen, Ödeme und Weitstellung der Marksinus zu beobachten. Bei Dosen von 3 Gy sterben 90%, von 6 Gy 99% der Erythroblasten ab. Bei so schweren Schädigungen wandelt sich dann innerhalb von Tagen das betroffene rote Knochenmark in Fettmark um oder es kommt zu einer Myelofibrose.
Bei Bestrahlung der lymphatischen Organe (Lymphknoten und Milz) werden die pluripotenten Stammzellen schon ab Dosen von 0,5 Gy letal geschädigt. Da in diesen Geweben Zellarten mit unterschiedlichen Strahlenempfindlichkeiten entstehen, können sich Veränderungen der Relation zwischen den einzelnen Leukozytenpopulationen ergeben. Da die reifen Zellen des peripheren Blutes, abgesehen von den Lymphozyten, recht strahlenresistent sind, spiegeln sich Schädigungen der Hämatopoese im peripheren Blut recht deutlich wider. Schon am ersten Tag nach der Bestrahlung fällt die Lymphozytenzahl ab, es folgt eine Granulozytopenie und schließlich sinkt auch die Zahl der Thrombozyten ab (Gefahr der hämorrhagischen Diathese). Die Erythrozytenzahl im peripheren Blut bleibt auch nach höheren Strahlenbelastungen recht konstant, was an der langen Lebensdauer der Erythrozyten (3 bis 4 Monate) liegt. Die Schädigung des erythropoetischen Systems läßt sich jedoch an Hand der deutlichen Abnahme der Retikulozytenzahl im peripheren Blut nachweisen.

2.2.2.2 Strahlenwirkung auf die Gonaden

Hoden und Ovarien gehören zu den strahlenempfindlichsten Geweben. Beim Mann sind die **Spermatogonien**, also die Stammzellen, die empfindlichsten Zellen in der Spermiogenese, während die ausgereiften Spermien relativ resistent sind. Schon bei Bestrahlungsdosen ab 1 Gy kommt es zu einem vorübergehenden Stillstand der Spermienproduktion. Da die schon vor der Bestrahlung gebildeten Spermien überleben, ist die Fertilität vorerst nicht beeinträchtigt. Jedoch ist wegen der möglichen Schädigung der überlebenden Spermien in dieser mehrere Wochen dauernden prästerilen Phase das Risiko, Kinder mit genetischen Schäden zu zeugen, besonders hoch. Wenn die überlebenden Spermien schließlich aus dem Genitaltrakt verschwunden sind, macht sich die Schädigung der Spermatogonien bemerkbar, und es kommt zur temporären Sterilität, die dann – sofern genügend Spermatogonien überlebt haben – in die poststerile Phase übergeht. Bei Strahlendosen über 5 Gy kommt die Spermatogenese meist nicht wieder in Gang. Folgen sind permanente Sterilität und im Endeffekt Hodenatrophie. Jedoch kommt es bei einer solchen „Strahlensterilisation" des Mannes nicht zu Kastrationserscheinungen, da die androgenproduzierenden Leydig-Zwischenzellen recht strahlenresistent sind.
Entsprechend wie beim Mann sind bei der Frau die reifen Eizellen am strahlenresistentesten und die sprungbereiten, in den reifen Follikeln liegenden **Oozyten** am empfindlichsten. Die Sterilisationsdosen liegen auch bei der Frau bei etwa 5 Gy. Da durch eine Bestrahlung dieser Größenordnung sowohl die Oozyten als auch die Follikel geschädigt bzw. zerstört werden, resultieren hormonelle Folgeerscheinungen, die zu einer künstlichen Menopause führen.

2.2.2.3 Strahlenwirkung auf den Verdauungstrakt

Auch das Epithel des Verdauungstraktes gehört zum besonders strahlenempfindlichen Mausergewebe. Besonders strahlensensibel ist die Schleimhaut des Dünndarms. Nach einer akuten Bestrahlung werden die proliferierenden Stammzellen in den **Krypten** geschädigt oder zumindest ihre Mitosetätigkeit blockiert, so daß der Zellnachschub stagniert und einige Zeit später nach Abschilferung der ausdifferenzierten Mukosaepithelzellen das Zottenbindegewebe bloßliegt (= Denudation). Als Folge treten blutige Durchfälle, Resorptionsstörungen, Störungen des Wasser- und Elektrolythaushalts und eine erhöhte Permeabilität der Darmwand auf (Wegfall der Mukosabarriere). Toxine und Bakterien können so leicht in die Blutbahn übertreten.
Wenn genügend Epithel-Stammzellen überlebt haben, beginnt etwa zwei Tage nach der Bestrahlung die Neubildung der Darmmukosa. Wegen der guten Regenerationsfähigkeit des Darmepithels hat eine fraktionierte Bestrahlung nur geringe schädliche Wirkungen, jedoch bei Gesamtdosen von mehr als 50 Gy können atrophische Schleimhautveränderungen, Ulzerationen bis hin zu Perforationen und narbigen Stenosen entstehen.

2.2.2.4 Strahlenwirkung auf die Lunge

Da nach Bestrahlungsdosen von über 30 Gy entzündliche, exsudative Reaktionen in den bestrahlten Lungengebieten auftreten, bezeichnet man strahlenbedingte Lungenschäden im Anfangsstadium als **Strahlenpneumonitis**. Wie bei einer echten Pneumonie sind klinisch bei entsprechend großen bestrahlten Lungenpartien Dyspnoe und trockener Husten typisch. Im Röntgenbild ist die scharfe Begrenzung der Veränderungen auf das bestrahlte Volumen eindrucksvoll. Nach mehreren Monaten kann dieses akute Zustandsbild in eine Lungenfibrose mit allen Folgen (Ventilations- und Durchblutungsstörungen, Hochdruck im kleinen Kreislauf, Cor pulmonale, Verziehung des Mediastinums) übergehen.

2.2.2.5 Strahlenwirkung auf das Nervensystem

Periphere Nerven sind außerordentlich strahlenresistent. Von klinischer Bedeutung ist höchstens die Schädigung des Plexus brachialis durch Gesamtdosen von über 60 Gy bei der Therapie des Mammakarzinoms. Auch das Gehirn ist sehr strahlenresistent. Nach akuter Bestrahlung kann zwar vorübergehend ein Hirnödem mit den Zeichen eines erhöhten Hirndrucks auftreten, diese Erscheinungen sind jedoch reversibel. Ab Dosen von 60 Gy sind nach Monaten und Jahren sekundäre degenerative und atrophische Veränderungen hauptsächlich der weißen Substanz möglich. Der strahlensensibelste Teil des Nervensystems ist das Rückenmark. Eine subakute Strahlenreaktion des Rückenmarks ist das Lhermitte-Zeichen (Parästhesien an den Extremitäten). Bei Dosen ab 40 Gy können sich neurologische Ausfälle bis hin zur Querschnittslähmung ausbilden (gefürchtete Nebenwirkung bei der palliativen Bestrahlung von Knochenmetastasen der Wirbelsäule).

2.2.2.6 Strahlenwirkung auf das Auge

Schädigungen der Linse stehen im Vordergrund. Bei jungen Patienten treten schon bei niedrigen Dosen Wachstumsstörungen der Augenlinse auf, die Linsen älterer Individuen sind weniger empfindlich. Aber ab Dosen von 10 Gy kann sich nach Monaten oder Jahren eine **Strahlenkatarakt** (Star) entwikkeln. Weitere wichtige Symptome sind die Konjunktivitis, die Keratitis und die Retinopathie.

2.2.2.7 Strahlenwirkung auf die Haut

Nach akuten Strahlenschädigungen der Haut tritt als erstes eine Gefäßreaktion, das **Erythem**, auf. Zuerst entwickelt sich etwa sechs bis acht Stunden nach der Bestrahlung ein Früherythem, das schon bald wieder verblaßt. Ein bis zwei Wochen später tritt dann das deutlichere, stärker gerötete Haupterythem auf, dem je nach verabfolgter Dosis und Größe der bestrahlten Stelle ein mehr oder weniger langdauerndes Späterythem folgt. Spätfolgen solcher Erytheme können sein:

- fleckige Hyper- und Depigmentierung
- Hautatrophie
- Hyperkeratose (trockene Schuppung der Haut mit vermehrter Hornbildung)
- Teleangiektasienbildung

Bei Strahlendosen über 50 Gy entwickelt sich nicht mehr ein Erythem, sondern eine **Strahlendermatitis**, die bei Behandlung abheilt. Bei tiefergehender Hautschädigung (**Strahlenulkus**) verläuft die Heilung unter Narbenbildung (ab 70 Gy). Folge chronischer Dermatitiden können **Karzinome** sein.

Da die Haarfollikel besonders strahlenempfindlich sind, gehen die Follikelepithelzellen ab Dosen von 4 Gy zugrunde, und es kommt zu einem vorübergehenden Haarausfall (**Epilation**). Die Kopf- und Barthaare sind erheblich strahlenempfindlicher als die Brust-, Scham- und Extremitätenbehaarung. Eine vorübergehende Epilation der Wimpern und Augenbrauen wird erst ab Dosen von 10 Gy und mehr beobachtet. Ab etwa 20 Gy wird zusätzlich auch die Bindegewebspapille geschädigt (irreversibler Haarausfall). Talg- und Schweißdrüsen sind recht strahlenresistent, sie werden ab Dosen von 1,2 Gy geschädigt.

2.2.2.8 Strahlenwirkung auf die Leber

In deutlicher Abhängigkeit vom bestrahlten Volumen kann sich nach Dosen von über 30 Gy eine **Strahlenhepatitis** mit Obliteration von Zentralvenen und Atrophie von Leberläppchen entwickeln.

2.2.2.9 Strahlenwirkung auf den Urogenitaltrakt

Vergleichbar mit den Strahlenschäden der Leber kann in den Nieren nach Bestrahlung eine **Strahlennephritis** auftreten, die mit einer interstitiellen Fibrose, einer Glomerulosklerose und mit einer Tubulusatrophie einhergeht. Insbesondere bei der Strahlentherapie gynäkologischer Tumoren können Ureteren und Blase fibrosieren und schrumpfen.

2.2.2.10 Strahlenwirkung auf Knochen

Während bei Jugendlichen nach der Bestrahlung von Epiphysen Wachstumsstörungen auftreten, können nach hohen Gesamtdosen von über 60 Gy beim Erwachsenen Knochengebiete nekrotisch werden (**Osteoradionekrose**). In der Folge kann es zu Spontanfrakturen kommen. Da der Knochen Strahlung stärker absorbiert als Weichteilgewebe, ist er bei Röntgenstrahlung besonders belastet.

2.3 Akutes Strahlensyndrom

Die vollständige Bestrahlung lebender Organismen oder zumindest großer Teile derselben führt zu charakteristischen Krankheitserscheinungen, die unter dem Begriff „**Strahlensyndrom**" oder „**akute Strahlenkrankheit**" zusammengefaßt werden. Abgesehen von Bestrahlungsdosen von über 100 Gy, die oft noch während der Bestrahlung zum Tod des Betroffenen führen, sind die einzelnen Stadien der Strahlenkrankheit stets dieselben:

Prodromalphase: Minuten oder Stunden nach der Bestrahlung treten Kopfschmerzen, Übelkeit, Erbrechen, Durchfall, Appetitlosigkeit und Hautrötung auf.

Latenzphase: Innerhalb von ein bis zwei Tagen verschwinden diese Symptome wieder und der Betroffene fühlt sich subjektiv weitgehend wohl. In dieser Phase entwickeln sich die Strahlenschäden in den einzelnen Geweben und Organen.

Hauptphase: Sie geht mit den typischen zentralnervösen, gastrointestinalen und hämatopoetischen Symptomen einher. Je höher die Bestrahlungsdosis war, desto dramatischer verläuft die Krankheit.

a) Bei Dosen über **100 Gy** kommt es noch unter der Bestrahlung oder direkt danach **zum Tode**. Durch Zerstörung lebenswichtiger Katalysatoren und Enzyme können die Zellen ihre Funktion nicht mehr aufrechterhalten, sterben innerhalb kürzester Zeit ab und führen zum Tod des Gesamtorganismus.
b) **Zentralnervöses Syndrom:** Dosen über **10 Gy** sind innerhalb einer Woche letal. Bereits etwa 30 min nach der Bestrahlung tritt ein quälendes und unstillbares Erbrechen auf, oft stellt sich auch

Bewußtlosigkeit ein. Meist wird diese Prodromalphase von einem Kreislaufkollaps begleitet. Nach einer äußerst kurzen, manchmal kaum erkennbaren Latenzphase entwickeln sich Funktionsstörungen des ZNS mit Koma, Krämpfen, Kreislauf- und Atemkomplikationen, Nervenübererregbarkeit usw., die bereits zum Tod führen, bevor sich andere Symptome der akuten Strahlenkrankheit ausbilden. Alle Therapieversuche sind bei solch hohen Bestrahlungsdosen erfolglos.

c) **Gastrointestinales Syndrom:** Nach Bestrahlungsdosen von **4 bis 6 Gy** entwickelt sich der sogenannte schwere Grad der akuten Strahlenkrankheit. Beim Menschen liegt die mittlere letale Dosis (LD_{50} = 50% der Individuen sterben) bei etwa 4 Gy. Die Primärreaktionen der Prodromalphase verschwinden zwischen dem zweiten und vierten Tag, etwa zwei Wochen nach der Bestrahlung treten ausgeprägte gastrointestinale Symptome auf. Ulzerationen an Mund-, Rachen- und Darmschleimhaut führen erneut zu Nausea, Erbrechen und Diarrhoe. Auf Grund der Epitheldefekte kommt es zu schweren Infektkomplikationen, schon die normale Darmflora bzw. ihre Toxine können nun weitgehend ungehindert in die Blutbahn übertreten und schwere septische Zustände verursachen. Wegen der gleichzeitig bestehenden Agranulozytose ist die körpereigene Abwehr nicht in der Lage, die Infekte wirkungsvoll zu bekämpfen. Daher ist bei der Therapie die Schaffung aseptischer Bedingungen und eine antibiotische Therapie von größter Wichtigkeit. Die Symptome erreichen in der dritten bis vierten Woche nach der Bestrahlung ihren Höhepunkt.

d) **Hämatopoetisches Syndrom:** Der mittlere Grad des akuten Strahlensyndroms tritt im Dosisbereich von **2 bis 4 Gy** auf. Die Primärreaktionen sind nicht so stark ausgeprägt, neben einer leichten Hautrötung wird meist nur Erbrechen beobachtet. Direkt nach einer Ganzkörperbestrahlung sind die Retikulo-, Thrombo- und Granulozytenzahlen eher erhöht als herabgesetzt, da diese Zellen als Reaktion auf die Bestrahlung aus ihren Knochenmarksspeichern in die Blutbahn abgegeben werden. Erst mehrere Stunden bis wenige Tage nach der Bestrahlung fällt die Zahl dieser Zellen wegen Störungen des Zellnachschubs allmählich ab. Dagegen ist die Lymphozytenzahl schon direkt nach der Bestrahlung reduziert, weil nicht nur die Lymphoblasten, sondern auch die Lymphozyten strahlensensibel sind. Nach bis zu einem Monat entwickelt sich dann das klinisch sichtbare hämatopoetische Syndrom auf Grund stark abgefallener Thrombozyten. Der Knochenmarksbefund zeigt eine weitgehende Aplasie bei fast vollständigem Schwund blutbildender Zellen. Hämorrhagien, Gerinnungsstörungen, Gefäßschäden und Infektionen können zu Kräfteverfall und Tod führen. Normalerweise jedoch erholt sich das Knochenmark etwa zehn Tage nach Beginn der Hauptphase wieder.

In den beiden zuletzt genannten Dosisbereichen sollen die Betroffenen unbedingt einer adäquaten Therapie zugeführt werden, die hauptsächlich besteht in: Kontrolle des Wasser- und Elektrolythaushalts, Asepsis, Antibiotikagabe, eiweißarmer Diät, Transfusion von Blut, Thrombozyten- oder Leukozytenkonzentrat, Behandlung von Blutungskomplikationen, einer möglichen Verbrauchskoagulopathie etc.

e) Bei Dosen von **1 bis 2 Gy** (leichter Grad) treten bei manchen Patienten gar keine subjektiven primären Krankheitssymptome auf. Später bemerken die Betroffenen eine schnelle Ermüdbarkeit und eine Verminderung der Konzentrationsfähigkeit. Unterhalb von 1 Gy bestehen meist keine subjektiven Beschwerden, und Dosen unter 0,3 bis 0,5 Gy führen nicht zu objektiv nachweisbaren Veränderungen.

2.4 Strahleninduzierte Spätwirkungen beim Menschen

2.4.1 Degenerative Veränderungen

Verschiedene Symptome und Erkrankungen treten erst nach chronischen Bestrahlungen oder mehrere Jahre nach akuten Bestrahlungen auf. Hierzu gehören degenerative Veränderungen, beispielsweise nach Bestrahlungen im Hautbereich (z.B. bei Bestrahlungen nach Mammaablationen). Es entwickeln sich hyaline Degenerationen, Fibrosierungen und Narbenbildungen, die durch Veränderungen des Blutgefäßsystems noch verstärkt werden. Endothelschäden, Proliferationen, Gefäßsklerosierungen sowie -thrombosierungen führen zu einer Gewebsischämie. Neben Atrophien, Fibrosierungen etc. ist die Kataraktbildung ein weiteres bekanntes Beispiel für strahleninduzierte degenerative Veränderungen.

Weiterhin haben zahlreiche Experimente gezeigt, daß die Lebensdauer chronisch bestrahlter Lebewesen verkürzt ist. Experimentell beträgt bei Strahlenbelastungen von 1 bis 10 mGy/Tag die Verkürzung der Lebenserwartung von Labortieren etwa 100 Tage/Gy Bestrahlung. Die Gründe hierfür sind noch nicht völlig geklärt, und für den Menschen liegen gegenwärtig keine wissenschaftlich ausreichenden Daten vor.

2.4.2 Maligne Neoplasien

Schon seit langem ist bekannt, daß ionisierende Strahlen karzinogen wirken. Ausgedehnte epidemiologische Studien haben in jüngster Zeit diese These untermauert:
Uranbergleute sterben häufiger an Lungenkrebs durch inhaliertes Radon; Leuchtzifferblattmalerinnen erkrankten wegen inkorporierten radioaktiven Thoriums vermehrt an Knochensarkomen; nach Bestrahlungen im Rahmen benigner Erkrankungen entstehen statistisch häufiger Malignome. Es konnte bis heute nicht geklärt werden, ob eine Schwellendosis der Einwirkung ionisierender Strahlung existiert, unter der nicht mit einem vermehrten Auftreten von Malignomen zu rechnen ist. Die meisten Experten sind allerdings der Ansicht, daß bereits kleinste Strahlendosen karzinogen wirken können. Ferner sind ionisierende Strahlen bereits in kleinen Dosen kokarzinogen wirksam. Auffällig ist die lange Latenzzeit von 10 bis 30 Jahren zwischen Bestrahlungszeitpunkt und Manifestation des Tumors.
Das klassische Beispiel für ein strahleninduziertes Malignom ist die Leukämie. Je nach Leukämietyp beträgt die Latenzzeit zwischen Bestrahlung und Erkrankung etwa 5 bis 15 Jahre.

2.5 Strahlenwirkung auf die pränatale Entwicklung

Die Schwangerschaft läßt sich in 3 Abschnitte unterteilen:

1. Präimplantationsphase (bis zum 10. Tag): empfindlichste Phase, Frühabort
2. Organbildungsphase (bis zur 8. Woche): Gefahr der Mißbildungen (Gehirn, Skelett, Auge)
3. Fetalperiode (nach der 8. Woche): Gefahr von Leukämien oder Karzinomen in den ersten Lebensjahren

Eine Schwellendosis, unter der keine Störungen der Organogenese auftreten, gibt es nicht. Man weiß aber, daß bei Dosen von nur 0,2 Gy die spontane Mißbildungsrate verdoppelt ist. Zudem nimmt man sogar eine lineare Dosis-Wirkungs-Beziehung bis herab zu kleinsten Dosen an. Das hieße, daß bereits geringste Dosen in der kritischen Entwicklungsphase bei betroffenen Kindern zu Mißbildungen führen könnte.
Aus diesen Betrachtungen ergeben sich praktische Konsequenzen: Frauen im gebärfähigen Alter sollten radioaktiver Strahlung nur ausgesetzt werden, wenn eine Schwangerschaft ausgeschlossen ist bzw. innerhalb der ersten zehn Tage nach der letzten Periode. Bei bestehenden Schwangerschaften dürfen Röntgenuntersuchungen nur bei zwingender Indikation erfolgen und dann unter weitgehender Schonung der Abdominalorgane.

2.6 Genetische Strahlenwirkung

2.6.1 Strahlenbedingte Mutationen, Verdoppelungsdosis

Nicht nur in Körperzellen, sondern auch in Keimzellen können ionisierende Strahlen Mutationen auslösen. Während aber somatische Mutationen nur bedeutungsvoll für das betroffene Individuum sind, bergen genetische Mutationen die Gefahr irreparabler Schädigungen späterer Generationen in sich und beeinflussen daher den genetischen Pool der Gesamtbevölkerung. Dies gilt weniger für Genommutationen (Veränderung der Chromosomenzahl) und Chromosomenmutationen (Translokation, Duplikation, Inversion, Deletion), deren Träger meist steril sind bzw. in der ersten Generation sterben, als vielmehr für **Genmutationen** (Punktmutationen). Hier sind die rezessiven Genmutationen, die den weitaus größten Anteil ausmachen (etwa 4/5), besonders heimtückisch, da sie sich erst nach mehreren Generationen beim Zusammentreffen mit einem Träger derselben Mutation manifestieren. Die genetische Belastung einer Generation kann aus diesem Grunde erheblich höher sein als die Schäden an den Nachkommen vermuten lassen. Es ist möglich, daß sich eine große Menge rezessiver Genmutationen in einer Population anhäuft und erst Generationen später erkannt wird. Aus diesem Grunde fordern Genetiker zu Recht, die Strahlenbelastung auf das mögliche Minimum zu begrenzen.
Wie spontane somatische Mutationen erfolgen auch strahleninduzierte Mutationen rein zufällig. Durch erhöhte Strahlenexposition wird die allgemeine Mutationshäufigkeit gesteigert. Die Strahlendosis, die die gleiche Anzahl von Mutationen erzeugt, die spontan in einer Generation entstehen, nennt man **Verdoppelungsdosis**. Sie liegt bei etwa 0,3 bis 0,5 Gy bei akuten Bestrahlungen und bei etwa 2 Gy bei protrahierter Bestrahlung. Man hat festgelegt, daß das genetische Strahlenrisiko einer Bevölkerung

vertretbar bleibt, wenn die zivilisatorische Strahlenbelastung 25% der Verdoppelungsdosis der spontanen Mutationsrate nicht überschreitet. Legt man den untersten angenommenen Wert der Verdoppelungsdosis zugrunde (0,3 Gy pro Generation) und zieht noch einen Sicherheitsfaktor ab, so erhält man den Wert von 0,05 Gy. Dies ist die maximal zulässige, **genetisch signifikante Dosis** (= mittlere Gonadendosis einer Person bis zum mittleren Ende der Fortpflanzungsperiode, d.h. pro 30 Jahre) durch zivilisatorische Strahlenbelastung.

2.6.2 Zeitabhängigkeit

Es kann nicht gleichgültig sein, in welchem Zeitraum die Bestrahlung der Keimdrüsen erfolgt, denn auch Mutationsschäden der Ei- und Samenzellen sind in gewissem Umfang reparabel. So liegt, wie oben erwähnt, die Verdoppelungsdosis bei akuter Bestrahlung bei etwa 0,3 bis 0,5 Gy, bei protrahierter Bestrahlung wahrscheinlich bei etwa 2 Gy. Zusätzlich spielt auch der Zeitpunkt der Strahlenexposition eine beachtliche Rolle (Phasen der Schwangerschaft, siehe Kapitel 2.5).

3 Grundlagen des Strahlenschutzes

Schon bald nach Bekanntwerden der biologischen Strahlenwirkungen und der möglichen Strahlenschäden wurden Empfehlungen erarbeitet, die den beruflich strahlenexponierten Personenkreis vor Schädigungen bewahren sollten. „**Toleranzdosen**" sollen Grenzdosen sein, die vom Organismus ohne Strahlenschaden toleriert werden. Für die Aufstellung der in der BRD empfohlenen höchstzulässigen Dosiswerte sind die Euratom-Grundwerte der EG und die Empfehlungen der International Commission on Radiation Protection (ICRP) maßgeblich. Die dort angegebenen Werte sind in der für die BRD geltenden **Strahlenschutzverordnung** (Regelung des Umgangs mit radioaktiven Stoffen) und der **Röntgenverordnung** (Verordnung über den Schutz vor Schäden durch Röntgenstrahlen) wiederzufinden. Die Grenzwerte sind so festgelegt, daß weder akute lokale und allgemeine noch spätere degenerative Strahlenschäden auftreten können und strahleninduzierte maligne Erkrankungen und Erbschäden unwahrscheinlich sind. Grundsätzlich sollte die Strahlenbelastung so niedrig wie möglich gehalten werden. Hierbei ist das Verantwortungsgefühl und das Wissen des Arztes gefordert.

3.1 Begriffe

Die für die Radiologie wesentlichen Begriffe und Definitionen wurden bereits in Kapitel 1 erläutert. Im Bereich des Strahlenschutzes sind einige Benennungen von besonderer Bedeutung und sollen hier kurz vorangestellt werden.
Neben der Energiedosis [Gy] und der Ionendosis [C/kg] verwendet man im Strahlenschutz vor allem die **Äquivalentdosis** [Sv]. In ihre Definition geht die unterschiedliche biologische Wirksamkeit verschiedener ionisierender Strahlung ein, die durch den Bewertungsfaktor q berücksichtigt wird. 1 Sv Äquivalentdosis einer beliebigen Strahlung hat stets dieselbe biologische Wirkung unabhängig von ihrer Energiedosis.
Für die biologische Dosimetrie von Bedeutung ist die effektive Dosis, nach deren Applikation ein bestimmter Effekt mit vorgegebener Wahrscheinlichkeit (z.B. ED_{50} = mit 50%iger, ED_{90} = mit 90%iger Wahrscheinlichkeit) eintritt.

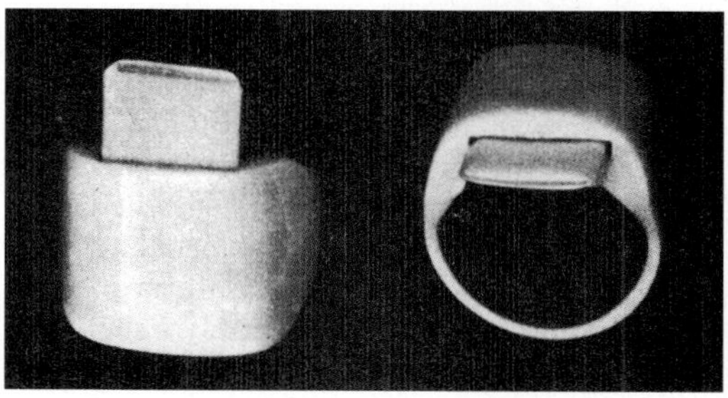

Abb. 3.1 Fingerring-Dosimeter

Die **Personendosis** ist als die Energiedosis definiert, die an einer repräsentativen geltenden Stelle der Körperoberfläche gemessen wird. Bei Strahlenschutzüberwachungen wird die Personendosis in der Regel mittels eines Filmdosimeters gemessen, das unter der Strahlenschutzkleidung (z.B. Rönt-

genschürze) an der Brust oder am Gürtel angebracht wird. Wenn überwiegend einzelne Körperteile exponiert sind (Hände bei der Reposition einer Fraktur unter Bildwandlersicht), sollte zusätzlich eine Dosismessung an der exponierten Extremität, z.B. mittels eines Fingerringdosimeters, erfolgen. Man unterscheidet also eine Ganzkörper- von einer Teilkörperexposition.
Während die Personendosis die Energiedosis an einer Stelle der Körperoberfläche ist, versteht man unter der **Körperdosis** die von einem Körpervolumen absorbierte Äquivalentdosis. Das **kritische Organ** oder Volumen erhält im Verhältnis zu seiner Strahlenempfindlichkeit den größten Anteil der Dosis. Wenn die Gonaden das kritische Organ sind, spricht man von der **Gonadendosis**. Die Strahlenschutzverordnung nennt **Körperhöchstdosen** für verschiedene Körperbereiche und kritische Organe, die bei beruflich strahlenexponierten Personen nicht überschritten werden dürfen.
Die Mittelwerte von Körperdosen für gleiche Organe und Gewebe in einer Bevölkerungsgruppe nennt man **Bevölkerungsdosen**. Die Ermittlung von Bevölkerungsdosen ist bei der Festlegung höchstzugelassener Konzentrationen radioaktiver Stoffe z.B. im Trinkwasser von Bedeutung. Hierbei ist die Ermittlung der Körperdosis in dem Organ wesentlich, dessen Strahlenschädigung für den Gesamtorganismus die größte Bedeutung hat. So ist die Angabe der Strahlenbelastung des kritischen Organs Schilddrüse bei Exposition mit ^{131}J, der Niere bei ^{197}Hg, des Knochens bei ^{32}P wesentlich.

3.2 Expositionsarten

Man unterscheidet die **äußere** von der **inneren Exposition**. Letztere erfolgt durch Inkorporation radioaktiver Stoffe und ist wegen des möglichen Einbaus der radioaktiven Substanz und der somit chronischen Exposition gefährlich.
Weiterhin wird die **Ganzkörperexposition** von der **Teilkörperexposition** getrennt, je nachdem, ob der gesamte Körper oder nur ein Teil der Strahleneinwirkung ausgesetzt ist. Erstere ist wesentlich bedenklicher und kritischer zu beurteilen. Je kleiner das durchstrahlte Körpervolumen ist, desto geringer sind die Schäden am Gesamtorganismus.
Bei einer Strahlenexposition von außen ist das Abstandsquadratgesetz von Bedeutung. Das Abstandhalten ist demnach Grundverhaltensregel im Strahlenschutz.

3.3 Natürliche und zivilisatorisch bedingte Strahlenexposition

Die natürliche Strahlenexposition macht den weitaus größten Teil der Strahlenbelastung aus. Von der künstlich erzeugten Strahlung ist der Anteil der Röntgendiagnostik am bedeutsamsten. Im folgenden sind die ungefähren genetisch signifikanten Dosen pro Jahr angegeben.
Die genetisch signifikante Dosis durch natürliche Strahlenexposition beträgt 1 bis 1,5 mSv/Jahr.
Sie setzt sich zusammen aus der:

- kosmischen sehr harten Strahlung, in Meereshöhe — 0,30 mSv/Jahr
- Umgebungsstrahlung der Erde (Radium), der Luft (Radon), etc. bei dauerndem Aufenthalt
  im Freien — 0,45 mSv/Jahr
  in Häusern — 0,55 mSv/Jahr
- durch inkorporierte natürliche radioaktive Stoffe (Kalium 40, Kohlenstoff 14) — 0,30 mSv/Jahr.

Die natürliche Strahlenexposition kann stark differieren, man denke an die Strahlungszunahme in Höhenlage, an die Radioaktivität mancher Heilbäder und die lokal unterschiedlichen Strahlenbelastungen nach geographischer Lage. Die zivilisatorische Strahlenbelastung hat etwa 50% der natürlichen erreicht (etwa 0,6 mSv/Jahr).
Sie setzt sich wie folgt zusammen:

- Medizin
  - Röntgendiagnostik — über 0,50 mSv/Jahr
  - Nuklearmedizin — ca. 0,02 mSv/Jahr
  - Strahlentherapie — unter 0,01 mSv/Jahr
- Forschung und Technik (Kernkraftwerke) — unter 0,01 mSv/Jahr
- berufliche Strahlenexposition — unter 0,01 mSv/Jahr
- Kernwaffenversuche — unter 0,01 mSv/Jahr

Zum Vergleich sei aufgeführt, daß die Gonadendosis durch natürliche Strahlung, wie oben beschrieben, etwa 1 mSv/Jahr beträgt, die Belastung durch einen Düsenflug Frankfurt - New York etwa 0,1 mSv ausmacht und die Gonadendosis durch eine Röntgenaufnahme des Thorax beim Mann bei etwa 0,01 mSv liegt.
Als Grenzwerte für die Gesamtbevölkerung sind nach ICRP zusätzlich zur natürlichen Strahleneinwirkung Ganzkörperdosen von bis zu 50 mSv in 30 Jahren zugelassen, nach der deutschen Strahlenschutzverordnung 1,5 mSv/Jahr. Ausgenommen

hiervon sind Belastungen durch medizinische Strahlenanwendungen, welche durch den verantwortungsvoll handelnden Arzt bestimmt werden. In der Anlage IV der Strahlenschutzverordnung sind Höchstwerte der „Strahlenexposition von innen" nach Inkorporation radioaktiver Stoffe festgelegt. So darf nur eine Ganzkörperdosis von höchstens 0,3 mSv/Jahr (bzw. 0,9 mSv/Jahr für die Schilddrüse) inkorporiert werden. Aus diesen Höchstwerten können über komplizierte Berechnungen, in die viele Parameter eingehen, die maximal zulässigen Konzentrationen radioaktiver Stoffe in Luft, Wasser und Nahrungsmitteln errechnet werden. In der Strahlenschutzverordnung sind diese Werte tabellarisch aufgeführt.

Tab. 3.1 Mittlere Gonadendosis in mSv pro Aufnahme

	bei Männern	bei Frauen
Oberschenkel, mittleres Drittel	0,92	0,01
Hüfte, Oberschenkel	9,20	2,40
Beckengegend	3,00	2,30
Lendenwirbelsäule	2,10	4,10
Abdominalaufnahme	2,50	2,10
Darmkontrastaufnahme	3,00	8,70
Magen	0,30	3,40
Gallenblase	0,08	1,20
Thorax	0,007	0,02
Schädel	0,10	0,10
intravenöse Nierendarstellung	4,30	5,90
Schwangerschaftsaufnahme		3,00
Hysterosalpingographie		12,7

3.4 Grenzwerte bei beruflich strahlenexponierten Personen, Begründung

Nach der Strahlenschutzverordnung gelten für beruflich strahlenexponierte Personen ganz andere zulässige Höchstdosen als für die Normalbevölkerung. Die Gruppe der beruflich strahlenexponierten Personen ist genau festgelegt: Zu ihr gehören alle Personen, die auf Grund ihres beruflichen Kontakts mit ionisierenden Strahlen **Ganzkörperdosen von mehr als 5 mSv/Jahr** erhalten können. Man teilt die Räume, in denen ionisierende Strahlungen auftreten, ein in:

- **Sperrbereiche:** Hier kommen Dosisleistungen von mehr als **3 mSv/h** vor. Solche Bereiche dürfen nur aus zwingenden betrieblichen Gründen betreten werden. Sie sind dauerhaft mit dem Zusatz: „Sperrbereich - kein Zutritt" zu kennzeichnen.
- **Kontrollbereiche:** Das Personal in diesen Räumen kann bei Arbeitszeiten von 40 h pro Woche Ganzkörperdosen von **15 bis 50 mSv/Jahr** erhalten. Ein Beispiel für Kontrollbereiche sind die meisten nuklearmedizinischen Abteilungen. Kontrollbereiche müssen deutlich abgegrenzt und gekennzeichnet sein. Sie dürfen nur von den dort arbeitenden Personen oder zu Ausbildungszwecken betreten werden. Patienten ist der Zutritt nur erlaubt, wenn es zur Untersuchung bzw. Therapie erforderlich ist.
- **Betriebliche Überwachungsbereiche:** Sind an Kontrollbereiche angrenzende Räumlichkeiten, in denen Personen bei dauerndem Aufenthalt Ganzkörperdosen von **5 bis 15 mSv/Jahr** erhalten können.
- **Außerbetriebliche Überwachungsbereiche:** Sind unmittelbar an Kontrollbereiche oder betriebliche Überwachungsbereiche anschließende Areale außerhalb des Betriebs oder etwa Krankenhauses, in welchem Personen bei dauerndem Aufenthalt Dosen von **1,5 bis 5 mSv/Jahr** erhalten können.

Bei Menschen, die aufgrund ihres beruflichen Umgangs mit ionisierenden Strahlen mit **mehr als 5 mSv/Jahr** belastet werden, d.h. bei beruflich strahlenexponierten Personen, werden Personen der Kategorie A und der Kategorie B unterschieden. Die Dosisgrenzen sind für:
Kategorie A bis 50 mSv/Jahr und für
Kategorie B bis 15 mSv/Jahr.
Diese Unterscheidung ist insofern von Bedeutung, als die meisten Vorschriften der Strahlenschutzverordnung, wie beispielsweise die Verpflichtung zu Strahlenschutzuntersuchungen, nur für strahlenexponierte Personen der Kategorie A gelten.
Für nicht beruflich strahlenexponierte Personen gelten die Grenzwerte aus Spalte 4 der Tabelle 3.2. Bei Frauen im gebährfähigen Alter liegt die zulässige Körperdosis bei 5 mSv pro Monat, Schwangere und Stillende dürfen nicht in Kontrollbereichen beschäftigt werden.

Tab. 3.2 Grenzwerte der Körperdosen im Kalenderjahr für beruflich strahlenexponierte Personen und Bruchteile dieser Grenzwerte in mSv (Anlage X der Strahlenschutzverordnung)

Körperdosis	Grenzwerte der Körperdosis für beruflich strahlenexponierte Personen im Kalenderjahr		
	Kategorie A	**Kategorie B**	**1/10 Kategorie A**
1. Effektive Dosis oder Teilkörperdosis für Keimdrüsen, Gebärmutter, rotes Knochenmark	50	15	5
2. Teilkörperdosis: Alle Organe und Gewebe, soweit nicht unter 1., 3. oder 4. genannt	150	45	15
3. Teilkörperdosis: Schilddrüse, Knochenoberfläche, Haut, soweit nicht unter 4. genannt	300	90	30
4. Teilkörperdosis: Hände, Unterarme, Füße, Unterschenkel, Knöchel, einschließlich der dazugehörigen Haut	500	150	50

3.5 Röntgenverordnung, Strahlenschutzverordnung

3.5.1 Röntgenverordnung

Die Röntgenverordnung von 1990 regelt die Anwendung von Röntgenstrahlen durch Bestimmungen über die Inbetriebnahme und die Bauart von Röntgeneinrichtungen, über Maßnahmen zur Verminderung der Strahlenbelastung von Personal und Patienten und über eine Vielzahl weiterer Themen. Auch die Vorschriften über höchstzulässige Strahlendosen und ihre Messung sowie über die Strahlenschutzbereiche, die in obigem Kapitel erläutert wurden, entstammen der Röntgenverordnung. Weitere Paragraphen regeln die Verpflichtung zu **Aufzeichnungen**: So ist vor Anwendung von Röntgenstrahlen nach vorangegangenen Röntgenuntersuchungen und nach etwaiger Schwangerschaft zu fragen. Die Protokolle jeder Röntgenuntersuchung müssen 10 Jahre lang, jeder Röntgentherapie 30 Jahre lang aufbewahrt werden. Weiterhin enthält die Röntgenverordnung Vorschriften über **Störstrahler**. Dies sind Geräte, die Röntgenstrahlen erzeugen, ohne daß dies beabsichtigt ist (Fernseher, Monitore).
Viele Abschnitte der Röntgenverordnung überschneiden sich mit Inhalten der seit 1989 in ihrer jetzigen Form in Kraft befindlichen Strahlenschutzverordnung.

3.5.2 Strahlenschutzverordnung

Sie regelt den Umgang mit radioaktiven Stoffen und den Betrieb von Anlagen zur Erzeugung ionisierender Strahlung mit Ausnahme von Röntgeneinrichtungen. Neben den bereits erwähnten Inhalten über strahlenexponierte Personen, Höchstdosen, Schutzbereiche etc. sind noch weitere Paragraphen interessant, so die Vorschriften zum Schutz von Patienten und des strahlenexponierten Personals.
In gefährdeten Bereichen muß ständig eine **Ortsdosismessung** durchgeführt werden. Hierzu dienen Ionisationsdosimeter und Szintillationszähler.
Die **Personendosismessung** erfolgt meist über nicht löschbare Filmdosimeter, die in Zeitabständen von vier Wochen eingesandt und durch staatlich eingesetzte Meßstellen der Länder ausgewertet werden. Die Meßergebnisse müssen dem Einsender schriftlich mitgeteilt und darüber hinaus die Aufzeichnungen 30 Jahre lang aufbewahrt werden. Auf Wunsch muß den zu überwachenden Personen ein jederzeit ablesbares Dosimeter ausgehändigt werden (Stabdosimeter).
In Bereichen, in denen mit offenen Radionukliden umgegangen wird, müssen neben Kontaminationsmessungen auch Wischproben zur Feststellung von Oberflächenkontaminationen durchgeführt werden.
Eine Messung der Inkorporation radioaktiver Strahler wird nur nach Unfällen mit Verdacht auf Inkorporation verlangt. Zunächst muß in solchen Fällen die Art des inkorporierten Strahlers festgestellt werden. Die Aktivität inkorporierter γ-Strahler kann durch Messung der emittierten Strahlung ermittelt werden, indem der Betroffene in einen Ganzkörperzähler geschoben wird.
Die **Belehrung** beruflich strahlenexponierten Personals über den Inhalt der Strahlenschutzverordnungen, die speziellen Betriebsvorschriften, strahlenschutzmäßiges Verhalten usw. muß halbjährlich er-

folgen. Außerdem dürfen Personen nur in Kontroll- oder Überwachungsbereichen angestellt werden, nachdem eine **ärztliche Untersuchung** durch einen ermächtigten Arzt erfolgte. Diese Untersuchung muß bei Personen der Kategorie A jährlich wiederholt werden. Der Strahlenschutzverantwortliche hat dafür zu sorgen, daß nur Personen, die einen vollständig ausgefüllten **Strahlenschutzpaß** besitzen (hierin erfolgt die Eintragung der erhaltenen Personendosis), in Kontroll- und Sperrbereichen tätig werden.
Weitere Paragraphen der Strahlenschutzverordnung regeln den Fachkundenachweis der Betreiber von Einrichtungen, die mit radioaktiven Stoffen umgehen, enthalten Vorschriften über Bauartzulassungen und fortlaufende Prüfungen von Strahlenquellen durch die physikalisch-technische Bundesanstalt oder behandeln die Genehmigungspflicht. Interessant sind weiterhin die Paragraphen, die die Maßnahmen bei Stör- und Unfällen regeln. Ein Unfall ist ein Ereignisablauf, bei dem eine oder mehrere Personen einer die Grenzwerte übersteigenden Strahlung ausgesetzt war(en). Die Strahlenschutzverordnung sieht dann eine Reihe von **Maßnahmen nach einem Unfall** vor:

- Absperrung des Strahlungsbereichs
- Benachrichtigung des Strahlenschutzverantwortlichen und des Strahlenschutzzentrums
- Bergung der kontaminierten Personen und Erste-Hilfe-Maßnahmen
- Verhinderung der Weiterverbreitung radioaktiver Stoffe (Mundschutz, Abdecken des Kontaminierten)
- Abwaschen kontaminierter Hautareale mit Seife unter fließendem warmen Wasser
- Ausspülung kontaminierter Wunden unter fließendem Wasser
- nach Inkorporation Mundspülung und Auslösen von Erbrechen

4 Radiologische Verfahren und deren Aussagewert

4.1 Röntgendiagnostik

4.1.1 Röntgenbild

Nachdem im ersten Kapitel die physikalischen Eigenschaften ionisierender Strahlung abgehandelt worden sind, soll hier ein Überblick über die technischen Grundlagen der Röntgendiagnostik gegeben werden.

4.1.1.1 Technische Grundlagen

Röntgenstrahlung entsteht durch Abbremsung schneller Elektronen (siehe auch Kapitel 1.1.3.1). Aus einer beheizten Kathode (etwa 2000 °C) treten Elektronen aus, die im elektrischen Feld beschleunigt werden.

Weniger als 1% der auf die Anode auftreffenden Elektronen wandelt seine Energie direkt in hochenergetische elektromagnetische Röntgenstrahlung um. Diese bilden die härtesten Strahlen und somit die kurzwellige Grenze der Bremsstrahlung der

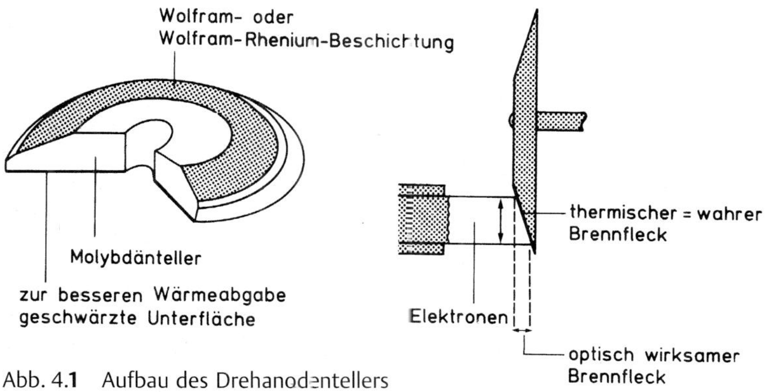

Abb. 4.1 Aufbau des Drehanodentellers

Röntgenröhre. Andere Elektronen wandeln einen Teil ihrer Energie in Wärme um und geben dann energieärmere, weichere Strahlung ab. Die weitaus meisten Elektronen verwandeln jedoch ihre Energie vollständig in Wärme.
So entsteht ein **kontinuierliches Röntgenbremsspektrum** mit kurzwelliger Grenze.
Wenn die Röhrenspannung erhöht wird, werden die Elektronen stärker beschleunigt. Ihre kinetische Energie erhöht sich und die Strahlung wird kurzwelliger und härter. Die maximale Photonenenergie [keV] entspricht dabei der Röhrenspannung [kV].
Wird der Heizstrom an der Kathode erhöht, können mehr Elektronen die Kathode verlassen. Damit erhöht sich die Intensität der Strahlung.
Die Spannung, bei der alle verfügbaren Elektronen aus der Kathode abgesogen werden, nennt man Sättigungsspannung.
Ein Problem stellt die hohe thermische Belastung der Anode dar. Da der Brennfleck auf der Anode möglichst klein sein muß, um eine hohe Bildschärfe erzielen zu können, kann es zu Überhitzungen der meist aus Wolfram (Schmelzpunkt 3400 °C) bestehenden Anode kommen. Deshalb werden sich drehende Anoden verwendet, die aus einem rotierenden Teller bestehen (bis zu 18 000 Umdrehungen/min), so daß der Brennpunkt klein gehalten werden kann und dennoch im Laufe einer Umdrehung auf eine größere Fläche verteilt ist. Zudem ist der Tellerrand, auf den die Elektronen auftreffen, meist schräg gestellt, damit die Prallfläche der Elektronen größer wird. Der optisch wirksame Brennfleck bleibt trotzdem klein (0,6 bis 1,2 mm^2).
Die vom Brennpunkt ausgehende Röntgenstrahlung füllt einen verhältnismäßig großen Raumwinkel aus. Da aber bei Röntgenuntersuchungen nur ein relativ kleines Nutzstrahlenbündel benötigt wird, müssen am Strahlenausgang der Röntgenröhre **Blenden** angebracht sein, die es erlauben, das Strahlenbündel zu verkleinern. Eine solche Einblendung verringert gleichzeitig die Streustrahlung, weil das durchstrahlte und damit streuende Volumen verringert wird und verbessert dadurch die Güte von Röntgenbildern.
Jedoch auch das Nutzstrahlenbündel darf die Röntgenröhre nicht so verlassen, wie es ist. Da die langwelligen, weichen Strahlen nur in die oberflächlichen Körperschichten des Patienten eindringen können und dann absorbiert werden, tragen sie nicht zur Bilderzeugung bei und stellen eine unnötige Strahlenbelastung dar. Der langwellige Anteil des Röntgenbremsspektrums muß daher ausgefiltert werden, wozu verschieden dicke Folien aus Aluminium, Kupfer und Blei dienen.

Filter haben auf die Strahlung folgende Wirkungen:
- Schwächung: entsprechend der jeweiligen Halbwertsschichtdicke wird die Intensität geringer
- Aufhärtung: die weichen Anteile fallen weg, die Strahlung wird härter und durchdringungsfähiger
- Homogenisierung: durch die Aufhärtung der Strahlung wird die spektrale Verteilung einheitlicher

Das anfangs breite Röntgenbremsspektrum schrumpft mit zunehmender Filterung immer mehr in Richtung großer Energien, also kleiner Wellenlängen.
Auch nach Durchtritt der Röntgenstrahlen durch das Objekt divergiert das Strahlenbündel. Daraus folgt nach den Gesetzen der Zentralprojektion, daß die geröntgten Körperteile je nach ihrem Abstand vom Bildempfänger verschieden stark vergrößert abgebildet werden. Der Grundsatz, daß der Patient sich während der Aufnahme möglichst weit entfernt von der Röntgenröhre und möglichst nahe am Bildempfänger befinden sollte, ist einleuchtend: Durch die weite Entfernung von der Röntgenröhre sinkt die Strahlenbelastung, durch die Nähe zum Bildempfänger halten sich die projektionsbedingten Vergrößerungen in Grenzen und ein größtmöglicher Anteil der Körperaustrittsdosis (die sowieso nur etwa 1/200 der Körpereintrittsdosis beträgt) erreicht den Bildempfänger und trägt zur Bildentstehung bei.
Die Röntgenphotographie beruht auf der Schwärzung einer photographischen Schicht durch Röntgenstrahlen. In die Gelatineschicht des Röntgenfilmes sind Silberbromidkristalle eingelagert, die durch absorbierte Röntgenquanten so verändert werden, daß bei der Entwicklung an den stärker belichteten Stellen mehr metallisches Silber abgespalten wird. Dieses schlägt sich dann in der Gelatineschicht nieder und ruft die Filmschwärzung hervor, während das noch lichtempfindliche ungespaltene Silberbromid durch ein Fixiersalz herausgelöst wird. Das bedeutet also, daß die Filmstellen geschwärzt werden, an denen die Strahleneinwirkung am größten war und umgekehrt, es handelt sich also bei Röntgenaufnahmen um Negativbilder.

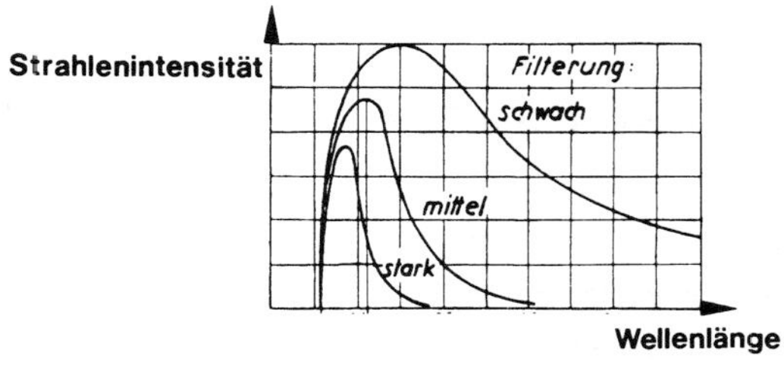

Abb. 4.2 Veränderung des Röntgenbremsspektrums durch Filterung

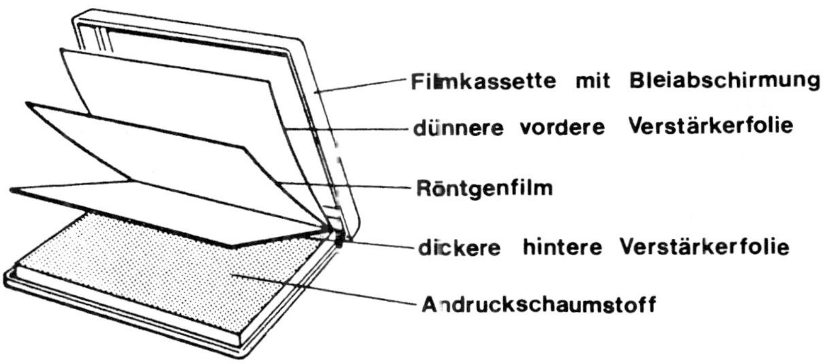

Abb. 4.3 Anwendung von Verstärkungsfolien

Es ist üblich, helle Gebiete auf dem Röntgenbild (niedriger Strahleneinfall, hohe Dichte im geröntgten Organismus) als Verschattung und dunkle, geschwärzte, also stark belichtete Regionen als Aufhellung zu bezeichnen.

Leider jedoch ist die Empfindlichkeit von Röntgenfilmen recht gering, da durch ihre dünne Silberbromidemulsion nur ein kleiner Teil der einfallenden Strahlung absorbiert wird. Zur Erhöhung der Empfindlichkeit und damit zur Verringerung der Strahlenbelastung des Patienten werden stark absorbierende **Verstärkerfolien** benutzt. Die in ihnen enthaltenen Leuchtstoffe aus seltenen Erden fluoreszieren bei Röntgenbestrahlung und belichten somit den Film. Legt man den Röntgenfilm zwischen zwei Verstärkerfolien, wird der Film zusätzlich auf Vorder- und Rückseite durch die Verstärkerfolien belichtet. Dann kann die benötigte Röntgenstrahlendosis auf durchschnittlich 1/20 reduziert werden. Der Nachteil der Verstärkerfolien besteht in der Unschärfe, die wegen der Fluoreszenz auftritt. Je dicker die Verstärkungsfolien sind und je größer ihre Körnung ist, desto niedriger ist zwar die benötigte Dosis, aber desto geringer ist die Zeichenschärfe des resultierenden Bildes. Es muß also bei jeder Aufnahme ein Kompromiß zwischen zumutbarer Strahlenbelastung des Patienten und notwendiger Auflösung gesucht werden. Man kann zwischen verschiedenen Folienarten wählen, die eine mehr oder weniger gute Verstärkung oder Bildschärfe ergeben.

Film-Folien-Kombinationen werden in Kassetten verpackt, damit zur Vermeidung von Unschärfen die Folien möglichst nahe am Film anliegen und damit außerdem der Röntgenfilm nicht von Fremdlicht getroffen wird.

Außer von der Film- und Folienunschärfe hängt die Schärfe einer Röntgendarstellung (Zeichenschärfe) von der geometrischen Unschärfe und der Bewegungsunschärfe ab.

Die **geometrische Unschärfe** kommt dadurch zustande, daß der Brennfleck nicht ideal punktförmig ist, sondern eine flächenhafte Ausdehnung aufweist. Dies führt zu einer Randunschärfe (Halbschattenbildung), wie aus folgender Abbildung ersichtlich ist:

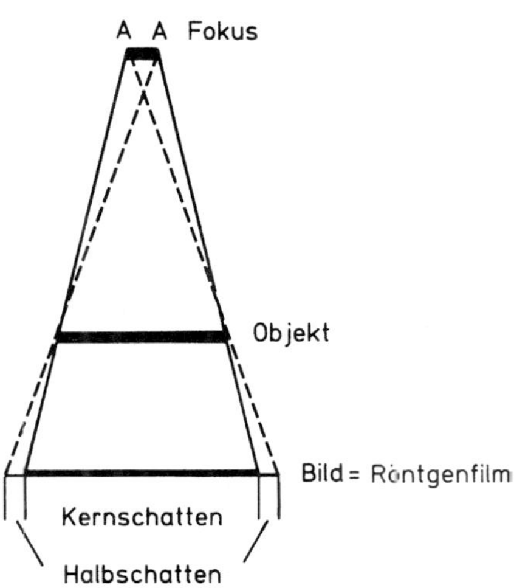

Abb. 4.4 Geometrische Unschärfe

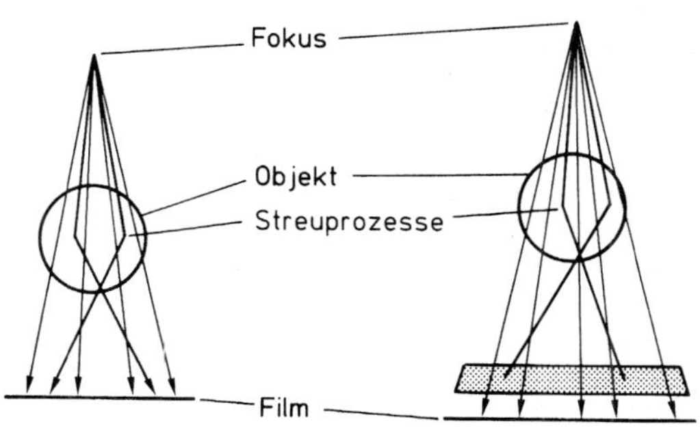

Abb. 4.5 Aufbau und Wirkung des Streustrahlenrasters

Die geometrische Unschärfe kann minimiert werden durch Wahl eines möglichst kleinen Fokus, durch Vergrößerung des Film-Fokus-Abstands und durch Verkleinerung des Objekt-Film-Abstands.
Die **Bewegungsunschärfe** kommt durch willkürliche Bewegungen des Patienten während der Belichtung sowie durch unwillkürliche Bewegungen (z.B. des Herzens, des Magens) zustande. Abhilfe ist durch möglichst optimale Lagerung des Patienten während der Aufnahme, durch vorherige Atemübungen und Belehrungen etc. zu schaffen, sowie durch Wahl einer kurzen Belichtungszeit. Das Produkt aus Röhrenstrom und Belichtungszeit (mAs-Produkt) muß dabei gleichbleiben.
Außer von der Zeichenschärfe wird die Qualität eines Röntgenbildes, also die Detailerkennbarkeit, bestimmt durch den Kontrast und die Belichtung. Der Kontrast wird insbesondere vom Ausmaß der Streustrahlung bestimmt. Die Streustrahlung kann durch Einblendung der Strahlung auf das abzubildende Objekt und insbesondere durch Verwendung von **Streustrahlenrastern** verringert werden. Letztere sollen im Organismus entstehende Streustrahlen abfangen und eliminieren. Sie bestehen aus einem Gitter strahlenundurchlässiger, sehr dünner Bleilamellen, die genau in Richtung Fokus der Röntgenröhre ausgerichtet sind. So können nur die vom Brennfleck kommenden Strahlen das Raster passieren, nicht aber gestreute, schräg zum Raster einfallende Strahlen. Damit die Lamellen keine linienförmigen Verschattungen auf dem Bild zur Folge haben, wird das Gitter meist mit gleichmäßiger Geschwindigkeit parallel zur Filmebene bewegt.

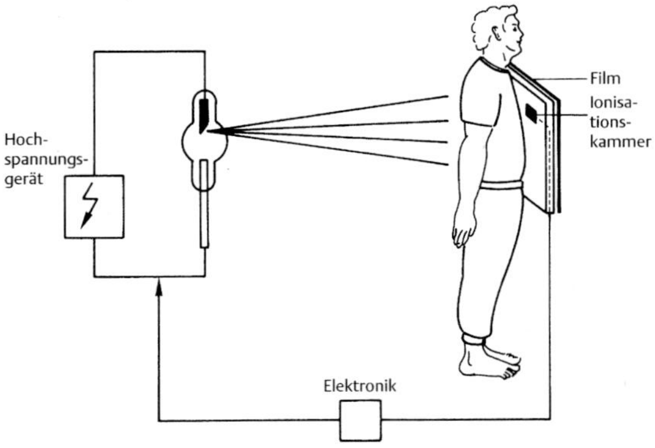

Abb. 4.**6** Belichtungsautomatik

Eine **Belichtungsautomatik** ist heute bei praktisch allen Röntgengeräten vorhanden, um optimal belichtete Bilder erzeugen zu können. Vor dem Röntgenfilm liegen an für die Aufnahme repräsentativen Stellen Ionisationskammern, die, wenn eine ausreichende Dosis erreicht ist, die Röntgenstrahlung abschalten.

4.1.1.2 Hartstrahltechnik – Weichstrahltechnik

Der Absorptionskoeffizient τ wird beschrieben durch $\tau \sim Z^{4,5}/E^{3,5}$ (Z = durchschnittliche Ordnungszahl des durchstrahlten Stoffs, E = Energie der Röntgenquanten). Man erkennt, daß schon eine geringfügige Zunahme der Ordnungszahl eine große Steigerung der Absorption zur Folge hat. Das ist die Erklärung dafür, daß bei Röntgenaufnahmen mit Röhrenspannungen bis 100 keV (Weichstrahltechnik) die Knochen so deutlich erkennbar sind: Während nämlich in normalem Gewebe die leichten Elemente O, C und H dominieren, bewirken in Knochen die schweren Elemente Ca, P und F eine hohe mittlere Ordnungszahl. Steigert man jedoch die Röhrenspannung deutlich über 100 keV, nimmt der Comptoneffekt überhand und die starke Abhängigkeit der Strahlenabsorption von der Ordnungszahl fällt weg. Nun gewinnen Dichteunterschiede im Gewebe die Hauptbedeutung für die Schwächung eines Strahls. Deswegen kann man bei Thoraxaufnahmen sonst durch die Rippen verdeckte Lungenstrukturen sichtbar machen, indem man die Beschleunigungsspannung erhöht. Dann sind Knochen nur noch als transparente Verschattungen auf dem Bild zu sehen (Hartstrahltechnik). In der Mammographie dagegen kommt es darauf an, feinste Unterschiede in Dichte und Zusammensetzung des Gewebes zu erkennen, ohne daß störende Knochen im Wege wären, die durchstrahlt werden müßten. Deswegen bedient man sich hier niederenergetischer (weicher) Röntgenstrahlung von etwa 30 keV, weil nach obenstehender Formel damit eine besonders hohe Absorption und somit ein guter Kontrast im Weichteilgewebe verbunden ist.

- harte Strahlung
  - hohe Röhrenspannung ($<$ 100 kV)
  - geringe Absorption
  - Weichteildarstellung
- weiche Strahlung
  - geringe Röhrenspannung ($>$ 100 kV)
  - hohe Absorption
  - Knochendarstellung

4.1.1.3 Spezielle Untersuchungen und Befunde

4.1.1.3.1 Herz

Da Röntgenbilder naturgemäß nur zweidimensionale Abbildungen eines dreidimensionalen Körperabschnitts sind, sind Aufnahmen in zumindest zwei Ebenen erforderlich, um Rückschlüsse auf Lage, Form und pathologische Veränderungen des untersuchten Organs ziehen zu können. Daher werden bei jeder Standardröntgenuntersuchung des Herzens zunächst eine p.-a. (posterior-anteriore) sowie eine linksseitliche Aufnahme angefertigt. Bei ersterer liegt die Brust des Patienten der Röntgenkassette an und der Strahlengang verläuft von dorsal nach ventral. Randbildend und damit beurteilbar sind dann:

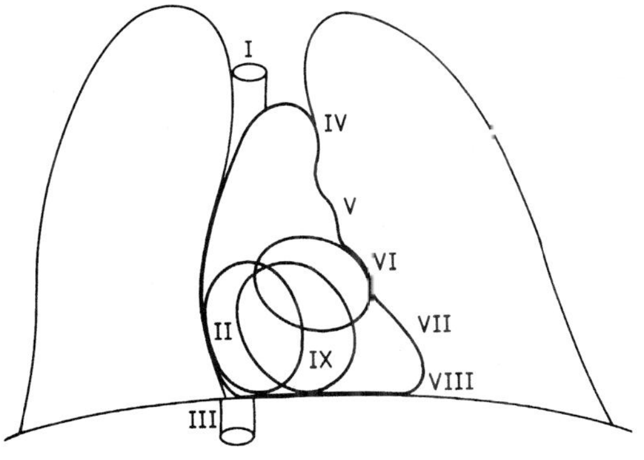

I Vena cava superior
II rechter Vorhof
III Manchmal ist hier die Vena cava inferior oder ein kleiner Abschnitt des linken Ventrikels erkennbar.
IV Aortenbogen und Aorta descendens; diese Struktur tritt mit zunehmendem Alter durch Wandverdickung und Elongation immer stärker hervor.
V Arteria pulmonalis; tritt oft nicht deutlich hervor. Genauer abgrenzbar bei pulmonaler Hypertonie oder Stenose der Trikuspidalklappe
VI linkes Herzohr als Teil des linken Vorhofs; physiologischerweise kaum hervortretend, deutlich abgrenzbar z. B. bei Mitralfehlern
VII linker Ventrikel; nicht voneinander abgrenzbar sind die kranial randbildende Ausfluß- und die kaudal randbildende Einflußbahn.
VIII Fettbürzel
IX rechter Ventrikel

Abb. 4.7 Sichtbare Strukturen bei p.-a.-Aufnahmen des Herzens

Die p.-a.-Projektion ist der a.-p.- (anterior-posterioren) Aufnahme vorzuziehen, da bei letzterer das weiter vom Röntgenbild entfernt ist, was zu einer Verzeichnung und geometrischen Vergrößerung des Herzens führen würde. Es ist bei Röntgenaufnahmen stets darauf zu achten, daß sich die abzubildende Struktur möglichst nahe am Röntgenfilm befindet. Folglich muß bei der zweiten Standardprojektion, der seitlichen Aufnahme, die linke Thoraxseite der Röntgenplatte anliegen (linksseitliche Aufnahme). Die linksseitliche Aufnahme erlaubt die Beurteilung der dorsalen und ventralen Herzkonturen:

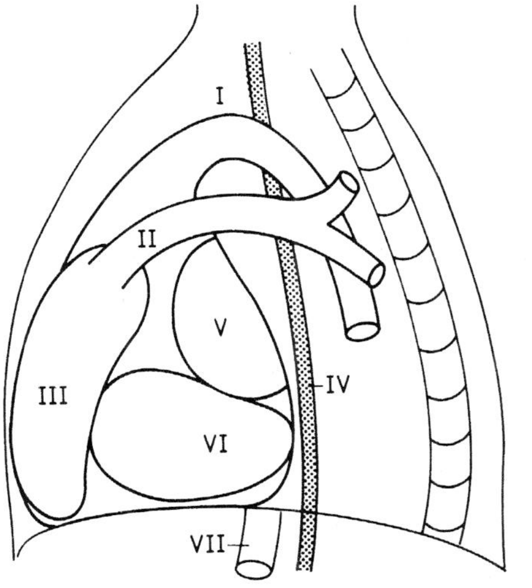

I Aortenbogen
II Stamm der Arteria pulmonalis
III rechter Ventrikel
IV Ösophagus
V linker Vorhof
VI linker Ventrikel
VII Vena cava inferior

Abb. 4.8 Sichtbare Strukturen bei linksseitlichen Aufnahmen des Herzens

Da der Ösophagus der hinteren Herzkontur, also dem linken Vorhof und dem linken Ventrikel, anliegt, führen Vergrößerungen dieser Herzhöhlen zu Impressionen oder sogar Verdrängungen des Ösophagus. Damit kann man die Aussagekraft der linksseitlichen Aufnahme durch eine Kontrastmitteldarstellung der Speiseröhre erhöhen. Bei allen Röntgendarstellungen des Herzens soll der Patient stehen und möglichst tief einatmen. Dadurch ergibt sich wegen des tieferen Zwerchfellstandes eine bessere Beurteilbarkeit des nun gestreckten Herzschattens. Nur in Ausnahmefällen sind Aufnahmen in Rückenlage (dann a.-p.) erlaubt. Dies ist im Befund festzuhalten und bei der Beurteilung zu berücksichtigen, da nun die Zwerchfellkuppen höher stehen, das Herz breiter aufliegt, quer verlagert wird und zudem durch den vermehrten venösen Rückfluß zum Herzen voluminöser wird. Wichtig ist, daß die Röntgenaufnahmen des Herzens aus mindestens zwei Meter Abstand gefertigt werden, um eine annähernde Parallelprojektion zu erzielen und übermäßige geometrische Vergrößerungen zu vermeiden.

Speziellen kardiologischen Fragestellungen sind die beiden **Schrägpositionen** vorbehalten, bei denen jeweils gewisse Herzhöhlen randbildend und dadurch besonders gut beurteilbar werden:

- **Fechterstellung:** Aufnahme im ersten (rechten vorderen Schrägdurchmesser): Bei dorso-ventralem Strahlengang steht der Patient um 60° gedreht, so daß seine rechte Schulter dem Röntgenfilm anliegt. Der linke Vorhof kann nun besonders gut beurteilt werden, vorausgesetzt, der Ösophagus ist kontrastmittelgefüllt.
- **Boxerstellung:** Aufnahme im zweiten (linken vorderen Schrägdurchmesser): Auch hier läuft der Strahlengang dorso-ventral und der Patient steht um etwa 60° gedreht, aber diesmal liegt die linke Schulter dem Röntgenfilm an. Diese Darstellung eignet sich gut zur Beurteilung des rechten Ventrikels. Bei dieser Aufnahme liegt das Septum interventriculare ungefähr in der Strahlenrichtung, so daß die beiden Ventrikel sich normalerweise kaum überlagern, sondern der rechte Ventrikel nach vorn und der linke nach hinten auslädt:

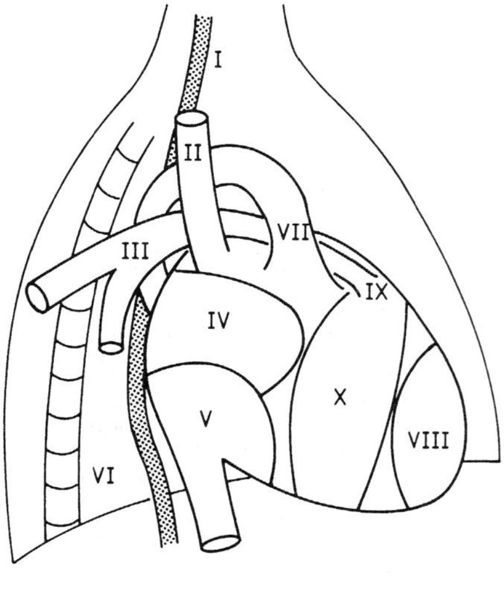

I Ösophagus
II Vena cava superior
III Aa. pulmonales
IV linker Vorhof
V rechter Vorhof
VI Holzknecht-Raum zwischen Herz und Wirbelsäule; verkleinert insbesondere bei Mitralfehlern (Erweiterung des linken Vorhofs)
VII Aorta
VIII linker Ventrikel
IX Ausflußbahn des rechten Ventrikels; Truncus pulmonalis
X rechter Ventrikel

Abb. 4.**9** Sichtbare Strukturen bei Aufnahmen des Herzens im rechten vorderen Schrägdurchmesser

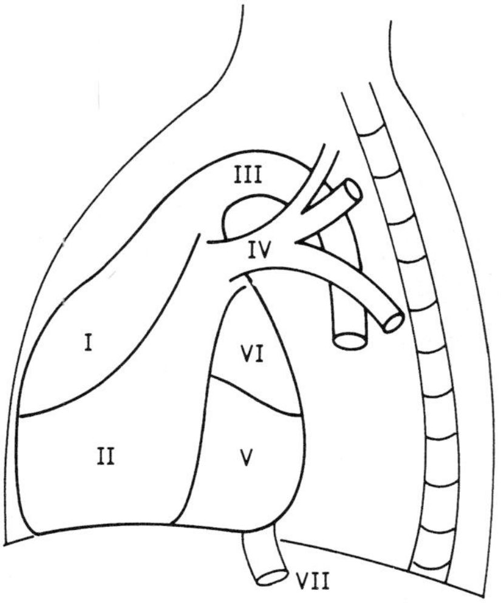

I rechter Vorhof
II rechter Ventrikel
III Aorta
IV A. pulmonalis
V linker Ventrikel
VI linker Vorhof
VII Vena cava inferior

Abb. 4.**10** Sichtbare Strukturen bei Aufnahmen des Herzens im linken vorderen Schrägdurchmesser

Typische pathologische Befunde:

Mitralklappenstenose (Abb. 4.11) (Lungenstauung, pulmonale Hypertonie):
- vergrößerter linker Vorhof (linksseitlichen Aufnahmen, Verdrängung des Ösophagus nach hinten)
- Aufspreizung der Trachealbifurkation (p.-a.-Aufnahme)
- linker Vorhof stellt sich als „Kernschatten" dar und wird rechts und links randbildend
- Verstreichen und Ausfüllung der Herzbucht
- Vergrößerung des rechten Herzens, dilatierte Pulmonalgefäße und kräftige Hili

Mitralklappeninsuffizienz (Abb. 4.12):
- dilatierter linker Vorhof
- Verbreiterung des Herzschattens nach links (Volumenüberlastung des linken Ventrikels (Pendelblut))
- Impression des Ösophagus (linker Vorhof und linker Ventrikel)
- „stehende Eiform des Herzens" durch Ausfüllung der Herzbucht, Links- und Rechtsherzdilatation

Aortenklappenstenose (Abb. 4.13):
- verkalkte Aortenklappe (in ca. 80%)
- konzentrische Hypertrophie des linken Ventrikels
- Abrundung der Herzspitze bei erhaltener Herzbucht („Schuhform" des Herzens)

Aortenklappeninsuffizienz (Abb. 4.14):
- nach links verbreitertes Herz
- Verbreiterung und Rechtsausladung der Aorta
- Abrundung der Herzspitze bei erhaltener Herzbucht („Schuhform" des Herzens)

Vorhofseptumdefekt (ASD) (Abb. 4.15):
- verbreitertes Herz
- Rotation des ganzen Herzens nach links (rechter Ventrikel kann links randbildend sein)
- Erweiterung der Lungengefäße
- schmale Aorta

Ventrikelseptumdefekt:
- Vergrößerung des linken Ventrikels, des linken Vorhofs und der Pulmonalgefäße
- Dilatation des rechten Ventrikels

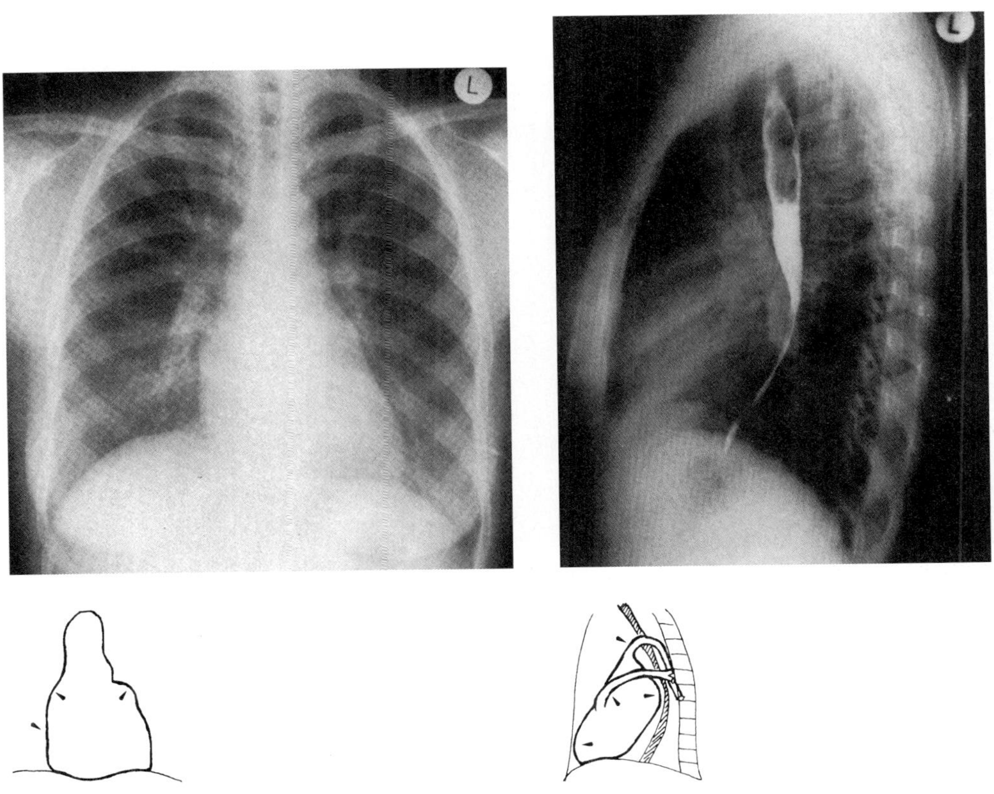

Abb. 4.**11** Mitralklappenstenose

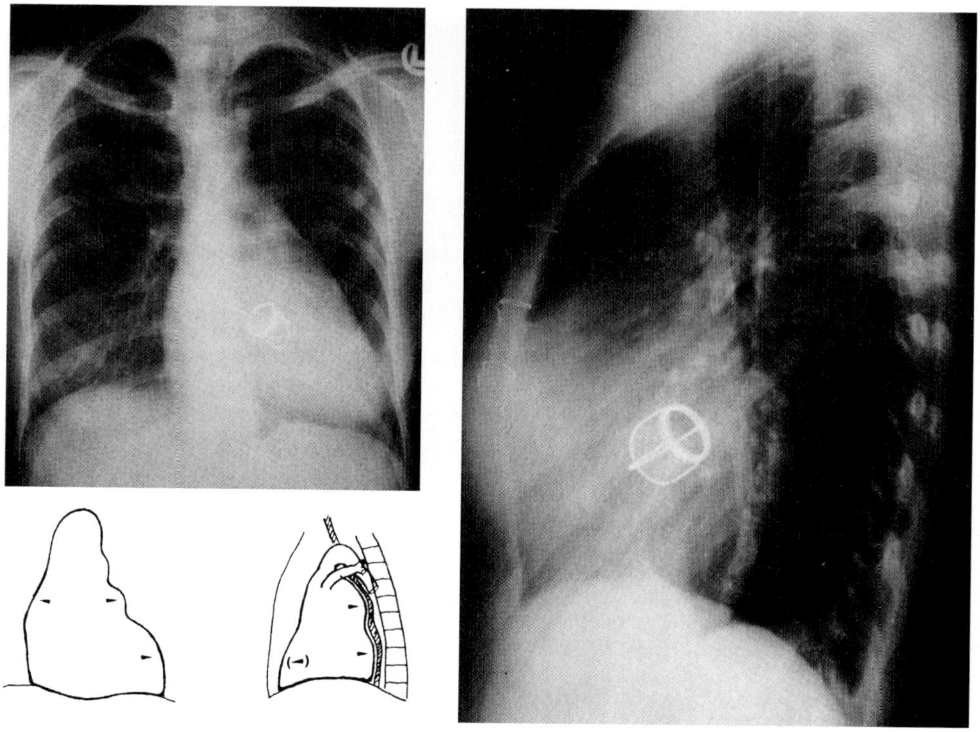

Abb. 4.**12** Mitralklappeninsuffizienz (nach Implantation eines Starr-Edwards-Kugelventils)

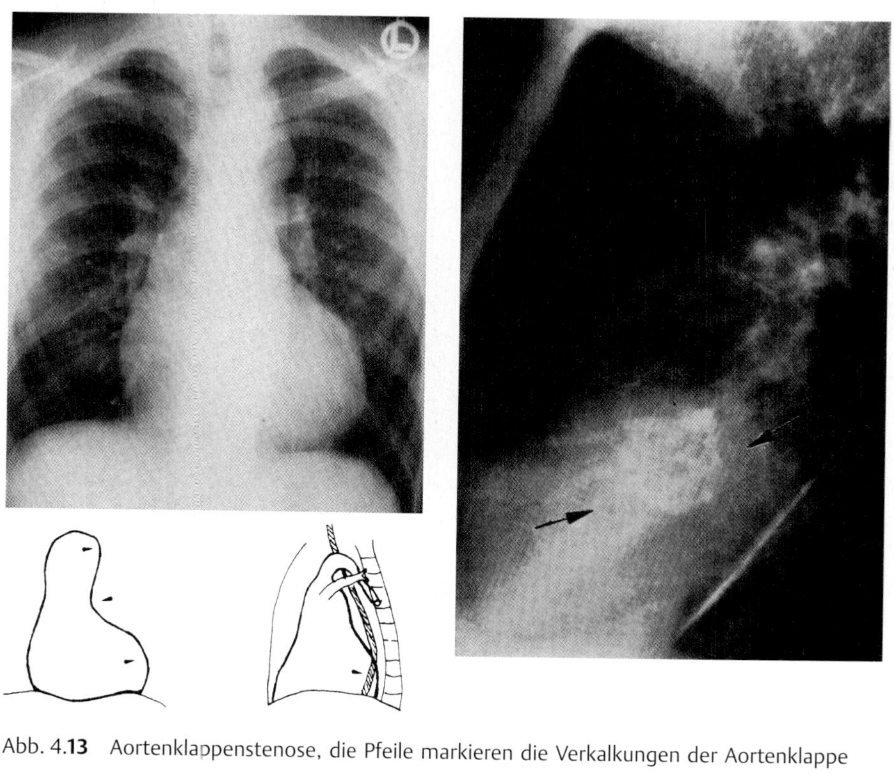

Abb. 4.**13** Aortenklappenstenose, die Pfeile markieren die Verkalkungen der Aortenklappe

Aorta im Alter:

- Kalksichel im Aortenbogen, Sklerosierung der Wand
- Verbreiterung und Dilatation (wird rechts und links randbildend)
- Elongation, A. ascendens weicht nach links und A. descendens nach rechts aus

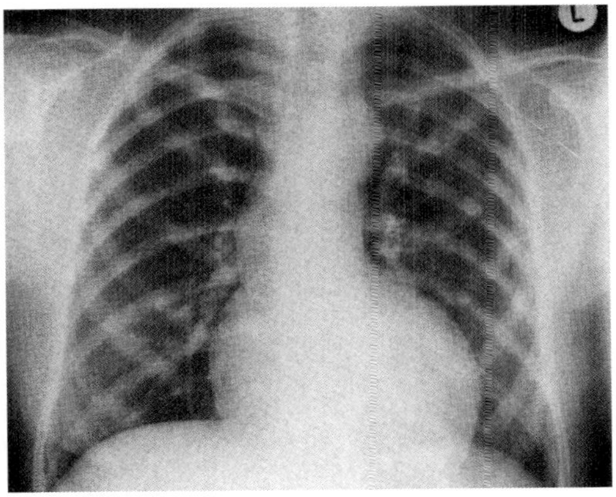

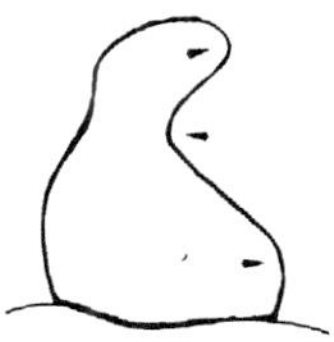

Abb. 4.**14** Aortenklappeninsuffizienz

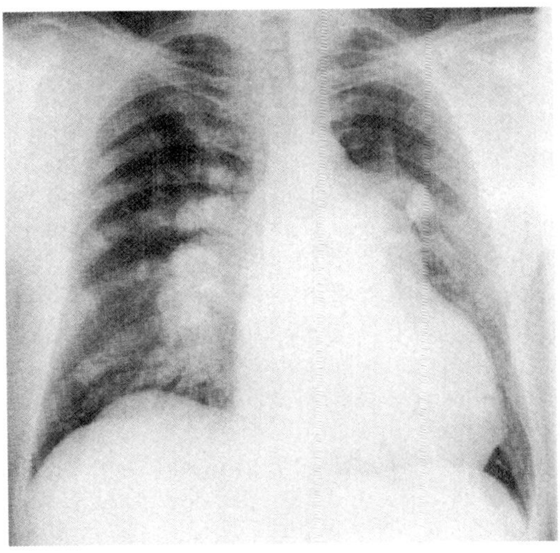

Abb. 4.**15** Vorhofseptumdefekt

4.1.1.3.2 Lunge

Thoraxübersichtsaufnahmen erfolgen meist in Hartstrahltechnik, tiefer Inspiration und posterior-anterior. Die Lungenspitzen sollen übersichtlich abgebildet und der Sinus phrenicocostalis beidseits sichtbar sein. Die Lungenzeichnung wird praktisch allein durch die Lungengefäße gebildet, die sich im negativen Kontrast der lufthaltigen Lunge abheben. Man kann die Arterien und die Venen bis zu einem Durchmesser von 1 mm erkennen und verfolgen, während Bronchien, Lymphgefäße und das Interstitium sich nicht darstellen, wenn sie keine pathologischen Veränderungen aufweisen. Nur orthograd getroffene zentrale Bronchialäste können als Ringschatten imponieren. Das interstitielle Lungengewebe stellt sich nur bei Ödem, Verbreiterung, maligner Infiltration oder Fibrosierung dar. Die Hiluslymphknoten werden nur bei pathologischer Vergrößerung oder Kalkeinlagerung sichtbar. Das Zwerchfell projiziert sich normalerweise im Stehen auf die 10. oder 11. Rippe, die rechte Zwerchfellkuppe steht wegen der unter ihr liegenden Leber höher als die linke.

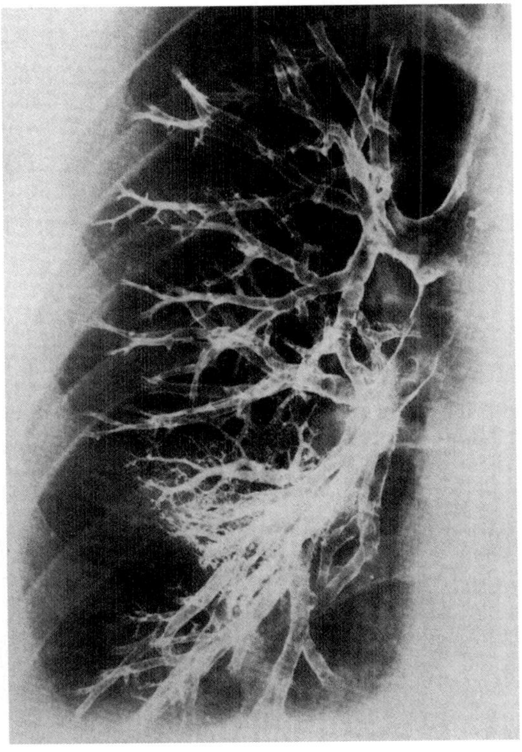

Abb. 4.**16** Bronchographie der rechten Lunge (aus: Lissner et al.: Radiologie 1, 2. Aufl., Enke Verlag, Stuttgart, 1980)

Eine kaum noch durchgeführte Untersuchungsmethode ist die **Bronchographie**. Hierunter versteht man eine Kontrastdarstellung der Bronchien mit einem viskösen Kontrastmittel. Die Untersuchung erfolgt meist in Verbindung mit einer Bronchoskopie. Hauptsächlich wird die Bronchographie zur Diagnostik von Bronchiektasien oder Fehlbildungen eingesetzt.

Typische pathologische Befunde:

klassische Lobärpneumonie (Abb. 4.17):
- dichte, homogene, genau auf einen Lungenlappen begrenzte Verschattungen
- Luftbronchogramm (luftgefüllte Bronchien heben sich im negativen Kontrast von der Infiltration ab)

Bronchopneumonie:
- segmentunabhängige, peribronchiale, unscharf konturierte, stecknadelkopf- bis nußgroße Verschattungen

Atypische Pneumonie (viral, durch Mykoplasmen, Chlamydien u. a. bedingt):
- diffuse milchglasartige Verschleierung
- netzförmige, gegen den Hilus zunehmende Zeichnungsvermehrung
- häufig Einbeziehung der Lungenhili

Primärtuberkulose:
- kleiner Herdschatten in der Lungenperipherie (Primärherd)
- Primärherd + vergrößerter Hiluslymphknoten auf derselben Seite = Primärkomplex
- im Verlauf ist eine Kavernisierung oder Verkalkung möglich

hämatogene Streuung:
- **Miliartuberkulose** (Abb. 4.18) = disseminierte kleine rundliche Verschattungen in beiden Lungenflügeln
- doppelseitige Streuherde in den Lungenspitzen (Simon-Spitzenherde)

Zeichen einer abgelaufenen Tuberkulose:
- käsige Pneumonie mit inhomogener flächiger Verschattung
- exsudative Pleuritis mit Pleuraergußbildung oder Pleuraschwartenbildung
- verkalkte Lymphknoten, Granulome
- Tuberkulome (Abb. 4.19) = postprimär entstehende, rasch vernarbende und verkalkende, 1–4 cm große, scharf abgegrenzte Rundherde
- Vernarbungen mit Verziehungen des Lungengewebes besonders in den Oberfeldern

Atelektase (nicht belüfteter Lungenabschnitt): Kompressionsatelektasen entstehen durch Druck von außen (Pleuraerguß, Pneumothorax). Zu Obstruktionsatelektasen kommt es durch Verschluß eines Bronchus und Resorption der Luft im nachgeschalteten Lungenbereich. Periphere Obturationsatelektasen entstehen meist durch Schleim, Exsudat oder Entzündung (periphere Plattenatelektasen bei geschwächten bettlägerigen Patienten, die nicht abhusten können). Zentrale Obstruktionen, die zu einer lappen- oder segmentbegrenzten Atelektase führen, können bei zentralen Bronchialkarzinomen entstehen.

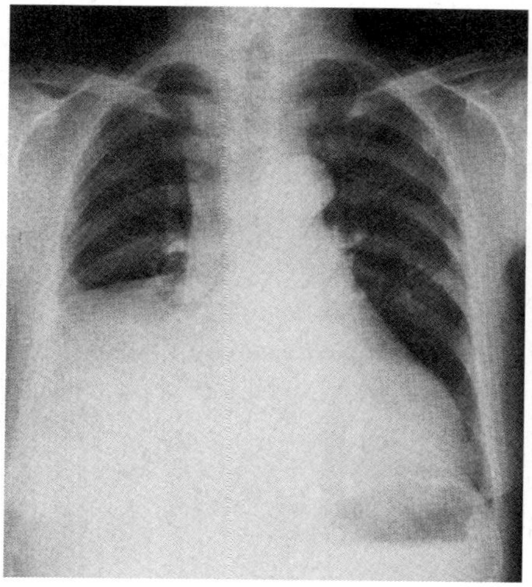

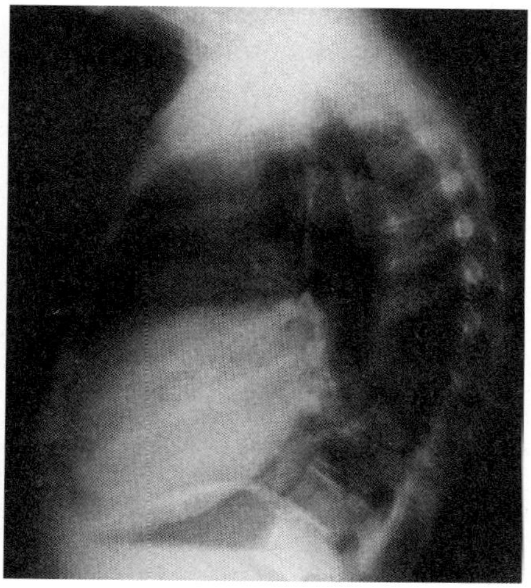

Abb. 4.**17** Lobärpneumonie des rechten Mittellappens

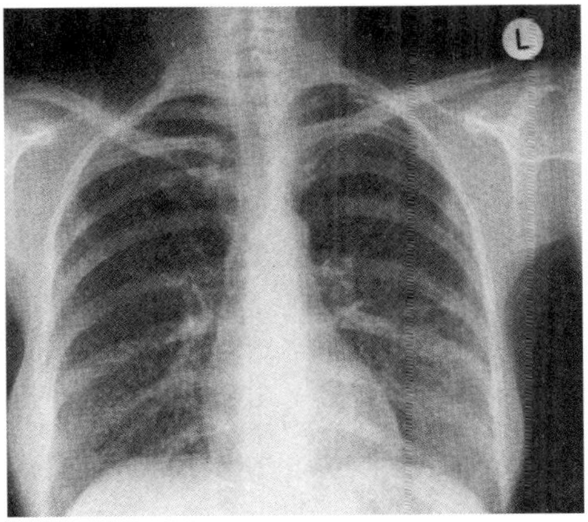

Abb. 4.18 Miliartuberkulose. Die miliaren Herde nehmen von kranial nach kaudal zu.

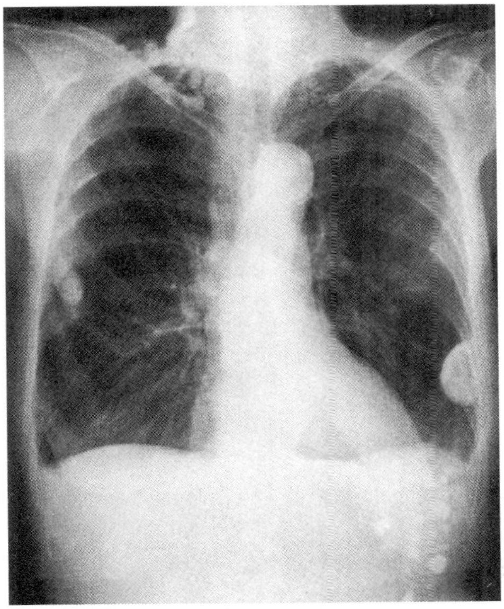

Abb. 4.19 Verkalkte Tuberkulome im rechten Mittel- und linken Unterfeld, Verkalkungen von zervikalen Lymphknoten, Hiluslymphknoten und der Milz (Residuen einer Lymphknotentuberkulose)

- Plattenatelektasen = horizontal oder schräg verlaufende dünne Streifenschatten
- größere Atelektasen = homogene Flächenschatten
- durch Gewebsschrumpfung konkave Begrenzung der Schatten
- Verziehung von Herz, Trachea und Hilus zur befallenen Seite möglich

Lungenemphysem (Überblähung z. B. bei chronisch obstruktiver Lungenerkrankung):
- vermehrte Lungentransparenz mit Rarefizierung der Gefäßzeichnung
- Zwerchfelltiefstand
- Vergrößerung der Phrenikokostalwinkel
- auf p.-a.-Darstellungen Glockenform des Thorax

Lungenfibrose (Vermehrung des interstitiellen Bindegewebes):
- verstärkte streifig-retikuläre, auch kleinfleckige Zeichnung, Schwielenbildung
- Ausbildung eines Emphysems möglich
- im Verlauf Veränderungen des Lungenhilus aufgrund pulmonaler Hypertonie
- im Endstadium sieht man die „Wabenlunge" (basale zystische Veränderungen)
- Zwerchfellhochstand durch Volumenverminderung (Schrumpfung der Lunge)
- Lokalisation:
  - Strahlenfibrose – nur bestrahltes Gebiet
  - Asbestose – Unterfelder, verkalkte Platten
  - Silikose – Mittelfelder, „Schneegestöber"

Bronchialkarzinom (Abb. 4.20):
- zu etwa 90% zentrale Lage
- Vergrößerung des Hilusschattens
- Bronchusstenosen → Euler-Liljestrand-Reflex → Minderdurchblutung → verminderte Gefäßzeichnung
- Pneumonie, Obturationsatelektase möglich

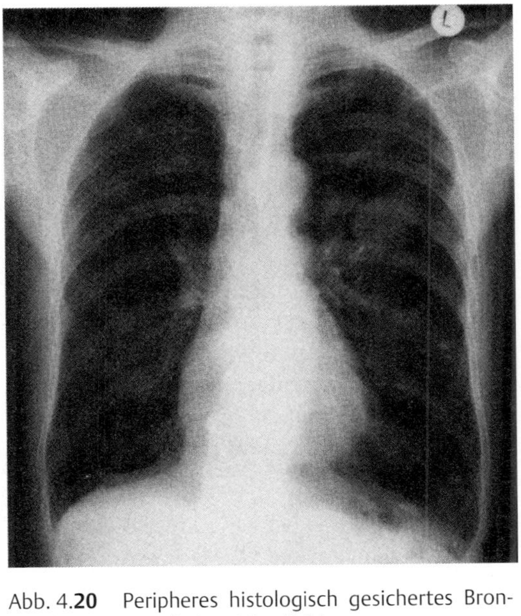

Abb. 4.20 Peripheres histologisch gesichertes Bronchialkarzinom im linken Mittelfeld

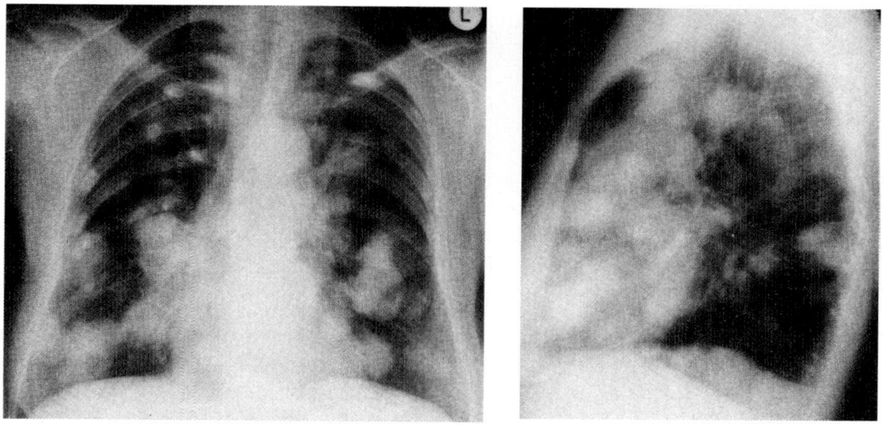

Abb. 4.**21** Multiple Lungenmetastasen bei Hypernephrom sog. „Münzlunge"

- rundliche Schatten bei peripheren Karzinomen
- bei infiltrativem Wachstum zipflige Ausziehungen

Lungenmetastasen (Abb. 4.21):
- zu 25% solitär
- unterschiedlich große, rundliche, münzförmige Verschattungen, selten verkalkt

Lungenembolie (Perfusionsausfall):
- Verminderung der Gefäßzeichnung, Aufhellung (Westermark-Zeichen)
- Pleuraerguß mit Zeichen der Rechtsherzbelastung
- bei Lungeninfarkt periphere flächige inhomogene Verschattung
- typische Keilform der Verschattung entsprechend dem Versorgungsgebiet der embolisierten Lungenarterie
- zum Nachweis ist eine Lungenperfusionsszintigraphie oder Pulmonalisangiographie besser geeignet

Lungenstauung:
- bis in die Lungenperipherie verstärkte Gefäßzeichnung
- breite Wandung von orthograd getroffenen Bronchien und Gefäßen (perivasales Ödem)
- Lungenödem: Übertritt von Plasma ins Interstitium → Darstellung des sonst röntgennegativen Lungengerüstes
- Kerley-A-Linien: radial zum Hilus ziehende, interlobuläre Lymphbahnen in den Oberfeldern
- Kerley-B-Linien: entsprechende horizontal verlaufende Linien in den Unterfeldern
- möglich sind Pleuraerguß, Herzvergrößerung und Zwerchfellhochstand
- fibrotische Verdichtungen und fleckige Schatten, die durch Hämosiderinablagerungen nach Austritt von Erythrozyten in das Interstitium verursacht werden (miliare Hämosiderose).

Pneumothorax (Abb. 4.22) (Luftansammlung zwischen parietaler und viszeraler Pleura):
- Retraktion der entsprechenden Lunge auf den Hilus
- Lungengefäßzeichnung reicht nicht bis zur lateralen Thoraxwand
- Die viszerale Pleura stellt sich als zarte Verdichtungslinie (Begrenzung der kollabierten Lunge) dar.
- Die retrahierte Lunge weist eine vermehrte Röntgendichte auf.
- Spannungspneumothorax: Luft gelangt in die Pleurahöhle, kann aber nicht entweichen → Druckanstieg im Pleuraraum → zunehmende Verdrängung des Mediastinums zur kontralateralen Seite

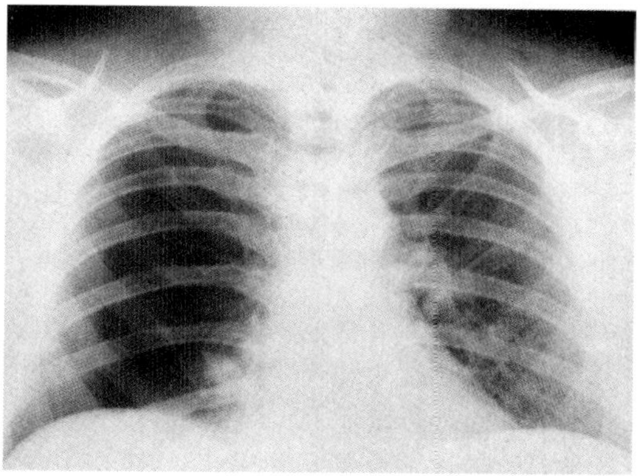

Abb. 4.**22** Pneumothorax rechts

4.1.1.3.3 Skelettsystem

In den meisten Fällen reicht zur Diagnostik von Knochenveränderungen eine Standardprojektion in zwei Ebenen aus. Dabei ist wichtig, daß zumindest ein benachbartes Gelenk, wenn möglich beide, mit abgebildet werden. Für spezielle Fragestellungen, insbesondere bei Gelenkaufnahmen, gibt es besondere Einstelltechniken.
Schädelübersichtsaufnahmen in mehreren Ebenen und verschiedene Spezialaufnahmen – des Sehnervenkanals nach Rhese, des Felsenbeins nach Stenvers, des Gehörgangs nach Schüller etc. – sind gut geeignet zur Darstellung von Veränderungen des knöchernen Schädels, lassen allerdings kaum Rückschlüsse auf Prozesse des ZNS zu.
Auch die knöcherne Wirbelsäule wird als Standardprojektion in zwei Ebenen, a.-p.-Aufnahme und Seitenbild, abgebildet. Manche Erkrankungen sind erst bei Funktionsaufnahmen in Beuge-, Streck- oder Seitwärtsstellungen diagnostizierbar. Bei speziellen Fragestellungen können Schrägaufnahmen angefertigt werden – so können z.B. die Foramina intervertebralia oder die Gelenkspalten der Intervertebralgelenke orthograd getroffen werden. Aufnahmen von Atlas und Axis werden bei geöffnetem Mund angefertigt.

Zur Beurteilung eines Röntgenbildes von Skeletteilen ist eine bestimmte Reihenfolge nützlich:
- Lage der Skeletteile zueinander: Luxationen, Fehlstellungen
- Kortikalis: Strukturunterbrechung, Dicke, Wölbung, Anbauten
- Spongiosa: Dichte, Verdichtungen, Osteolysen, Homogenität
- Gelenke: Breite des Gelenkspalts, Knorpelstruktur (Verkalkungen), Oberfläche der Gelenke
- Weichteile: Infiltrationen, Verkalkungen, Fremdkörper, Lufteinschlüsse

Typische pathologische Befunde:

Frakturen:
Neben der Lokalisation ist es wichtig, die Art der Fraktur zu erkennen. Dabei muß unbedingt auf Torsionen, Verschiebungen, Verkürzungen, Achsabweichungen, Weichteilinterpositionen, Epiphysen- und Gelenkverletzungen geachtet werden, da sich hieraus therapeutische Konsequenzen ergeben. Nach ihrem Entstehungsmechanismus kann man Frakturen unterteilen in:

- Abrißbrüche (Abriß eines Knochenareals mitsamt Muskelansatz, z.B. des Olekranons)
- Biegungsbrüche (meist mit Biegungskeil, dessen Spitze stets in Stoßrichtung der zur Fraktur führenden Kraft weist)
- Kompressionsbrüche (z.B. der Schädelkalotte, eines Wirbelkörpers)
- Trümmerbrüche (Ausbildung von Knochendefekten mit mehr als 6 Fragmenten)
- Torsions- oder Spiralbrüche (Verdrehung des Knochens)
- Abscherbrüche (Querfrakturen am Übergang eines fixierten Skeletteils zu einem nicht unterstützten)

Es werden traumatische (unfallbedingte) von pathologischen Frakturen unterschieden. Unter einer **pathologischen Fraktur** versteht man den Bruch eines vorgeschädigten Knochens bei Belastung, die normalerweise ohne Schädigung toleriert wird. Dafür können Knochenzysten, Nekrosen, Tumoren, Osteoporosen, Osteomyelitiden usw. verantwortlich sein. **Grünholzfrakturen** können bei Kindern und Jugendlichen entstehen, bei denen der Knochen noch so weich ist, daß er sich bei einem Trauma mehr biegt, als daß er bricht. Die Kompakta und die Kortikalis können zwar gebrochen sein, die Frakturlinie ist jedoch oft nicht zu erkennen bzw. die Kortikalisenden überlappen nur leicht (Wulstbildung), da bei einer solchen Fraktur stets der Periostschlauch erhalten bleibt.

Osteoporose (Verminderung der Knochenmasse mit Veränderung der Knochenstruktur und -funktion):
- im Röntgenbild erst ab einer Verringerung des Mineralsalzgehalts um mindestens 30% erkennbar
- am besten bei Aufnahmen der Wirbelsäule zu sehen
- vermehrte Strahlentransparenz, Abbau der Trabekel in der Spongiosa
- scharfe Abbildung und Vergröberung verbliebener Trabekel
- deutliches Hervortreten der wie mit einem spitzen Bleistift nachgezeichneten Kortikalis
- Einbrüche von Deck- und Bodenplatten der Wirbelkörper (Keilwirbelbildung)
- Sudeck-Atrophie: nach Frakturen, leichten Knochenverletzungen oder Weichteiltraumen
- besser beurteilbar mit der Osteodensitometrie

Osteomalazie (mangelhafte Verkalkung des Osteoids beim Erwachsenen):
- vermehrte Strahlentransparenz
- fleckförmig grobe, verwaschene und aufgelockerte Struktur
- verdünnte und rarefizierte Kortikalis
- Looser-Umbauzonen
- Milkman-Frakturen (quer zur Belastungsrichtung verlaufende Aufhellungs- und Verdichtungszonen)

- Rachitis:
  - Ausfransungen und becherförmige Verbreiterungen der Metaphysen
  - Auftreibungen der Rippenendigungen (rachitischer Rosenkranz)
  - stippchenförmige Ausfransungen der Epiphysenkerne und Abheben des Periosts vom Knochen
- typische Verbiegungen der Knochen mit resultierenden O-Beinen, Kartenherzbecken, Fischwirbelbildung etc.

M. Paget (Osteodystrophia deformans):
- chronische, benigne, mono- oder polyostische Knochendysplasie
- bizarre Knochenstrukturauflösung und reaktive überschießende Neubildung minderwertigen Faserknochens
- grobe strähnige Hyperostosen, Osteolysen, umschriebene Sklerosen, Zysten, Kortikalisverdichtungen
- säbelscheidenartige Verkrümmungen insbesondere von Röhrenknochen
- pathologischen Frakturen sind möglich
- nuklearmedizinische Diagnose eines M. Paget ist problemlos

Osteomyelitis (eitrige Knochenmarksentzündung):
- bei Kindern und Jugendlichen meist hämatogen durch bakterielle Embolien
- bei Erwachsenen in der Regel nach offenen Verletzungen
- nach etwa 3 Wochen im Röntgenbild zu sehen; deshalb ist die Szintigraphie besser geeignet
- zuerst Nachweis eines subperiostalen Abszesses
- später Knochendestruktion (unscharfe fleckige Entkalkungen, Rarefizierung der Trabekel, Osteolysen)
- später bilden sich periostotische und sklerotische Reaktionen, fleckige Spongiosanekrosen
- Knochensequester (verdichteter nekrotischer Knochenanteil in osteoporotischer Umgebung)
- schwierige röntgenologische Abgrenzung gegenüber Malignomen (insbesondere dem Ewing-Sarkom)

Knochenmetastasen (häufigste Knochentumoren):
- hauptsächlich am Körperstamm (40% am Becken, 30% an der Wirbelsäule, 15% an Rippen und Schultergürtel)
- unterschieden werden osteoklastische, osteoblastische und gemischte Metastasen
- Metastasen erst ab 12–15 mm Größe erkennbar
- Osteolysen erst sichtbar, wenn 50–75% der Mineralsalzmenge des Knochens fehlen (an der Schädelkalotte früher)
- besser mit der Szintigraphie festzustellen

primäre Knochentumoren (vornehmlich an den langen Röhrenknochen):
- **osteogenes Sarkom:** häufigster Tumor zwischen dem 25. bis 35. Lebensjahr
  - osteolytische Knochendestruktion mit mottenfraßähnlicher Zerstörung von Spongiosa und Kompakta
  - Spiculae (sonnenstrahlartige, senkrecht zum Schaft verlaufende fadenförmige Knochenneubildungen)
  - Osteoidneubildungen, lamelläre zwiebelschalenartige Periostauflagerungen und Weichteilinfiltrationen
- **Ewing-Sarkom** am häufigsten in der 2. Lebensdekade
  - dringt vom Mark aus in die Spongiosa und Kompakta vor
  - mottenfraßartige Spongiosaaufhellungen, fleckige Knochenzerstörungen
  - verwaschene Kortikalisdefekte und lamelläre Periostreaktionen
- **Osteom** (benigne, langsam wachsend):
  - sog. Kompaktainseln (rundliche, scharf begrenzte sklerotische Knochenverdichtungen)

Plasmozytom (Abb. 4.23):
- rundliche, wie ausgestanzt aussehende, scharf abgegrenzte osteolytische Knochendefekte
- besonders an der Kalotte imponierend (Mottenfraß- oder Schrotschußschädel)

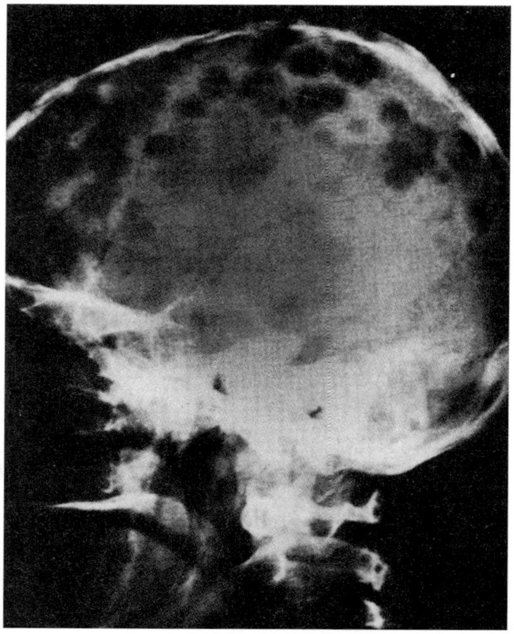

Abb. 4.**23** „Mottenfraßschädel" beim Plasmozytom (aus: Lissner et al.: Radiologie 1, 2. Aufl., Enke Verlag, Stuttgart, 1980)

Arthrose (degenerative Verschleißerkrankung von Gelenken, Coxarthrose, Gonarthrose):
- zunächst Verschmälerung des Gelenkspalts infolge der Gelenkknorpelabnutzung
- später Sklerosierungen und Spongiosaverdichtungen
- Geröllzysten (zystische Aufhellungen, glattwandig, durch eine sklerotische Verdichtungslinie begrenzt, bis 5 mm)
- Osteophytenbildung an den Gelenkrändern

Arthritis (besonders Fingergelenke bei rheumatoider Arthritis):
- zunächst kapsuläres und periartikuläres Ödem, Gelenkspalterweiterung durch Ergußbildung
- später gelenknahe Osteoporose des subchondralen Knochens (diagnostisches Röntgenfrühzeichen)
- unscharf begrenzte subchondrale rundliche Zystenbildungen
- später Pannusbildung (proliferierendes entzündungsbedingtes Granulationsgewebe)
- Usuren (Destruktionen an den Kapselansatzgebieten der artikulierenden Knochen)
- Destruktionen des Gelenkknorpels sowie des darunter liegenden Knochens
- Mutilationen (Fehlstellung der artikulierenden Knochen wegen Verformung der Gelenkflächen)
- später Versteifungen, Kontraktionen, Subluxationen, Deviationen
- fibröse und schließlich knöcherne Ankylose

Arthritis urica (Gichtarthropathie, Großzehengrundgelenk):
- Uratkristalle (Tophi) lagern sich ab, röntgennegativ
- keine röntgenologischen Zeichen bei einzelnen Gichtanfällen, erst bei chronischem Verlauf
- Zeichen einer Arthritis mit gelenknaher Osteoporose etc.

Osteochondrose (Osteochondrosis intervertebralis):
- Sklerosierung der Gelenkflächen
- Ausbildung von Spondylophyten am Wirbelkörperrand (marginal)

Morbus Bechterew (Spondylitis ankylosans, Wirbelsäule):
- beginnt meist in den Ileosakralgelenken
- Entkalkung, unscharfe Konturierung, Erosionen und marginale Defekte
- später zunehmende Sklerosierung und schließlich Ankylosierung
- Syndesmophyten (Verknöcherungen im äußeren Rand des Anulus fibrosus der Bandscheiben)
- Verdichtungen der Wirbelkörperkanten (shiny-corner-Bildung)
- Kasten- und Tonnenwirbelbildung
- im Endzustand ist die Wirbelsäule versteift, verknöchert und kyphosiert; röntgenologisch sind dann die Gelenkspalten verschwunden und es resultiert das Bild der Bambusstabwirbelsäule.

Morbus Scheuermann (Adoleszentenkyphose):
- hauptsächlich die Brustwirbelsäule betreffend, vor der Pubertät beginnend
- Verschmälerung der Intervertebralräume
- Abflachung der ventralen Wirbelkörperabschnitte, Ausbildung einer Kyphose
- Schmorl-Knötchen (Disci intervertebrales brechen durch die Deck- oder Bodenplatten der Wirbelkörper)

Spondylolisthesis (Abgleiten und Dislokation von Wirbelkörpern):
- hauptsächlich in der Lendenwirbelsäule
- nur möglich bei vorhandener Spondylolyse (Spaltbildung in der Pars interarticularis des Wirbelbogens)
- Folgen: Osteochondrose, Deck- und Bodenplattensklerose, Syndesmophytenbildungen (Abstützungsreaktion)

Pseudospondylolisthesis:
Abgleiten eines Wirbels aufgrund einer Lockerung des Bandapparats und einer Deformierung der kleinen Wirbelgelenke (fast nur zwischen L5 und S1)

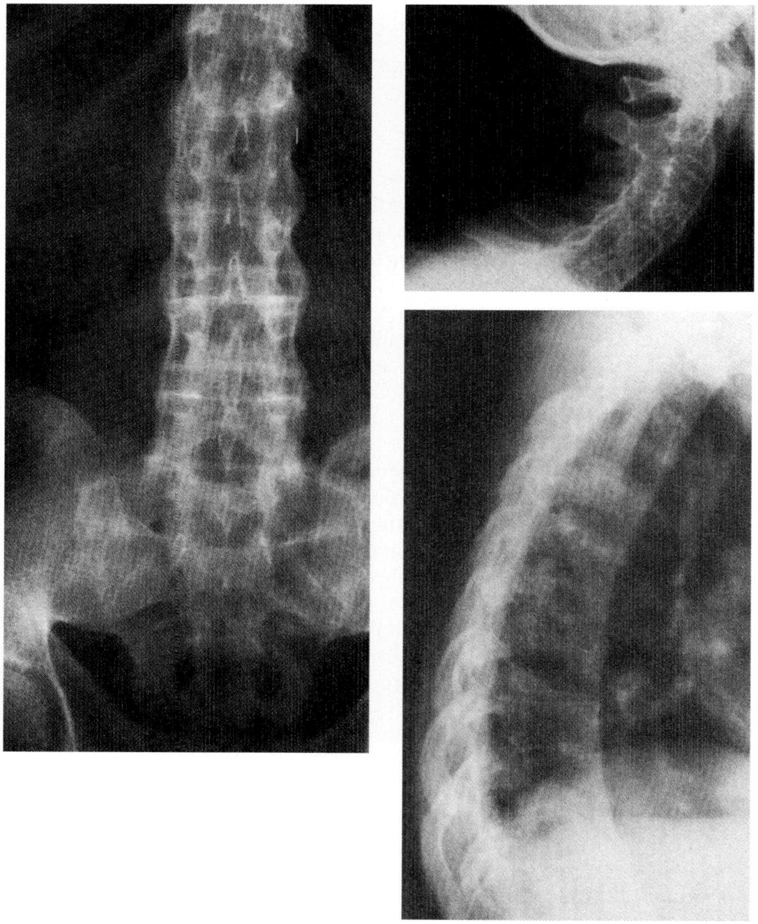

Abb. 4.**24** Veränderungen der Wirbelsäule bei Spondylitis ankylosans, Verknöcherung der Ileosakralgelenke, Bambusstabwirbelsäule, BWS-Kyphose, HWS-Lordose (aus: Thorn et al.: Einführung in die Röntgendiagnostik, 6. Aufl., Georg Thieme Verlag, Stuttgart, 1979)

4.1.2 Bildverstärker

An der Eingangsseite der luftleeren Bildverstärkerröhre befindet sich eine aufgedampfte Leuchtschicht, auf der ein Fluoreszenzbild entsteht. Die dort erzeugten Lichtquanten treffen auf eine unmittelbar hinter dem Schirm angebrachte Photokathode, die an den Stellen Elektronen freisetzt, wo Photonen auftreffen. Diese Elektronen werden in der Röhre beschleunigt und auf den Ausgangsleuchtschirm gerichtet. Bei ihrem Aufprall rufen sie hier ein verstärktes, also helleres, kontrastreicheres und verkleinertes Bild hervor. Nachgeschaltet kann ein Bildschirm oder eine Kamera sein. Die Bilder oder Filme können nachbearbeitet oder digitalisiert werden, was die Bildqualität erhöht und die Auswertung erleichtert.

Durchleuchtungen mit der Bildverstärker-Fernsehkette sind von größter Bedeutung in der Medizin, wobei Röntgendarstellung und Durchleuchtung nicht konkurrierende, sondern sich ergänzende Verfahren sind: Die Röntgenaufnahme liefert ein objektives, von verschiedenen Ärzten beurteilbares Dokument, das ein besseres Auflösungsvermögen bietet als die Durchleuchtung. Außerdem geht sie mit deutlich weniger Strahlenbelastung des Patienten und des Personals einher, auch wenn bei der Durchleuchtung eine Bildverstärker-Fernsehtechnik eingesetzt wird. Die Durchleuchtung gestattet jedoch eine exaktere Lokalisationsdiagnostik, sofern der interessierende Organanteil eine ausreichende Detailerkennbarkeit besitzt. Ferner ermöglicht sie die Beurteilung funktioneller Aspekte. Zusätzlich besteht die Möglichkeit, unter rotierender Durchleuchtung interessierende Strukturen oder pathologische Veränderungen exakt einzustellen und mittels ausgeblendeter Zielaufnahmen unter Durchleuchtungskontrolle optimal abzubilden.

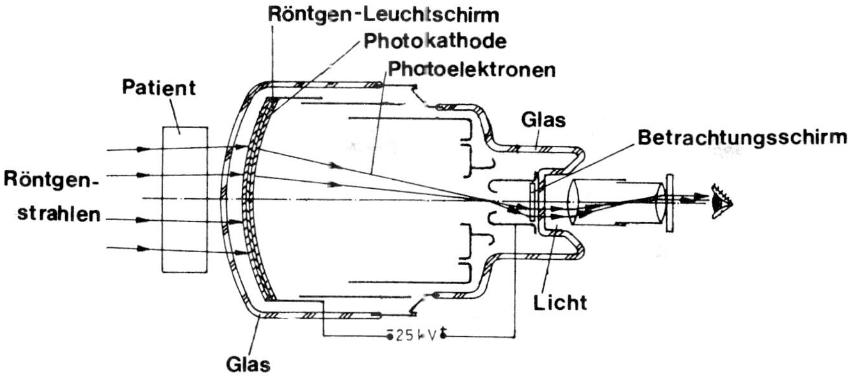

Abb. 4.**25** Bauprinzip des elektronischen Röntgenbildverstärkers

Wichtige Indikationen zur Durchleuchtung sind:
- Erfassung funktioneller Vorgänge (Magen-Darm-Trakt, Zwerchfellbeweglichkeit)
- Lokalisationsdiagnostik (Fremdkörper, Hilfe bei der Koloskopie)
- Plazierung von Kathetern (Angiographie, Herzschrittmacher)
- Beurteilung der Kontrastmittelverteilung (Angiographie, ERCP)
- Reposition von Frakturen in der Traumatologie
- interventionelle Radiologie (Ballondilatationen [PTA], Embolisationen)

4.1.3 Röntgenuntersuchungen mit Kontrastmitteln

Mit Ausnahme von Knochen und Fettgewebe besitzen die verschiedenen Körpergewebe nur recht geringe Dichteunterschiede, so daß auf normalen Röntgenbildern einzelne Organe oder Organteile nur schwierig oder überhaupt nicht abgegrenzt und beurteilt werden können. Aus diesem Grunde werden Röntgenkontrastmittel eingesetzt, die die Absorptionsunterschiede zwischen dem darzustellenden Organ und dem umliegenden Gewebe vergrößern. Kontrastmittel müssen einige Voraussetzungen erfüllen: Sie dürfen nicht toxisch sein, müssen möglichst schnell wieder ausgeschieden werden, sollen sich nur im darzustellenden Organsystem anreichern, keine lokalen Reizerscheinungen verursachen usw. **Positive Kontrastmittel** erhöhen die Dichte des darzustellenden Organs (Bariumbrei zur Darstellung des Magen-Darm-Trakts). **Negative Kontrastmittel** absorbieren weniger Strahlen als das Gewebe (Luft bei der Doppelkontrastuntersuchung des Darmes). Als positive Kontrastmittel werden nur Barium- und Jodverbindungen und in kleinem Umfang Tantal als Staub zur Darstellung des Bronchialbaums verwendet. Als negatives Kontrastmittel dient hauptsächlich Luft, manchmal werden auch Lachgas, Sauerstoff, Kohlendioxid oder Helium verwendet. Seit der Entwicklung der Computertomographie (Kapitel 4.1.13) werden aber negative Kontrastmitteluntersuchungen immer seltener durchgeführt. Positive und negative Kontrastmittel können auch nebeneinander im sogenannten **Doppelkontrastverfahren** verwendet werden (Darstellung des Magen-Darm-Trakts).

4.1.3.1 Kontrastmittelkomplikationen

Die Indikation für Kontrastmitteldarstellungen sollte streng gestellt werden, da es eine ganze Reihe von Kontrastmittelkomplikationen gibt. Der Patient muß vor der Untersuchung über diese aufgeklärt werden und schriftlich sein Einverständnis geben. Neben kontrastmittelspezifischen Nebenwirkungen (z. B. Peritonitis bei Eindringen von Bariumsulfat in die freie Bauchhöhle, Fettembolie der Lunge bei zu großen applizierten Mengen öliger jodhaltiger Kontrastmittel bei der Lymphographie) sind insbesondere allergische Reaktionen gefürchtet, die bei intravasaler Kontrastmittelapplikation nicht ganz selten sind. Sie reichen von Hautrötungen, Quaddelbildungen, Übelkeit, Erbrechen über kardiovaskuläre, respiratorische und zerebrale Symptome bis zum anaphylaktischen Schock. Kontrastmittelzwischenfälle treten zu etwa 75% innerhalb der ersten 5 Minuten und zu etwa 90% innerhalb

von 15 Minuten nach der Injektion auf. Eine medikamentöse Allergieprophylaxe erfolgt bei Verdacht auf eine bestehende Allergie mit Gabe von Kortikoiden ab 1 Woche vor der Untersuchung und H_1- und H_2-Blockern direkt vor der Untersuchung.
Man sollte folgende Maßnahmen zur Vermeidung und Therapie allergischer Reaktionen kennen:

- strenge Indikationsstellung
- Erhebung einer Allergieanamnese
- keine Probeinjektion einer kleinen Kontrastmittelmenge (Vortestung), da sie nicht aussagekräftig ist und evtl. sogar allergisierend wirkt
- Injektion am liegenden Patienten durch einen sicheren venösen Zugang
- weitere Beobachtung des Patienten
- bei leichter Symptomatik (Übelkeit, Brechreiz, Hitzegefühl, Niesen, Hustenreiz) Beruhigung des Patienten, Frischluft, evtl. Gabe von Beruhigungsmitteln
- bei leichten allergischen Reaktionen (Urtikaria, Juckreiz, Quaddelbildung, Lid-, Lippenödem) zusätzlich Gabe von Antihistaminika
- bei schweren allergischen Reaktionen oder einem anaphylaktischen Zwischenfall (generalisierte Rötung im Gesicht und am Stamm, intensives Beklemmungs- und Angstgefühl, Agitation, Schweißausbruch, Erbrechen, Schüttelfrost, Kollaps) sofort schnelle und reichliche Gabe von Plasmaexpandern, Adrenalin, Corticoiden, Antihistaminika, Atemwege freihalten, O_2-Gabe
- zusätzlich bei vorwiegend
  - respiratorischen Erscheinungen (Tachy-, Dyspnoe, Bronchospasmus) Gabe von Bronchospasmolytika
  - kardiovaskulären Erscheinungen (Blutdruckabfall, Tachykardie) Gabe von Vasopressoren, Azidosebekämpfung
  - zerebralen Erscheinungen (Krampfzustände) Gabe von Sedativa

Die Behandlung erfolgt in jedem Fall fachärztlich. Bei schweren Zwischenfällen ist sofort die Hilfe des Notarztes oder der Anästhesieabteilung zu beanspruchen. Leichte allergische Reaktionen ereignen sich in etwa 1–5%, ernste und bedrohliche Komplikationen in etwa 0,05–0,1% und tödliche Kontrastmittelzwischenfälle bei etwa 1 pro 100000 Untersuchungen.

4.1.4 Kontrastdarstellung des Herzens und der Gefäße

Man unterscheidet zwei Methoden der **Angiographie.** Bei der **nichtselektiven Darstellung** wird ein Gefäß direkt punktiert und dargestellt. Auf diese Weise können Extremitätenangiographien, Karotisangiographien und lumbale Aortographien durchgeführt werden. Die **selektive Darstellung** erfolgt über einen Katheter, der nach transfemoraler oder transbrachialer Punktion in das darzustellende Gefäßgebiet geschoben wird. Es gibt praktisch für alle Aortenäste und für gewisse superselektive Organdarstellungen Katheter, die gezielte Darstellungen erlauben. Kontrastmittelinjektionen erfolgen in der Regel nach Testapplikation weniger ml unter Bildverstärkerkontrolle zur Prüfung der richtigen Katheterlage. Mit speziellen Hochdruckinjektoren wird die eingestellte Kontrastmittelmenge pro Zeit appliziert. Als Kontrastmittel dienen nichtionische wasserlösliche nierengängige organische Verbindungen der Trijodbenzoesäure.
Neben Kontrastmittelzwischenfällen sind bei Gefäßdarstellungen Nachblutungen, Intima- und Gefäßwandläsionen, Thrombembolien, Thrombosebildungen, Nervenläsionen an der Einstichstelle, Gefäßdissektionen und Aneurysmabildungen an der Einstichstelle als Komplikationen gefürchtet.
Eine moderne Möglichkeit der Gefäßdarstellung ist die **digitale Subtraktionsangiographie (DSA)**, mit deren Hilfe bereits bei geringen Kontrastunterschieden ausreichend gute Gefäßdarstellungen gelingen.

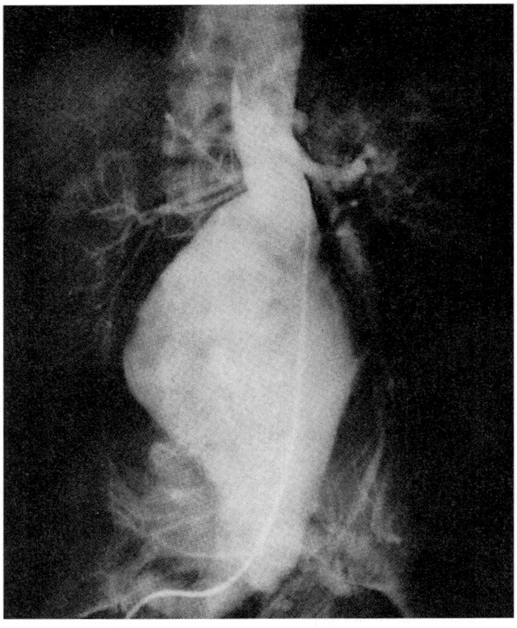

Abb. 4.**26** Ausgedehntes infrarenales Aortenaneurysma, hypoplastische rechte Niere

Prinzip ist die Umwandlung des aus Analogsignalen bestehenden Durchleuchtungsbildes einer Gefäßregion vor und nach Kontrastmittelgabe in digitale Signale, die in jeweils einen Speicher eingelesen werden. Dann werden die beiden Speicherinhalte voneinander subtrahiert. Nach Rückumwandlung der sich so ergebenden digitalen Signale in ein analoges Bild, das auf einem Bildschirm erscheint, sind alle kontrastmittelgefüllten Gefäße und Organe dargestellt, während die übrigen Bildstrukturen durch die Subtraktion eliminiert werden. Durch die zwischengeschaltete digitale Verstärkung werden trotz geringer Kontrastmitteldichten die Gefäße erstaunlich kontrastreich wiedergegeben. Hauptproblem des Verfahrens ist die Tatsache, daß Körper-, Atem-, Darm- u.a. Bewegungen, die sich zwischen der Anfertigung der Nativ- und der Kontrastmittelaufnahme ereignen, durch Verschiebung der Bildmasken gegeneinander nach Subtraktion zu unscharfen Aufnahmen führen.

Die Arteriographie stellt exakt die pathologisch-anatomischen Gefäßverhältnisse sowie die Hämodynamik dar. So kann sie Verschlußart und -umfang, Kollateralisierung und Blutströmungsverlauf abbilden. Bei der Darstellung der Extremitätengefäße dient sie vor allem der Therapieplanung (Bypass / PTA / Sympathektomie / konservative Therapie / Amputation). Bei anderen Gefäßgebieten hat sie auch diagnostische Bedeutung: So kann sie eine Angina abdominalis, eine renovaskuläre Hypertonie, eine zerebrovaskuläre Insuffizienz beweisen oder ausschließen. Jedoch dient die Angiographie nicht nur der Abbildung von Stenosierungen, Verschlüssen, Kollateralen und Aneurysmen, sondern auch einer indirekten Organdarstellung, insbesondere bei Verdacht auf Tumoren (Niere). Bei malignen Organtumoren werden insbesondere pathologische Gefäße gesucht. Diese zeigen auffällige Lumenschwankungen, aneurysmatische Erweiterungen und Lakunen, in denen kontrastmittelhaltiges Blut länger verbleibt. Sie verlaufen irregulär, teils gestreckt, teils bogig, teils korkenzieherartig gewunden, ein normales Kapillarnetz fehlt. Zwischen Arterien und Venen kann bei ihnen kaum unterschieden werden. Bedingt durch arteriovenöse Kurzschlüsse beginnt die Füllung der ableitenden Gefäße vorzeitig. Fleckige Tumoranfärbungen sind durch den unterschiedlich schnellen Kontrastmittelabfluß aus den einzelnen Tumorarealen zu erklären.

Unter der **Angiokardiographie** versteht man die Kontrastdarstellung der Herzhöhlen zur Beurteilung ihrer Größe und Form, der Herzklappen, der Herzmuskelfunktion, zum Nachweis von Shunts und zur qualitativen Beurteilung der Hämodynamik. Als invasive Untersuchung mit einem Komplikationsrisiko um 1% steht die Angiokardiographie am Ende aller anderen diagnostischen Maßnahmen und wird heute zusammen mit einer gleichzeitig erfolgenden Druckmessung (Beurteilung von Druckgradienten an Klappen, intrakardialen Drükken etc.) und intrakardialen Blutentnahmen für Blutgasanalysen zur Sicherung der Operationsindikation und zur Operationsplanung eingesetzt.

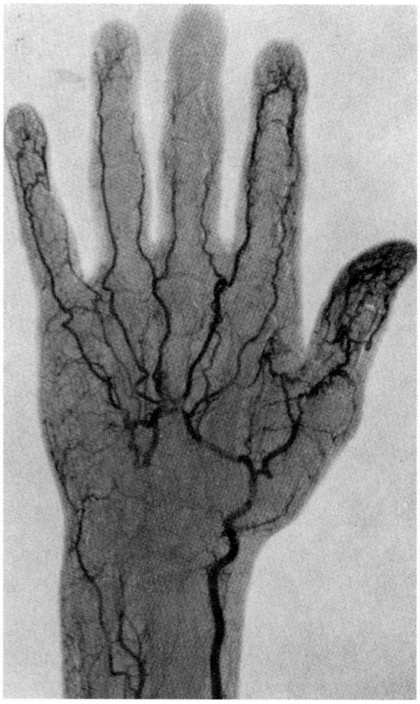

Abb. 4.**27** Digitale Subtraktionsangiographie der A. brachialis, multiple periphere Gefäßabbrüche und -stenosen

Die **Koronarangiographie** dient der Darstellung der Herzkranzgefäße zum Nachweis und zur Lokalisation atheromatöser Veränderungen an denselben. Hierbei wird mittels Katheter der Abgang der linken und rechten Koronararterie sondiert und jedes Gefäß mit Kontrastmittel dargestellt. Die Koronarangiographie erlaubt die Bestimmung des Ausmaßes einer Koronarsklerose und des therapeutischen Prozedere. Ferner kann sie postoperativ die Durchgängigkeit und Funktionstüchtigkeit angelegter Koronarbypässe kontrollieren. Sie kann mit invasiven therapeutischen Maßnahmen wie PTCA (perkutane transluminale Coronarangioplastie) und Laserbehandlung gekoppelt werden.

Die **Phlebographie** wird häufig zum Nachweis thrombotischer Verschlüsse, insuffizienter Klappen oder Vv. perforantes an den Beinen eingesetzt. Eine Vene am Fußrücken wird punktiert und Kontrastmittel injiziert. Bei Stauung oberhalb des Sprunggelenks stellt sich hauptsächlich das tiefe Venensystem dar. Der Kontrastmittelabfluß wird mittels Durchleuchtung verfolgt.

Bei der Phlebographie der oberen Extremitäten wird eine Handrücken- oder Unterarmvene punktiert und das Kontrastmittel injiziert. Legt man am Oberarm eine leichte Stauung an, fließt das Kontrastmittel hauptsächlich über die tiefen Armvenen ab. Dargestellt werden dann die V. brachialis, V. axillaris, V. subclavia und die V. cava superior. Feststellungen über evtl. vorhandene Thrombosen (v.a. im Axillar- und Schulterbereich, „Paget-von-Schrötter-Syndrom"), Kollateralkreisläufe und über die Ausbreitung etwaiger Mediastinaltumoren werden möglich.

Thrombosen stellen sich als Aussparungen in sonst kontrastierten Venen dar bzw. können zu einem vollständigen Kontrastmittelabbruch führen. Die Dominanz langstreckiger Verschlüsse auch über 2–3 Gefäßetagen hinweg ist im Gegensatz zu arteriellen Verschlüssen typisch. Beweisend für das Vorliegen einer Thrombose sind lediglich das Kuppelphänomen (proximale Begrenzung des Thrombus), das Konturphänomen (Darstellung intravasaler von Kontrastmittel umspülter, nicht vollständig der Venenwand anliegenden Thromben) sowie das Vorliegen von Kollateralkreisläufen (häufig über das oberflächliche Venensystem). Auch bei Varikosis wird in vielen Fällen eine Phlebographie durchgeführt, zum einen zur präoperativen Klärung, ob eine Mündungsklappeninsuffizienz der V. saphena magna besteht und um eine sekundäre Varikosis bei Thrombose tiefer Venen auszuschließen (Kontraindikation).

Die **Splenoportographie** dient der Darstellung der Pfortader beispielsweise bei Lebererkrankungen. Bei der indirekten Splenoportographie wird über einen transfemoral bis in die Milzarterie vorgeschobenen Katheter, und bei der direkten Splenoportographie nach Direktpunktion der Milz von lateral in Höhe des 10. oder 11. Interkostalraumes Kontrastmittel injiziert, so daß sich die Milzvene, die V. portae und die Leber darstellen. Die Lokalisation von Strombahnhindernissen, das Ausmaß einer intrahepatischen Strömungsbehinderung sowie portokavale Kollateralkreisläufe (bei portaler Hypertension etwa bei Leberzirrhose) sind wichtige Parameter, beispielsweise bei der Wahl einer geeigneten Shuntoperation.

4.1.5 Nativ- und Kontrastuntersuchung des Gallenwegssystems

Bei allen Röntgendarstellungen des Gallenwegssystems müssen zuerst Leeraufnahmen angefertigt werden, um schattengebende (kalkhaltige) Steine, Verkalkungen der Gallenblasenwand und pathologische Luftansammlungen erkennen zu können.

Das Kontrastmittel kann oral, intravenös (i.v. Cholegraphie), perkutan (perkutane transhepatische Cholegraphie; PTC) oder im Rahmen einer ERC (siehe unten) verabreicht werden.

Etwa 12 Stunden nach der oralen Kontrastmittelgabe ist die Gallenblase kontrastiert und darstellbar. Die abführenden Gallenwege sind in der Regel erst 20–40 Minuten nach Gabe einer Reizmahlzeit oder etwa 4 Minuten nach parenteraler Applikation von Cholezystokinin kontrastmittelgefüllt. Die intrahepatischen Gallenwege stellen sich hierbei nicht dar. Durch die Reizmahlzeit kann die Gallenblasenkontraktion, also das funktionelle Verhalten der Gallenblase geprüft werden. Bei nachgewiesenen Steinen in der Gallenblase und insbesondere in den Gallengängen sollte wegen der Gefahr der Provokation einer Gallenkolik auf eine Gallenblasenreizung verzichtet werden.

Die orale Cholegraphie ist zwar wenig belastend und ungefährlich (keine allergischen Reaktionen), erlaubt aber keine Darstellung des gesamten Gallenwegssystems und führt nicht immer zu einer guten Abbildungsqualität, so daß häufig die intravenöse Cholegraphie vorgezogen wird. Etwa eine halbe Stunde nach intravenöser Infusion des Kontrastmittels werden die Gallenwege und etwa

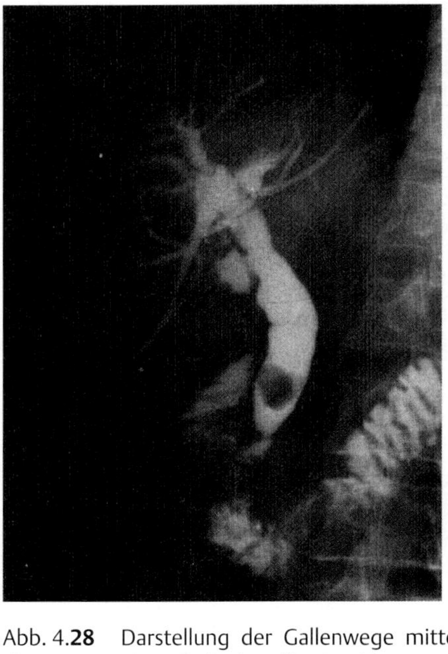

Abb. 4.**28** Darstellung der Gallenwege mittels ERC: röntgennegativer Stein im distalen Ductus choledochus, nicht dargestellte Gallenblase, Aufstau des Ductus choledochus bei noch möglichem Kontrastmittelübertritt in das Duodenum, mäßige Dilatation der intrahepatischen Gallengänge

2 Stunden nach der Kontrastmittelgabe die Gallenblase optimal angefärbt. Wenn eine exkretorische Insuffizienz der Leber vorliegt, ist eine orale oder intravenöse Kontrastmittelgabe sinnlos. In diesen Fällen kann mittels eines in das Duodenum vorgeschobenen Endoskops und Sondierung der Papilla Vateri Kontrastmittel retrograd direkt in das Gallenwegssystem gebracht werden (**endoskopische retrograde Cholangiographie, ERC**). An diese Untersuchung können sich therapeutische Maßnahmen wie eine endoskopische Papillotomie (EPT) mit Extraktion von Konkrementen aus dem Ductus choledochus anschließen. Die **Sonographie** sollte bis auf wenige Ausnahmen die Röntgenkontrastuntersuchung der Gallenwege abgelöst haben. Durch erfahrene Untersucher können Leber, Gallenblase, intra- und extrahepatische Gallenwege ohne Patientenbelastung und beliebig oft wiederholbar dargestellt werden.

Typische pathologische Befunde:

Cholezystolithiasis: Auf Übersichtsröntgenaufnahmen erkennt man lediglich kalkhaltige Gallensteine. Reine Cholesterinsteine ebenso wie Mischsteine mit einem Kalkanteil von unter 25% bilden sich nicht ab. Letztere werden nach Kontrastmittelapplikation sichtbar. Die Beweglichkeit von Kontrastmittelaussparungen muß mittels Umlagerungen geprüft werden, um eine Differenzierung gegenüber Papillomen, Tumoren u.a. zu ermöglichen. Schwierigkeiten bereitet es, Aussagen zu treffen, wenn sich die Gallenblase nicht kontrastiert hat (negatives Cholezystogramm). Der Verdacht auf einen Verschluß des Ductus cysticus liegt dann nahe, dieser kann durch einen Stein, Tumor oder ein Ödem (etwa bei Cholezystitis) verursacht worden sein.
Die Sonographie gilt heute als bestes bildgebendes Verfahren zur Diagnose von Gallensteinen. Letztere stellen sich unabhängig von ihrer Zusammensetzung als helle Reflexe mit dahinter gelegenem Schallschatten dar. Konkremente werden ab einer Größe von 3–4 mm sonographisch sicher, ab etwa 2 mm meist erkannt.

Cholezystitis: Eine Entzündung der Gallenblase ist meist Folge eines Gallensteinleidens oft nach bakterieller Superinfektion oder als Folge von Stenosen der ableitenden Gallenwege. Eine **akute Cholezystitis** ist röntgenologisch kaum diagnostizierbar. Meist ist die Gallenblase dann wegen eines Ödems des Ductus cysticus nicht oder nur schwach kontrastierbar; ist eine ausreichende Füllung möglich, erscheint die Gallenblase größer und schlaffer; allein die Funktionsüberprüfung nach einer Reizmahlzeit kann hinweisend sein, da sich die Gallenblase wegen der ödematösen Wandverdickung nur wenig kontrahiert. Hingegen sind die Folgen einer **chronischen Cholezystitis** kaum zu übersehen: Die Gallenblase schrumpft, ist deutlich verkleinert, zeigt narbige Wandverdickungen, eine ungenügende oder fehlende Kontraktion auf Entleerungsreize hin und weist meist schalenartige Kalkinkrustierungen der Wände auf, die als „Porzellangallenblase" imponieren können.
Die Sonographie gestattet gerade im Akutstadium wesentlich weitergehendere Aussagen über Gallenblasengröße, Ausmaß des Wandödems, mögliche Exsudate um die Gallenblase herum etc., so daß sie Methode der Wahl zur Diagnostik der Cholezystitis ist.

Tumoren: Gutartige Tumoren wie Papillome, Adenome und Myome stellen sich bei Kontrastmitteluntersuchungen als glatt begrenzte wandständige Füllungsdefekte dar, die Anlaß zur Verwechselung mit Gallensteinen geben können. Malignome machen leider im Anfangsstadium kaum Beschwerden, so daß die Patienten meist erst nach Stenosierung und Stauung der Gallenwege einen Arzt aufsuchen. Gallenblasentumoren füllen dann die Blase selbst meist schon ganz aus und haben oft schon die Leber oder das Duodenum infiltriert. Gallengangskarzinome zeigen sich als unregelmäßig konfigurierte Einengungen mit prästenotischer Dilatation. Vorhandensein und Stadium von Gallenblasentumoren läßt sich meist am ehesten mittels Sonographie oder Computertomographie erfassen. Bei Gallenwegsobstruktionen mit Cholestasesymptomatik (bei Cholangiolithiasis, Gallenwegstumoren) kommt neben der Sonographie häufig zunächst die ERC zum Einsatz.

4.1.6 Nativ- und Kontrastuntersuchung des Verdauungstrakts

4.1.6.1 Abdomenübersichtsaufnahme

Die Abdomenübersichtsaufnahme erfolgt meist zum Nachweis von freier Luft oder Flüssigkeitsspiegeln im Darm beim akuten Abdomen. Zur weiterführenden Diagnostik sind hier die Kontrastmitteluntersuchungen und das CT sowie die Sonographie besser geeignet. Bei bettlägerigen Patienten erfolgt diese Aufnahme in Linksseitenlage.
Meist lassen sich die Nierenschatten, Leber, Milz und eine gefüllte Harnblase mehr oder weniger gut abgrenzen.

Typische pathologische Befunde:

Verkalkungen: Es kann sich um kalkhaltige Gallen- oder Harnwegskonkremente, Verkalkungen einer Porzellangallenblase, Nierenkelchausgüsse, Phlebolithen, Arterienverkalkungen, Pankreasverkalkungen (bei chronisch rezidivierenden Pankreatitiden), verkalkte Lymphknoten, Kalkschalen von Aneurysmen, intraabdominelle Kalkspritzer nach Pankreatitis durch freigesetzte Lipase, verkalkte Leberabszesse, Echinokokkuszysten, Tumorverkalkungen (z. B. verkalkte Myomknoten) u. a. handeln. Mit ähnlicher Dichte imponieren Kontrastmittelreste im Magen- und Darmtrakt oder in Lymphknoten.

Starke Aufhellungen: Sie entsprechen Gasansammlungen und sind physiologisch im Magen (Magenblase), im Bulbus duodeni sowie im Kolon. Luftsicheln unter den Zwerchfellen sind ein sicheres Zeichen für **die Perforation eines Hohlorgans**: Durch die Perforationsstelle kann Luft in die Bauchhöhle gelangen und sich im Stehen unter den Zwerchfellen sammeln. Anamnestisch sind abdominelle Operationen, Laparoskopien und Tubendurchblasungen auszuschließen, bei denen noch bis zu 4–5 Wochen später freie Luft im Abdomen nachweisbar sein kann. Luftansammlungen zwischen Leber und Zwerchfell weisen auf das **Chilaiditi-Syndrom** hin (Interposition des Kolons). Beim durch eine Stenose bedingten, **mechanischen Ileus** sammelt sich prästenotisch Luft an und das Darmlumen erscheint gebläht. Eine Lokalisation der Passagebehinderung ist somit möglich. Der durch eine Peritonitis reflektorisch verursachte **paralytische Ileus** zeigt sich durch geblähte Dünn- und Dickdarmschlingen mit nachweisbaren Flüssigkeitsspiegeln. Es sind auch Luftansammlungen in anderen Organen möglich, z. B. in den Gallenwegen nach Papillotomie oder Gallensteinperforation in das Duodenum, in der Gallenblase bei Cholezystitis bei Beteiligung gasbildender Bakterien, in den Lebervenen (Gasembolie) bei Darmgangrän usw.

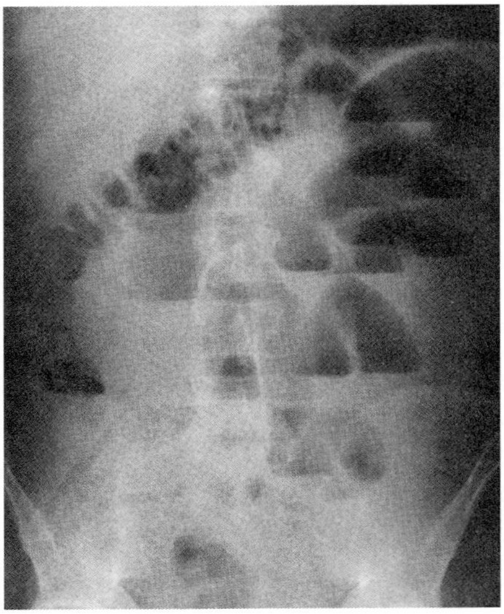

Abb. 4.**29** Bild eines Dünndarmileus mit multiplen aufgestellten Dünndarmschlingen (sichtbare Kerckring-Falten) und Flüssigkeitsspiegeln

Konturunschärfen: Eine unscharfe Darstellung der Darmschlingen weist auf Aszites hin. Besondere Beachtung sollte die Beurteilung der Psoasrandschatten finden: Raumfordernde retroperitoneale Prozesse, Abszesse, Entzündungen, Hämatome u.ä. führen zu einer Verbreiterung oder einer konvexbogigen Vorwölbung der normalerweise linear abwärts ziehenden Psoasschatten. Ein insbesondere einseitiges Verschwimmen, also eine fehlende scharfe Abgrenzbarkeit des Psoasschattens, gilt als Hinweis für einen intra- oder retroperitonealen pathologischen Prozeß.

4.1.6.2 Kontrastmitteldarstellungen

Wegen der nur geringen Dichteunterschiede zwischen dem Verdauungstrakt und den umliegenden Geweben werden Ösophagus, Magen und Dünndarm nach oral verabreichtem Kontrastmittelbrei sowie das Kolon durch retrograden Kontrasteinlauf markiert. Als Kontrastmittel wird das wasserunlösliche nicht resorbierbare Bariumsulfat benutzt. Die Anwendung dieses Kontrastmittels ist auf den Magen-Darm-Trakt beschränkt. Bei Verdacht auf Perforation oder bei Ileus darf Barium nicht angewendet werden, um dessen Übertritt in den Peritonealraum (Bariumperitonitis) zu vermeiden. Für solche Fälle stehen wasserlösliche jodhaltige Kontrastmittel wie Peritrast® und Gastrografin® zur Verfügung. Sie erlauben allerdings nur die Durchführung qualitativ schlechterer Untersuchungen mit eingeschränkter Aussagekraft.

4.1.6.2.1 Ösophagus

Neben der Beurteilung der Lumenweite und der Schleimhautverhältnisse ist bei der Kontrastdarstellung des Ösophagus die Funktionsüberprüfung, d. h. die Beobachtung des Ablaufs des Schluckakts wichtig. Röntgenaufnahmen werden in zwei Ebenen angefertigt (bei pathologischen Prozessen sollten diese in Aufsicht und randbildend dargestellt werden), wobei meist eine flache Bauchlage des Patienten mit tiefgelegtem Kopf bevorzugt wird. Als Normalbefund ergibt sich ein zartes paralleles Längsstreifenrelief aus etwa sechs bleistiftminendicken Streifen, die den kontrastmittelgefüllten Schleimhautfalten entsprechen. Hauptsächlich können folgende Veränderungen beobachtet werden

Achalasie (Kardiospasmus): Bei neurovegetativen Störungen des Muskeltonus (z.B. bei Fehlen von Plexusganglien) können Ösophagusabschnitte im Kardiabereich so eng gestellt werden, daß daraus schwere Passagestörungen und extreme Weitstellungen der Speiseröhre oberhalb der Stenose resultieren. Die genaue Beurteilung der Wandkonturen und der normalen parallelen Längsfalten im Stenosebereich ist wichtig, um maligne Prozesse auszuschließen. Oft befinden sich im prästenotischen Bereich noch Speisereste, die eine unregelmäßige Wandkontur täuschen können.

Ösophagitis: Chronische Entzündungen der Speiseröhre zeigen sich an der Verminderung der Faltenzahl, der Schleimhautatrophie und dem Verlust der Elastizität. Der Ösophagus erscheint als kaum bewegliches, starres, fibrosiertes Rohr mit unregelmäßig gezackter, flacher Schleimhaut und narbigen Stenosen. Besser gelingt die Beurteilung mit der Ösophagoskopie.

Divertikel: Umschriebene ortsständige Wandaussackungen, die sich mit Kontrastmittel füllen. Man unterscheidet Pulsionsdivertikel (Ausstülpungen der Schleimhaut durch eine Muskellücke z. B. Zenker-Divertikel) von Traktionsdivertikeln (Aussparungen der gesamten Ösophaguswand durch narbige Schrumpfung des Nachbargewebes z. B. Narbenzug bei Lymphknotentuberkulose).

Hiatushernien: Bei mangelhafter Fixation der Kardia im Hiatus des Zwerchfells kann es zu Hiatushernien kommen (Durchtritt von Magenanteilen durch den Hiatus oesophagei in den Thoraxraum). Häufig sind diese Hernien begleitet von einer verminderten Sphinkterfunktion der Kardia, was dann zu einer Refluxösophagitis führt. Man unterscheidet axiale Gleithernien (häufig), paraösophageale Her-

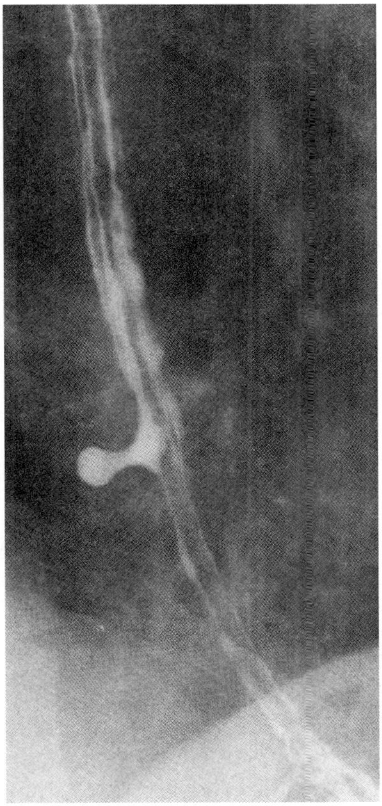

Abb. 4.**30** Kleines distales Ösophagusdivertikel, 42jähriger Patient

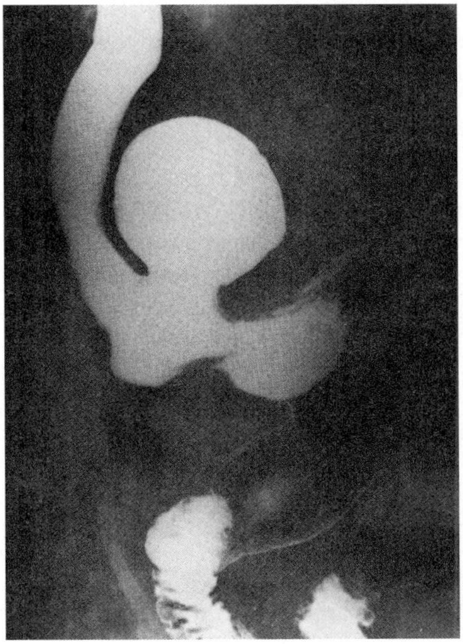

Abb. 4.**31** Typische paraösophageale Hernie, seitliche Aufnahme

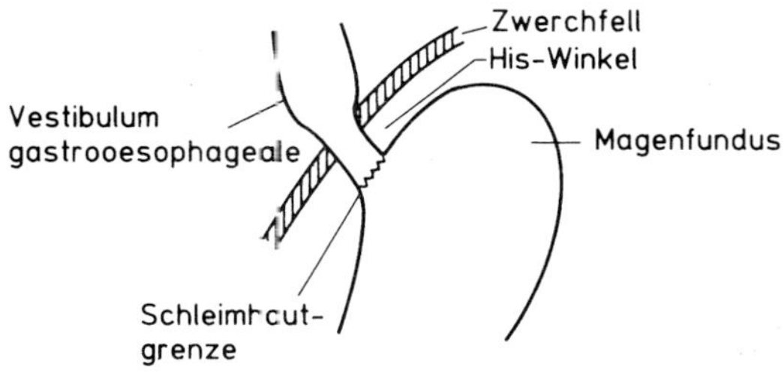

Normale Verhältnisse des gastro-ösophagealen Übergangs.

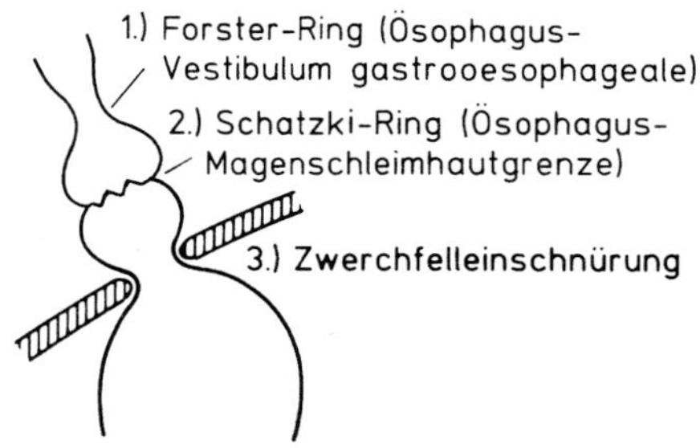

Axiale Hiatusgleithernie mit den charakteristischen drei Schnürringen.

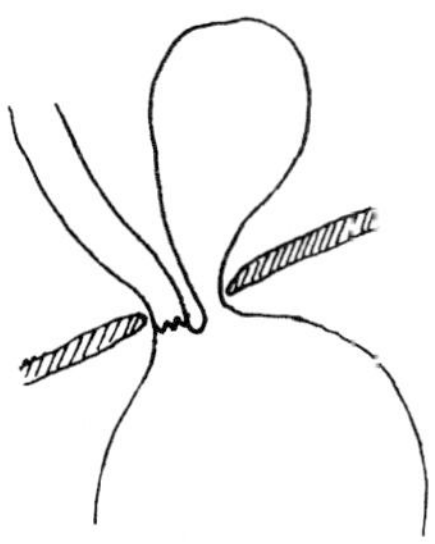

Paraösophagealhernie.

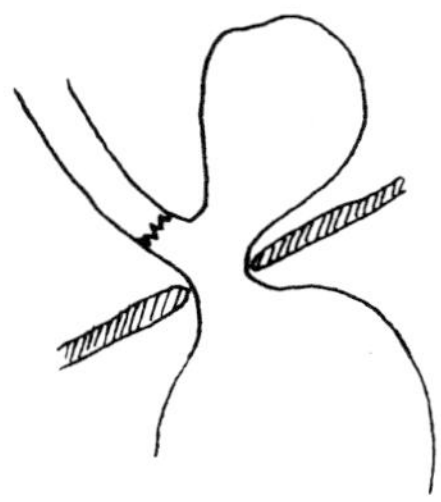

Gemischte Hernie.

Abb. 4.**32** Hiatushernien

nien und Mischformen. Der röntgenologische Befund bei axialen Gleithernien ist im Stehen meist unauffällig. In Kopftieflage im Liegen gleiten Kardia und Magenabschnitte in den Thorax, so daß oberhalb des Zwerchfells eine Erweiterung des Verdauungstrakts mit Magenschleimhaut nachweisbar ist. Die Diagnostik wird durch den Nachweis der charakteristischen drei Hafter-Ringe, die oberhalb des Zwerchfells zu liegen kommen, wesentlich erleichtert. Unter letzteren versteht man physiologische Engen des Verdauungsrohres, wobei die oberste dem Übergang Ösophagus/Vestibulum gastrooesophageale, die mittlere der Kardia (Schatzki-Ring) und die untere der Einschnürung des hernierten Magens im Hiatus des Ösophagus entspricht. Bei der paraösophagealen Hernie stülpen sich Magenteile neben dem Ösophagus in den Thoraxraum. Das Kontrastmittel fließt erst ordnungsgemäß durch die Kardia, dann aber teilweise retrograd durch den Hiatus zurück in den hernierten Magenteil. Paraösophageale Hernien können zwerchfellnahen Ösophagusdivertikeln röntgenologisch sehr ähnlich sehen. Gemischte Hernien siehe Abbildung 4.30.

Ösophagusvarizen: Bei portaler Hypertension kann Pfortaderblut über die V. gastrica dextra oder über Vv. gastricae breves über den venösen Ösophagusplexus abfließen (portokavale Anastomose), weswegen es zur Varizenbildung im unteren Ösophagusdrittel (manchmal zusätzlich im Magenfundus) kommt. Seltener sind Ösophagusvarizen im oberen Speiseröhrenbereich bei Kompression der V. cava superior oder der V. azygos bei Mediastinaltumoren (cavocavale Anastomose; Downhill-Varizen). Varizen sind nach Kontrastmittelbreischluck meist nur im Liegen bei gleichzeitigem Pressenlassen des Patienten bzw. in tiefer Exspirationsstellung sichtbar. Dann imponieren sie als polypöse, bogige, perlschnurartige Füllungsdefekte der normalerweise mit zarten Längsstreifen versehenen Ösophagusmukosa.

Tumoren: Während benigne Tumoren (Myome, Zysten, Fibrome) glatt begrenzte Füllungsdefekte und unterschiedlich deutliche Stenosen des Ösophaguslumens verursachen, führen maligne Tumoren neben Einengungen des Lumens zu einer Destruktion der Schleimhaut und zur Ulzeration der Ösophaguswand. Auffallend sind die Wandstarre und das abrupte Aufhören der Peristaltik während des Schluckvorgangs im betroffenen Gebiet. Prädilektionsstellen für maligne Neoplasien sind die drei Ösophagusengen (am oberen Ringknorpel, der Trachealbifurkation und dem Zwerchfelldurchtritt).

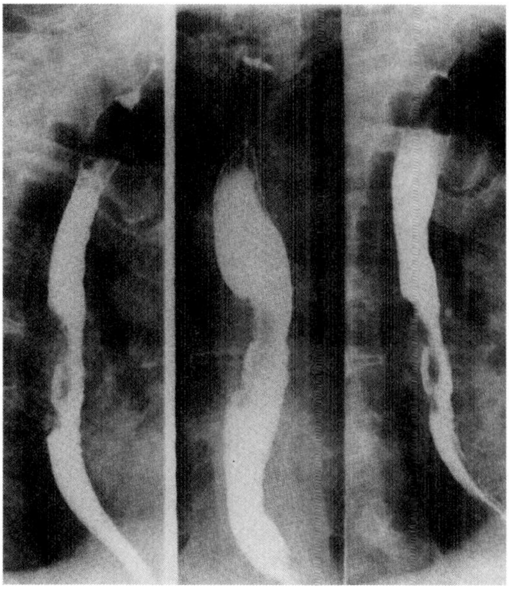

Abb. 4.**33** Ausgedehntes polypöses Ösophaguskarzinom

Nicht selten werden Computertomographien zur Abklärung der exakten Tumorausdehnung (Nachweis der Ösophaguswandverdickung) wegen des häufig langstreckigen intramuralen Wachstums durchgeführt, die gleichzeitig Aussagen über einen möglichen Lymphknotenbefall erlauben. Als aussagefähigste Staging-Untersuchung zur Feststellung der Ausdehnung eines Ösophaguskarzinoms gilt heute die Endosonographie: Ein an der Spitze eines Endoskops montierter Schallkopf ermöglicht bei dieser Technik eine Sonographie vom Lumen der Speiseröhre aus mit sehr hoher Auflösung.

4.1.6.2.2 Magen

Mit zunehmender Verbreitung endoskopischer Verfahren hat die Frequenz von Röntgenkontrastdarstellungen des Magens erheblich abgenommen. Jedoch dürfen Kontrastmitteldarstellungen und Endoskopie nicht immer als einander ausschließende Verfahren angesehen werden, sondern sie können sich bei gewissen Fragestellungen ergänzen. Beide Untersuchungsmethoden haben ihre eigenen Indikationen. Darstellungen des Magens werden in Doppelkontrasttechnik unter Durchleuchtungskontrolle durchgeführt. Der Patient darf vor der Untersuchung weder essen noch trinken noch rauchen, um größere Sekretansammlungen im Magen zu vermeiden. Aus demselben Grund sollen Kontrastmitteluntersuchungen des Magens am frühen Vormittag erfolgen. Bei Doppelkontrastdarstellungen schluckt der Patient etwa 1/2 Glas bariumhaltigen Kontrastmittels sowie ein natriumbikarbonathaltiges Pulver, das im Magen CO_2 freisetzt. Durch Umlagerungen des Patienten wird ein Kontrastmittelbeschlag aller Wandabschnitte erreicht. Unter Durchleuchtung wird der Magen sodann beurteilt. Am Ende des Untersuchungsganges kann noch eine Prallfüllung des Magens mit Kontrastmittel erfolgen, die Aussagen über Form, Weite, Lage und Entleerung des Magens erlaubt.

Typische pathologische Befunde:

Ulkus: Führendes röntgenologisches Symptom des Ulcus ventriculi ist die nach seinem Erstbeschreiber benannte Haudek-**Ulkusnische**. Etwa 70% aller Ulzera liegen an der kleinen Kurvatur, weitere etwa 20% an der Magenhinterwand. In Aufsicht erscheinen Ulzera als Fleckschatten. Stets sollte versucht werden, verdächtige Bereiche im Profil darzustellen. Dann kann man an der Ulkusbasis eine ödematöse, glatt begrenzte, zirkuläre Verdickung der Umgebung erkennen, die als wulstiger Randwall imponiert (Hamptonlinie). Die aufgeworfene ödematöse Schleimhaut in der Ulkusumgebung kann über die Ulkusnische hängen und den Nischeneingang verengen, so daß die Schleimhautränder unterminiert erscheinen, was röntgenologisch als zarte bandförmige Einschnürung des Ulkuseingangs imponiert (**Ulkuskragen**). Durch die ödematösen Veränderungen und bei chronischen Ulzera durch Narbenbildung ist die Peristaltik im Ulkusbereich gestört. Die gegenüberliegende Magenwand ist aufgrund einer spastischen Kontraktion häufig reflektorisch eingezogen (**Ulkusfinger**). Bei allen Ulzera muß differentialdiagnostisch ein Magenkarzinom ausgeschlossen werden, und die Abheilung durch Verlaufskontrollen überprüft werden. Für die Diagnostik des Ulkus wird die Gastroskopie eingesetzt, die neben einer sicheren Diagnose auch eine Probeentnahme zum Nachweis des Helicobacter pylori erlaubt.

Tumoren: Während Polypen recht leicht erkannt werden können, ist es bei Nischen und Schleimhautdefekten manchmal schwierig, ein Magenkarzinom zu diagnostizieren. Die röntgenologische Diagnostik von Magenkarzinomen stützt sich auf die klassischen Symptome des Füllungsdefekts, der Destruktion des Schleimhautreliefs, der Wandstarre mit aufgehobener Peristaltik, wobei je nach Karzinomtyp weitere diagnostische Kriterien hinzutreten. Exophytisch-polypöse Tumoren sitzen der Magenwand breit auf und ragen unregelmäßig-knollig gegen das Magenlumen vor. Ulzerierende Karzinome führen zu Defekten, die breiter als tief sind, und zeigen in ihrer Umgebung Faltenabbrüche. Diffus infiltrierende szirrhöse Karzinome erzeugen eine Wandstarre mit Elastizitäts- und Peristaltikverlust und Schrumpfung betroffener Magenareale.

4.1.6.2.3 Duodenum

Eine Darstellung vor allem des Bulbus duodeni, aber auch des proximalen Duodenums erfolgt regelmäßig im Rahmen einer Kontrastmitteldarstellung des Magens. Besonders aussagekräftig sind Doppelkontrastuntersuchungen. Ein Verfahren zur Abbildung der Randkonturen des hufeisenförmig um den Pankreaskopf gelegenen duodenalen C ist die hypotone Duodenographie. Sie kann Hinweise auf Impressionen und Infiltrationen durch an das Duodenum angrenzende intra- und retroperitoneale Organe geben (v.a. Pankreas, Gallenwegssystem, Gallenblase).

Typische pathologische Befunde:

Ulkus: Ulcera duodeni sind häufiger als Magenulzera, sie sind praktisch immer im Bulbus duodeni lokalisiert. Sie erscheinen röntgenmorphologisch kleiner als Magengeschwüre. Manchmal fallen lediglich Schleimhautdefekte sowie als indirektes Zeichen spastische Einziehungen der Bulbuswand auf. Oft lassen sich zusätzlich kleine Kontrastmitteldepots als Nischen nachweisen. Häufig, vor allem bei Rezidiven, entwickeln sich narbige Deformierungen, Schrumpfungen und Stenosierungen des Bulbus duodeni.

4.1.6.2.4 Jejunum und Ileum

Die einfachste Kontrastmitteluntersuchung des Dünndarms ist die Magen-Darm-Passage, bei der der Patient – je nach klinischer Diagnose – Bariumbrei oder jodhaltige Kontrastmittel zur oralen Einnahme erhält. Üblich sind sowohl etwa 250 ml Kontrastmittel auf einmal oder etwa 500 ml über etwa eine Stunde fraktioniert. Die Kontrastmittelpassage durch den Dünndarm wird danach in ca. 30minütigen Abständen kontrolliert. Bei normaler Passagezeit wird die Ileozökalklappe nach etwa 1 – 4 Stunden erreicht. Aussagen über Morphologie und Funktion des Dünndarms werden möglich. Gerade bei der Beurteilung von Röntgenbildern des Dünndarms sind genaue anatomische Kenntnisse nicht nur des Darms selbst, sondern auch seiner Lagebeziehungen zu anderen Organen wegen möglicher Impressionseffekte und Verdrängungen durch außerhalb des Darms gelegene Prozesse notwendig.

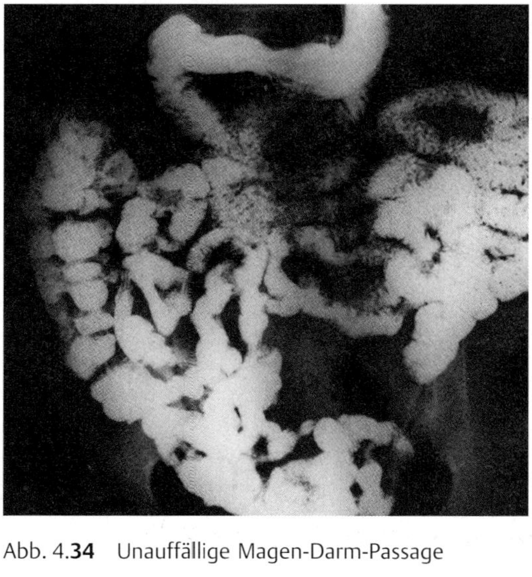

Abb. 4.**34** Unauffällige Magen-Darm-Passage

Typische pathologische Befunde:

Divertikel: Es handelt sich vorwiegend um falsche Divertikel (Mukosa stülpt sich durch die Muskularis aus), die im Röntgenbild als glatt begrenzte, rundliche Ausstülpungen imponieren. Besonders häufig kommen sie an der Pars descendens des Duodenums und besonders bei älteren Menschen entlang des Mesenterialansatzes an den Durchtrittsstellen der Gefäße vor. Sie werden meist als Zufallsbefund erkannt, da sie praktisch nie Komplikationen verursachen. Eine Besonderheit ist das Meckel-Divertikel als persistierender Ductus omphaloentericus, das sich 10 bis 100 cm vor der Ileozökalklappe befinden und ein bis zu 10 cm langer Gang sein kann.

Enteritis regionalis (Morbus Crohn): Der ebenfalls benutzte Ausdruck Ileitis terminalis ist recht unglücklich gewählt, da diese chronische granulomatöse Entzündung zwar in 60% der Fälle das terminale Ileum, aber ebenso den restlichen Verdauungstrakt befallen kann. Bei Beginn der Erkrankung sind im befallenen Darmabschnitt ein vergröbertes Faltenrelief, Schleimhautulzerationen mit fein gezähnelter Randstruktur und eine ödematöse Schwellung, später narbige Veränderungen, Fibrosen, Stenosen, Retraktionen und manchmal **Fisteln** in benachbarte Darmschlingen oder Nachbarorgane (Harnblase) erkennbar. Bei Fortschreiten der Erkrankung sind oft diese verschiedenen Stadien direkt hintereinander lokalisiert zu beobachten. Typisch für den M. Crohn ist ein segmentaler, exzentrischer, diskontinuierlicher Befall einzelner Darmareale.

4.1.6.2.5 Kolon

Eine perorale Kontrastmittelgabe erlaubt keine Beurteilung des Kolon. Zur Darstellung der Wandkonturen des Kolon hat die retrograde Doppelkontrastmethode die Prallfüllung abgelöst. Vor Durchführung einer Doppelkontrastdarstellung ist die gründliche Darmreinigung von besonderer Bedeutung (Abführmittel, Reinigungseinläufe), da Stuhlreste die Beurteilung erschweren. Zu Untersuchungsbeginn wird ein Darmrohr mit aufblasbarem Ballon zur Verhinderung eines unbeabsichtigten Heraus-

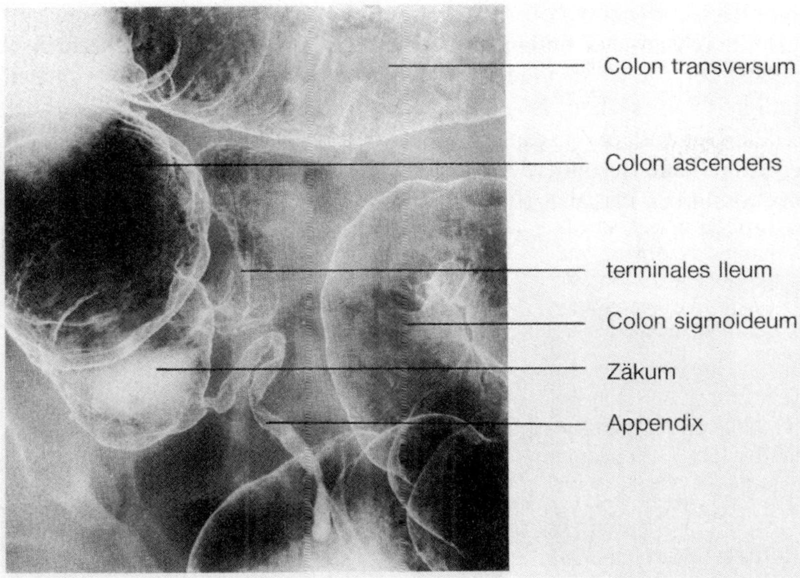

Abb. 4.**35** Akuter Schub eines M. Crohn, erhebliche Stenosierung des terminalen Ileum mit Reliefzerstörung, Ulzerationen und Vernarbungen; in den dargestellten Anteilen des Kolon Wandödem, Ulzerationen und Verlust der Haustren

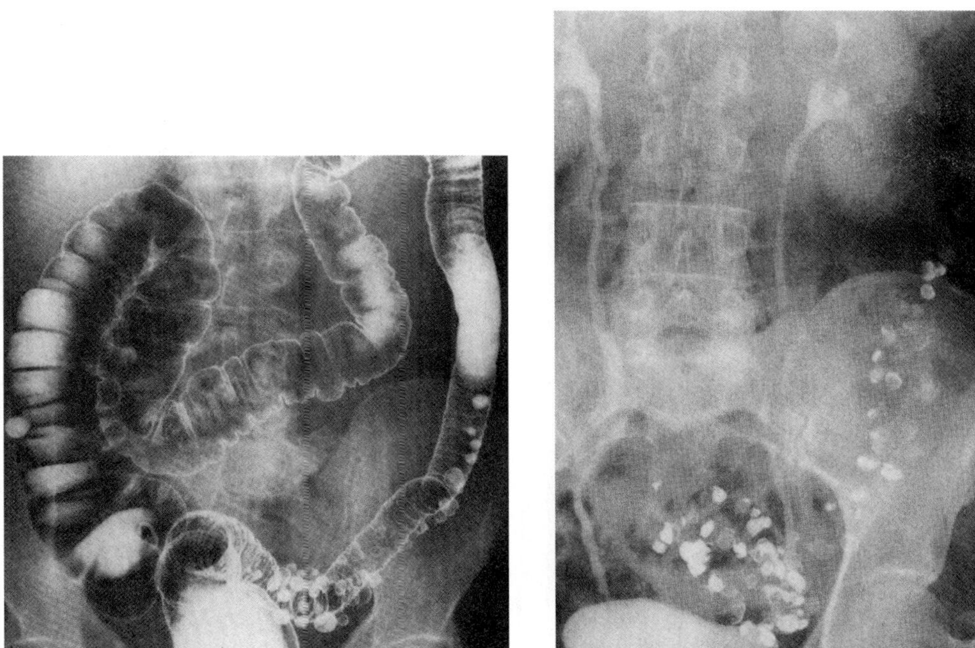

Abb. 4.**36** Divertikulose des Colon descendens und des Sigma in Doppelkontrasttechnik und zwei Tage später angefertigte Ausscheidungsurographie mit Kontrastmittelretention in diversen Divertikeln (aus: Thorn et al.: Einführung in die Röntgendiagnostik, 6. Aufl., Georg Thieme Verlag, Stuttgart, 1979)

rutschens in den After eingeführt. Hierüber wird Kontrastmittel unter Umlagerungen des Patienten appliziert. Nachdem das Kontrastmittel die Ileozökalregion erreicht hat, wird Luft insuffliert und Röntgenaufnahmen werden angefertigt.

Typische pathologische Befunde:

Divertikel: Im höheren Lebensalter hat fast jeder Mensch besonders im Sigma Divertikel. Besteht eine Wandschwäche, ist ein Prolaps von Darmschleimhaut durch die Muskularis erleichtert. Besonders an den Durchtrittsstellen der Blutgefäße am Mesenterialansatz bilden sich multiple Divertikel (Divertikulose), denen sich wegen des Ansammelns von Darminhalt oft eine bakterielle Infektion aufpfropft (Divertikulitis). Bei sonst unauffälliger Peristaltik, Lumenweite und Haustrierung erscheinen Divertikel als glattwandige Kontrastmittelausstülpungen, die noch lange nach der Kontrastmittelgabe wegen ihrer verzögerten Entleerung nachweisbar bleiben. Bei einer Divertikulitis kann das Darmlumen wegen ödematöser Schleimhautschwellungen verengt sein. Eine länger zurückliegende Divertikulitis kann zu einer narbigen Stenosierung, Abflachung des Schleimhautreliefs und aufgehobener Haustrierung führen.

Colitis ulcerosa: Diese stets auf das Kolon beschränkte chronische Entzündung beginnt typischerweise im Rektum und breitet sich oralwärts aus. Röntgenologisch treten im akuten Stadium Ulzerationen auf, die Schleimhaut sieht unregelmäßig gezähnelt aus. Die Mukosa kann am Geschwürsrand unterminiert werden, so daß sog. Kragenknopfulzera und bei Konfluieren benachbarter Geschwüre Doppelkonturierungen der Darmwand entstehen. Durch Vernarbungen verliert die Darmwand ihre Elastizität, sie wird starr, narbig und atrophisch, die Haustren verschwinden. Intakte Schleimhautinseln zwischen den Ulzera werden ödematös und hypertrophieren. Im Endstadium schrumpft und stenosiert der betroffene Darmabschnitt, er verwandelt sich in ein starres verkleinertes Rohr. Kontrolluntersuchungen sind erforderlich, da in bis zu 20% bei

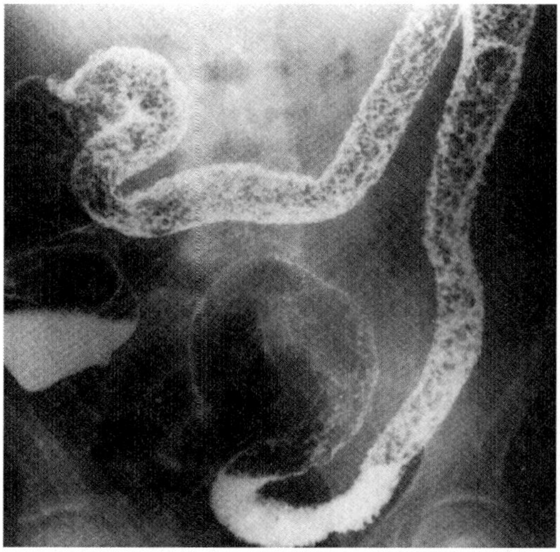
a

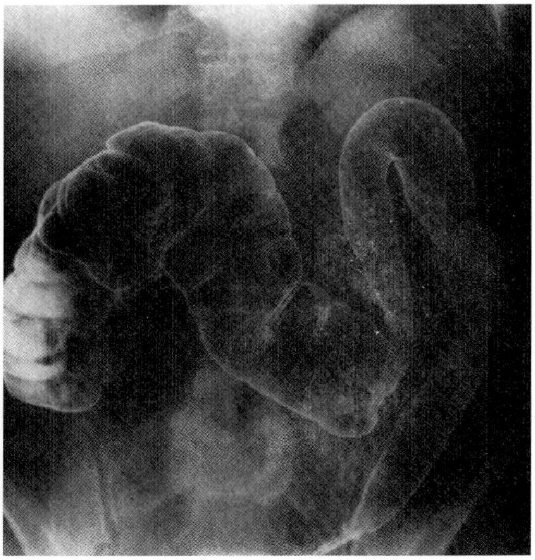
b

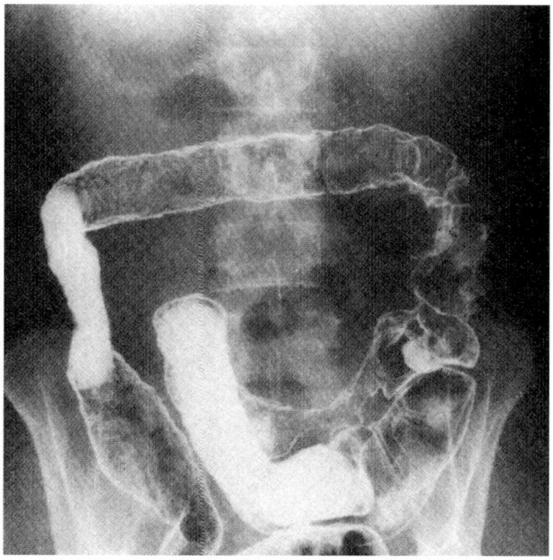
c

Abb. 4.**37 a** bis **c** Colitis ulcerosa in Doppelkontrasttechnik.

a) Ausgedehnter Befall mit Schleimhautulzerationen, pseudopolypösem Granulationsgewebe, fehlender Haustrierung

b) Befall von linkem Querkolon und Colon descendens, zahlreiche feine Ulzerationen in atrophischer Schleimhaut, fehlende Haustrierung, entzündlich narbige Stenosierung

c) Spätform, Schrumpfung des Kolons, flachbogige herabgezogene Flexuren, fehlende Haustrierung, Stenosierungen des Darmlumens

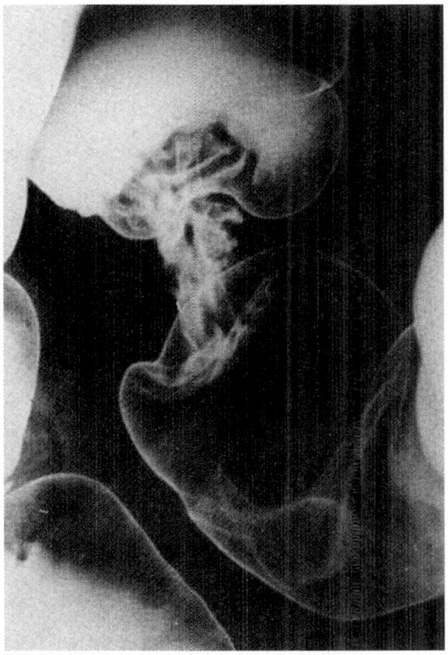

Abb. 4.**38** Typischer gestielter Polyp am Übergang Colon descendens/Sigma, aboral stenosierendes Sigmakarzinom

langjährigem chronischen Verlauf maligne Entartungen beschrieben werden.

Tumoren: Gutartig, aber als Präkanzerosen anzusehen, sind adenomatöse Polypen, die mit abnehmender Häufigkeit vom Rektum bis zum Zökum auftreten können. Ihre röntgenologische Diagnose bereitet keine Schwierigkeiten, dies gilt vor allem für gestielte größere Polypen; Verwechslungen mit Stuhlresten kommen vor. Auch Karzinome treten am häufigsten im Rektum auf. Man unterscheidet blumenkohlartig in das Darmlumen vorspringende, polypöse Karzinome, deren Oberfläche meist durch Ulzerationen zerklüftet ist, schüsselförmig exulzerierende Malignome mit wulstigen Rändern, zentraler Kraterbildung und umgebender Wandstarre sowie zirkulär stenosierende, szirrhöse Tumoren, die das Darmlumen manschettenartig einengen mit prästenotischer Dilatation.

4.1.6.2.6 Pankreas

Die bildhafte Darstellung des Pankreas und seiner morphologischen Veränderungen war lange Zeit problematisch, ist heute jedoch durch Sonographie und Computertomographie vereinfacht. Auf der Abdomenübersichtsaufnahme sind zu sehen: Verkalkungen des Pankreas bei chronisch rezidivierender Pankreatitis, kalkhaltige Gallenblasen- und Gallenwegskonkremente, meteoristische Luftansammlungen bis hin zu paralytischen Spiegelbildungen benachbarter Magen-Darm-Areale bei akuter Pankreatitis. Bei Verdacht auf eine Pankreasaffektion sollte zusätzlich eine Thoraxübersichtsaufnahme angefertigt werden, da möglicherweise Zwerchfellhochstand, Pleuraergüsse etc. vorliegen können. Wegen der engen Lagebeziehungen des Pankreas zum Magen und Duodenum kann eine Magen-Doppelkontrastdarstellung, eine Magen-Darm-Passage oder idealerweise eine hypotone Duodenographie Wandinfiltrationen, Impressionen etc. der genannten Organe aufdecken. Lediglich bei akuter Pankreatitis ist eine Kontrastmitteldarstellung des oberen Magen-Darm-Trakts wegen der hiermit verbundenen Sekretionsreizung des Pankreas nicht zulässig. Aussagefähige Darstellungen des Pankreasgangsystems und somit indirekte Aussagen über Morphe und pathologische Veränderungen des Organs gelingen mittels der endoskopischen retrograden Pankreatikographie (ERP). Hierbei wird mittels eines in das Duodenum vorgeschobenen Endoskops der Pankreasgang sondiert und retrograd mit Kontrastmittel gefüllt. Deformierungen des Gangsystems etwa bei chronischer Pankreatitis, Verdrängungen oder Gangabbrüche bei Malignomen etc. werden so erkennbar. Die Sonographie des Pankreas steht heute am Anfang der Diagnostik, wird allerdings nicht selten erschwert durch Darmgasüberlagerungen. In diesen Fällen sowie bei unklaren Befunden hilft die Computertomographie ggf. nativ sowie nach intravenöser Kontrastmittelapplikation, die in der Regel (vor allem bei adipösen Patienten mit demaskierendem Fettgewebe in der Umgebung des Organs) eine gute Beurteilung des Organs gestattet.

Typische pathologische Veränderungen:

Pankreatitis: Die **akute Pankreatitis** läßt sich oftmals bereits bei Betrachtung einer Abdomenübersichtsaufnahme aus dem geblähten atonischen Magen und Duodenum, sowie an Darmmotilitätsstörungen bis hin zum reflektorischen paralytischen Ileus vermuten. In der Thoraxübersichtsaufnahme können sich Winkelergüsse, linksseitiger Zwerchfellhochstand, entzündliche basale Infiltrate und Atelektasen finden. Im CT sieht man ein ödematös vergrößertes hypodenses Pankreas mit Flüssigkeitsexsudation (manchmal Aszites), mit Nekrosestraßen in die Umgebung, sowie mit Nekrosen im Pankreas selbst. Die Anfärbung des Organs nach intravenöser Kontrastmittelgabe ist inhomogen. Sonographisch erscheint das Organ echoarm, inhomogen und walzenförmig aufgetrieben. Bei **chronischer Pankreatitis** kann die ganze Palette der diagnostischen Möglichkeiten eingesetzt werden: Die Abdomenleeraufnahme kann schollige Verkalkungen zeigen, sonographisch kann sich eine inhomogene Echostruktur darstellen, ggf. mit Pseudozystenbildungen und unregelmäßiger Organoberfläche. Die retrograde Pankreatikographie kann Lumenschwankungen, Verziehungen, Ektasien der Pankreashauptgänge und Rarefizierung der Seitenäste zeigen. Computertomographisch lassen sich Verkalkungen, Pseudozysten, Narbenbildungen und Konturstörungen besonders gut beurteilen. Bei der hypotonen Duodenographie können Verziehungen des Duodenums und seltener des Magens sowie eine Ausziehung der Papille wegen narbiger Schrumpfung des Pankreas erkennbar werden. Bei Pseudozystenbildung findet man zusätzlich Impressionen im Bereich des Magen-Darm-Trakts.

Tumoren: Zysten (meist postentzündliche Pseudozysten) können bis zu Kindskopfgröße erreichen mit entsprechenden Impressionen von Nachbarorganen; ihre Diagnostik fällt in der Regel leicht. Inselzelladenome zeigen sich meist nur angiographisch in der kapillären Phase oder im CT. Zur Diagnostik kleiner Karzinome müssen oft die Befunde mehrerer Einzeluntersuchungen zusammengetragen werden: Im CT fallen umschriebene Dichteänderungen ab einer Größe von etwa 1 cm auf. Sonographisch können bei guter Sicht und entsprechender Lokalisation auch kleinere Prozesse als meist echoarme Strukturen erkannt werden. Bei der endoskopischen Pankreatikographie können sich Gangabbrüche darstellen. Im Angiogramm können pathologische Gefäße auffallen.

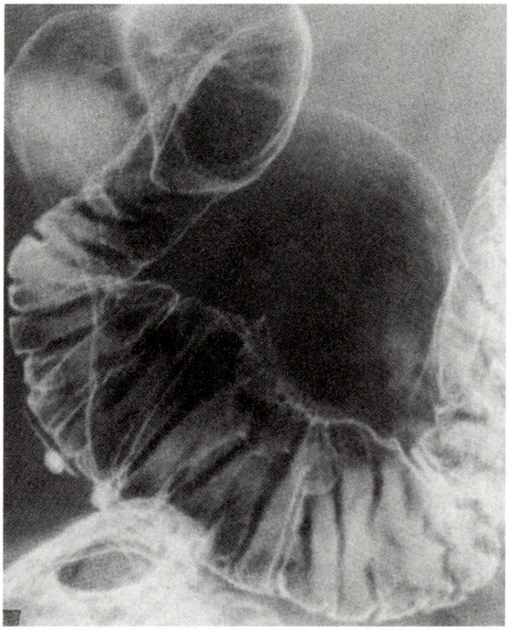

Abb. 4.**39** In das Duodenum infiltrierendes Pankreaskopfkarzinom. In der hypotonen Duodenographie werden die Impression und Infiltration des Duodenums durch den polypös wachsenden Tumor besonders deutlich

4.1.7 Nativ- und Kontrastuntersuchung des Urogenitaltrakts

Bereits die **Abdomenleeraufnahme** kann einige wichtige Aussagen über das Urogenitalsystem erbringen. Sie erfolgt vor allen weiteren radiologischen Untersuchungen. Wegen der Absorptionsunterschiede zwischen Nieren und umgebendem Fettgewebe treten die Konturen der Nieren meist deutlich genug hervor, so daß orientierende Aussagen über Lage, Form und Größe der Nieren sowie über konkrementverdächtige Verschattungen möglich werden. Bei entsprechender Füllung wird auch die Harnblase erkennbar. Veränderungen der meist gut sichtbaren Psoasrandschatten können Hinweise auf retroperitoneale Prozesse ergeben. Tomogramme bzw. Zonographien (Schichtaufnahmetechnik mit dicker abgebildeter Nierenschicht) können nähere Informationen liefern und beispielsweise eine exakte Zuordnung von Kalkschatten zur Niere zulassen. Die Abdomenübersichtsaufnahme, wie auch die im folgenden erläuterten Röntgenaufnahmen, sollten im Liegen angefertigt werden, da ein Herabsinken der Abdominalorgane im Stehen die Beurteilung erschweren würde.

Standardkontrastmitteluntersuchung ist das **Ausscheidungsurogramm**. Zum Einsatz kommen jodhaltige Benzoesäure-Salzverbindungen, die selektiv über die Nieren ausgeschieden werden. Die heute erhältlichen hochkonzentrierten Kontrastmittel machen das früher erforderliche 12stündige Dursten vor der Untersuchung zur Vermeidung einer zu starken Kontrastmittelverdünnung überflüssig. Bereits kurz nach der Kontrastmittelinjektion oder -infusion beginnt die Kontrastmittelausscheidung über die Nieren. Üblicherweise werden Röntgenaufnahmen in gewissen zeitlichen Abständen innerhalb der ersten 20 Minuten nach der Kontrastmittelapplikation angefertigt. Durch die Kontrastierung des Nierenparenchyms, des Hohlraumsystems sowie der ableitenden Harnwege lassen sich Aussagen über die anatomischen und funktionellen Verhältnisse gewinnen. Zur Vorbereitung des Ausscheidungsurogramms sollte am Tag vor der Untersuchung nur schlackenarme, nicht blähende Kost eingenommen werden (ggf. mit medikamentöser Unterstützung, z.B. Lefax®), ggf. ein Reinigungseinlauf des Dickdarms am Vorabend durchgeführt und am Untersuchungstag selbst nichts mehr gegessen werden, um störende Darmgasüberlagerungen der Nieren zu vermeiden. Bei stark eingeschränkter

Nierenfunktion wird jedoch keine ausreichende Kontrastierung der Nieren mehr erzielt. Je nach klinischen Befunden und Fragestellung sind einige Modifikationen der Untersuchungstechnik möglich, von denen einige wichtige im folgenden genannt seien:

- Mittels des **Frühurogramms** (Röntgenaufnahmen ab etwa 20 sec nach rascher intravenöser Kontrastmittelinjektion) können zeitliche Verzögerungen der Nierenparenchymanfärbung vor allem bei einseitiger Nierenarterienstenose erkannt werden.
- Nach üblichem Untersuchungsgang können zusätzliche Röntgenaufnahmen nach 1–24 und sogar bis nach 48 Stunden angefertigt werden (**Späturographie**), um bei zunächst stummer Niere (z. B. Harnstauungsniere) doch noch eine Restfunktion erkennen zu können.
- Bei Verdacht auf Wanderniere kann eine zusätzliche Röntgenaufnahme am stehenden Patienten angefertigt werden (**Stehurographie**), wodurch eine abnorme Verschieblichkeit der entsprechenden Niere mit Abknickung des Ureters sichtbar werden kann.

Eine **retrograde Pyelographie** ist bei urographisch stummer, d. h. bei funktionsloser Niere sinnvoll und ermöglicht hier eine Abbildung der anatomischen Verhältnisse des Nierenbeckenkelchsystems. Bei dieser Untersuchung wird nach Einführung eines Zystoskops in die Harnblase und Aufsuchen der Ureterostien ein röntgendichter Ureterkatheter bis zum Nierenbecken vorgeschoben. Dann werden etwa 4 ml Kontrastmittel instilliert. Die Doppelkontrastdarstellung mit zusätzlicher Luftinsufflation kann eine noch bessere Darstellung ermöglichen. Allerdings muß die Indikation für diese Untersuchung wegen der Gefahr der Einschleusung pathogener Keime (Pyelonephritis) sehr streng gestellt werden.
Bei Erkrankungen der Harnblase oder zur Prüfung eines vesikoureteralen Refluxes wird über einen in die Blase vorgeschobenen Katheter bzw. nach suprapubischer Punktion die Blase mit positivem, negativem oder mit der Doppelkontrastmethode dargestellt (**retrograde Zystographie**). In vielen Fällen ist eine Darstellung der Nierengefäße (**Nierenangiographie**) sinnvoll. So ist beispielsweise nur diese Methode geeignet, vor Operationen maligner Tumoren das Ausbreitungsgebiet und die arterielle Versorgung sicher genug festzulegen. Bei der Etagenaortographie wird über einen Katheter oder direkt nach translumbaler Aortenpunktion Kontrastmittel kranial vom Abgang der Nierenarterien in die Aorta injiziert. Bei einer solchen Übersichtsangiographie werden nicht nur die Nieren, sondern gleichzeitig auffällige Prozesse der Nebennieren, der Ureteren, der Blase und des kleinen Beckens erkennbar; diese Methode wird auch etwa zur Diagnostik einer Nierenarterienabgangsstenose eingesetzt. Bei spezifischen, die Nieren betreffenden Fragestellungen können selektiv mittels eines transfemoral vorgeschobenen Katheters die Nierenarterien dargestellt werden.
Indikation zur Computertomographie ist vor allem die Diagnostik sowie die Feststellung von Ausdehnung und Operabilität gut- und bösartiger Tumoren der Nieren. Sonographisch sind die Nieren als retroperitoneale, nicht von Luft überlagerte Organe sehr gut darstellbar. Gerade in der Nephrologie haben auch szintigraphische Methoden einen hohen Stellenwert.
Folgende wichtige Befunde können durch die beschriebenen röntgenologischen Methoden erhoben werden, wobei die gerade im Urogenitaltrakt recht häufigen angeborenen Mißbildungen (Zystenniere, Markschwammniere, Hufeisenniere usw.) außer Beachtung bleiben:

Pyelonephritis: Während die akute Pyelonephritis röntgenologisch symptomarm ist (allenfalls findet man als Zeichen einer ödematös angeschwollenen Niere eine verminderte Kontrastmittelanreicherung und verengte Nierenkelche), führt die chronische Pyelonephritis zu typischen Deformitäten: Die Rinde wird schmaler und zeigt narbige Einziehungen über den Kelchen, das Hohlraumsystem wird plumper, die Papillen flachen ab, die ursprünglich scharfkantige Becherform geht verloren, die Kelche werden kolbig aufgetrieben, in Verlauf und Kaliber unregelmäßig, verzogen und rücken zusammen; am Ende eines lange fortschreitenden Prozesses liegt eine weitgehend funktionslose Schrumpfniere vor. Manchmal sind Kalkeinlagerungen im Narbengewebe erkennbar. Ist nur eine Niere betroffen, kann die andere kompensatorisch hypertrophiert sein.

Glomerulonephritis: Die Diagnose dieser abakteriellen Nierenentzündung erfolgt vornehmlich klinisch sowie durch Laboruntersuchungen, jedoch nicht röntgenologisch, da sich in Frühstadien keine auffälligen Röntgenbefunde ergeben. Die Ausscheidungsurographie eignet sich lediglich für Verlaufskontrollen – bei chronischer Glomerulonephritis sind beide Nieren (eine chronische Pyelonephritis kann hingegen lediglich eine Niere oder sogar nur Teile einer Niere betreffen) diffus verkleinert, das Nierenparenchym ist verschmälert, das Nierenbeckenkelchsystem geschrumpft, die Kontrastmittelausscheidungsfähigkeit der Nieren herabgesetzt; im Endeffekt können funktionslose Schrumpfnieren resultieren.

Nephroptose (Ren mobilis, Wanderniere): Hauptsächlich bei asthenischen Frauen können die Nieren beim Aufrichten aus dem Liegen um die Querachse rotieren und nach kaudal abkippen, während die Nebennieren unverändert liegen bleiben. Die Dia-

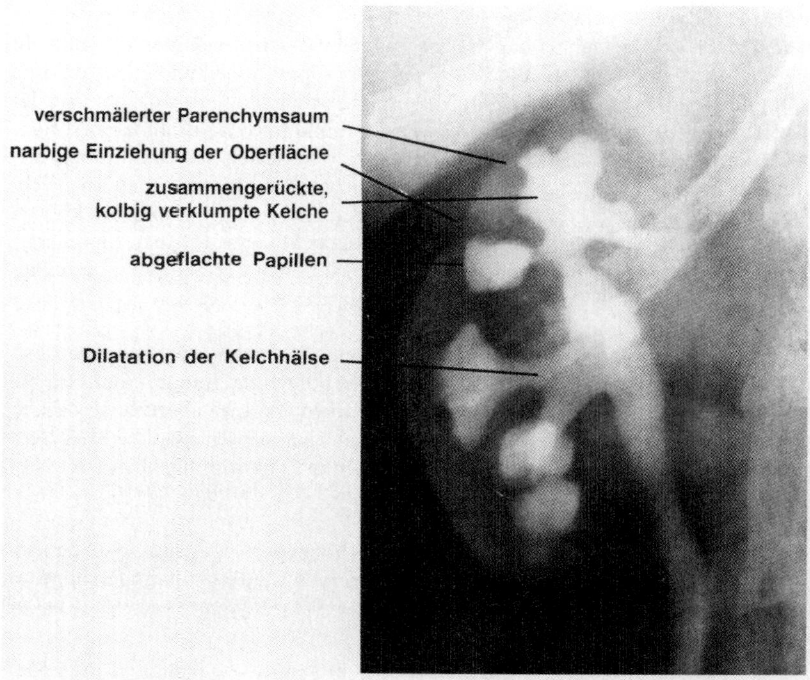

Abb. 4.**40** Typische Veränderungen bei chronischer Pyelonephritis (aus: Thurn et al.: Einführung in die Röntgendiagnostik, 6. Aufl., Georg Thieme Verlag, Stuttgart, 1979)

gnostik: Durchführung eines Ausscheidungsurogramms, dabei eine Aufnahme im Liegen und eine im Stehen. Als Grenzwert gilt eine Beweglichkeit von zwei Wirbelkörperhöhen. Wegen des Abknikkens des Ureters kann eine Harnabflußstörung mit einer Hydronephrose als Folge resultieren. Außerdem ist meist die zuführende Arterie gedreht, elongiert und fibromuskulär hyperplasiert, so daß die Niere vermindert durchblutet wird mit einem renalen Hochdruck als Folge.

Urolithiasis: Über 90% aller Konkremente im Bereich der ableitenden Harnwege sind röntgenschattengebend, d.h. kalkhaltig und somit bei entsprechender Größe auf Übersichtsaufnahmen erkennbar. Steine können solitär oder multipel vorkommen. Je nach ihrer Lage unterscheidet man Kelch-, Nierenbecken- und Harnleitersteine. Alle Steingrößen sind möglich von sandförmigem Grieß bis zu korallenförmigen Nierenbeckenausgußsteinen. Harnleitersteine können klinisch zu einer Nierenkolik und röntgenologisch zu einer obstruktiven Uropathie führen. Nach Kontrastmittelgabe zeigt sich eine verzögerte Kontrastmittelausscheidung in ein dilatiertes Nierenbeckenkelchsystem. Die Niere der betroffenen Seite ist diffus vergrößert, das Parenchym bleibt lange kontrastmittelgefärbt, der Ureter stellt sich dilatiert dar. In Höhe des Konkrements fällt – bei entsprechender Größe desselben – ein Kontrastmittelabbruch auf. Chronische Harnstauungen führen zum Bild einer Hydronephrose mit Atrophie des Nierenparenchyms, sackförmig erweitertem Hohlraumsystem und Megaureter.

Reflux: Bei kongenitalen Anomalien, Schrumpfblase, chronischen Entzündungen, nervalen Störungen etc. kann ein vesikoureteraler Reflux entstehen, der durch **Miktionsureterographie** (Blasendarstellung mit Ureteren während der Miktion im Anschluß an eine Ausscheidungsurographie oder im Rahmen einer Zystographie) nachgewiesen werden kann. Bei hochgradiger Störung findet ein Reflux auch zwischen den Miktionen statt. Folge können rezidivierende Pyelonephritiden, Ureterdilatationen bis hin zu Hydronephrosen sein. Wichtig ist neben der Feststellung eines vesiko-ureteralen Refluxes die Beurteilung der Refluxstärke, des Refluxausmaßes (Höhe des Aufsteigens des Kontrastmittels in den Ureteren bei Miktion), des Refluxzeitpunkts (gegen Ende der Miktion, bei maximal gefüllter Harnblase oder bereits bei normalem Ruhetonus). In der Pädiatrie interessiert zudem die Anatomie des ureterovesikalen Übergangs (Ureterfehleinmündung, Verkürzung des intramuralen Uretersegments, das für die Suffizienz des Verschlusses hauptverantwortlich ist, mit nahezu rechtwinkligem statt spitzwinkligem Durchtritt des Ureters durch die Blasenwand).

Nierenarterienstenose: Im Frühurogramm fällt auf der betreffenden Seite eine verspätete Parenchymanfärbung und eine verzögerte Kontrastmittelausscheidung in das Nierenbeckenhohlraumsystem auf (Seitenvergleich!), ferner ist die minderdurchblutete Niere meist kleiner als die normal durchblutete. Selbstverständlich kann mittels geeigneter angiographischer Techniken die Stenose direkt sichtbar gemacht werden und eine Differenzierung in arteriosklerotische Plaques (oft Nierenarterienabgangsstenosen) oder in eine fibromuskuläre Dysplasie erfolgen. Bei letzterer (betrifft vornehmlich jüngere Frauen) findet man hintereinandergeschaltete Nierenarterieneinengungen mit poststenotischen aneurysmatischen Erweiterungen als Folge einer anlagebedingten Mißbildung der Arterienwandung.

Nierentumoren: Bereits auf Abdomenübersichtsaufnahmen können bei entsprechender Tumorgröße Randkonturvorbuckelungen und -unregelmäßigkeiten erkennbar werden. Im Ausscheidungsurogramm fallen zusätzlich oft Verdrängungen, Verziehungen und Füllungsdefekte des Nierenbeckenkelchsystems auf. Sonographisch können die häufigen benignen Zysten als harmlose Ursache beschriebener Veränderungen sicher abgegrenzt werden. Besteht der Verdacht auf ein Malignom (hypernephroides Karzinom), schließt sich in der Regel eine Angiographie an, die in über 90% aller Nierenmalignome typische pathologische Gefäße mit Kaliberschwankungen, aneurysmatischen Erweiterungen, Lakunen, irregulärem Verlauf, arteriovenösen Kurzschlüssen etc. zeigt, sowie Ausdehnung und Gefäßversorgung des Tumors erkennen läßt. Computertomographisch imponieren Verformungen des Nierenparenchyms, Destruktionen des Kelchsystems, Konturunregelmäßigkeiten, ggf. Nekrosen und organüberschreitendes Wachstum. Nach intravenöser Kontrastmittelgabe zeigt sich im CT häufig eine intensive Kontrastierung des Tumors infolge des hohen Vaskularisationsgrades. Inhomogenitäten kommen durch Tumornekrosen zustande. Einbrechen des Tumors in den perirenalen Raum, in das Gefäßsystem, sowie vergrößerte regionale Lymphknoten können als prognostisch ungünstige Zeichen erkennbar werden.

4.1.8 Arthrographie

Gelenkknorpel, Bänder, Periost, synoviale Gelenkauskleidung etc. stellen sich aufgrund ihrer geringen Strahlenabsorption auf Übersichtsaufnahmen nicht dar und können folglich weder untereinander noch vom umgebenden Weichteilgewebe differenziert werden. So entspricht der auf Röntgennativaufnahmen sichtbare Gelenkspalt nicht der wahren anatomischen Gelenkspaltbreite, sondern dem Raum zwischen den knöchernen Gelenkenden. Normalerweise reicht die Beurteilung der Breite dieses Raums und der knöchernen Gelenkenden zur Abschätzung des Zustands der Gelenkknorpel aus. Eine Abnahme der normalen Gelenkspaltweite, evtl. zusammen mit Veränderungen des subchondralen Knochens wie Geröllzystenbildung, spricht für eine degenerative Gelenkveränderung. Interessiert jedoch der genaue Zustand der Gelenkflächen, die Gelenkknorpeldicke, das Aussehen der Synovia, des Kapselapparates oder etwa von Menisken, kann eine Arthrographie erfolgen. Sie wird mit wasserlöslichen jodhaltigen positiven Kontrastmitteln oder in Doppelkontrasttechnik durchgeführt. Außer am Knie wird die Arthrographie am Sprung-, Schulter-, Hüft-, Kiefer- und Ellbogengelenk durchgeführt. Seit Einführung der Arthroskopie mit der gleichzeitigen Möglichkeit der Therapie werden Arthrographien seltener.

4.1.9 Lymphographie

Zur Darstellung von Lymphbahnen und Lymphknoten wird zunächst ein nicht kapillargängiger Farbstoff subkutan injiziert. Hierdurch stellen sich nach etwa 20 Minuten die oberflächlichen, den Farbstoff abtransportierenden Lymphbahnen dar. Man sollte den Patienten darauf aufmerksam machen, daß der Farbstoff zu einer länger sichtbaren, blaugrünen Hautverfärbung an der Injektionsstelle und zu einer mehrere Tage lang anhaltenden Verfärbung des Urins führt. Nach Darstellung der oberflächlichen Lymphbahnen werden unter Lokalanästhesie ein Lymphgefäß freipräpariert und 6–8 ml eines öligen Kontrastmittels langsam über etwa 2 Stunden am liegenden Patienten injiziert (bei zu rascher Injektion Gefahr der Ölembolie der Lunge). Danach können in verschiedenen Ebenen Röntgenaufnahmen des dargestellten Lymphgefäßgebiets (Lymphangiogramm) und etwa 24 h nach der Kontrastmittelinjektion der inzwischen kontrastierten Lymphknoten (Lymphadenogramm) angefertigt werden. Gegenüber etwa der Computertomographie hat dieses Verfahren den Vorteil, daß nicht nur die Größe der Lymphknoten, sondern auch deren genaue Struktur und darüber hinaus auch die Lymphbahnen dargestellt werden. Da das bei der Lymphographie applizierte Kontrastmittel wochenlang in angefärbten Lymphknoten verbleibt, sind Verlaufskontrollen zur Feststellung von Größe und Strukturauffälligkeiten letzterer unter einer Therapie (z.B. Radiatio oder Chemotherapie eines M. Hodgkin) einfach durch Röntgenkontrollaufnahmen möglich ohne neuerliche Kontrastmittelapplikation. So wichtige Lymphknotengebiete wie die der Nieren-, Milz-, Leber-, Lungenhili und die mesenterialen und mediastinalen Lymphknoten entziehen sich der Darstellung. Fehlbeurteilungen können sich bei Lymphknotengruppen ergeben, die neben dem Kontrastmittel auch Zufluß aus nicht kontrastierten Lymphbahnen erhalten. Kontrastmittelaussparungen solcher Lymphknoten (z.B. entlang der A. iliaca communis, die Zuflüsse aus den kontrastierten Lymphbahnen des Beins und den nicht kontrastierten paraaortalen Lymphgefäßen und denen der A. iliaca interna erhalten) können metastatisch oder durch Zufluß kontrastmittelfreier Lymphe bedingt sein (Einstromphänomen). So ist eine aussagekräftige Darstellung von Lymphknoten nur bis etwa in Höhe von LWK 2 möglich. Mit der Lymphographie können auch normal große Lymphknoten beurteilt werden. So führen Lymphknotenmetastasen zu Speicherdefekten und unregelmäßiger Kontur der kontrastierten Lymphknoten, wohingegen Sonographie und Computertomographie nur deutlich vergrößerte Lymphknoten als pathologisch identifizieren können. Jedoch ist die Untersuchungsmethode aufwendig, nur an wenigen geeigneten Lymphknotengruppen einsetzbar und in ihrer Aussage durch eine Reihe von Fehlermöglichkeiten eingeschränkt. So haben Sonographie und Computertomographie die Indikation zur Lymphographie bei Verdacht auf Systemerkrankungen wie M. Hodgkin oder andere Lymphome und auf metastatischen Lymphknotenbefall etwa bei Melanomen, Blasen-, Genitaltumoren etc. in letzter Zeit wesentlich eingeschränkt. Eingesetzt wird das Verfahren heute insbesondere noch bei unklaren Schwellungszuständen von Extremitäten zum Nachweis von Lymphangiopathien, Lymphgefäßhypoplasien, Lymphfisteln u.ä.

4.1.10 Myelographie

Unter der Myelographie versteht man die Darstellung des spinalen Subarachnoidalraums mit positiven oder negativen Kontrastmitteln. Hierbei wird das Kontrastmittel nach subokzipitaler oder lumbaler Punktion in den Liquorraum des auf der Seite liegenden Patienten injiziert, dann wird der Patient aufgerichtet bzw. in Kopftieflage gebracht, so daß das Kontrastmittel durch den Spinalkanal fließen kann. Eventuelle Kontrastmittelstops, Aussparungen etc. können so kenntlich gemacht werden. An die verwendeten Kontrastmittel werden sehr hohe Anforderungen gestellt – beispielsweise müssen sie einen ähnlichen osmotischen Druck wie der Liquor haben, da sonst erhebliche Schmerzen und neurologische Ausfälle durch Nervenschädigungen auftreten können. Die heute eingesetzten wasserlöslichen nichtionischen Kontrastmittel werden spontan innerhalb von 6 – 8 Stunden resorbiert. Ihre Viskosität ist so niedrig, daß sie in sämtliche Strukturen und Aussackungen des spinalen Subarachnoidalraums vordringen, u.a. stellen sie gut die Wurzeltaschen dar, weswegen Myelographien manchmal als Radikulographien bezeichnet werden. Nach der Myelographie sollte für etwa 5 Stunden eine halbsitzende Lagerung eingehalten werden. Während oder direkt nach der Untersuchung auftretende Kopfschmerzen sind in der Regel auf eine Reizung der basalen Zisternen durch das Kontrastmittel zurückzuführen, der Patient sollte sich in diesen Fällen aufrecht hinsetzen, damit das Kontrastmittel wieder in den Spinalkanal abfließt. Nach längerer Latenzzeit auftretende Kopfschmerzen sind auf den Liquorverlust zurückzuführen, sie können bis zu einer Woche anhalten.

Computertomographie und Kernspintomographie haben die Frequenz durchgeführter Myelographien drastisch gesenkt. Die invasive, unangenehme und mit Komplikationsmöglichkeiten behaftete Myelographie wird vornehmlich noch bei Verdacht auf einen Tumor im Bereich des Rückenmarks sowie bei symptomatischem Bandscheibenvorfall mit neurologischer Symptomatik eingesetzt. Raumverdrängende Prozesse sowie Bandscheibenverlagerungen in den Spinalkanal führen zu typischen Formveränderungen des myelographischen Bildes:

- **intramedulläre Tumoren** (15%; z.B. Ependymome, Gliome) führen zu einem vollständigen Kontrastmittelstop oder werden beidseitig von Kontrastmittel konvexbogig umschlossen
- **extramedulläre, intradurale Tumoren** (60%; z.B. Neurinome, Meningeome) liegen exzentrisch und verdrängen daher das Rückenmark zur Gegenseite, so daß sich das Kontrastmittel kappenartig über und unter dem Tumor ansammelt
- **extradurale Tumoren** (25%; z.B. Knochenmetastasen, Chordome, Abszesse) verdrängen das Mark konvexbogig zur Gegenseite und werden – sofern nicht ein vollständiger Kontrastmittelstop vorliegt – nur medial vom Kontrastmittel abgegrenzt.

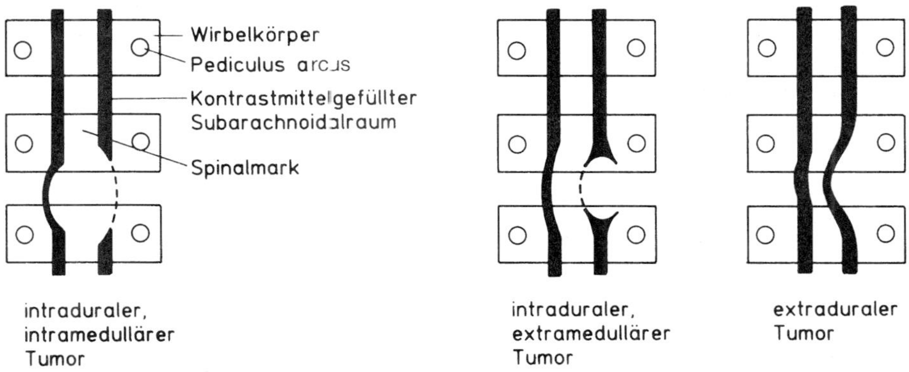

Abb. 4.**41** Kontrastmittelaussparungen bei verschiedenen Tumoren des Rückenmarks

Eine besondere Form eines extraduralen Tumors ist die Protrusio oder der Prolaps einer Bandscheibe. Die Kompression der Durasackvorderwand durch die prolabierte Bandscheibe läßt sich besonders gut auf seitlichen Aufnahmen darstellen. Bei weit lateral gelegenen Prolapsen kann eine Verkürzung, Deformierung oder Totalkompression (= Amputation) einer Wurzeltasche auf a.-p.-Aufnahmen vorrangiges oder einziges myelographisches Symptom sein.

Ein weiteres Einsatzgebiet der Myelographie ist der Verdacht auf eine Plexusschädigung: Bei Gewalteinwirkungen mit Hyperextension der Wirbelsäule (Zweiradunfälle!) können Nervenwurzeln hauptsächlich im Bereich des Plexus brachialis aus dem Rückenmark ausreißen. Bei der Myelographie erkennt man einen solchen Sachverhalt am Kontrastmittelaustritt aus den Wurzeltaschen in den paravertebralen Raum.

4.1.11 Mammographie

Die Untersuchung der weiblichen Brust stellt den Radiologen vor größere Probleme, denn die Dichteunterschiede des Drüsen-, Fett- und Bindegewebes und ihrer möglichen Veränderungen sind außerordentlich gering. Ferner gibt es an sich keinen „normalen" Röntgenbefund der Mamma, da diese je nach Lebensalter ganz verschieden aussehen kann und auch je nach Zyklusphase verschiedene Befunde erhoben werden können. Verwendet werden dürfen nur geringe Strahlenenergien von 25 bis 40 kV, da bei höheren Spannungen die Strahlenabsorption der Mamma zu gering wäre und der Röntgenfilm homogen geschwärzt würde. Da Molybdän im Energiebereich von 20 kV seine charakteristische Röntgenstrahlung emittiert, wird diese Substanz besonders häufig als Anodenmaterial bei Mammographiegeräten verwendet. Die Strahlung darf ferner nicht gefiltert werden, damit sie nicht aufgehärtet wird. Deshalb sollte das Strahlenaustrittsfenster der Röntgenröhre auch nicht aus normalem Glas, sondern beispielsweise aus dem noch weniger strahlenabsorbierenden Beryllium bestehen. Es müssen wegen der Feinheit der Strukturen der Mamma (Mikrokalzifikationen bis zu 0,1 mm Durchmesser sollten noch erkannt werden können!) besonders feinzeichnende (feinkörnige) Röntgenfilme benutzt werden, und zwar ohne Verstärkungsfolien. Wegen der weichen Strahlung und des besonderen Filmmaterials ist allerdings die Röntgenuntersuchung der Mamma mit einer recht hohen Strahlenbelastung verbunden. Daher sind Bedenken gegen die Praxis von regelmäßigen Röntgenkontrolluntersuchungen im Abstand von 1 oder 2 Jahren bei mammatumorgefährdeten jungen Frauen (vor dem 50.–55. Lebensjahr) laut geworden. In der Regel werden zwei Aufnahmen der weiblichen Brust angefertigt, und zwar in kraniokaudalem und in mediolateralem Strahlengang. Dabei muß der gesamte Drüsenkörper dargestellt und die Mamille im Profil getroffen werden. Es ist auf eine ausreichende Kompression der Mamma mittels Tuben zu achten, um die Dickenunterschiede der Drüse auszugleichen und um Bewegungsunschärfen zu vermeiden.

Besonders bei einseitig sezernierender Mamma ist die **Galaktographie** (Sondierung und retrograde Füllung der Milchgänge mit 1 bis 3 ml eines wasserlöslichen, jodhaltigen Kontrastmittels) von Bedeutung. Milchgangsektasien, Füllungsdefekte beim Papillom, Gangabbrüche beim Karzinom usw. können auf diese Weise festgestellt werden. Speziell zur Abklärung von Zysten dient die **Pneumozystogra-**

phie, bei der erkannte Zysten punktiert, der Zysteninhalt abgezogen (Volumenmessung und zytologische Untersuchung) und Luft insuffliert wird; dann folgt eine Röntgenaufnahme, bei der sich die Zyste in negativem Kontrast darstellt.
Da sich bei gut- und bösartigen Tumoren die Durchblutungsverhältnisse und damit auch die Wärmeverteilung in der Brust ändern, ist die **Thermographie** entwickelt worden, mit deren Hilfe das Wärmeverteilungsmuster an der Brustoberfläche festgestellt werden kann. Das Verfahren beruht auf der Aufzeichnung der von der Brust abgegebenen Wärmestrahlung. Die Aufzeichnung kann entweder kontaktlos mittels einer Infrarotkamera oder mittels auf die Brust aufgelegter dünner Folien erfolgen. Mittels der Methode können Temperaturunterschiede bis zu 0,1 °C erfaßt werden. Zunehmend wird heute auch die Sonographie zur Abklärung palpabler Resistenzen der Mamma eingesetzt.

Typische pathologische Befunde:

Mastopathie: Bei dieser häufigsten Erkrankung der weiblichen Brust handelt es sich um Proliferationen der epithelialdrüsigen Anteile und des Stromas, die manchmal schwierig von malignen Veränderungen abgrenzbar sind. Röntgenologisch imponieren eine Aufhebung der sonst gleichmäßigen wabigen Zeichnung und Trabekulierung der Mamma und das Auftreten dichter streifiger und knotiger Verschattungen sowie von Mikroverkalkungen, die ab einer Größe von 0,1 mm mammographisch erkannt werden können. Ihr Auftreten gilt als Zeichen eines proliferativen Prozesses mit Atypien. Bei unklaren oder suspekten mammographischen Befunden hat eine histologische Abklärung zu erfolgen.

Mammatumoren: Die benignen, meist in frühem Lebensalter auftretenden Fibroadenome stellen sich als glatt begrenzte, manchmal bogig unterteilte Verdichtungen dar, die als Zeichen abgelaufener Nekrosen grobschollige Verkalkungen aufweisen können. Mammakarzinome imponieren als unscharf konturierte, inhomogene Gewebsverdichtungen mit besenreiserartigen, sternförmigen, in die Peripherie reichenden „Krebsfüßchen" und gruppenständigen Mikroverkalkungen. Letztere sollten mit der Lupe gesucht werden. Bei Vorliegen von mehr als 5 Kalkherden/cm^2 wird eine histologische Abklärung empfohlen. Als weitere Malignitätskriterien gelten Hautverdickungen, vermehrte streifige Zeichnung zwischen dem tumorverdächtigen Bezirk und der Mamille und eine Diskrepanz zwischen röntgenologisch bestimmter und palpatorisch ermittelter Tumorgröße (der maligne Tumor erscheint röntgenologisch kleiner als palpatorisch).

4.1.12 Schichtaufnahmen

Röntgenaufnahmen projizieren alle im Raum senkrecht zur Filmebene hintereinander liegenden Strukturen aufeinander (Summationsbild), so daß in manchen Körperregionen auf Grund von Überlagerungen einzelne Strukturen nur unzureichend beurteilt werden können. Der überlagerungsfreien Abbildung einzelner wählbarer Körperschichten dient die Tomographie, wobei alle über und unter der untersuchten Ebene liegenden Einzelheiten verwischt und dadurch unscharf abgebildet werden. Das Prinzip beruht darauf, daß während der Belichtung die Röntgenröhre auf einer Kurve über dem

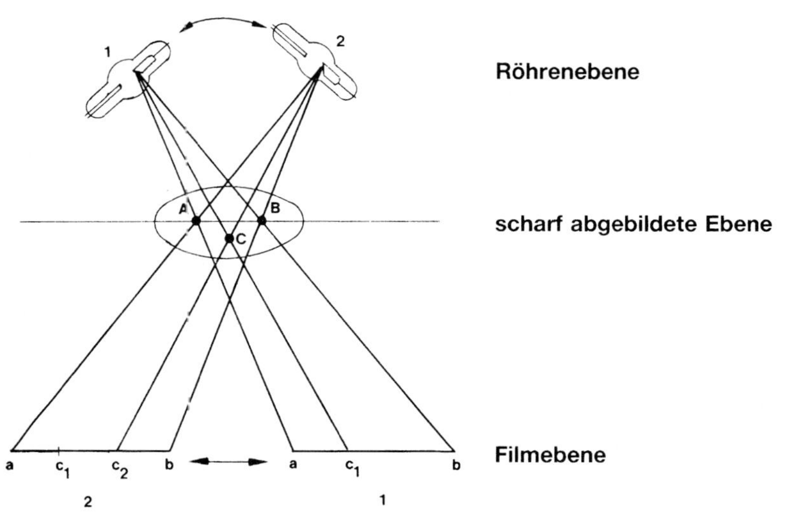

Abb. 4.**42** Tomographie: Zu den Zeitpunkten 1 und 2 werden die Punkte A und B jeweils auf die gleichen Stellen a und b des Films abgebildet. Für den nicht in der ausgewählten Schicht liegenden Punkt C gibt es jedoch zwei verschiedene Bildpunkte c_1 und c_2. Er wird verwischt.

Patienten bewegt wird, wobei sie jedoch ständig auf das interessierende Körpergebiet ausgerichtet bleibt. Dieses Verfahren würde eine totale Verwischung des Bildes hervorrufen, wenn nicht der unter dem Patienten befindliche Film im gegenläufigen Sinne mitbewegt würde. Letztere Bewegung kompensiert die der Röhre aber nur zum Teil: Nur eine bestimmte, zu den Bewegungen von Röhre und Film parallele Schicht des Körpers wird scharf abgebildet. Je nach dem Abstand zu dieser Schicht werden alle anderen leicht bis stark verwischt. Abb. 4.42 illustriert die Anordnung.

Durch die Einführung der Sonographie, der CT und der MRT hat die konventionelle Tomographie an Bedeutung verloren.

4.1.13 Computertomographie

Mit diesem Verfahren, das 1967 von dem englischen Physiker Hounsfield entwickelt und 1972 in die Praxis eingeführt wurde, können Transversalschnitte durch das durchstrahlte Objekt abgebildet werden.

Die CT-Geräte haben nun schon die 4. Generation erreicht. Hier durchdringt ein rotierendes, breit gefächertes Strahlenbündel den Körper und fällt auf einen feststehenden Ring aus Detektoren. Diese liefern dem Computer die Informationen, die er benötigt, um für jedes Volumenelement (Voxel) des untersuchten Körpers einen Schwächungskoeffizienten zu berechnen. Dieser wird dann als Helligkeitswert oder Farbwert auf dem Bildschirm ausgegeben. So werden für ein Bild nur noch bis zu 5 Sekunden benötigt. Nach einer Drehung der Röntgenröhre um den Patienten wird der Tisch um einige Millimeter vorgeschoben und der Vorgang wiederholt sich.

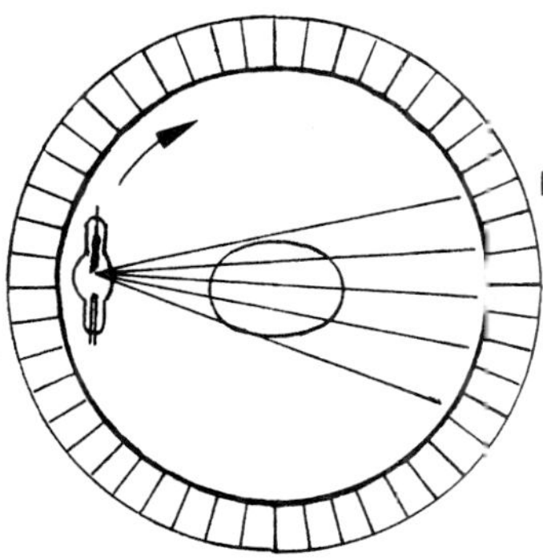

Abb. 4.**43** Computertomograph der 4. Generation

Bei Spiral-CT-Geräten erfolgt der Vorschub kontinuierlich; aus den gewonnenen Informationen läßt sich dann ein 3dimensionales Bild rekonstruieren.

Im hochauflösenden CT (HRCT, high-resolution CT) kann die Schichtdicke auf 1 mm verringert und die Bildauflösung verbessert werden.

Der Schwächungskoeffizient wird in Hounsfield Einheiten (HE) angegeben. Um eine Zuordnung eines Volumens im CT (ROI = region of interest) zu einem bestimmten Gewebe treffen zu können, wurden verschiedene Gewebe mit spezifischen Dichtewerten versehen:

Tab. 4.**1**

Luft	– 1000 HE
Fett	– 200 – 20 HE
Wasser	0 HE
Leber	30 – 60 HE
Blut	40 – 60 HE
Kompakter Knochen	1000 HE

Vorteilhaft ist, daß die Computertomographie mit einer niedrigeren Strahlenbelastung des Patienten einhergeht – so ist die Strahlenbelastung bei einer computertomographischen Untersuchung des gesamten Abdomens (also in vielen Schichten) geringer als bei einer einzigen Abdomenübersichtsaufnahme. Ohne wesentliche Belastung des Patienten und risikoarm können Veränderungen des Ventrikelsystems, der äußeren Liquorräume, der Hirnsubstanz, Tumoren, Blutungen, Infarktnarben, Hirnödeme, traumatische Veränderungen, sub- und epidurale Hämatome, Veränderungen der Mittellinienstrukturen etc. erkannt werden. Noch exaktere Aussagen sind nach intravenöser Kontrastmittelapplikation möglich: Durch das sog. Enhancement (Kontrastmittelübertritt in das Hirngewebe bei gestörter Blut-Hirn-Schranke) kommen Hämatome, Metastasen, primäre Hirntumoren, Infarktbereiche etc. noch deutlicher oder überhaupt erst zur Darstellung. Die Treffsicherheit der Computertomographie für Hirntumoren und -metastasen nativ sowie nach intravenöser Kontrastmittelapplikation liegt bei 98%. Auch im Bereich des Abdomens, des Thorax und des Bewegungsapparats hat die Computertomographie breiten Eingang gefunden und gilt für viele Fragestellungen als Untersuchungsmethode der Wahl.

Im Gegensatz zur Sonographie wird die Computertomographie durch Fettgewebsinterpositionen er-

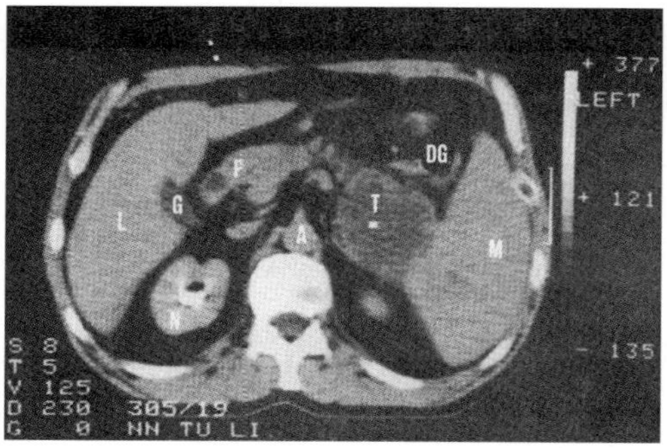

Abb. 4.**44** Pankreasschwanzkarzinom, Computertomogramm nach i.v.-Injektion von nierengängigem Kontrastmittel.
L = Leber, G = Gallenblase, N = höherstehende rechte Niere mit KM, A = Aorta mit Abgang der A. mesenterica sup., M = durch Mizlvenenthrombose oder -infiltration vergrößerte Milz, DG = Darmgas, P = Pankreaskopf mit anliegender Lymphknotenmetastase, T = Pankreasschwanztumor mit unscharfer Begrenzung zur Milz, Durchmesser 8 cm, Markierungspunkt zur Ermittelung der Hounsfield-Einheiten
(aus: Thurn et al.: Einführung in die Röntgendiagnostik, 6. Aufl., Georg Thieme Verlag, Stuttgart, 1979)

leichtert, da Fettgewebe als negatives Kontrastmittel wirkt. Eine Steigerung der Aussage ist in nahezu allen Bereichen durch Vergleich von Abbildungen vor und nach intravenöser Kontrastmittelgabe möglich.
Ein Nachteil der Computertomographie ist, daß sie – im Gegensatz zur Kernspintomographie – lediglich transversale Schichten abbilden kann, so daß beispielsweise die räumliche Ausdehnung eines Prozesses erst nach mehreren Schichtungen festgelegt werden kann. Sollten zu weite Schichtabstände gewählt werden, können wesentliche Befunde der Abbildung entgehen. Neuere Geräte (Spiral-CT) können aber durch rechnergestützte Verarbeitung 3dimensionale Bilder erstellen. Diese lassen sich dann nach Wunsch drehen und betrachten. Das ist hilfreich, wenn die Lokalisation kleinster Gebilde genau bestimmt werden soll (Knochenfragment bei Hüftpfannenfraktur etc.).

4.2 Nuklearmedizinische Diagnostik in vivo und in vitro

Die Nuklearmedizin basiert auf der Tatsache, daß die Isotope eines Elements die gleichen physikochemischen Eigenschaften aufweisen. Hierdurch wird beispielsweise die Einschleusung radioaktiver Moleküle in den Organismus ohne Beeinflussung von Stoffwechselvorgängen möglich. Da Nuklide bei ihrem Zerfall eine meßbare Strahlung aussenden, können Aussagen über den Verbleib und das Schicksal des betreffenden Elements im Körper getroffen werden. Heute ist die Anwendung von Radionukliden aus Diagnostik und Forschung nicht mehr wegzudenken, wenn sich auch in vielen Bereichen Sonographie und Computertomographie als überlegen erwiesen haben.

4.2.1 Grundlagen der Radiopharmazie und Radiochemie

Es sind bisher gut 1000 künstliche radioaktive Isotope bekannt, davon haben aber nur knapp 30 in der praktischen Medizin eine Anwendung gefunden. Das liegt daran, daß geeignete Radionuklide eine Reihe von Forderungen erfüllen müssen:

- Nur γ-Strahlen haben eine genügend große Gewebedurchdringungsfähigkeit, daher sind sie aus meßtechnischen Gründen besonders für die nuklearmedizinische Diagnostik geeignet. Ferner ist bei β-Strahlern die Strahlenbelastung des Patienten recht hoch, da wegen der geringen Reichweite von Korpuskeln die volle Strahlungsenergie von einem kleinen Volumen absorbiert wird. Daher werden β-Strahler nur in wenigen Ausnahmefällen eingesetzt. Ideal sind reine γ-Quellen wie ^{99m}Tc und ^{113m}In. Die meisten verwendeten Radionuklide geben sowohl β- als auch γ-Strahlen ab.
- Nicht nur die Strahlenart, sondern auch die Strahlenenergie ist ein wichtiger Parameter für die Eignung eines Radionuklids. Nur Strahlungsenergien von 100 bis 400 keV haben sich als brauchbar erwiesen. Bei niedrigeren Energien wird zuviel Strahlung im Körper absorbiert bzw. geht bei In-vitro-Messungen in den Meßgefäßen verloren. Daher müßte eine außerordentlich hohe Aktivität des Nuklids gespritzt werden, um zu einem brauchbaren Meßergebnis zu kommen. Umgekehrt ist bei zu hohen Strahlungsenergien das Auflösungsvermögen verringert, und außerdem können die Szintillationsmeßkristalle einen Teil der Strahlung nicht mehr absorbieren und daher auch nicht auswerten.

- Die effektive Halbwertszeit des verabreichten Radionuklids bestimmt wesentlich die Strahlenbelastung des Patienten. Unter der effektiven Halbwertszeit versteht man die Zeitspanne nach der im Organismus noch die Hälfte der ursprünglichen Aktivität vorhanden ist. Sie berechnet sich aus der physikalischen und der biologischen HWZ.

$$HWZ_{eff} = \frac{HWZ_{phys} \cdot HWZ_{biol}}{HWZ_{phys} + HWZ_{biol}}$$

Grundsätzlich sollte man für eine nuklearmedizinische Untersuchung ein Nuklid verwenden, dessen Halbwertszeit so gewählt ist, daß die Untersuchung im Verlaufe einer Halbwertszeit beendet ist. Beispielsweise besitzt ^{132}J die physikalische Halbwertszeit von 2,3 h. Es eignet sich daher hervorragend zur Bestimmung der Jodaufnahme der Schilddrüse nach intravenöser Jodgabe, da diese Untersuchung etwa zwei Stunden dauert. Wenn dagegen die Jodumsatzgeschwindigkeit der Schilddrüse gemessen werden soll, kann ^{131}J mit der physikalischen Halbwertszeit von acht Tagen benutzt werden. ^{125}J (HWZ = 56 d) findet beispielsweise bei der Markierung von Albumin zur Bestimmung dessen biologischer Halbwertszeit Verwendung.
Während früher noch die Wirtschaftlichkeit bei der Auswahl der Isotope eine große Rolle spielte (langlebige Präparate sind lagerfähig und daher billiger, kurzlebige müssen immer neu hergestellt bzw. angeliefert werden), können heute recht einfach sehr kurzlebige Tochtersubstanzen mit Hilfe von Radionuklidgeneratoren von langlebigen Muttersubstanzen abgespalten werden.

- Die verwendeten Radionuklide dürfen nicht chemisch toxisch sein. Zwar sind toxische und allergische Erscheinungen wegen der äußerst geringen verabreichten Dosen sehr unwahrscheinlich (die akut toxische Dosis liegt bei den meisten Isotopen um das 1000fache über der diagnostisch verwendeten Dosis), aber durchaus möglich.
- Die verwendeten Nuklide sollen möglichst wenig radiotoxisch sein. Die Strahlenbelastung ergibt sich aus der effektiven Halbwertszeit des Radionuklids, aus Energie und Art der emittierten Strahlung sowie aus dem Stoffwechsel, d.h. den metabolischen Eigenschaften der verwendeten Substanz (Geschwindigkeit der Resorption, Verteilung in den Körpergeweben, Art der Ausscheidung, ggf. Kumulation in kritischen Organen).
- Die verwendeten Radionuklide müssen gewissen Ansprüchen an das pharmakologische Verhalten entsprechen, insbesondere wenn es sich nicht um markierte körpereigene Ionen oder Verbindungen handelt, sondern um körperfremde Substanzen, die die physiologischen Stoffwechselabläufe imitieren sollen. Sie müssen eine ausreichende chemische Stabilität besitzen und dürfen nur gewünschte metabolische Stoffwechselwege gehen.

4.2.1.1 Gewinnung von Radionukliden

Da fast alle natürlichen radioaktiven Isotope für nuklearmedizinische Untersuchungen unbrauchbar sind, müssen die verwendeten Radionuklide künstlich hergestellt werden. Langlebige Radionuklide werden von der Industrie geliefert, sie werden durch Kernumwandlung stabiler Nuklide nach Beschuß mit künstlich beschleunigten Ionen, Neutronen oder sehr energiereichen Photonen gewonnen. Das ist möglich in

Kernreaktoren durch schnelle Neutronen, die bei der Kernspaltung entstehen

Zyklotronen durch schnelle Ionen. Die Ionen werden im Innern des Zyklotrons (A) erzeugt, mit Hilfe eines Generators, der hochfrequente Wechselspannung liefert (Hohlelektroden B), beschleunigt und durch ein von einem Elektromagneten erzeugtes statisches Magnetfeld auf einer Spiralbahn nach außen gezwungen, bis sie an der Ablenkelektrode C vorbeifliegen, wodurch sie durch ein Fenster nach außen gelenkt werden. Da im Gegensatz zum Kernreaktor die erzielbaren Aktivitäten im Zyklotron recht gering sind und außerdem jeweils nur eine Probe aktiviert werden kann, dient das Zyklotron hauptsächlich der Gewinnung von im Reaktor nicht herstellbaren Nukliden (z.B. von kurzlebigen Positronenstrahlern).

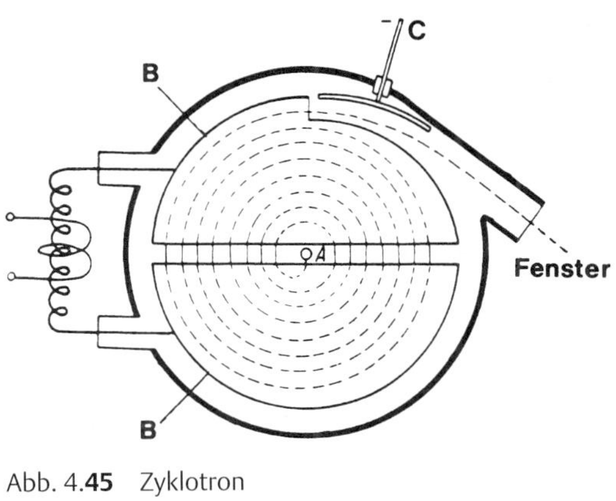

Abb. 4.45 Zyklotron

Die sehr kurzlebigen Radionuklide, bei denen der Aktivitätsverlust vom Hersteller zum Verbraucher zu groß wäre, müssen dagegen am Applikationsort hergestellt werden, und zwar in **Radionuklidgeneratoren**. Das Prinzip beruht darauf, daß in den Generator eine Muttersubstanz eingefüllt wird, die an Austauscherharzen fest haften bleibt. Durch radioaktiven Zerfall dieser Muttersubstanz entstehen sehr kurzlebige radioaktive Tochternuklide als anorganische Salze, die dann durch geeignete Elutionsmittel ausgewaschen werden können. Dieser Auswaschvorgang kann auch in kurzen Abständen oft wiederholt werden, da die Tochternuklide kontinuierlich neu entstehen. Die Aktivität des Eluats nimmt allerdings mit zunehmendem Alter der Muttersubstanz in Abhängigkeit von deren Halbwertszeit ab.

Nach Herstellung der Radionuklide liegt jedoch noch nicht in jedem Fall ein fertiges Radiodiagnostikum vor. Bei manchen Untersuchungen kann das gereinigte radioaktive Isotop unverändert appliziert werden, z.B. bei Lungenfunktionstests mit ^{133}Xe. In anderen Fällen muß zur Verringerung der Radioaktivität ein Träger zugegeben werden. Hierunter versteht man den nicht radioaktiven Anteil eines Radiopharmazeutikums. In diesem Fall wird der radioaktive Anteil der Substanz Tracer genannt (Radiopharmakon = Träger + Tracer). Oft handelt es sich bei Trägern um stabile Isotope des Elements, das als Radionuklid verabreicht werden soll. Dadurch wird die physiologische Kinetik des Radionuklids nicht gestört. Bei radioaktiv markierten Verbindungen können zumeist nur einzelne Moleküle markiert werden, so daß hier stets ein Gemisch aus Tracer und Träger entsteht. Um das Verhältnis zwischen der Aktivität und der Masse einer Substanz, also auch zwischen Tracer und Träger ausdrücken zu können, wurde der Begriff der **spezifischen Aktivität** [Bq] eingeführt. Diese ergibt sich aus dem Quotienten Aktivität/Masse.

Am häufigsten werden Radionuklide zur Markierung größerer Moleküle und Verbindungen benötigt, d.h., in einem Molekül oder einer Verbindung wird ein stabiles Atom durch ein Radionuklid ersetzt. Es kann sich um ein Radionuklid des gleichen Elements (z.B. ^{131}J anstatt stabilen Jods in Schilddrüsenhormonen) oder eines anderen Elements mit ähnlichen chemischen Eigenschaften handeln (z.B. ^{75}Se anstatt Schwefel in der Aminosäure Methionin). Da je nach nuklearmedizinischer Untersuchung Pharmaka, körpereigene Substanzen, synthetische oder organische Verbindungen etc. markiert werden müssen, existieren verschiedene **Markierungsverfahren**:

- Isotopenaustauschmarkierung: Man tauscht dabei ein an das zu markierende Molekül gebundenes inaktives Element gegen ein radioaktives Isotop des gleichen Elements aus. Beispiel: radioaktive Schilddrüsenhormone, ^{131}J-Hippuran bei szintigraphischen Nierenuntersuchungen.
- Chemische Markierung („heiße Synthese"): Das zu applizierende Molekül wird im Labor unter Einbau des Radioisotops (meist ^{14}C in aromatische Ringe oder ungesättigte Kohlenstoffketten) synthetisiert.
- Fremdmarkierung: An die zu markierende Substanz wird ein radioaktives Isotop angelagert. Dadurch wird zwar die ursprüngliche Molekülform chemisch verändert, genügt aber dennoch dem Untersuchungszweck. Beispiele: Markierung von Albumin durch ^{131}J, Inulin durch ^{51}Cr. Insbesondere Proteine und Fettsäuren weisen funktionelle Gruppen auf, die leicht mit Radionukliden reagieren, so daß eine Markierung erzielt wird.
- Biosynthese: Einige Verbindungen werden in vitro durch enzymatische Prozesse oder Mikroorganismen auf geeigneten Kulturmedien synthetisiert. Um solche Stoffe radioaktiv zu markieren, brauchen nur die entsprechenden Radioisotope in das Nährmedium gegeben zu werden. Beispiel: Hefe synthetisiert Methionin; das radioaktiv markierte ^{75}Se-Methionin entsteht, wenn statt Schwefel ^{75}Selen in das Nährmedium gegeben wird.

Nach Herstellung eines geeigneten Radiodiagnostikums ist dieses zu applizieren. Je nach Untersuchungszweck stehen Radiodiagnostika in flüssiger, kolloidaler und gasförmiger Form zur Verfügung. Dementsprechend gibt es eine Reihe von **Applikationsformen**:

- intravenös: nieren- und gallegängige Radiopharmaka zur Darstellung oder Funktionsuntersuchung dieser Organe, ebenso Substanzen zur Klärung der Durchblutungsverhältnisse von Lunge oder Herz, Nuklide zur Skelettszintigraphie usw.
- peroral: ^{58}Co-Vitamin B_{12} für den Schilling-Test
- Inhalat: ^{133}Xenon-Gas zur Lungenventilationsszintigraphie oder zur Aufzeichnung der Gewebsperfusion (z.B. des Gehirns)
- subkutan: ^{99m}Tc-Kolloid wird zur Lymphszintigraphie subkutan injiziert.
- intraarteriell: zur Angioszintigraphie
- intramuskulär: zur Muskeldurchblutungsmessung
- intrathekal: zur Darstellung des Liquorflusses und des Liquorverteilungsraums

4.2.2 Grundlagen der Geräte- und Meßtechnik

Alle in der Nuklearmedizin verwendeten Szintillationszähler, d.h. Geräte zur Messung der vom Patienten ausgehenden radioaktiven Strahlung, sind im Prinzip gleich gebaut:

- **Kollimator:** Er schirmt die Meßelektronik gegen Strahlung aus unerwünschten Richtungen ab und begrenzt dadurch die Größe des Meßfeldes. Während beispielsweise bei Ganzkörpermessungen gar keine Kollimatoren verwendet werden müssen (hier soll ja die gesamte vom Organismus ausgehende Strahlung ohne Lokalisation des strahlenden Gebietes registriert werden), benutzt man zur Bestimmung der Radioaktivität in einem Organ Parallelloch- oder fokussierte Mehrkanalkollimatoren, bei denen die aus dem zu untersuchenden Organ ausgehenden γ-Quanten hindurchgelassen, die übrigen jedoch von Bleisepten der Kollimatoren absorbiert werden.
- **Meßsonde:** Kernstück aller Meßapparaturen sind die Szintillationskristalle (scintilla – lat. Funke). Hierbei handelt es sich um mit Thallium dotierte Natriumjodidkristalle. Ein auf einen Szintillationskristall auftreffender γ-Quant setzt in diesem ein Lichtquant frei, das nach hinten aus dem Kristall austritt und somit in den
- **Sekundärelektronenvervielfacher** (Photomultiplier) gelangt. Hier trifft es auf eine Photokathode auf und löst den Austritt von Elektronen aus. Diese werden im elektrischen Feld beschleunigt, treffen auf verschiedene Prallelektroden auf, so daß schließlich an der Anode eine Elektronenlawine ankommt. Diese erzeugt einen Spannungsimpuls. So rufen die γ-Quanten Spannungsimpulse hervor. Diese werden dann in einem
- **Vorverstärker** verstärkt, in einem
- **Analysator** gefiltert (Auslöschung der Hintergrundstrahlung etc.) und schließlich von einem
- **Zähler** ausgezählt. Als Ergebnis kann man die registrierten elektrischen Signale pro Zeiteinheit als Maß für die vom Patienten ausgehende Strahlung ablesen.

Nach diesem beschriebenen Prinzip (nach Anger) sind die verschiedenen in der Nuklearmedizin genutzten Geräte konstruiert.

4.2.2.1 Ganzkörperzähler

Bei dieser Meßapparatur sind mehrere große Natriumjodidkristalle rund um den meist liegenden Patienten herum angebracht. Sie können auch sehr geringe inkorporierte Aktivitäten messen. Anstatt mit einzelnen Meßkristallen können Ganzkörperzähler auch mit Szintillationsflüssigkeiten ausgerüstet sein, die den Patienten in Form eines Hohlzylinders umgeben. Ganzkörperzähler sind wegen der äußerst aufwendigen Abschirmung gegen die Untergrundstrahlung sehr teuer und stehen daher nur an wenigen Stellen zur Verfügung. Benötigt werden sie zum Nachweis geringer Mengen inkorporierter Radionuklide (etwa bei Strahlenschutzmessungen) und bei manchen Clearance-Messungen (Resorptions- oder Ausscheidungsuntersuchungen) mit geringen applizierten Aktivitäten.

4.2.2.2 Gammakamera

Mittels einer Gammakamera kann die Aktivitätsverteilung im zu untersuchenden Bereich ohne Bewegung der Meßsonde bildlich dargestellt werden. Entweder besteht die Meßsonde aus einem einzigen dünnen Szintillationskristall, auf dessen Rückseite eine Vielzahl von Sekundärelektronenverstärkern angebracht ist, so daß eine räumliche Zuordnung registrierter Quanten möglich ist, oder es sind viele kleine Szintillationskristalle nebeneinander angeordnet.

Die Aktivitätsverteilung über dem untersuchten Körperbereich kann auf einem Monitor dargestellt werden. Wegen des nur kurzen Zeitbedarfs einer Einzelmessung können Bildfolgen in kurzen zeitlichen Abständen hergestellt werden. Daher eignen sich Gammakameras nicht nur für eine **Lokalisationsdiagnostik**, sondern auch für funktionsdiagnostische Untersuchungen. Bei ersterer werden dreidimensionale räumliche Aktivitätsverteilungen im Organismus zweidimensional aufgezeichnet, so daß Aussagen über Form, Größe, Lage, Veränderungen usw. von Organen getroffen werden können. Bei der **Funktionsdiagnostik** werden Aufnahmeserien erstellt und somit die zeitliche Änderung der Radio-

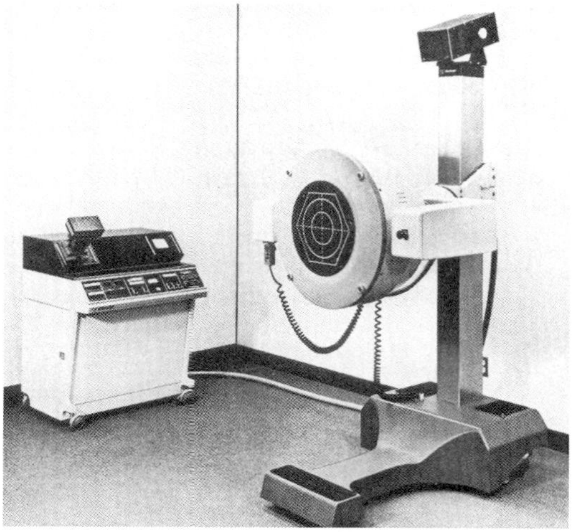

Abb. 4.**46** Szintillationskamera

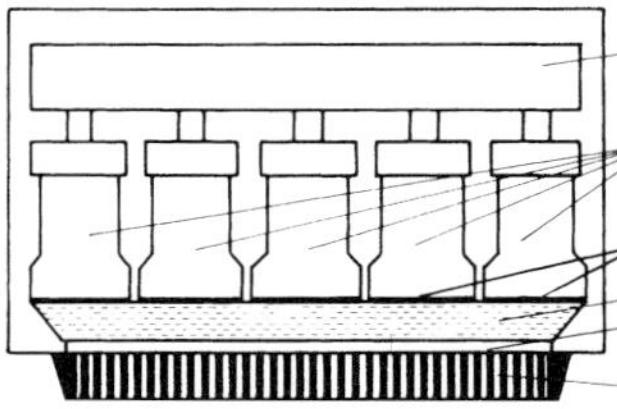

Abb. 4.**47** Schematischer Aufbau einer Szintillationskamera

aktivität über dem untersuchten Organ ermittelt (**Sequenzszintigraphie**). Mit Hilfe entsprechender Elektronik ist es möglich, neben szintigraphischen Aufnahmeserien, d.h. bildlichen dynamischen Studien, auch Zeitaktivitätskurven zu erstellen. Durch kontinuierliche Registrierung der Aktivität über dem interessierenden Organ können quantitative Informationen über Durchblutung und Funktion sowie deren pathologische Veränderungen gewonnen werden. Mit Hilfe der EDV kann das Meßfeld moderner Gammakameras in kleinere Meßgebiete gerastert werden, in denen jeweils für sich die eingefallenen Impulse pro Zeit gezählt, integriert und in Kurvenform zur Funktionsbeurteilung niedergeschrieben werden können. Nach Abschluß der Untersuchung kann der Computer von jedem beliebigen im Untersuchungsfeld liegenden Areal (= region of interest) eine Zeitaktivitätskurve erstellen; so sind genaue Aussagen über Funktionsabläufe in kleinen Körperregionen möglich.

4.2.2.3 Scanner = Szintigraph

Eine bewegliche Meßsonde registriert die Aktivität über einem sehr kleinen Körpergebiet, wozu ein fokussierter Mehrkanalkollimator erforderlich ist, und tastet kammförmig das gesamte Meßgebiet Zeile für Zeile ab. Die von der Meßsonde registrierten Quanten werden auf Registrierpapier dargestellt, wobei die Dichte oder die Farbe der Striche ein Maß für die Aktivität ist. Scanner erlauben eine hohe Ortsauflösung mit hoher Empfindlichkeit, die Aktivitätsverteilung darf sich während der Messung jedoch nicht ändern.

4.2.2.4 Emissionscomputertomographie

In der Röntgendiagnostik wird bei der Computertomographie die Schwächung von Röntgenstrahlen bei ihrem Durchtritt durch den Körper gemessen, wobei die Röntgenstrahlen emittierende Röntgenröhre um den Patienten rotiert (Transmissionscomputertomographie). In der Nuklearmedizin wird dem Patienten mit dem Radionuklid die Strahlenquelle appliziert. Die aus dem Körper emittierte radioaktive Strahlung dient der Bilddarstellung (Emissionscomputertomographie, ECT). In der konventionellen Nuklearmedizin werden – wie in der konventionellen Röntgendiagnostik – dreidimensionale Strukturen auf zwei Dimensionen reduziert, so daß Überlagerungsphänomene die Interpretation erschweren können. Die ECT erlaubt durch computerisierte Bildrekonstruktion der aus verschiedenen Projektionen gemessenen Strahlenintensitäten eine Auflösung entsprechender Phänomene und eine Darstellung der Aktivitätsverteilung in wählbaren Schichten. Wie bei der diagnostischen Computertomographie beschreibt der die Radioaktivität messende Detektor einen Kreisbogen um den Patienten, wobei in bestimmten Winkelabschnitten mittels Einzelaufnahmen die Aktivitätsverteilung im interessierenden Areal aufgezeichnet wird. Ein Computer berechnet aus der Gesamtheit der Einzelaufnahmen die Radioaktivitätsverteilung in der entsprechenden Schicht. Die ECT ist somit eine Methode der computergestützten bildlichen schichtweisen Darstellung der Radionuklidverteilung.

Werden Positronen als Radionuklide eingesetzt (**Positronenemissionscomputertomographie**, PET), werden bessere Abbildungen erzielt, da deren höherenergetische Strahlung kaum Schwächung auf ihrem Weg bis zur Gammakamera erfährt. Jedoch sind zur Erzeugung der nur kurzlebigen Positronen Zyklotrone am Untersuchungsort erforderlich, so daß die PET nur an wenigen Zentren der Welt durchführbar ist.

Werden γ-strahlende Nuklide eingesetzt, die bei ihrem Zerfall bekanntlich ein Photon aussenden (**single photon Emissionscomputertomographie**, SPECT), kommt es vor allem bei niederenergetischer γ-Strahlung zu einer richtungsabhängigen Schwächung derselben auf dem Weg zur Gammakamera.

4.2.2.5 Bohrlochmeßplatz

Während alle oben genannten Geräte der In-vivo-Diagnostik dienen, ist der Bohrlochmeßplatz für In-vitro-Untersuchungen entwickelt worden, beispielsweise für die Messung von Aktivitäten im Serum, Urin etc. im Rahmen von Ausscheidungs- oder Resorptionsuntersuchungen, für die Durchführung von Radioimmunoassays etc. Beim Bohrlochmeßplatz ist ein Szintillationskristall zentrisch aufgebohrt worden, um ein Reagenzglas mit der zu beurteilenden Probe aufzunehmen. Dadurch wird diese fast vollständig vom Szintillationskristall umschlossen, so daß praktisch alle von der Probe abgestrahlten Quanten erfaßt werden. Zur Minderung der Untergrundstrahlung sind solche Bohrlochkristallzähler mit einer Bleiabschirmung versehen. Strahlt die zu untersuchende Probe sehr weiche β-Strahlung ab, ist die Verwendung eines Bohrlochmeßplatzes wenig sinnvoll, da die Strahlung bereits von den Gefäßwänden absorbiert werden würde. In diesen Fällen werden **Flüssigkeitsszintillationszähler** eingesetzt, bei denen einem flüssigen Lösungsmittel szintillierende Substanzen zugegeben sind. Die zu untersuchende Probe wird diesem Flüssigkeitsszintillator beigemischt, so daß sich die zu messende Probe praktisch innerhalb des Szintillators befindet.

4.2.3 Grundlagen der Erfassung der Radiopharmako- und Radionuklidkinetik im Organismus

Im Rahmen nuklearmedizinischer Untersuchungen wird ein Radiopharmakon appliziert. Letzteres verteilt sich anschließend vornehmlich in einem spezifischen Körpervolumen, also beispielsweise in der extrazellulären Körperflüssigkeit, in der Schilddrüse, der Niere etc., wobei der substanzspezifische Verteilungsraum entscheidend für den Einsatzbereich des Radiopharmakons ist. Einige Verteilungsräume lassen sich aufgrund anatomischer, physiologischer, biochemischer oder anderer Kriterien unterteilen in **Kompartimente**, in denen eine applizierte radioaktive Substanz eine homogene Konzentration erreicht. Die Radiopharmakonmenge in einem abgeschlossenen Verteilungsraum nennt man **Pool**. Sie wird bestimmt durch in der Regel bekannte Ein- und Auswaschvorgänge. Die Elimination des Radiopharmakons aus einem Pool nennt man **Clearance**. Je nach zu untersuchendem Verteilungsraum, d.h. Zielorgan, werden verschiedene Prinzipien der Einwaschkinetik von Radioisotopen bei nuklearmedizinischen Untersuchungen ausgenutzt:

- **Retention** (Verdünnung in bestimmten Räumen): Das applizierte Radiodiagnostikum verbleibt in dem Verteilungsraum, in welchen es gegeben wurde, und wird hier verdünnt (z.B. intravasaler Verbleib von ^{99m}Tc-Humanalbumin zur Messung des Blutvolumens, intrathekaler Verbleib von ^{111}In-DTPA zur Darstellung des Liquorverteilungsraums).
- Aktive **Anreicherung** eines Radiopharmakons durch seine Affinität zu bestimmten Organen (z.B. Schilddrüsenszintigraphie).
- Aufnahme und **metabolische Umwandlung** des Radioisotops (z.B. Aufnahme von ^{197}Hg-Chlormerodrin, Abspaltung und Lagerung des radioaktiven Quecksilbers in den Nierentubuli bei der Nierenszintigraphie).
- Aufnahme und **Sequestration** (z.B. von hitzedenaturierten Erythrozyten bei der Milzszintigraphie).
- Isotopfixation durch **Phagozytose** meist größerer Partikel (z.B. indirekte Darstellung von Leber, Milz und Knochenmark durch Phagozytose von Technetium-Kolloiden im RES dieser Organe).
- Isotopfixation durch **reversible Kapillarblockade** (z.B. markierter Eiweißpartikel genau definierter Größe bei der Lungenperfusionsszintigraphie).
- **Austausch** von markierten gegen unmarkierte Moleküle (z.B. Austausch inaktiven Cholesterols gegen radioaktiv markiertes Cholesterol bei der Szintigraphie der Nebennieren).
- **Chemisorption**: Anreicherung von Radionukliden in präformierten Bereichen, z.B. radioaktiv markierter Chelate an Knochen bei der Skelettszintigraphie.

Nach Applikation des Radiodiagnostikums und Verteilung desselben ist mit der Aufzeichnung der Radioaktivität über dem zu untersuchenden Zielorgan zu beginnen. Seit Verbreitung anderer bildgebender Verfahren, insbesondere von Sonographie und Computertomographie, ist die statische Szintigraphie bei der Untersuchung vieler Organsysteme in den Hintergrund getreten, so etwa die statische Szintigraphie von Leber, Nieren, Gehirn u.a. Bei anderen Organsystemen ist die Untersuchungsmethode nach wie vor wertvoll, so die statische Szintigraphie der Schilddrüse oder des Skelettsystems. Die statische Szintigraphie erlaubt Aussagen über die

- **Lage** des Organs: zur eindeutigen Bestimmung der Lagebeziehungen markiert man charakteristische Punkte der Körperoberfläche (Jugulum, Rippengrenze usw.) während der Untersuchung mit radioaktiven Punktquellen oder einer Bleiabschirmung.
- **Form** des Organs: Hierzu sind zumeist Aufnahmen in mehreren Ebenen erforderlich.
- **Größe** des Organs: Abgesehen von Ungenauigkeiten infolge der Randunschärfe können Organgrößen recht exakt wiedergegeben werden. Bei Scannerdarstellungen entfallen geometrische Vergrößerungsfaktoren wie etwa bei Röntgenaufnahmen.
- **Aktivitätsbeurteilungen**: Die meisten statischen nuklearmedizinischen Untersuchungen dienen der Feststellung, ob Mehranreicherungen (positiver Kontrast, z.B. durch Entzündungen, Metastasen) oder Minderanreicherungen (negativer Kontrast, z.B. kalter Knoten in der Schilddrüse) vorhanden sind.

Neben der Erfassung der räumlichen Verteilung eines applizierten Radiodiagnostikums kann die Aufzeichnung der zeitlichen Verteilung von Interesse sein. Hierzu dient die **Sequenzszintigraphie** (= bildliche Darstellung von Aktivitätsverteilungen im zu untersuchenden Organ und ihren Änderungen in der Zeit). Nach Injektion des Radioisotops werden nach gewissen Zeitpunkten Aufnahmen mittels einer Gammakamera angefertigt und ausgewertet. So kann ^{131}J-Bromsulphthalein zur Funktionsprüfung des biliären Systems intravenös injiziert werden. Nach etwa 15 Minuten läßt sich eine Aktivitätsanreicherung in den Leberparenchymzellen, nach etwa 30 Minuten eine Füllung des Ductus hepaticus und der Gallenblase erkennen. Etwa eine Stunde nach Gabe einer Reizmahlzeit wird Aktivität in den Dünndarm entleert, nach etwa 24 Stunden ist normalerweise nur noch Aktivität im Kolon nachweisbar. Mehrphasensequenzszintigraphien werden ferner etwa zur Diagnostik von Osteomyelitiden, zur qualitativen Beurteilung der Hirndurchblutung etc. eingesetzt.
Ist eine Datenverarbeitungsanlage angeschlossen, die die registrierten Impulse nach der Zeit integriert und Zeitaktivitätskurven über dem untersuchten Organ bzw. über Teilen desselben erstellt, werden qualitative Beschreibungen über Funktionsabläufe und genaue quantitative Aussagen über Umsatzraten, Poolgrößen, Eliminationszeiten etc. möglich (**Funktionsszintigraphie**). Es handelt sich folglich um die Kombination von Sequenzszintigraphie und rechnergestützter Funktionsmessung. Klassische Anwendungsbereiche sind etwa die Myokard- oder die Nierenfunktionsszintigraphie.

4.2.4 Grundlagen und Aussagewert der abbildungsgestützten Funktionsdiagnostik

Die Röntgendiagnostik stellt die Morphe des abgebildeten Körperbereichs sowie ihre Veränderungen dar. Auf Funktionsänderungen läßt sich hier nur indirekt über erkennbare Störungen der Morphe schließen (z.B. röntgenologisch Herzdilatation – Rückschluß auf vermindertes Herzschlagvolumen). Die Nuklearmedizin gestattet hingegen eine direkte Messung der Organfunktion, wobei sich über die Darstellung der Funktionstopographie auch Hinweise auf die Morphe ergeben. Daher kann die Nuklearmedizin als abbildungsgestützte Funktionsdiagnostik gelten. Beispiele für eine passive Darstellung der Funktionstopologie sind die Lungenperfusions-, die Hirnperfusions- und die Skelettszintigraphie, Beispiele für eine aktive Darstellung der Funktionstopologie sind die Schilddrüsen-, Nieren- und Leberszintigraphie.

4.2.4.1 Schilddrüse

Die Schilddrüse ist eines der am häufigsten in der Nuklearmedizin untersuchten Organe. Die meisten funktionsszintigraphischen Untersuchungen der Schilddrüse, insbesondere der Radiojodzweiphasentest, sind in den letzten Jahren durch In-vitro-Untersuchungen ersetzt worden. Im Gegensatz zur In-vivo-Funktionsdiagnostik kann heute keinesfalls auf die In-vivo-Lokalisationsdiagnostik verzichtet werden. Als Radioisotop wird hauptsächlich **^{99m}Tc-Pertechnetat** eingesetzt, das sich wie ^{131}J in der

Schilddrüse anreichert, aber nicht in die Schilddrüsenhormone eingebaut wird. Vorteile sind die etwa um den Faktor 100 reduzierte Strahlenbelastung des Patienten (^{99m}Tc ist ein reiner γ-Strahler), die hervorragende Bildqualität wegen der Möglichkeit, höhere Dosen des Radioisotops zu verabreichen und die schnelle Durchführbarkeit der Szintigraphie (die Schilddrüse kann bereits nach etwa 15 Minuten dargestellt werden, nach Gabe von ^{131}Jod hingegen erst nach 24 h). Die szintigraphischen Bilder können mit Hilfe eines Scanners oder einer Gammakamera angefertigt werden. Zur Beurteilung der Lage der Schilddrüse werden bestimmte anatomische Punkte (Jugulum, Claviculae) markiert. Bei bekannter Schilddrüsenüberfunktion läßt sich mit Hilfe der Szintigraphie feststellen, ob es sich um eine diffuse parenchymatöse Hyperthyreose (klassischer M. Basedow) oder um ein Adenom handelt. Typisches Kennzeichen eines autonomen Adenoms ist ein umgrenzter Organbereich mit außerordentlich hoher Aktivität, der heiße Knoten. Infolge der durch das Adenom erhöhten Schilddrüsenhormonspiegel ist die TSH-Produktion der Hypophyse herabgesetzt und die übrigen, normalen Schilddrüsengebiete zeigen eine verringerte Aktivität. Sinkt die Aktivität dieser Gebiete nach Applikation von Schilddrüsenhormonen (**Suppressionstest**) noch weiter ab, liegt ein kompensiertes Adenom vor, sinkt sie nicht weiter ab bzw. stellt sich aufgrund vollständiger Suppression nur das Adenom szintigraphisch dar, handelt es sich um ein dekompensiertes. Ist im Szintigramm nur das Adenom zu erkennen, kann zur Klärung der Frage, ob es sich tatsächlich um ein Adenom handelt oder um eine nur einseitig angelegte Schilddrüse o.ä. mittels TSH die Drüse stimuliert und erneut eine Szintigraphie durchgeführt werden. Dann muß neben dem Adenom auch das übrige Schilddrüsengewebe Jod aufnehmen und sich darstellen (**Stimulationsszintigramm**). Manchmal reicht zur Darstellung des übrigen Schilddrüsengewebes bei dekompensiertem autonomem Adenom die Anfertigung eines **übersteuerten Szintigramms** direkt im Anschluß an die reguläre Untersuchung, bei dem ohne erneute Radionuklidgabe eine zweite Szintigraphie mit erhöhter Empfindlichkeit des Gerätes durchgeführt wird, damit das paranoduläre supprimierte Gewebe aufgrund seines Basisstoffwechsels doch noch zur Darstellung kommt.

Auch umgrenzte Funktionsausfälle des Schilddrüsengewebes, sogenannte kalte Knoten, können szintigraphisch gefunden werden. Bei solchen Knoten kann es sich um Zysten, Kolloidansammlungen, Degenerationsherde und um Karzinome handeln, die je nach Entdifferenzierungsgrad eine deutlich verringerte oder überhaupt keine Fähigkeit zur Jodaufnahme haben. Jeder kalte Knoten ist bis zum Beweis des Gegenteils als maligne anzusehen! In den Fällen, in denen ein Karzinom nachgewiesen wird, das noch zur Aufnahme von Jod fähig ist, sollte evtl. nach Stimulation mit TSH sehr sorgfältig mit Hilfe der Szintigraphie nach jodspeichernden Metastasen gesucht werden. Hier kann ^{131}Jod als Radiodiagnostikum zum Einsatz kommen. Laut Empfehlungen des BGA soll ^{131}J für diagnostische Zwecke nur noch bei der Ganzkörperszintigraphie bei der Metastasensuche von Schilddrüsenmalignomen sowie zur Berechnung der Therapiedosis bei Radiojodtherapien eingesetzt werden.

Die Schilddrüsenszintigraphie gehört – außer bei Schwangeren und Jugendlichen mit rein diffusen Strumen – zusammen mit Laboruntersuchungen und Sonographie zur Basisdiagnostik bei Vorliegen einer Schilddrüsenerkrankung. Sie ist lediglich nach starker Jodapplikation (auch nach Röntgenkontrastmitteluntersuchungen) wegen der resultierenden Blockierung der Radionuklidaufnahme in die Schilddrüse nicht durchführbar.

Der zeitlich aufwendige **Radiojod-Zweiphasentest** als funktionsszintigraphische Methode ist durch In-vitro-Untersuchungen weitgehend abgelöst worden. Aufgrund seiner hohen Strahlenbelastung sollte er nur bei Patienten ab dem 50. Lebensjahr durchgeführt werden. Bei diesem Test wird nach oraler Gabe von ^{131}J in festgelegten Zeitintervallen die Aktivität über der Schilddrüse gemessen. Aus den charakteristischen Aktivitätsverlaufskurven können Aussagen über die aktive Jodaufnahme in die Schilddrüse (Jodphase), die Hormonspeicherung und Hormoninkretion (Hormonphase) getroffen werden.

Ein beschleunigter Umsatz an ^{131}J, d.h. ein starker Anstieg und schneller Abfall der Jodaktivitätskurve ist typisch für das Vorliegen einer Hyperthyreose, kann jedoch auch vorkommen bei Jodfehlverwertungen, bei verkleinerter Schilddrüse z.B. nach ausgedehnter Strumaresektion, nach Absetzen von Thyreostatika (Rebound-Phänomen) oder unter

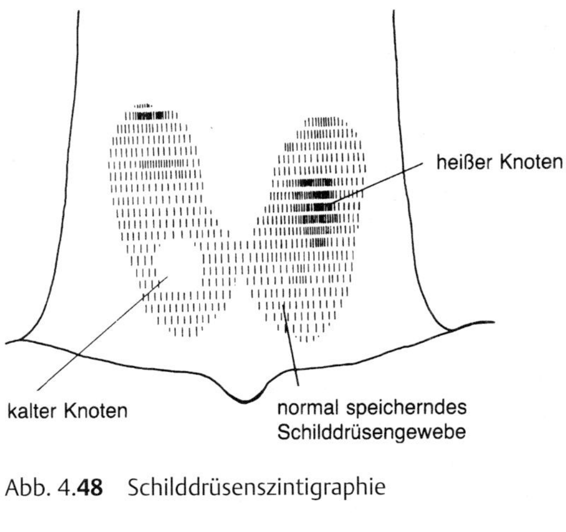

Abb. 4.**48** Schilddrüsenszintigraphie

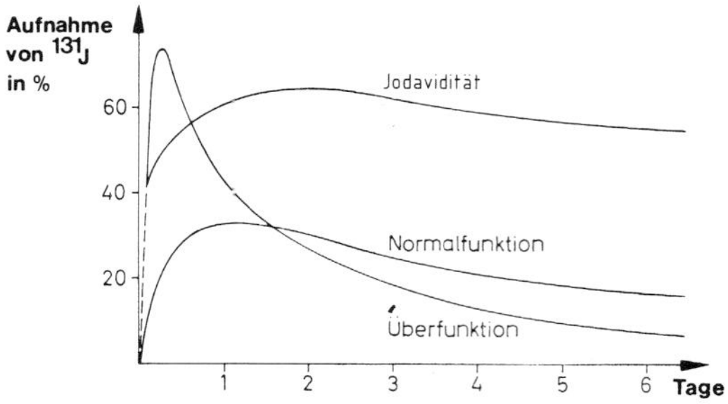

Abb. 4.**49** Prozentuale Aufnahme von ^{131}J bei verschiedenen Funktionslagen

starkem TSH-Einfluß. Eine schnelle und starke Jodanreicherung bei langsamer Inkretion von Schilddrüsenhormonen spricht nicht für eine Hyperthyreose, sondern für eine euthyreote Jodmangelstruma, bei der das Schilddrüsengewebe „gierig" zugeführtes Jod an sich reißt und speichert, aber nicht beschleunigt wieder abgibt. Eine flache Jodspeicherungsverlaufskurve ist typisch für eine Hypothyreose, kann jedoch auch durch Blockierung der Jodaufnahme in die Schilddrüse durch Thyreostatika oder durch jodhaltige Verbindungen jeglicher Art (Medikamente, Zahnpasta, Röntgenkontrastmittel) verursacht werden.

4.2.4.2 Pulmonologie

In der Pulmonologie interessieren die Partialfunktionen Ventilation, Diffusion und Perfusion, die eng miteinander gekoppelt sind. So kommt es bei Minderventilation einzelner Lungenareale über ein Absinken des Sauerstoffpartialdrucks zu einer Engstellung der dieses Areal versorgenden Pulmonalarterie und somit zu einer Perfusionsminderung des betroffenen Lungengebietes (Euler-Liljestrand-Reflex).

Zur Beurteilung der Lungendurchblutung wird die **Lungenperfusionsszintigraphie** durchgeführt, bei der mit ^{99m}Tc markierte Albuminmakropartikel intravenös appliziert werden. Diese embolisieren im ersten nachgeschalteten Kapillarfilter, also in den Lungenkapillaren, vorübergehend etwa jede 10000ste Kapillare. Diese Embolisation wird auch von respiratorisch insuffizienten und herzkranken Patienten ohne weiteres toleriert, zumal die Emboli mit einer Halbwertszeit von etwa 5 Stunden wieder abgebaut werden. Hierdurch werden auf anschließend angefertigten szintigraphischen Aufnahmen vaskulär bedingte Durchblutungsminderungen durch Lungenarterienembolien und -infarkte und sekundäre Durchblutungsminderungen aufgrund des Euler-Liljestrand-Reflexes (bei Bronchialobstruktionen und Minderventilationen, z.B. bei Pneumonien oder durch ein Bronchialkarzinom) erkennbar. Hieraus ergibt sich, daß Lungenperfusionsszintigramme vor allem bei Patienten mit unauffälligen Röntgenübersichtsdarstellungen sinnvoll sind, wohingegen Szintigraphien bei Patienten, bei denen sich bereits auf Thoraxübersichtsaufnahmen Verschattungen z.B. infolge von pneumonischen Infiltrationen darstellen, keine wesentliche Mehrinformation ergeben. Größte Bedeutung kommt der Lungenperfusionsszintigraphie demnach beim Nachweis einer Lungenarterienembolie bei klinischem Verdacht und unauffälliger Röntgenübersichtsaufnahme zu.

Zur Erfassung von Atmungsstörungen und Bronchialobstruktionen wird die **Lungeninhalationsszintigraphie** durchgeführt, bei der ^{133}Xe-Gas eingeatmet und dessen Verteilung von einer Gammakamera registriert wird. Die Belüftung einzelner Lungenabschnitte kann dabei recht genau ermittelt werden. Dabei interessiert nicht nur die Verteilung des ^{133}Xe beim Einatmen des Gases, sondern auch die Abatmungsfähigkeit der Lunge während der Auswaschphase, da z.B. bei Bronchialobstruktionen verlängerte Aktivitäten über den entsprechenden Lungenabschnitten nachweisbar sind.

Die Kombination aus Lungenperfusions- und Lungenventilationsszintigraphie kann einen direkten Vergleich zwischen Perfusion und Ventilation gestatten und erlaubt somit eine Differenzierung auffälliger Befunde sowie eine Funktionsbeurteilung der Lungen.

4.2.4.3 Nephrologie und Urologie

Nuklearmedizinischen Techniken kommt in der Nephrologie trotz vieler anderweitiger Untersuchungsmethoden eine große Bedeutung zu, insbesondere der **Radioisotopennephrographie** mit seitengetrennter Clearancebestimmung. Dieses Verfahren erlaubt eine quantitative Einschätzung der Nierenfunktion, besitzt jedoch bei der Klärung morphologischer Fragen nur eine untergeordnete Bedeutung. Bei der Untersuchung wird nach Markierung der Lage der Nieren an der Haut zur exakten Plazierung der Szintillationssonden mit ^{131}J markierte Orthojodhippursäure (Hippuran) intravenös injiziert und anschließend über jeder Niere eine Zeitaktivitätskurve erstellt. Die Aktivitätsmessung

dauert etwa 30 Minuten, innerhalb dieser Zeit werden etwa 75% des injizierten Hippuran ausgeschieden (zu 80% tubulär sezerniert, zu 20% glomerulär filtriert), die Strahlenbelastung beträgt nur etwa 1% der eines Ausscheidungsurogramms. Vor Durchführung der Untersuchung sollte die Schilddrüse mittels Perchlorat zur Verhinderung der möglichen Aufnahme von freiem ^{131}J geblockt werden.
Im Normalfall sieht eine Zeitaktivitätsverlaufskurve folgendermaßen aus:

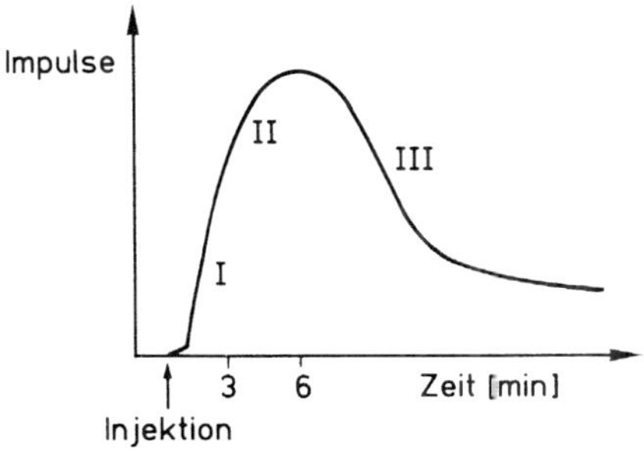

Abb. 4.**50** Unauffällige Isotopennephrogrammkurve

- I Initialphase: Abhängig von der Nierendurchblutung, unabhängig von der Nierenfunktion, rascher steiler Aktivitätsanstieg durch Anflutung radioaktiven Hippurans mit dem Blutstrom
- II Sekretionsphase: Die Aktivität steigt über der Niere wegen der glomerulären Filtration und tubulären Sekretion erheblich an
- III Exkretionsphase: Etwa fünf bis sechs Minuten nach der Injektion ist über der Niere ein Aktivitätsmaximum zu erkennen, dann überwiegt der Aktivitätsabfall infolge der Ausscheidung des Hippurans über das harnableitende System

Folgende pathologische Nephrogrammtypen sind möglich:

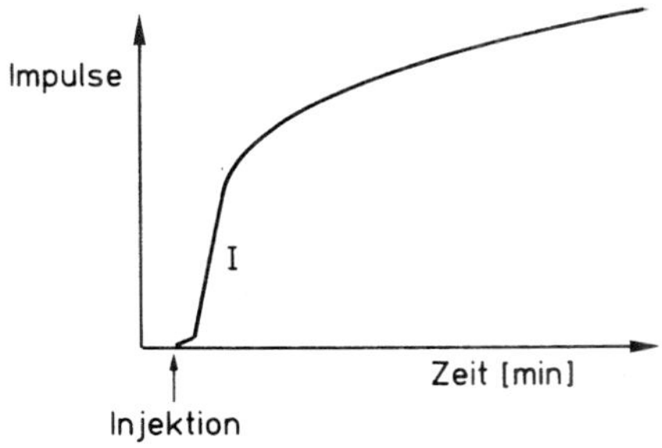

Abb. 4.**51** Stauungstyp bei erhaltener Nierenfunktion: Mißverhältnis zwischen Sekretion und Exkretion, z.B. bei Abflußstörung infolge eines Ureterkonkrements

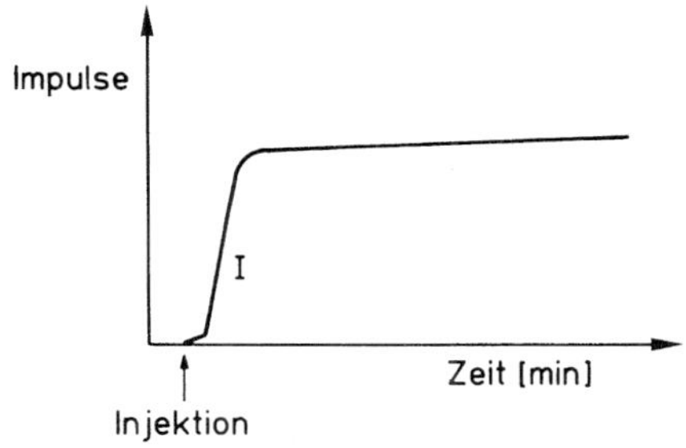

Abb. 4.**52** Horizontaltyp = Isosthenurietyp: Sekretion und Exkretion halten sich das Gleichgewicht bei schwerer Funktionsstörung des Nierenparenchyms, keine Phase II erkennbar.

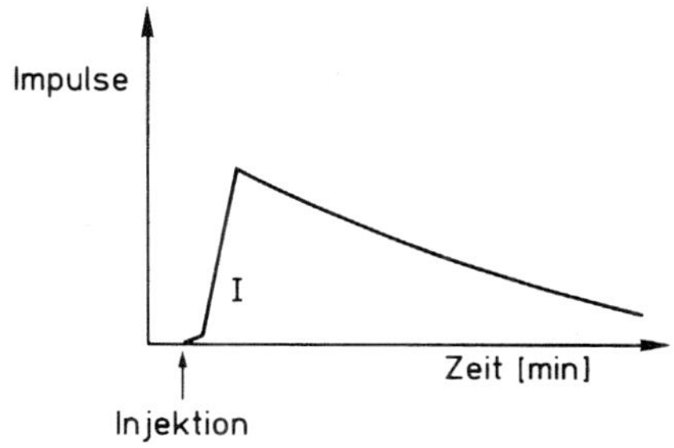

Abb. 4.**53** Nephrektomietyp: Es findet keine aktive Sekretion statt, funktionierendes Nierenparenchym läßt sich nicht nachweisen Die Kurve gibt die Konzentration des Hippurans im Blut wieder und entspricht somit der Ganzkörperretention.

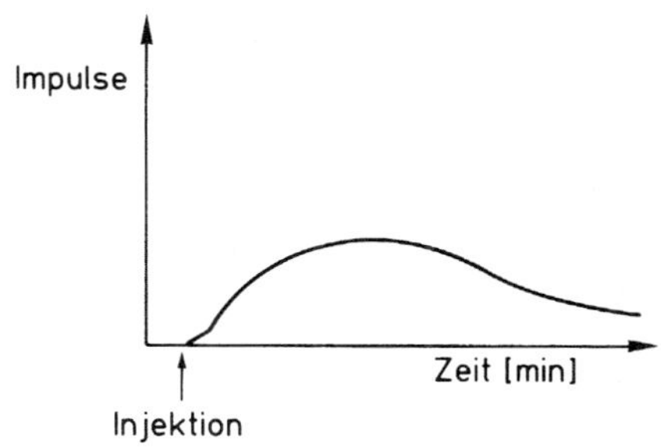

Abb. 4.**54** Störung der Nierenperfusion und -funktion.

Für die Berechnung der quantitativen seitengetrennten Nierenfunktion (Clearance) mittels angeschlossenem Computer ist die Sekretionsphase (II) 36–120 sec nach Injektion die wichtigste. Die Untersuchungsmethode erlaubt eine exakte Feststellung der globalen Clearance, der seitengetrennten Nierenfunktion (z.B. zur Klärung der Frage, ob eine Nephrektomie bei einseitiger Nierenerkrankung zu

Dialysepflichtigkeit führen würde) sowie Aussagen über die Funktion einzelner Nierenareale, wenn man sequenzszintigraphische Abbildungen mittels einer Gammakamera in kurzen zeitlichen Abständen angefertigt. Bei pathologischer Nierenfunktion gelingt eine exakte Quantifizierung derselben, und es ergeben sich anhand der Zeitaktivitätskurven Hinweise auf die Ursache der Nierenfunktionseinschränkung (prä-, intra-, postrenal). Wesentliche Bedeutung hat die Radioisotopennephrographie u.a. bei der Verlaufskontrolle nach urologischen Operationen, zur Funktionsabklärung bei röntgenologisch stummer Niere oder bei auffälligen Nierenretentionswerten, in der Notfalldiagnostik (Schockniere, Ursachenabklärung einer Anurie) sowie zur Funktionsverlaufskontrolle von Transplantatnieren.
Ferner kann an ein Radioisotopennephrogramm eine **Refluxdiagnostik** angeschlossen werden, bei der über den Ureteren und den Nierenbecken „regions of interest" festgelegt werden, und der Patient aufgefordert wird, Harn zu lassen. Der Spontanreflux kann durch Aktivitätssteigerungen über den regions of interest während der Miktion quantitativ und qualitativ (intermittierender Einzelreflux, atonischer Dauerreflux usw.) diagnostiziert werden.
Kaum mehr von Bedeutung ist heute dagegen die **statische Nierenszintigraphie** zur Ermittlung von Form, Aussehen, Größe, Mißbildungen und raumfordernden Prozessen. Die Untersuchung erfolgt mittels Applikation von markierten Bernsteinsäurederivaten (z.B. ^{99m}Tc-Dimercaptobernsteinsäure = DMSA); diese Substanzen werden tubulär gestapelt und verbleiben in der Niere, ihre Clearance ist ohne Bedeutung. Große Speicherdefekte infolge von Zysten, Tumoren oder Infarkten, Anomalien (z.B. Hufeisenniere) etc. lassen sich gut darstellen, jedoch ist die morphologische Aussagekraft so gering, daß in der Regel anderen Verfahren (Sonographie, Ausscheidungsurographie, Computertomographie) der Vorzug gegeben wird.

4.2.4.4 Kardiovaskuläres System

Die **Myokardszintigraphie** ist ein verbreitetes Verfahren zur Darstellung vitaler perfundierter Herzmuskulatur. Verwendet wird in der Regel das kaliumähnliche ^{201}Thallium, das aufgrund seiner zehnmal höheren Affinität zur Natrium-Kalium-ATPase im heteroionischen Austausch in die Muskelzelle transportiert wird. So werden ordnungsgemäß perfundierte Myokardareale markiert, nicht jedoch Narbengebiete. Wird eine unter Ruhebedingungen angefertigte Myokardszintigraphie mit einer Untersuchung während ergometrischer Belastung verglichen, lassen sich zusätzlich belastungsabhängig ischämische Areale bei koronarer Herzkrankheit (regionale Belastungsischämien) nachweisen. Erschwerend wirkt sich aus, daß nur etwa 5% des applizierten Thalliums sich intramyokardial anreichern (Rest in Skelettmuskulatur, Leber, Nieren und Darm), so daß eine hohe extramyokardiale Störaktivität wirkt.
Zur positiven Darstellung irreversibel geschädigter untergegangener Myokardgebiete eignet sich ^{99m}Tc-Zinn-Pyrophosphat, das sich in frischen Myokardinfarkten einlagert und an denaturierte Muskelareale bindet, jedoch im gesunden Herzmuskelgewebe nicht gespeichert wird. Etwa 12 Stunden nach Infarkteintritt kann mit ersten Aktivitätseinlagerungen gerechnet werden. Etwa nach 14 Tagen wird das Infarktszintigramm negativ.
Die **Ventrikelfunktionsszintigraphie** gestattet es, mittels entsprechender Datenverarbeitung inklusive EKG-Triggerung nach intravenöser Injektion eines Bolus radioaktiv markierten Pertechnetats oder Albumins Kreislaufzeiten, Herzminutenvolumina, Auswurffraktionen des rechten und linken Ventrikels, Shuntvolumina sowie Wandbewegungen der Ventrikel nicht invasiv zu bestimmen. Auch Effekte herzwirksamer Medikamente können mittels dieser Methode geprüft werden.
Eine hohe Aussagekraft haben am Herzen auch die Endosonographie und die Echokardiographie.

4.2.4.5 Skelettsystem

Die **Skelettszintigraphie** ist ein sensitives Verfahren zur Darstellung von Knochenläsionen. Auf unterschiedliche Schädigungsmechanismen (Tumoren, Metastasen, Frakturen, Entzündungen, Arthrosen, Traumata, M. Paget etc.) reagiert der Knochen uniform durch ein Nebeneinander von osteolytischen und osteoplastischen Vorgängen. In osteoplastische Prozesse lagern sich applizierte radioaktiv markierte Chelate infolge Chemisorption ein und machen diese folglich szintigraphisch erkennbar. Hierfür verwendet man heute ^{99m}Tc-Zinndiphosphonate. Ein Szintigramm mittels eines speziellen Ganzkörperscanners oder Aufnahmen mittels einer Gammakamera in verschiedenen Ebenen können etwa 2–3 Stunden nach intravenöser Applikation des Radiopharmazeutikums angefertigt werden.

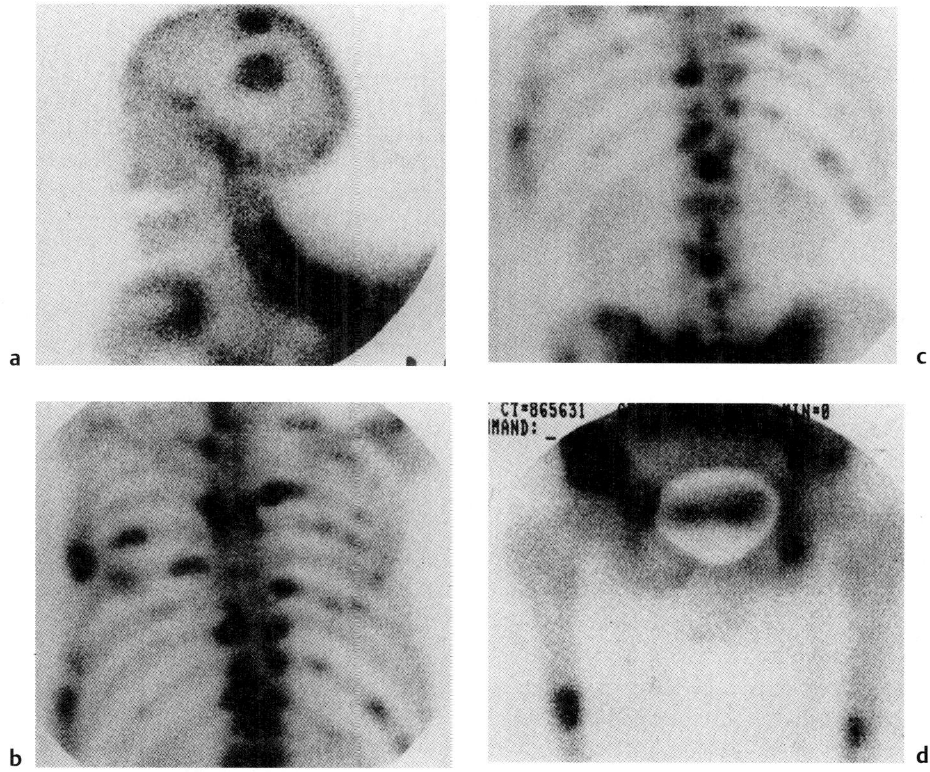

Abb. 4.**55** Skelettszintigramm bei diffuser Metastasierung eines Bronchialkarzinoms; Darstellung der Radionuklidverteilung mittels Gammakamera
a) Metastasen im Bereich des Schädels und der Halswirbelsäule
b) Multiple Metastasen der Rippen und der Brustwirbelsäule
c) Metastasen der Rippen, der Lendenwirbelsäule und des Beckens
d) Metastasen des Beckens und des Femur beidseits

Vor der Szintigraphie sollte die Blase entleert werden, da ein Teil der Aktivität über die Nieren ausgeschieden wird und Aktivität in der Blase zur Überstrahlung auffälliger Speicherungen im Becken führen könnte.
Anhand einer lokalen Mehrspeicherung kann allerdings nicht auf die Art der Schädigung geschlossen werden. Eine in Heilung befindliche Fraktur, die Arthrose eines Gelenks, eine Knochenmetastase, eine Knochenarrosion, eine Osteomyelitis etc. können dasselbe szintigraphische Bild hervorrufen. Aus diesem Grund sind zur weiteren Abklärung szintigraphisch auffälliger Knochenareale Röntgendarstellungen erforderlich, wobei zu bedenken ist, daß der röntgenologische Nachweis von pathologischen Knochenprozessen in der Regel erst nach Abbau von mindestens 30–40% des Knochenkalksalzgehalts gelingt. Aus diesem Grunde können Skeletterkrankungen szintigraphisch oft Monate, bevor sich röntgenologische Auffälligkeiten ergeben, entdeckt werden. Die Intensität des Radionuklideinbaus in Knochenmetastasen hängt vom Metastasierungstyp sowie von der Wachstumspotenz des Tumors ab, da sich das Nuklid ja nicht in der Metastase selbst, sondern in den osteoplastischen Randsaum des Knochens einlagert (wenig Einlagerung bei raschem Wachstum und osteolytischer Metastasierung mit nur schmalem osteoplastischen Randsaum). Jedoch führen nahezu alle pathologischen Knochenprozesse zu einer mehr oder weniger ausgeprägten Radionuklidanlagerung. Lediglich etwa Plasmozytomherde können einer szintigraphischen Darstellung entgehen. Fehlbeurteilungen sind möglich durch Radionuklideinlagerungen in entzündliche, vermehrt durchblutete Weichteilprozesse, Pleuraexsudate und die ableitenden Harnwege.

4.2.4.6 Leber

Bei der **hepatobiliären Sequenzszintigraphie** (Leberfunktionstest) wird die Funktion der Leberparenchymzellen, also deren Fähigkeit zur Synthese, Speicherung und Elimination überprüft. Hierzu wird ^{99m}Tc-Lidocain intravenös verabreicht, welches über die Gallenwege ausgeschieden wird. Mit Hilfe einer Gammakamera können nun Zeit-Aktivitäten über der Leber aufgezeichnet werden, die Auskunft geben über die biologische Halbwertszeit und die Anreicherungs- und Exkretionskonstanten des applizierten Indikators. Ferner kann durch Aufzeichnung der Zeitaktivitätskurven über der Gallenblase und dem Darm die Gallenabflußdynamik bestimmt werden. Damit ist eine Differentialdiagnose des Ikterus (intrahepatisch, Verschlußikterus usw.) möglich. Die **statische Leberszintigraphie** zur Bestimmung von Organgröße, -form, Speicherungsdefekten ist wegen der besseren Aussagekraft von Sonographie, CT und MRT überholt.

4.2.4.7 Hämatologie

Die Bildung von Erythrozyten ist von der Gegenwart von Vitamin B_{12} abhängig; die Bestimmung der **Vitamin-B_{12}-Resorption** ist eine wesentliche Untersuchung bei Verdacht auf perniziöse Anämie. Da Vitamin B_{12} Kobalt enthält, kann es recht einfach mit dem Radioisotop ^{58}Co markiert werden. Um die Strahlenbelastung so gering wie möglich zu halten (die biologische Halbwertszeit von Vitamin B_{12} beträgt etwa ein Jahr) und um schnelle Aussagen ohne den technischen Aufwand eines Ganzkörperzählers zu erhalten, wird der Vitamin-B_{12}-Resorptionstest (**Schilling-Test**) folgendermaßen durchgeführt:

1. Harnentleerung
2. Gabe von markiertem Vitamin B_{12} per os
3. Etwa zwei Stunden später Gabe von 1000 µg nicht markiertem Vitamin B_{12} i. m.
4. Sammlung des 24-Stunden-Urins

Durch die hohe Gabe von nicht markiertem Vitamin B_{12} (Ausschwemmdosis) werden kompetitiv die Bindungsplätze im Organismus abgesättigt, die Resorption des radioaktiven Vitamins aber nicht mehr beeinflußt. Als Folge wird fast das gesamte resorbierte und im Plasma zirkulierende markierte Vitamin B_{12} über die Nieren ausgeschieden und kann am Bohrlochmeßplatz quantitativ nachgewiesen werden. Normalerweise beträgt die renal eliminierte Menge und damit die Resorptionsrate 10% der verabreichten Dosis. Werte zwischen 5 und 10% sprechen für eine eingeschränkte Vitamin-B_{12}-Resorption, Werte unter 5% gelten als Beweis für einen Mangel an intrinsic factor oder für eine Resorptionsinsuffizienz. Zur weiteren Abklärung kann die Untersuchung wiederholt werden, wobei zusätzlich zum radioaktiven Vitamin B_{12} noch der intrinsic factor gegeben wird. Wenn es dabei zu einem Anstieg der Resorption kommt, ist die Diagnose „perniziöse Anämie" gesichert. Seltene sonstige Ursachen einer eingeschränkten Resorption wie bakterielle Infektionen, Darmparasiten (Bandwürmer) oder Ileumresektionen kommen dann nicht mehr in Frage. Bei Niereninsuffizienz kann der Test selbstverständlich nicht durchgeführt werden, hier muß die resorbierte Aktivität über einen Ganzkörperzähler ermittelt werden, und die Injektion der Ausschwemmdosis erübrigt sich.

Bei vielen hämatologischen Erkrankungen ist die Untersuchung des **Eisenstoffwechsels** sinnvoll. Hierbei wird ^{59}Fe-Zitrat injiziert, welches sich sofort an Transferrin bindet und zur Hämatopoese zur Verfügung steht. Innerhalb von zwei Stunden nach der Injektion wird laufend Blut entnommen und die Verschwinderate des markierten Eisens aus dem Blut ermittelt. Die Halbwertszeit des injizierten markierten Eisens beträgt normalerweise 1,5 h. Sie ist erhöht bei verlangsamter Eisenutilisation (Eisenspeicherkrankheiten, Hepatitis, aplastische Anämie usw.) und erniedrigt bei Eisenmangelsituationen und erhöhtem Plasmaeisenumsatz (Eisenmangelanämie, Polyzythämie, hämolytische Anämie usw.). Ferner kann im Anschluß an die Untersuchung des Plasmaeisenumsatzes die Eisenutilisation für die Hämatopoese ermittelt werden, wenn im Anschluß an die ^{58}Fe-Zitrat-Injektion 15 Tage lang täglich Blut entnommen und der Gehalt des markierten Eisens in den gewaschenen Erythrozyten bestimmt wird. Wenn das gesamte Erythrozytenvolumen bekannt ist, läßt sich so berechnen, wieviel Prozent des radioaktiven Eisens in die Erythrozyten eingebaut worden ist. Während der 15 Tage, an denen Blut entnommen werden muß, kann darüber hinaus noch täglich mit Hilfe von Meßsonden die Gammastrahlung über dem Kreuzbein (als charakteristischem Punkt für das Knochenmark), der Milz und der Leber gemessen werden. Hieraus läßt sich die Organverteilung des zugeführten markierten Eisens erkennen. Bei gesteigerter Erythropoese sind erhöhte Eisenspeicherwerte über dem Kreuzbein und verringerte Werte über der Leber nachweisbar; genau umgekehrt ist es beispielsweise bei hypoplastischem Knochenmark und

extramedullärer Erythropoese (z.B. Osteomyelosklerose).
Um myeloproliferative Erkrankungen oder beispielsweise durch Bestrahlungen entstandene Schädigungen des blutbildenden Apparats zu erkennen, ist eine **Knochenmarksszintigraphie** indiziert, um die Ausdehnung des hämatopoetisch aktiven Knochenmarks ermitteln zu können. Da eine direkte Darstellung der erythropoetischen Zellen durch Anreicherung von ^{58}Fe mit einer sehr hohen Strahlenbelastung verbunden ist, begnügt man sich meist mit der Applikation von Radiokolloiden (^{99m}Tc-Schwefelkolloid), die vom RES des Knochenmarks, der Leber und der Milz (Verhältnis 5:90:5) phagozytiert werden. So wird indirekt über das RES das aktive Knochenmark dargestellt. Es ergeben sich zwar im Bauchraum (Wirbelsäulenbeurteilung!) Schwierigkeiten wegen der Überlagerung durch die Aktivitäten aus Milz und Leber, aber in den Extremitäten läßt sich das Fettmark gut gegen das aktive Mark abgrenzen.
Ferner muß z.B. bei hämolytischen Anämien die **Lebensdauer der Erythrozyten** bestimmt werden können. Hierzu wird dem Patienten Blut entnommen. Die hierin enthaltenen Erythrozyten werden mit ^{51}Cr inkubiert, in physiologischer Kochsalzlösung oder Plasma resuspendiert und wieder zurückinjiziert. Durch tägliche Blutentnahmen kann die Blutaktivität und dadurch die Überlebenszeit der markierten Erythrozyten bestimmt werden. Normalerweise liegt die Halbwertszeit des Erythrozytenlebens scheinbar bei 27 bis 33 Tagen (das echte Lebensalter von Erythrozyten beträgt 110 bis 120 Tage; die scheinbare Verkürzung erklärt sich daraus, daß alle Altersstufen von Erythrozyten markiert werden und außerdem etwas ^{51}Cr aus den Erythrozyten verschwindet und ausgeschieden wird, ohne daß die betreffenden Blutkörperchen abgebaut werden). Während eine Verlängerung der scheinbaren Überlebenshalbwertszeit von 27 bis 33 Tagen nie beobachtet wird, finden sich Verkürzungen auf bis zu 5 bis 15 Tagen bei hämolytischen Anämien, Infektionen, Tumoren, Leukämien usw.
Ein weiteres Einsatzgebiet Tc-markierter Erythrozyten ist die szintigraphische Lokalisation von **Blutungsquellen**. Während die Endoskopie eine Beurteilung von Jejunum und Ileum nicht erlaubt, kann die Sequenzszintigraphie des Abdomens nach Injektion markierter Erythrozyten auch kleine Blutungsquellen (5 ml/min) mit nur geringem Blutaustritt darstellen: Diese führen zu einer fokalen Aktivitätsansammlung. Eingesetzt wird die Methode, wenn Endoskopie und Angiographie keine Lokalisation einer Blutungsquelle erlauben (blutendes Mekkel-Divertikel, Angiodysplasien, Dünndarmtumore etc.).
Die **Milzszintigraphie** kann selektiv mittels markierter und chemisch oder thermisch alterierter Erythrozyten erfolgen. Hier macht man sich die Eigenschaft der Milz zunutze, überalterte und pathologische Erythrozyten abzubauen. In der Regel werden körpereigene Erythrozyten mit ^{99m}Tc oder mit ^{51}Cr markiert und zwanzig Minuten lang bei 49,5 °C inkubiert. Die so behandelten Blutkörperchen verlieren ihre Form (Sphärozyten) und werden nach Reinjektion von der Milz abgefangen (sequestriert). Da die biologische Halbwertszeit der reinjizierten Erythrozyten bis zu ihrem Abbau nur wenige Minuten beträgt, kann schon 15 bis 30 min nach der Reinjektion mit der Milzszintigraphie in zwei Ebenen begonnen werden. Das Milzszintigramm gibt wesentliche Aufschlüsse über Form, Lage, Größe, Parenchymausfälle und über eventuell vorhandene Nebenmilzen, so daß sowohl die Beteiligung der Milz an lymphoretikulären Erkrankungen (z.B. M. Hodgkin) als auch Milzerkrankungen (Zysten, Tumoren, Milzinfarkte usw.) erkannt werden können. Bei einer hämolytischen Anämie kann durch quantitative Auswertung des Szintigramms der Anteil der Milz am vorzeitigen Erythrozytenabbau bestimmt und die Entscheidung über eine Milzexstirpation erleichtert werden.

4.2.4.8 Neurologie

Die Messung der regionalen **Hirndurchblutung** ist sinnvoll bei der Diagnostik von gefäßbedingten zerebralen Veränderungen. Die Untersuchung wird als SPECT (Single Photon Emmissions CT) durchgeführt. Als Nuklid kommt ^{99m}Tc-HMPAO (Hexamethylpropylenaminoxim) zur Anwendung. Das Ergebnis der Untersuchung ist ein Schnittbild, auf dem die Durchblutung farbig codiert ist.
Eine weitere Anwendung ist die Darstellung der Rezeptorenverteilung z.B. für Dopamin oder Benzodiazepin.

4.2.4.9 Weitere Einsatzgebiete der In-vivo-Diagnostik mit Radionukliden

Eine Szintigraphie der Nebenschilddrüsen kann bei Verdacht auf Epithelkörperchenadenom erfolgen, da eine präoperative Lokalisierung des Adenoms die Erfolgschancen eines operativen Eingriffs verbessert. Die szintigraphische Darstellung der Nebennieren geht mit einer hohen Strahlenbelastung einher. Sie ist durch die Computertomographie weitgehend verdrängt worden. Szintigraphien des Magens nach Gabe nicht resorbierbarer markierter Nahrungspartikel geben Aufschluß über die Peristaltik und Entleerungsfunktion. Die Lymphszintigraphie gelingt (im Gegensatz zur Lymphangiographie) durch einfache subkutane Injektion geeigneter Radiopharmaka, die die Kapillarwand nicht durchdringen können und daher mit der Lymphe abtransportiert werden. Außer bei Verdacht auf Lymphödem oder Lymphabflußstörung kann das Verfahren zur Identifizierung lokoregionaler Lymphknoten eines Malignoms nach Injektion in die Tumorumgebung (insbesondere bei malignen Melanomen und Tumoren im Mund-Rachen-Bereich) eingesetzt werden.

4.2.5 Prinzipien der In-vitro-Diagnostik

Neben In-vivo-Untersuchungen gehört die In-vitro-Diagnostik zum Gebiet der Nuklearmedizin. Bei letzterer erfolgt eine Messung von radioaktiven Zerfallsakten außerhalb des Organismus in Meßproben. Der von einem Patienten gewonnenen Probe (Blut, Urin etc.) wird ein Radiodiagnostikum zugesetzt, der Patient selbst wird keiner Aktivität ausgesetzt. Da In-vitro-Untersuchungen folglich nicht zu einer Strahlenbelastung des Patienten führen und überdies von außerordentlicher Exaktheit sind (Bestimmung in Konzentrationsbereichen von 10^{-9} g bis 10^{-12} g), haben sie eine große Bedeutung. Die geläufigste Methode zur Messung sowie zur Energiediskriminierung radioaktiver Proben bei In-vitro-Untersuchungen ist der Bohrlochmeßplatz, siehe Kapitel 4.2.2.5.

4.2.5.1 Radioimmunoassay (RIA)

Radioassays sind nuklearmedizinische Verfahren zum Nachweis geringster Substanzmengen. Sie sind wesentlich sensitiver als chemische oder biologische Techniken. Die Methode wurde 1960 zur quantitativen Insulinbestimmung erstmalig angewandt. Heute ist sie ein außerordentlich wichtiges Bestimmungsverfahren für fast alle Hormone und viele nicht hormonale Substanzen (Tumormarker, Enzyme, Allergene, Antigene, Medikamente etc.). Alle Radioassays gehören zu den Proteinbestimmungsmethoden, d. h., eine zugegebene radioaktiv markierte Substanz reagiert mit bestimmten körpereigenen Eiweißen nach dem Massenwirkungsgesetz. Handelt es sich bei der zugegebenen radioaktiv markierten Substanz um einen spezifischen Antikörper des Eiweißes, spricht man von einem **Radioimmunoassay** (RIA), dem am häufigsten eingesetzten Radioassay. Reagiert das zugegebene Radiodiagnostikum mit Zellmembranproteinen, spricht man von einem **Radiorezeptorassay,** reagiert es mit nicht antigenen Eiweißkörpern, von einem **Proteinbindungsassay**.

Beim Radioimmunoassay handelt es sich folglich um eine Reaktion von Antigenen mit Antikörpern unter Bildung von Antigen-Antikörper-Komplexen, wobei eine gewisse Menge zugegebener radioaktiv markierter und körpereigener nicht markierter Antigene (zu bestimmende Substanz) um die Bindungsstellen am Antikörper konkurrieren. Das Verfahren wird am Beispiel der Insulinbestimmung im Plasma erläutert:

1. Dem zu untersuchenden Plasma wird eine bestimmte Menge mit ^{125}J markierten Insulins bekannter Aktivität zugegeben
2. Vermischung obiger Lösung im Unterschuß mit einer bestimmten Menge von Antikörpern (Insulin-Antiserum)
3. Es bilden sich Antigen-Antikörperkomplexe, bis alle zugegebenen Antikörper verbraucht sind. Es bleibt ein Überschuß an markiertem und unmarkiertem Insulin (Antigen) übrig
4. Trennung der Antikörper-Antigen-Komplexe vom freien Antigen durch Fällung mit Globulin-Antikörpern
5. Messung der Radioaktivität des noch vorhandenen freien Antigens (^{125}J-Insulin) im Verhältnis zur Anfangs-Gesamtaktivität vor der Komplexbindung. Dadurch kann die unbekannte Insulinmenge errechnet werden, da die Menge des im Antikörper-Antigen-Komplex gebundenen markierten Insulins abhängig ist von der ursprünglich in der Plasmaprobe vorhandenen Insulinmenge.

4.2.5.2 Sättigungsanalyse

Viele Substanzen (Hormone, Enzyme, Medikamente usw.) werden im Blut zu einem mehr oder weniger großen, aber bekannten Prozentsatz an Plasmaproteine gebunden transportiert. Kennt man die Menge der an die Plasmaproteine gebundenen Substanz, läßt sich die Gesamtkonzentration errechnen, vor-

Tab. 4.**2** Szintigraphische Verfahren

Organ	Verfahren	Isotop	Bemerkungen
Herz	Myokardszintigraphie	^{201}Tl, ^{99m}Tc-MIBI	SPECT
	Ventrikulographie	^{99m}Tc-Humanserumalbumin, markierte Erythrozyten	
Blut	Ery-Lebenszeitbestimmung	^{51}Cr (Natriumchromat)	HWZ = 27,8 d
	Ery-Abbaubestimmung	^{51}Cr	
Lymphe	Lymphszintigraphie	^{99m}Tc-markierte Kolloide	
Lunge	Perfusionsszintigraphie	^{99m}Tc-Albumin (^{99m}Tc-MMA)	
	Ventilationsszintigraphie	^{133}Xe, ^{81m}Kr	
	Inhalationsszintigraphie	^{99m}Tc-HAMMS (Humanalbumin-millimikrosphären)	Aerosol
Leber	Hepatozelluläre Funktion	^{99m}Tc-Iminodiacetate	
	Funktionsszintigraphie	^{99m}Tc-Pertechnetat	
	Hepatobiliäre Sequenzszintigraphie (HBSS)	^{99m}Tc-HIDA (Diethyliminodiacetat)	
Niere	Sequenzszintigraphie (NSS)	^{123}J-Hippurat (Orthojodhippursäure) ^{99m}Tc-MAG-3 (Mercaptoacetyltriglycin)	
	dynamische Perfusionsszintigraphie	^{99m}Tc-DTPA, Glucoheptonat ^{99m}Tc-DMSA, Pertechnetat	
Schilddrüse		^{99m}Tc-Pertechnetat	
Nebenschilddrüse	Suppressionsszintigraphie	^{201}Tl, ^{99m}Tc	
Nebennierenrinde		^{131}I-Norcholesterol	
Nebennierenmark		^{131}J-MIBG (Meta-Jod-Benzylguanidin)	
Neurologie	Hirnszintigraphie	^{99m}Tc-HMPAO (Hexamethylpropylen-aminoxin)	SPECT
Knochen	Skelettszintigraphie	^{99m}Tc-Polyphosphonate (MDP, DPD)	
Knochenmark		^{99m}Tc-markierte monoklonale Antikörper	

ausgesetzt, die Konzentration der Transportproteine ist stets konstant. Bei der Sättigungsanalyse gibt man zu einer Serumprobe eine bekannte, radioaktiv markierte Menge der zu bestimmenden Substanz, wodurch die noch freien Bindungsstellen der Plasmaproteine besetzt werden. Nach einer Inkubationszeit wäscht man z. B. durch eine Chromatographiersäule den Anteil der nicht gebundenen Substanz aus und mißt deren Radioaktivität im Bohrlochmeßplatz. Aus der Differenz zwischen den Aktivitäten der anfangs zugegebenen und der extrahierten Substanz kann man den während der Inkubation an die Plasmaproteine gebundenen Anteil ablesen, daraus auf die latente Bindungskapazität der Plasmaproteine schließen und hieraus die Serumkonzentration der zu messenden Substanz errechnen.

4.2.5.3 Verdünnungsanalyse

Eine bestimmte Menge einer radioaktiven Substanz wird dem zu bestimmenden Volumen zugesetzt. Nach einer Durchmischungszeit wird eine bestimmte Probenmenge entnommen und die Aktivität des nun verdünnten Isotops bestimmt. Aus der Aktivität des Isotops in der Probe läßt sich das Verteilungsvolumen und damit das zu bestimmende Volumen über folgende Formel errechnen

$$\text{Gesamtvolumen} = \text{Probevolumen} \times \frac{\text{Aktivität d. zugegebenen Substanz}}{\text{Probenaktivität}}$$

Beispiel: Messung des Erythrozytenvolumens (bzw. des Gesamtblutvolumens bei bekanntem Hämatokrit) nach Injektion einer bestimmten Menge markierter körpereigener Erythrozyten.

4.3 Sonographische Diagnostik

4.3.1 Prinzip des Verfahrens

Die sonographische Diagnostik beruht auf der Auswertung von Informationen, die durch die Anwendung von Ultraschall gewonnen werden. Ultraschall besteht aus Schallfrequenzen oberhalb der menschlichen Wahrnehmungsgrenze (> 20 000 Hz). In der medizinischen Diagnostik werden Frequenzen von 1–15 MHz verwendet. Zur Erzeugung von Ultraschallwellen nutzt man den piezoelektrischen Effekt aus, d.h. die Tatsache, daß gewisse kristalline Materialien im elektrischen Feld ihre Form verändern.

Die heute üblichen Ultraschallgeräte haben eine Impulsdauer von 1–2 μs bei einer Impulsfrequenz von 300–3000 Impulsen/s. Mit anderen Worten, die Geräte senden einen kurzen Ultraschallimpuls von 1–2 μs Dauer aus und schalten dann auf Empfang der Echos um. In der empfangsbereiten Zeit registrierte Echos werden in elektrische Impulse umgewandelt, an Signalverstärker weitergeleitet und auf Bildschirmen abgebildet. Wesentlich für den Aufbau sonographischer Bilder sind die physikalischen Vorgänge der Reflexion, der Streuung und Brechung sowie der Absorption ausgesandter Schallwellen; der Reflexion kommt die größte Bedeutung zu. Trifft eine sich in einem homogenen Medium (z.B. Wasser) ausbreitende Schallwelle auf die Grenzfläche eines zweiten Mediums mit unterschiedlicher Impedanz, wird ein Teil der Schallwelle reflektiert, der andere kann sich im zweiten Medium weiter fortpflanzen. Je höher der Impedanzsprung an den Grenzflächen der beiden Medien ist, desto höher ist der reflektierte Anteil der Ultraschallenergie und ein desto geringerer Energieanteil verbleibt für ein weiteres Eindringen des Schallstrahles.

Wie aus der Tabelle ersichtlich, ist der Reflexionsfaktor für Weichteilgewebe sehr klein. Umgekehrt ist zwischen Geweben mit sehr hohen Impedanzunterschieden fast keine Schalltransmission möglich. Zwischen Weichteilgewebe und Luft erfolgt praktisch totale Reflexion (Reflexionsfaktor zwischen Luft und Wasser 99,88%), die Grenzfläche Weichteilgewebe/Knochen reflektiert einen sehr hohen Anteil der auftreffenden Schallwelle (Reflexionsfaktor zwischen Knochen und Wasser etwa 46%).

So wird verständlich, warum die Sonographie überhaupt als bildgebendes Verfahren eingesetzt werden kann (kleine Reflexionsfaktoren an Grenzflächen zwischen Weichteilgeweben, so daß sich der größte Schallenergieanteil im Gewebe ausbreiten kann), warum Knochen nicht durchschaut werden können (zu hohe Reflexion am Übergang Weichteilgewebe/Knochen, warum gasgefüllte Organe wie z.B. die Lungen oder der Darm nicht sonographiert werden können (nahezu Totalreflexion an der Grenzfläche Weichteilgewebe/Luft) oder auch warum Kontaktgel an der Aufsetzstelle des Schallkopfes auf die Haut verwendet werden muß (anderenfalls Totalreflexion der Schallwelle an der Luftschicht zwischen Schallkopf und Körperoberfläche).

Eine Ultraschallwelle gibt ihre Energie nicht nur bei Reflexion und Streuung, sondern hauptsächlich bei **Absorption** ab. Bei der Schwingung der Materiemoleküle um ihre Ruhelage wird ein Teil der Bewegungsenergie durch innere Reibung in Wärmeenergie umgewandelt, wodurch die Amplitude der Schwingung fortlaufend abnimmt. So kommt es unter Wärmeproduktion zu einer fortlaufenden Abschwächung der Schallintensität im Medium, was man als „Dämpfung" bezeichnet. Das Ausmaß der Dämpfung wird durch die Halbwertsschichtdicke beschrieben, d.h. durch die Materiedicke, die die Ausgangsschallintensität auf die Hälfte vermindert. Während bei 1 MHz die Halbwertsschichtdicke von Leber- bei 5 cm, Nieren- bei 4 cm, Fett- bei 3 cm und Muskelgewebe bei 2 cm liegt, beträgt sie für Knochen lediglich 0,2 cm, d.h. in Knochengewebe ist der Energieverlust durch Absorption besonders

Tab. 4.3 Typische Reflexionsfaktoren für Grenzflächen verschiedener Gewebe

	Wasser	Fett	Muskel	Leber	Hirn	Haut	Blut
Wasser	0,00	0,047	0,03	0,035	0,007	0,029	0,007
Fett		0,00	0,067	0,049	0,054	0,076	0,047
Muskel			0,00	0,015	0,013	0,009	0,02
Leber				0,00	0,028	0,0061	0,028
Hirn					0,00	0,022	0,00
Haut						0,00	0,029
Blut							0,00

hoch. Das Ausmaß der Absorption ist nicht nur von der Art des beschallten Gewebes, sondern insbesondere auch von der Schallwellenfrequenz abhängig: Die Absorption steigt fast linear mit der Frequenz, d.h. je höher die Frequenz, desto höher die Absorption. Gleichzeitig mit der Absorption steigt auch das Auflösungsvermögen mit zunehmender Schallfrequenz, so daß ein Kompromiß zwischen dem Penetrationsvermögen eines Ultraschallstrahls, das mit steigender Frequenz abnimmt, und dem Auflösungsvermögen, das mit steigender Frequenz zunimmt, gefunden werden muß. So kann zur Erhöhung der Aussagekraft der Sonographie die Schallfrequenz nicht beliebig heraufgesetzt werden, es muß ein Kompromiß zwischen der verwendeten Ultraschallfrequenz und der Eindringtiefe geschlossen werden.

Entscheidend für die Aussagekraft von Ultraschalluntersuchungen ist das erreichbare **Auflösungsvermögen**, d.h. die Fähigkeit des Verfahrens, zwei getrennte Objektpunkte zu differenzieren und getrennt darzustellen. Man unterscheidet grundsätzlich das laterale vom axialen Auflösungsvermögen. Das laterale Auflösungsvermögen gibt die Möglichkeit an, zwei dicht benachbarte, quer zur Schallausbreitungsrichtung angeordnete Grenzflächen zu diskriminieren. Das axiale Auflösungsvermögen macht zwei senkrecht zur Schallachse hintereinander gelegene Grenzflächen unterscheidbar. Die laterale Auflösbarkeit ist umgekehrt proportional der Breite des Ultraschallstrahls: Zwei eng beieinander liegende Objekte werden um so besser diskriminiert, je schmaler das Schallfeld ist. Zwei nebeneinander liegende getrennte Objekte werden nur dann mittels zwei jeweils auf die Objekte gerichteten Ultraschallstrahlen getrennt abgebildet, wenn der seitliche Abstand der beiden Objekte im Vergleich mit der seitlichen Ausdehnung des Schallfeldes eines jeden Schallstrahls groß ist. Da also die laterale Auflösung umgekehrt proportional der Breite des Schallbündels ist, ist sie vom Durchmesser des piezoelektrischen Kristalls abhängig.

Die axiale Auflösung, d.h. die getrennte Darstellung zweier Objektpunkte in Schallausbreitungsrichtung, hängt nicht von der Breite des Schallfeldes, sondern von der Länge und damit der Dauer eines ausgesandten Ultraschallimpulses ab: Zwei hintereinander liegende Objektpunkte können dann getrennt dargestellt und differenziert werden, wenn ihr Abstand voneinander größer als die Länge des ausgesandten Ultraschallimpulses ist. Ist der Abstand der Objektpunkte kleiner als die Länge des Schallimpulses, gehen die reflektierten Ultraschallwellen ineinander über und können nicht getrennt werden. Zur Erhöhung der axialen Auflösung muß also jeder ausgesandte Ultraschallimpuls möglichst kurz sein. Da er sich jedoch über mindestens 2–3 Schwingungsperioden erstrecken muß, ist folglich ab dieser Grenze eine weitere Verkürzung des Ultraschallimpulses nur über eine kürzere Wellenlänge (d.h. über eine höhere Frequenz) zu erreichen. Die zu benutzende Ultraschallfrequenz muß also einen Kompromiß zwischen axialer Auflösung (nimmt mit höherer Frequenz zu) und Penetrationsvermögen des Ultraschallstrahls (nimmt mit höherer Frequenz ab) darstellen. Die heutigen Ultraschallgeräte erreichen eine axiale Auflösung von etwa 1 mm bei Schallfrequenzen von 3,5 MHz; das axiale Auflösungsvermögen ist damit etwa 2–4mal größer als das laterale.

So ist das Prinzip des Ultraschallgerätes die über einen Taktgeber gesteuerte Aussendung kurzer Ultraschallimpulse und die Registrierung der Zeitdauer bis zum Empfang des jeweiligen Echos (Impuls-Echo-Verfahren). Auf diesem Grundprinzip aufbauend wurden verschiedene Gerätetypen entwickelt:

- **A(amplitude)-mode-Technik:** Basismethode aller Ultraschallverfahren. Die reflektierten Ultraschallimpulse werden elektronisch verarbeitet, verstärkt und auf einem Oszilloskop als Auslenkung des Basisstrahls des Oszilloskops von der Grundlinie sichtbar gemacht, wobei die Höhe der Auslenkung, d.h. die Amplitude, die Stärke der Schallreflexion und damit das Ausmaß des Impedanzsprunges kenntlich macht. Ein Taktgeber ermöglicht, daß der Beginn der Leuchtpunktbewegung des Oszilloskops zeitlich mit der Aussendung der Ultraschallimpulse zusammenfällt, so daß Abstand und Tiefe der Reflexionsstellen in cm am Schirm abgelesen werden können. Die A-mode-Technik wird heute kaum noch eingesetzt.
- **B(brightness)-mode-Technik:** Bei diesem Verfahren werden die reflektierten Echosignale als Punkte längs einer Linie dargestellt, wobei sich die Punkte in ihrer Helligkeit je nach Stärke der reflektierten Ultraschallenergie unterscheiden. Die vom Transducer empfangenen Echos ergeben also auf dem Bildschirm eine Aneinanderreihung von Punkten, wobei der Grauwert der Punkte proportional der reflektierten Echoamplitude bzw. -intensität ist und der Abstand der Punkte voneinander den Abstand der schallreflektierenden Objektpunkte angibt.
- **M(motion) = TM(time motion)-Technik:** Bei diesem Verfahren wird die Dimension Zeit miteinbezogen, indem bei stationär bleibendem Schallkopf sich das B-Bild mit konstanter Geschwindigkeit bewegt. Indem sich also das Oszilloskopbild senkrecht zum Basisstrahl von unten nach oben auf dem Schirm bewegt, können nun zeitlich aufeinanderfolgende B-Bilder aneinandergereiht aufgezeichnet werden. Das Verfahren wird im Rahmen der Echokardiographie regelmäßig angewandt: Bei sich bewegenden Organen wie dem Herzen bewegen sich die schallreflektierenden Grenzflächen und damit

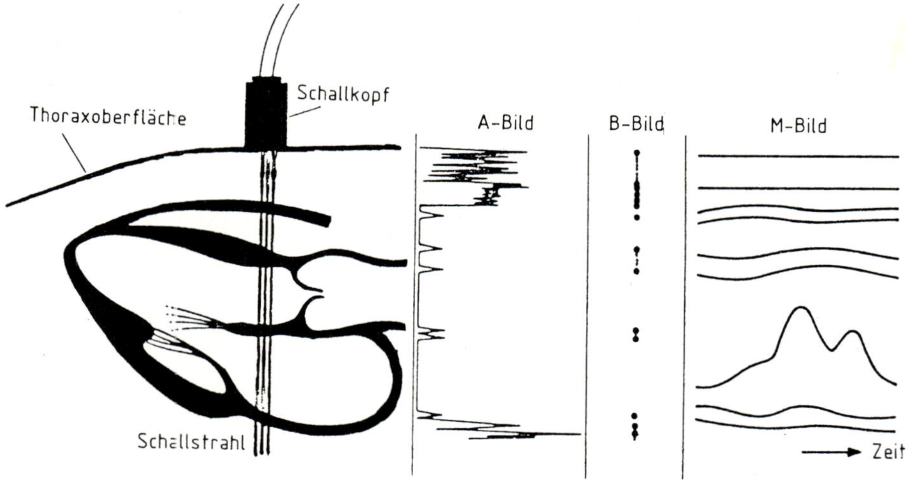

Abb. 4.**56** Vergleich von A-, B- und M-Bild bei der Ultraschalluntersuchung des Herzens

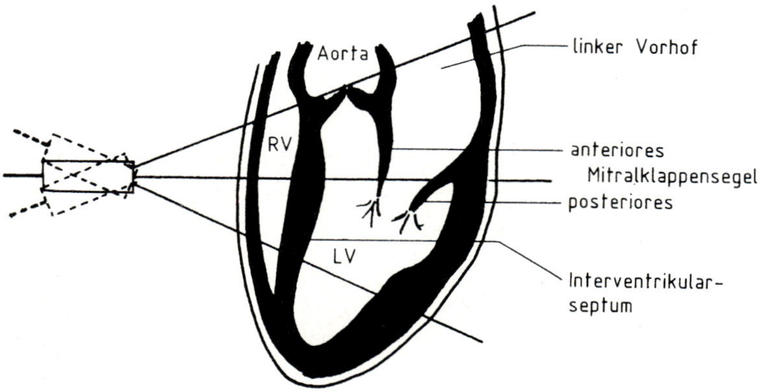

Abb. 4.**57** Darstellung des Herzens bei der Echokardiographie

auch die Punkte des B-Bildes aufeinander zu und voneinander fort. Folglich bilden sich stationäre Punkte des B-Bildes als Strich (z. B. Thoraxwand), sich bewegende B-Bildpunkte als Wellenlinie (z. B. Herzklappenbewegungen) ab, so daß neben der Anatomie insbesondere Bewegungsabläufe wiedergegeben werden können. Durch Schwenken des Schallkopfes können nacheinander mehrere Abschnitte des entsprechenden Organs (heute nur noch Herz) betrachtet werden.

- **Zweidimensionale Verfahren:** Durch Aneinanderreihung von vielen einzelnen B-Bildern entsteht ein zweidimensionales Bild. Dies ist durch Schallköpfe möglich, in denen ein bewegliches piezoelektrisches Element eingebaut ist oder viele piezoelektrische Kristalle nebeneinander angeordnet sind.

Danach unterscheidet man:

Linearscanner: Mehrere piezoelektrische Elemente parallel nebeneinander angeordnet senden nacheinander Impulse aus und empfangen die Echos. Anwendung in der Gefäß- oder Schilddrüsensonographie.

Sektorscanner: Ein rotierendes Element stellt einen Sektor mit einem Winkel bis zu 100° dar. Anwendung in der Echokardiographie, da die Eintrittstelle in den Körper klein sein kann (Interkostalraum).

Curved-Array-Scanner: Wie beim Linearscanner sind mehrere Elemente nebeneinander, aber in einem konvexen Bogen angeordnet. So werden die Vorzüge von Linear- und Sektorscanner vereint, da die Eintrittstelle kleiner sein kann, sich aber nicht nur ein Sektor darstellt. Da dieser Scanner mit meh-

reren Frequenzen angesteuert werden kann, sind je nach Bedarf eine hohe Auflösung oder eine hohe Eindringtiefe möglich.
Diese modernen Scanner sind sämtlich **Real-Time-Scanner**, d.h., die Abbildung erfolgt nahezu zeitgleich mit der Abtastung. In der Echtzeitsonographie (real-time) können so Bewegungsabläufe dargestellt werden.
Inzwischen gibt es Ultraschallgeräte, die durch Aneinanderreihung von zweidimensionalen Bildern Querschnitte durch den gesamten Körper erlauben oder sogar dreidimensionale Bilder.

Die **Doppler-Ultraschall**-Untersuchung macht Messungen der Strömungsgeschwindigkeit in Blutgefäßen möglich. Dies erfolgt durch die Auswertung von Schallwellen, die von bewegten Teilchen (Blutzellen) reflektiert werden und dabei ihre Frequenz ändern (Doppler-Effekt).
Spezielle Aussagen über Blutgefäße und den Blutstrom bietet die **Duplexsonographie** an. Hier sind die Verfahren B-Bild und Doppler-Ultraschall vereinigt. So läßt sich in ein zweidimensionales Bild ein Bereich farbig codieren, der den Blutstrom sichtbar macht.

4.3.2 Sonographische Befunde

Die Erläuterung der möglichen Befunde einer Ultraschalluntersuchung bietet Stoff für eigene Bücher. In diesem Rahmen seien nur einige grundsätzliche Aussagen getroffen.
Je nachdem, auf was für ein Gewebe die Schallwelle trifft, wird sie verstärkt oder abgeschwächt. Schallverstärkung tritt bei Flüssigkeiten, also Harnblase, Gallenblase, Blutgefäßen etc. auf, Schallabschwächung dagegen bei dichteren Geweben wie z.B. Kalk. So werfen kalkdichte Konkremente in der Gallenblase einen sog. Schallschatten. Einfache Anwendungsgebiete der Sonographie sind somit der Gallenstein, der Nieren- oder Harnblasenstein etc. Die richtige Interpretation eines Ultraschallbildes ist sehr von der Erfahrung des Untersuchers abhängig.

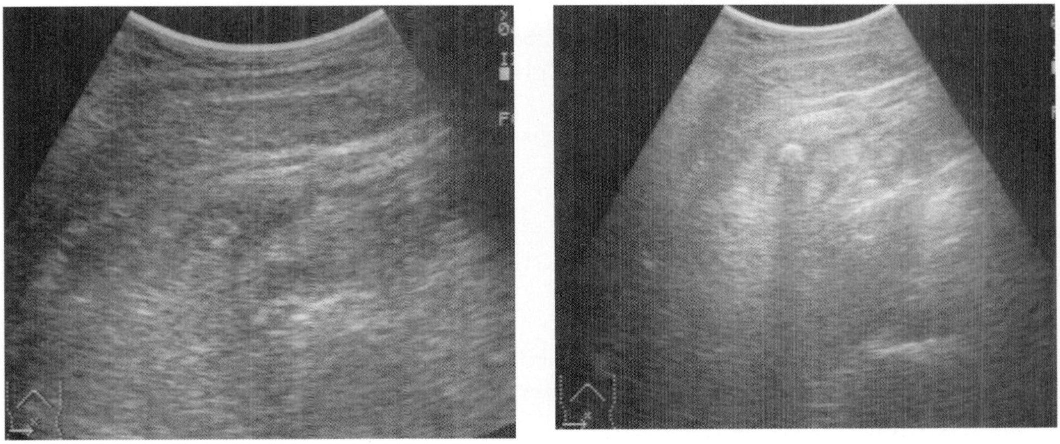

Abb. 4.**58** Ultraschallbild einer akuten Appendizitis mit Kotstein (Kokarde im rechten Unterbauch mit Flüssigkeitssaum, Kotstein mit Schallschatten)

Tab. 4.**4** Wichtige Einsatzgebiete der Sonographie

1. Abdomen	
– Leber	Größen-, Kontur- und Binnenmusterbestimmung
	Differentialdiagnose des Ikterus
	Nachweis/Ausschluß umschriebener Prozesse (Tumoren, Metastasen, Zysten, Abszesse, Hämatome etc.)
	Nachweis/Ausschluß diffuser Leberparenchymerkrankungen,
	Differentialdiagnose der Hepatomegalie
– biliäres System	Nachweis einer Cholezystolithiasis, einer Cholezystitis, eines Hydrops
	Abklärung des Verschlußikterus
– Milz	Größen- und Konturbestimmung
	Nachweis einer Ruptur, eines Hämatoms etc.
– Pankreas	akute/chronische Entzündung, Tumoren, (Pseudo-)Zysten, Abszesse
– Nieren	Bestimmung von Lage, Größe, Form, Kontur, Parenchymstärke
	Differentialdiagnose der Anurie
	V. a. Nierentumoren, -zysten
	Steinnachweis, Abklärung einer Stauung
– Blase, Prostata	Nachweis von Tumoren, Blasendivertikeln, Steinen
	Restharnbestimmung
	Volumenbestimmung bei Prostataadenom
– Lymphknoten	Nachweis von Lymphomen
– Darm	Appendizitis, Divertikulitis
– Gefäße	Aortenaneurysma
	Herzinsuffizienz (Stauung in Lebervenen und V. cava inferior)
	portale Hypertension (Leberzirrhose etc.)
2. Schilddrüse	Form, Größe, Binnenstruktur
	Nachweis regressiver Veränderungen, von umschriebenen Prozessen
3. Gynäkologie	Schwangerschaft, Ovarialzyste
4. Ophthalmologie	
5. HNO	Nasennebenhöhlen
6. Kardiologie	Echokardiographie
7. Urologie	Skrotum
8. Orthopädie	Gelenke
9. Pädiatrie	Schädel bei Neugeborenen durch die Fontanellen
Sonstiges:	Nachweis von Aszites oder eines Pleuraergusses Abklärung eines unklaren Palpationsbefundes Screening bei akutem Abdomen oder nach Trauma Nadelführung bei sonographisch gezielter Feinnadelpunktion Endoskopische Sonographie, intraoperative Sonographie

4.4 Magnetresonanztomographische Diagnostik

Die Kernspintomographie ist ein modernes diagnostisches Verfahren, mit dem aus auswählbaren Teilen des Körpers Informationen verschiedener Art erhalten werden können. Im folgenden soll das Prinzip vereinfacht erläutert werden.

Viele Atomkerne haben eine Eigenschaft, die man als **Spin** bezeichnet: Sie rotieren um die eigene Achse und haben, wie die Erde, gleichzeitig ein Magnetfeld. Man kann sie sich etwa als magnetische Kreisel oder als rotierende Stabmagnete vorstellen. Werden die Kerne in ein starkes Magnetfeld gebracht, so können sie durch eine von außen her angreifende elektromagnetische Welle mit genau definierter Frequenz (abhängig von der Atomsorte;

im Radiofrequenzbereich) in eine vom Kinderkreisel her bekannte Taumelbewegung versetzt werden (Präzession). Den Vorgang der Auslenkung von Kernen durch Hochfrequenzimpulse unter Einwirkung eines äußeren Magnetfeldes nennt man kernmagnetische Resonanz oder Kernspinresonanz. Da Resonanz bei gegebenem Magnetfeld und gegebener Hochfrequenz nur für höchstens eine Kernsorte eintritt, betreffen kernspintomographische Untersuchungen immer nur ein Element und dessen Verbindungen.

Wird die Einstrahlung der Hochfrequenz zu einem bestimmten Zeitpunkt unterbrochen, kippen die präzedierenden Kernspins in ihre Ausgangsposition zurück. Dabei erzeugen sie ihrerseits ein magnetisches Wechselfeld, das über eine empfindliche Hochfrequenzspule (Sende- und Empfangsspule) gemessen werden kann. Das erhaltene Hochfrequenzsignal nennt man Spinecho, die Rückkehr des Kernspins in seine Ausgangsposition Relaxation, die Rückkehrzeit Relaxationszeit. Da das Spinecho durch die Überlagerung der Effekte aller angeregten Kerne zustande kommt, ist seine Amplitude der Anzahl bzw. der Dichte, Konzentration usw. der betreffenden Kerne proportional. Die Relaxationszeit enthält noch weitere Informationen: Durch Energieabgabe an die Umgebung ist die Dauer der Rückkehr der Kerne in ihre Ausgangslage vom Umgebungsmilieu abhängig. Durch Messung der longitudinalen oder **Spin-Gitter-Relaxationszeit T1** lassen sich Einblicke in das Umfeld des betreffenden Elements, d. h. das Milieu, in welchem es sich befindet, gewinnen; so können z. B. Informationen über die Viskosität der Körperflüssigkeiten in der untersuchten Region gewonnen werden. Es gibt noch einen weiteren Prozeß, der ein Abklingen der Spinechos bewirkt: Durch die sog. transversale oder **Spin-Spin-Relaxation** geraten die anfangs synchron präzedierenden Kerne allmählich aus dem Takt. Sie verlieren mit der Zeit durch Wechselwirkung untereinander ihre Phasengleichheit. Die Spin-Spin-Relaxationszeit T2, die Zeit des exponentiellen Abfalls des Quermagnetismus, gibt weitere Informationen über das untersuchte Organ.

Eine andere Analysemöglichkeit benutzt nicht die Stärke, sondern die Frequenz des Spinechos. Da die Atomkerne von Elektronenhüllen umgeben sind, die das Magnetfeld abschirmen, ist die Resonanzfrequenz um einen gewissen Betrag erniedrigt. Da die Elektronenhülle an chemischen Bindungen teilnimmt, ist das Ausmaß der Erniedrigung der Spinechofrequenz von der Art der Bindung abhängig. Wenn man folglich einen ganzen Bereich von Hochfrequenzfeldern einstrahlt, kann anhand der Frequenz des Spinechos auf Art und Häufigkeit vorhandener Bindungstypen im untersuchten Objekt geschlossen werden.

Für die Kernspintomographie besitzen nur Elemente eine Bedeutung, die im Kern unpaare Nukleonen aufweisen, z. B. Wasserstoff (^{1}H), Kohlenstoff (^{13}C), Fluor (^{19}F), Natrium (^{23}Na) und Phosphor (^{31}P). Außer Wasserstoff sind alle Elemente in so geringer Konzentration im menschlichen Organismus zu finden, daß sie sich zur Zeit nicht zur bildhaften Darstellung ihrer Verteilung eignen.

Der Patient wird also bei der Kernspintomographie in ein starkes Magnetfeld gebracht. Dann werden elektromagnetische Wellen geeigneter Frequenz eingestrahlt, so daß bestimmte Atomkerne derart angeregt werden, daß sie nach Abschalten des Hochfrequenzfeldes ihrerseits Hochfrequenzwellen abstrahlen. Mittels geeigneter Techniken können nun in der gesamten Hochfrequenz, die der Patient abstrahlt, die Anteile aus den einzelnen Körperregionen unterschieden werden. Man erhält aufgrund des abgestrahlten Spinechos Auskunft über Vorhandensein, Dichte, Konzentration etc. des untersuchten Elements (Wasserstoff), über seine Bindungen und über die chemischen und physikalischen Eigenschaften seiner unmittelbaren Umgebung. Mit Hilfe eines Computers können schließlich Schnittbilder des Körpers zusammengesetzt werden. Eine andere Möglichkeit besteht darin, die Abstrahlung aus einem größeren Bereich zusammenzufassen und in Form eines Spektrums darzustellen, was Rückschlüsse auf chemische Eigenschaften und Vorgänge in dem betreffenden Gebiet ermöglicht (z. B. Untersuchung des Energiestoffwechsels).

Die Unterschiede des Verfahrens zur Röntgencomputertomographie sind erheblich:

Die Computertomographie beruht auf der Absorption von Röntgenstrahlen, die Kernspintomographie auf der Anregung von Kernen. Letztere setzt den Patienten nur Hochfrequenz- und Magnetfeldern aus, von denen keinerlei schädigende Nebenwirkungen bekannt sind. Da keine Teile mechanisch bewegt oder um den Körper herumgeführt werden müssen, können Schnitte in allen drei Raumebenen ohne Umlagerung des Patienten angefertigt werden. Die Kernspintomographie liefert schließlich aufgrund des völlig anderen Prinzips auch völlig andere Informationen als die Computertomographie. So zeichnet sie sich z. B. durch deutliche und differenzierte Darstellung der Weichteile aus, demgegenüber treten die Knochen in den Hintergrund.

Einen festen Platz hat die Kernspintomographie in der Neurologie. Sie ist Methode der Wahl zur Beurteilung intrakranieller Strukturen sowie des Spinalkanals, da sie hier eine nahezu anatomisch exakte Darstellung dieser Strukturen ohne störende Knochenartefakte in der gewünschten Ebene (sagittal, transversal etc., exakte topologische Diagnose aufgrund dreidimensionaler Darstellungsmöglichkeiten!) gestattet. Eine weitere Verbesserung der Diagnostik zerebraler Läsionen gelingt durch zusätzli-

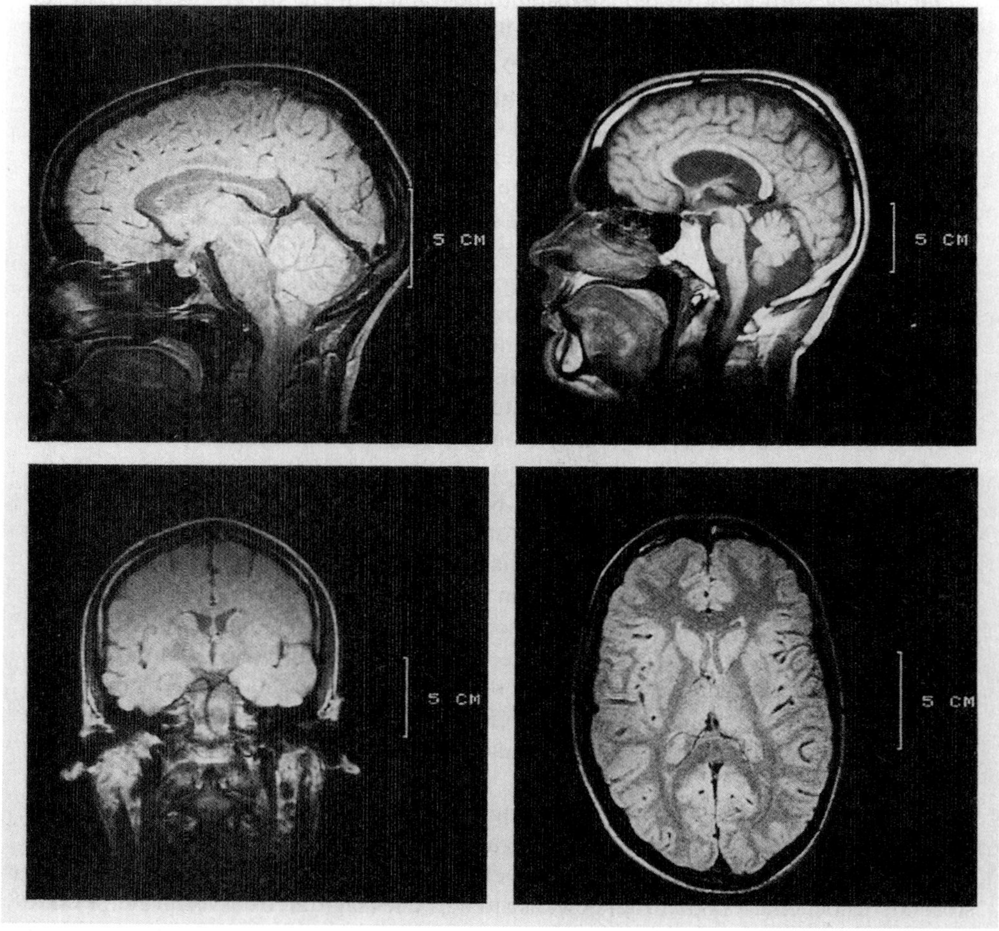

Abb. 4.59 Kernspintomogramme des Kopfes

che Kontrastmittelapplikation (Gadolinium-DTPA). Anwendung findet die Kernspintomographie ferner bei der Darstellung des Bewegungsapparats, beispielsweise zur Feststellung der Ausdehnung sowie einer möglichen Weichteilinfiltration primärer Knochentumoren oder zur Diagnostik einer Hüftkopfnekrose. Als Kontraindikation für kernspintomographische Untersuchungen gelten lediglich inkorporierte ferromagnetische Fremdkörper wie auch Endoprothesen und Herzschrittmacher.

5 Technische und methodische Grundlagen der Strahlentherapie bösartiger Tumoren und gutartiger Erkrankungen

Bald nach der Entdeckung ionisierender Strahlung wandte man sie nicht nur zu diagnostischen, sondern auch zu therapeutischen Zwecken an. Dokumentiert sind Bestrahlungen und Heilungen von Hautkrebsen durch die Schweden Sjögren und Stenbeck im Jahr 1900, seitdem wurde die Bestrahlung vieler gutartiger und bösartiger Erkrankungen zu einem festen Bestandteil der Medizin. Heute liegt das Hauptgewicht der Anwendung von Strahlung auf der Therapie maligner Erkrankungen, da die Einführung von Antibiotika und anderer spezifischer Pharmaka eine wirkungsvolle Behandlung der meisten gutartigen Erkrankungen möglich gemacht hat und man heute zudem genauere Kenntnisse von den möglichen schädlichen Nebenwirkungen hat. Durch die vielen verschiedenen inzwischen zur Verfügung stehenden Bestrahlungsmethoden und Strahlenqualitäten stellt die Strahlentherapie eine unverzichtbare Bereicherung der therapeutischen Möglichkeiten bei vielen gut- und bösartigen Erkrankungen dar.

5.1 Rechtliche Grundlagen

Die Wirkung der Strahlentherapie basiert auf Reaktionen durch Absorption ionisierender Strahlung, wodurch Zellen zerstört oder in ihrer Funktion beeinträchtigt werden. Die Strahlenwirkung erstreckt sich stets auch auf gesundes Gewebe. Da die Strahlentherapie folglich keine indifferente Behandlungsmethode ist, existiert eine Reihe gesetzlicher Vorschriften zum Schutz des Patienten sowie des Personals. Ferner müssen ihre Anwender gewisse Qualifikationsnachweise erbringen. Bestrahlungspläne und -protokolle sind Dokumente und müssen zusammen mit dem Krankenblatt 30 Jahre lang nach der letzten Bestrahlungssitzung aufbewahrt werden. Die Aufstellung des Bestrahlungsplans, die Durchführung der Bestrahlung sowie die Führung des Bestrahlungsprotokolls ist ärztliche Aufgabe bzw. ist vom Arzt zu überwachen. Bei Strahlenbehandlungen müssen klinische sowie histologische Diagnose, TNM-Klassifikation, Röntgenlokalisation (Körperquerschnitt des Patienten mit Herd, kritischen Organen und Dosisverteilung im Feld) sowie die Strahlenanamnese des Patienten vorliegen.

5.2 Technische und methodische Grundlagen der Strahlentherapie und Radioonkologie

5.2.1 Bestrahlungsgeräte, Strahlenarten und Strahlenqualitäten

Je nach Tiefe des Krankheitsprozesses können verschiedene Strahlenarten, -energien und Bestrahlungsmethoden angewendet werden, um im zu bestrahlenden Herd ein Dosismaximum unter weitgehender Schonung der übrigen Gewebeanteile zu erzielen. Wichtig ist weniger die applizierte Gesamtdosis, sondern die Dosis, die tatsächlich auf den Krankheitsherd einwirkt, also die Herddosis. Um eine möglichst hohe Herddosis bei niedriger Gesamtdosis zu erreichen, ist eine günstige räumliche Dosisverteilung, eine durchdachte Auswahl der Bestrahlungsmethode und der Art und Energie der verwendeten Strahlung außerordentlich wichtig.

5.2.1.1 Oberflächentherapie

Technisch am einfachsten ist die Bestrahlung oberflächlich gelegener Herde unter weitgehender Schonung tieferliegender Gewebeschichten. Alle gutartigen und bösartigen oberflächlich gelegenen Prozesse wie Hämangiome, Basaliome, Spinaliome usw. lassen sich mit Hilfe der Oberflächentherapie gut beeinflussen. Verwendet werden:

a) Röntgenstrahlen bis zu einer Energie von 50 kV Röhrenspannung: Die Bremsstrahlen einer Röntgenröhre sind um so weicher, je niedriger die Röhrenspannung ist. Eine weiche Strahlung hat eine geringe Tiefenwirkung, d. h. eine niedrige Gewebehalbwertstiefe und einen steilen Dosisabfall. Mit einer Strahlung von 10 bis 50 kV, wie meist üblich, lassen sich daher homogene Bestrahlungsfelder mit guter Tiefenschonung erzielen. Durch ultraweiche Röntgenstrahlen der Energie von 6 bis 12 kV (Grenzstrahlen) kann man ganz oberflächliche Hauterkrankungen behandeln, da bereits nach 0,2 mm Gewebe die Strahlenintensität bereits auf 1,5 % geschwächt ist. Weil bereits durch normale Röntgenröhrenfenster die weiche Strahlung stark geschwächt und aufgehärtet wird, war die Entwicklung von Berylliumfenstern, die die Strahlung etwa 30mal weniger schwächen als normales Röhrenglas, ein großer Fortschritt in der Weichstrahltherapie. Da weiche Strahlen auch durch die Luft merklich gefiltert, d. h. also aufgehärtet werden, sind feste Haut-Fokus-Abstände unerläßlich. Daher werden oft **Bestrahlungstuben** benutzt, die neben einem festen Haut-Fokus-Abstand gleichzeitig das Bestrahlungsfeld durch Ausblendung genau umgrenzen.

b) Brachytherapie (Kleinraumbestrahlung) erfolgt durch Röntgenstrahlung höherer Energie. Räumlich

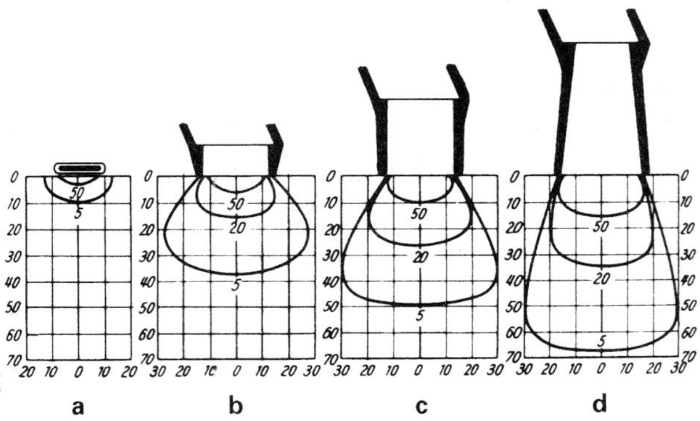

Abb. 5.**1** Tiefendosen in Prozent bei verschiedenen Haut-Fokus-Abständen.
a) 0,2 cm
b) 1,5 cm
c) 3,0 cm
d) 5,0 cm

genau umschriebene oberflächliche Herde können durch härtere Röntgenstrahlen (100 kV Röhrenspannung und mehr) therapiert werden, wenn – in Anlehnung an die Kontaktbestrahlung etwa mit Radium (siehe unten) – der Abstand zwischen Strahlenquelle und zu behandelnder Hautoberfläche sehr klein gehalten wird. Der steile Dosisabfall und damit die Tiefenschonung wird bei dieser Bestrahlungsmethode nicht wie bei der Weichstrahltechnik durch rasche Absorption in den oberflächlichen Hautschichten erreicht, sondern durch die Strahlendivergenz nach dem quadratischen Abstandsgesetz. Da bei den in der Kleinraumbestrahlung üblichen Fokus-Haut-Abständen von etwa 1 bis 3 cm die bestrahlte Gewebeebene mit dem Quadrat der Entfernung von der Strahlenquelle größer wird, sinkt die Dosis auch ohne Berücksichtigung der Schwächung durch Absorption stark ab. So gilt allgemein der Grundsatz, daß bei oberflächlichen Herden kurze, bei tiefgelegenen Herden große Herd-Fokus-Abstände gewählt werden sollen.

c) Kontaktbestrahlung mit umschlossenen radioaktiven Präparaten: Da es sich auch hier um eine Art Kleinraumbestrahlung handelt, ist die Tiefenwirkung gering. Die Strahlung radioaktiver Substanzen ist daher besonders geeignet zur Oberflächenbestrahlung. Anfangs stand nur das natürliche Radium zur Verfügung, das den Vorteil einer langen Halbwertszeit (1590 Jahre) und daher einer praktisch konstanten Aktivität hat. Es muß in dichten Platinhülsen gefaßt sein, da sonst das gasförmige Radon entweichen und die Umgebung verseuchen kann. Wegen der sehr hohen Kosten des Radiums werden heute künstliche Radioisotope wie Kobalt 60, Strontium 90 oder Tantal 182 vorgezogen.

d) schnelle Elektronen der Energie von 3 bis 10 MeV: Die Tiefenreichweite der im Betatron (siehe Kapitel 1.1.2) erzeugten schnellen Elektronen läßt sich über ihre Energie gut steuern. Bei Energien von 3 – 10 MeV ist eine gute Oberflächenwirkung bei weitgehender Schonung tieferer Gewebegebiete zu erreichen, da der Dosisabfall sehr steil erfolgt.

5.2.1.2 Halbtiefentherapie

Nicht direkt an der Hautoberfläche, sondern in etwa 3 bis 5 cm Tiefe liegende, von gesunder Haut überdeckte Krankheitsherde müssen mit Hilfe der Halbtiefentherapie angegangen werden unter möglichst weitgehender Schonung sowohl der Hautoberfläche als auch des gesunden Gewebes unter dem Herd. Verschiedene Bestrahlungsarten stehen auch hier zur Verfügung:

a) mittelharte Röntgenstrahlen der Energie von 100 bis 150 kV: Die Röntgenhalbtiefentherapie mit Röhrenspannungen von 100 bis 150 kV und Filterungen von 0,5 bis 1 mm Kupfer (Wegfilterung der weichen Strahlen zur Hautschonung) eignet sich gut zur Therapie von benignen Prozessen, bei denen keine sehr hohen Dosen benötigt werden, weniger jedoch bei Malignomen, da wegen des gleichmäßigen Dosisabfalls nur eine ungenügende Hautschonung möglich ist. Man kann sich jedoch helfen durch verschiedene Methoden der **räumlichen Dosisverteilung** (siehe unten).

b) schnelle Elektronen der Energie von 5 bis 20 MeV aus Kreis- oder Linearbeschleunigern: Sie sind zur Therapie halbtief gelegener Prozesse besonders geeignet, da für sie ein Dosisverlauf mit langsamem Dosisanstieg unter der Haut bis zum Maximum und hinter dem Dosisplateau ein sehr steiler Abfall charakteristisch ist. Durch genaue Einstellung der Elektronenenergie läßt sich das Dosisplateau genau in den Herd legen und eine gute Schonung der Haut und des hinter dem Herd gelegenen Gewebes erreichen.

c) Telecäsiumtherapie: Siehe unten.

5.2.1.3 Tiefentherapie

Früher war die Bestrahlung von Herden, die sechs oder mehr Zentimeter unter der Körperoberfläche liegen, ein praktisch unlösbares Problem, denn einerseits konnten kaum Strahlungen entsprechend hoher Energie erzeugt, andererseits die notwendige Hautschonung nicht erreicht werden. Heute stehen jedoch einige geeignete Methoden zur Verfügung, die den Ansprüchen an befriedigende Bestrahlungsbedingungen und -ergebnisse gerecht werden.

a) Orthovolttherapie: Röntgenstrahlen der Energie von 200 bis 400 kV: Sie werden heute kaum mehr verwendet, da die Strahlenbelastung der Haut erheblich ist. Der Dosisabfall verläuft entsprechend der Tiefe, d.h. die Haut hat die höchsten Strahlenenergien auszuhalten. Die weichen Strahlen des kontinuierlichen Spektrums, die nur die Hautoberfläche unnötig belasten und gar nicht bis zum Herd vordringen, werden durch Filterungen von bis zu 4 mm Kupfer eliminiert. Meistens werden Bleituben verwendet, durch die das Bestrahlungsfeld durch Einblendung genau umgrenzt, ein bestimmter Haut-Fokus-Abstand eingehalten und außerdem das Gewebe über dem Herd komprimiert und dadurch anämisiert werden kann (im anämisierten Gewebe herrscht ein geringerer Sauerstoffpartialdruck, deshalb ist es strahlenresistenter und kann stärker belastet werden). Sehr aufwendig sind die baulichen Voraussetzungen für den Strahlenschutz bei so hohen Röhrenspannungen.

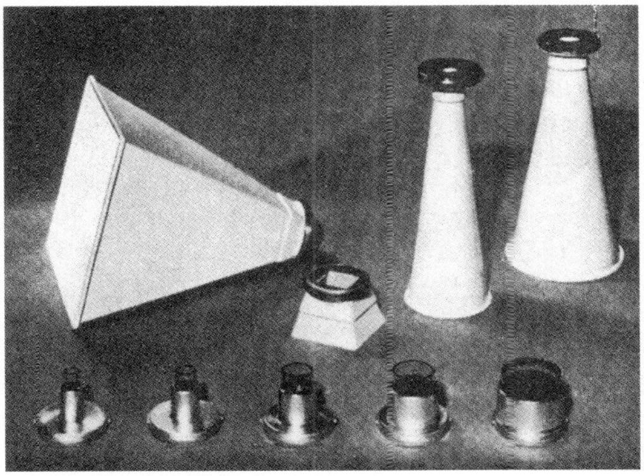

Abb. 5.**2** Bestrahlungstuben

b) Megavolttherapie: Röntgenstrahlen der Energie von 20 bis 50 MeV: Ultraharte Röntgenstrahlen (das sind definitionsgemäß Röntgenstrahlen mit Energien von über 1 MeV) haben gegenüber konventionellen harten Röntgenstrahlen erhebliche Vorteile: Bei ihnen erfolgt kein gleichmäßiger Dosisabfall entsprechend der Tiefe, sondern das Dosismaximum wird aufgrund des **Aufbaueffekts** erst in einer gewissen, von der Strahlenenergie abhängigen Tiefe erreicht, so daß eine gute Oberflächenschonung möglich ist. Die Haut erhält nur 20–70% der Dosis im Dosismaximum. Ein weiterer Vorteil ultraharter Strahlung ist, daß sie Gewebe verschiedener Ordnungszahl gleichmäßig durchdringen kann, also beispielsweise nicht durch Knochen stärker absorbiert wird als durch Weichteilgewebe. Daher können ultraharte Strahlungen beispielsweise auch gut bei Herden in der Beckenregion eingesetzt werden. Außerdem haben sie den Vorteil, daß sie Knochen und Knorpel schonen, d.h., sie führen wegen ihres günstigen Massenabsorptionskoeffizienten nicht zu Strahlenschäden an diesen Stützgeweben, wie das bei der Anwendung konventioneller Röntgenstrahlung möglich ist.

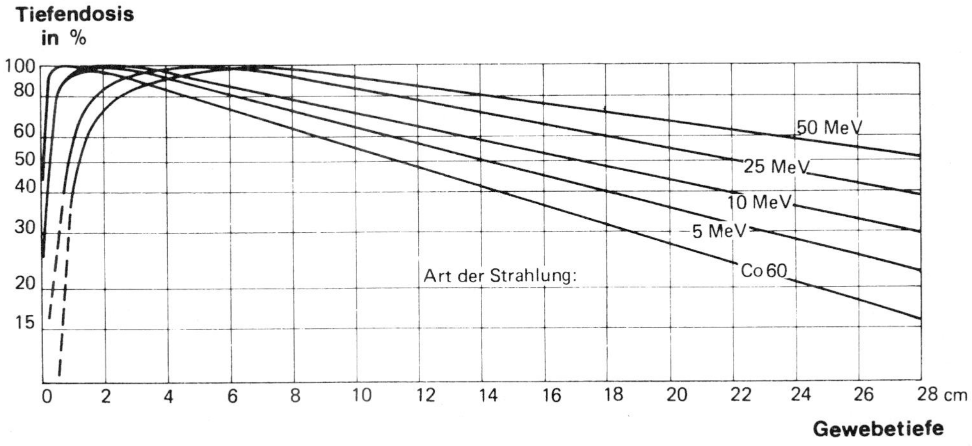

Abb. 5.**3** Tiefendosen ultraharter Röntgenstrahlen

Tab. 5.1

Röhrenspannung	**Massenabsorptionskoeffizient Gewebe : Luft**	
	Knochen	**Fett**
10 kV (Grenzstrahlen)	5,7	0,53
50 kV (weiche Röntgenstrahlung)	4,0	0,60
100 kV (mittelharte Röntgenstrahlung)	2,7	0,78
200 kV (Orthovolttherapie)	1,7	1,00
2 MV (Telekobaltbestrahlung)	0,99	1,22
20 MV (Megavolttherapie)	1,09	1,10

Insgesamt ist die Verträglichkeit der ultraharten Strahlung sehr gut, da oberflächliche Schichten geschont werden und der von der Strahlung bzw. Streustrahlung betroffene Raum viel kleiner ist als bei der konventionellen Strahlung. Allgemeinreaktionen treten daher bei der Anwendung ultraharter Strahlung seltener auf. Allerdings können ultraharte Röntgenstrahlen nicht mit konventionellen Röntgenröhren erzeugt werden, sondern ebenso wie auch die Elektronenstrahlung nur im Kreis- oder Linearbeschleuniger.

c) Telekobalttherapie: Sowohl bei der Telecäsium- als auch bei der Telekobalttherapie wird die γ-Strahlung radioaktiver Substanzen zur Fernbestrahlung ausgenutzt. Es stehen zwei langlebige und daher wirtschaftlich günstige, künstliche Radionuklide mit harter γ-Strahlung zur Verfügung: Das Kobalt 60 mit einer Halbwertszeit von 5,3 Jahren und einer Energie von etwa 1,3 MeV und das Caesium 137 mit einer Halbwertszeit von 33 Jahren, dessen Strahlung eine Energie von 0,66 MeV hat, also weicher ist und daher eher für die Halbtiefentherapie geeignet ist. Auch die harte Strahlung dieser Telegammageräte, bei denen der Quelle-Haut-Abstand zwischen 30 und 200 cm variiert, zeigt einen deutlichen Aufbaueffekt, so daß eine gute Hautschonung bei gleichzeitig hoher Herddosis möglich ist. Da die Strahlung der Telegammageräte nicht abstellbar ist, müssen solche Geräte mit aufwendigen Blei- oder Wolframabschirmungen versehen sein, was ihnen den Namen Kobalt- (bzw. Caesium-)Kanone eingebracht hat (siehe Abb. 1.6).

d) Elektronen der Energie von 30 bis 50 MeV: Auch die ebenso wie die ultraharte Photonenstrahlung in Kreis- oder Linearbeschleunigern erzeugte Elektronenstrahlung mit Energien von über 30 MeV kann in der Tiefentherapie angewendet werden. Ihr Hauptvorteil gegenüber der Behandlung mit ultraharten Photonen oder der Telegammatherapie liegt darin, daß bei ihr die Dosis hinter dem Herd steiler abfällt und daher keine Komplikationen wegen einer zu hohen Körperaustrittsdosis zu befürchten sind.

e) schnelle Neutronen: Ihre Anwendung in der Tumortherapie ist noch im Versuchsstadium. Schnelle Neutronen wirken über ausgelöste Rückstoßprotonen und führen wegen ihrer großen Ionisationsdichte zu erheblichen Gewebszerstörungen auch des gesunden Gewebes, so daß ihr Einsatz insbesondere bei wenig strahlensensiblen und hypoxischen Tumoren zu erwägen ist.

f) Protonen und Deuteronen: Im Zyklotron beschleunigte, positive, schwere Teilchen werden versuchsweise in der Strahlentherapie eingesetzt. Charakteristisch für sie ist, daß sie Materie zunächst mit relativ geringem Energieverlust durchdringen und erst am Ende ihrer Reichweite (die abhängig ist von ihrer Energie) stark abgebremst werden, dort ein hohes schmalbasiges Dosismaximum (Bragg-Maximum) ergeben, wonach die Dosis steil abfällt.

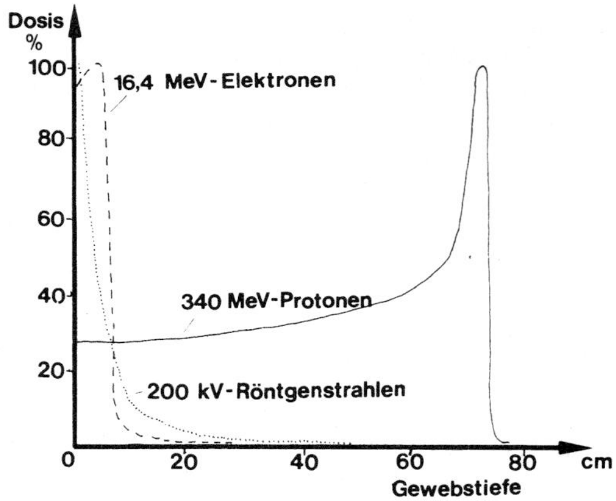

Abb. 5.4 Tiefendosisverlauf von schnellen Elektronen, Protonen und Röntgenstrahlen im Vergleich

5.2.1.4 Intrakavitäre, interstitielle Therapie

Hauptanwendungsgebiet der Kontaktbestrahlung mit Radioisotopen sind die **intrakavitäre** und die interstitielle Bestrahlung. Bei ersterer wird die Strahlenquelle in eine Körperhöhle appliziert, beispielsweise in der Gynäkologie bei der Behandlung von Karzinomen von Corpus und Collum uteri. Früher wurde das umschlossene Radionuklid mittels eines Tubus an den gewünschten Ort appliziert, was bei Einlage und Entnahme mit hohen Strahlenbelastungen des Personals einherging. Daher entwickelte man das **afterloading-Verfahren**, bei dem hohle Applikatoren leer in gewünschter Anordnung in das zu bestrahlende Gebiet gelegt, fixiert, röntgenologisch kontrolliert und anschließend mit einem Schlauchsystem des ferngesteuerten afterloading-Gerätes verbunden werden. Nachdem sich das Personal in einen strahlensicheren Kontrollraum zurückgezogen hat, drückt das afterloading-Gerät die in einem strahlensicheren Reservoir lagernden Radionuklide in die liegenden Applikatoren und führt sie nach Ende der Expositionszeit (in der Regel nach mehreren Stunden) wieder zurück.

Die **interstitielle Bestrahlung** ist die älteste Form der Kontaktbestrahlung. Hierbei werden Radioisotope in Form von Nadeln oder Drähten in den Tumor eingeführt und dort belassen (Spickung des Tumors). Damit die implantierten Isotope nicht wieder entfernt werden müssen, benutzt man heute statt Radium (HWZ 1590 Jahre), Iridium (HWZ 74 Tage) oder Tantal 182 (HWZ 115 Tage) gerne das Goldisotop ^{198}Au, das in verschiedenen Stärken als Draht vorliegt; die Drahtstückchen können als „seeds" implantiert und belassen werden, da sie eine sehr gute Gewebsverträglichkeit und eine Halbwertszeit von nur 2,7 Tagen haben. Für die Implantation der Seeds sind spezielle Geräte entwickelt worden, die einen pistolenartigen Griff und eine Hohlnadel aufweisen. Letztere wird in das Geschwulstgewebe eingestochen, beim Zurückziehen der Nadel werden Seeds in bestimmten Abständen in den Stichkanal ausgeworfen.

5.2.2 Bestrahlungsplanung

Grundsätzlich umfaßt die Vorbereitung einer Strahlentherapie die Diagnostik, die biologisch-medizinische und die physikalisch-technische Planung. Im Rahmen der prätherapeutischen Diagnostik werden Tumorart und -größe sowie das Ausmaß von Metastasen ermittelt. Das Ergebnis der Untersuchungen ist eine Stadieneinteilung nach dem TNM-(Tumor-Noduli lymphatici-Metastasen-) Schema. Nach Durchführung dieser Diagnostik ist die Indikation zur operativen und/oder radiologischen und/oder zytostatischen Therapie zu stellen.

Soll eine Strahlentherapie durchgeführt werden, folgt die **biologisch-medizinische Bestrahlungsplanung**. Es muß geklärt werden, ob eine kurative Therapie angestrebt werden soll, ob wegen des Tumortyps, seines Ausbreitungsgrades oder wegen des schlechten Allgemeinzustandes des Patienten eine palliative Zielsetzung mit geringerer Strahlendosis sinnvoll ist oder ob lediglich eine symptomatische Behandlung erfolgen soll. Eine palliative Therapie hat zum Ziel, eine möglichst weitgehende Schmerzlinderung zu erreichen, das schnelle Tumorwachstum zu bremsen und durch Wiederherstellung verlorengegangener Körperfunktionen das Leiden zu erleichtern. Typische Indikationen sind beispielsweise die Beseitigung einer Einflußstauung bei Mediastinaltumoren, die Bestrahlung von Ösophaguskarzinomen zur Wiederherstellung der Durchgängigkeit, von Bronchialkarzinomen zur Wiederbelüftung von Atelektasen etc. Um lediglich symptomatische Behandlungen handelt es sich bei Bestrahlungen „am Ort der Not" ohne lebensverlängernden Effekt, also etwa von Knochenmetastasen zur Schmerzlinderung bzw. zur Vermeidung einer pathologischen Fraktur, von Hirnmetastasen zur Verringerung einer Hirndrucksymptomatik, bei tumorbedingter Nervenirritation zur Schmerzlinderung etc.

Ferner sind im Rahmen der biologisch-medizinischen Bestrahlungsplanung die zu applizierende **Gesamtherddosis** sowie die **zeitliche Dosisverteilung**, d.h. die täglichen Einzeldosen, festzulegen unter Berücksichtigung der Toleranzdosen kritischer Nachbarorgane. Liegt die Tumordosis zu niedrig, kommt es zu Rezidiven, liegt sie zu hoch, entwickeln sich Gewebsnekrosen, Schädigungen gesunder Organe und der Haut. Bei den meisten Prozessen müssen zur Bewirkung einer möglichst selektiven Tumorvernichtung neben speziellen Strahlenenergien (z.B. Megavolttherapie) gewisse Techniken der räumlichen (z.B. Einsatz der Bewegungsbestrahlung) und der zeitlichen Dosisverteilung eingesetzt werden. Methoden der zeitlichen Dosisverteilung erhöhen den **Elektivitätsfaktor**: Bekanntlich ist die Dosis, die zu einer Zerstörung von Tumorzellen führt, geringer als diejenige, die zur Vernichtung körpereigener gesunder Zellen notwendig ist. Dies wird mit dem Gesetz von Bergonié und Tribondeau (Abhängigkeit der Strahlenempfindlichkeit vom Differenzierungsgrad), der besseren Fähigkeit subletal vorgeschädigter gesunder Zellen zur Reparatur von Strahlenschäden im Vergleich zu Tumorzellen sowie mit zellulären und humoralen Faktoren, die nach dem Prinzip der Homöostase gesunde Zellen in ihrer Reparations- und Regenerationstätigkeit unterstützen, erklärt. Durch Aufteilung der Gesamtdosis in viele Einzeldosen (**Fraktionierung**) kann sich das gesunde Gewebe in den Bestrahlungspausen erholen, so daß es mit einer wesentlich höheren Gesamtdosis belastet werden kann. Da jedoch ebenfalls Tumorgewebe – wenn auch in wesentlich geringerem Umfang – die Fähigkeit zur Reparatur von Strahlenschäden aufweist, muß die Gesamtdosis bei Fraktionierung der Bestrahlung deutlich höher als bei Einzeitbestrahlung liegen (beispielsweise ist bei einem Hautkarzinom die einmalige Herddosis von 10 Gy tumorbiologisch äquivalent einer Herddosis von 20 Gy, die in sechs Sitzungen über einen Zeitraum von 11 Tagen appliziert wird). Durch die Fraktionierung wird also der Elektivitätsfaktor weiter verbessert: Gesundes Gewebe erholt sich im Idealfall zwischen den Bestrahlungen, Tumorzellen werden zunehmend irreversibel geschädigt. Nur durch Fraktionierung läßt sich bei den meisten Tumoren eine ausreichende kanzerizide Dosis erreichen, ohne daß die Strahlentoleranz gesunden Gewebes überschritten wird. Gegenstand intensiver Forschungen ist der geeignetste Fraktionierungsrhythmus. Üblich sind heute tägliche Tumordosen von 1,5 bis 2 Gy an fünf Tagen der Woche, also eine Wochendosis von 8 bis 10 Gy bis zu Gesamtdosen um etwa 60 Gy. Eine weitere Möglichkeit zur Erhöhung des Elektivitätsfaktors ist die **Protrahierung**, d. h. eine kontinuierliche Bestrahlung mit kleiner Dosisleistung über längere Zeiten hinweg (z. B. Kontakttherapie mit radioaktiven Strahlern in der intrakavitären gynäkologischen Krebstherapie oder bei der sog. Tumorspickung). Einzeitbestrahlungen, bei denen die Gesamtdosis in einer Sitzung appliziert wird, werden kaum noch durchgeführt. Seltene Indikationen sind kleinere Hauttumoren oder operativ freigelegte Tumoren, die zwangsläufig nur einmal bestrahlt werden können.

Der Vollständigkeit halber sei erwähnt, daß auch andere Methoden zur Erhöhung des Elektivitätsfaktors bekannt sind und teilweise auch klinisch eingesetzt werden, beispielsweise die Vorbehandlung mit Zytostatika zur Synchronisation der Tumorzellen, damit sich möglichst viele von ihnen zum Bestrahlungszeitpunkt in der strahlensensiblen G2-Phase befinden, die Überwärmung des Tumorherdes während der Bestrahlung z. B. mittels Infrarotbestrahlung (Hyperthermie) oder die Sauerstoffatmung während der Bestrahlung zur Verbesserung der Sauerstoffversorgung des Tumors (Sauerstoffeffekt).

Der dritte Schritt der Bestrahlungsplanung gilt den **physikalisch-technischen Aspekten**. Hier müssen die geeignetste Strahlenart, -qualität, Bestrahlungstechnik sowie die geometrischen Bestrahlungsbedingungen (Anordnung, Zahl, Größe, Richtung der Bestrahlungsfelder, Fokus-Haut-Abstand etc.) festgelegt werden, woraus sich die Dosisverteilung im Herdgebiet (besteht aus Tumorvolumen = makroskopische Tumorausdehnung und Zielvolumen = Sicherheitsabstand um den Tumor) und in kritischen, d. h. besonders strahlenempfindlichen, Nachbarorganen ergibt. Ziel der physikalisch-technischen Planung muß sein, eine möglichst hohe Dosis auf das Zielvolumen zu applizieren bei größtmöglicher Schonung des gesunden Gewebes. Hierzu muß zunächst die genaue Lokalisation, Ausdehnung, Ausbreitung, Infiltration und Histologie des Tumors ermittelt werden, wozu alle nötigen und zur Verfügung stehenden diagnostischen Methoden eingesetzt werden sollen (z. B. chirurgische Markierung mit Metallclips bei inoperablen oder nicht vollständig entfernbaren Tumoren). Nach Einzeichnung des Krankheitsherdes in einen Körperquerschnitt, der alle für die Strahlenabsorption wichtigen Daten wie Lage von Knochen, Lunge usw. und auch die Position der zu schonenden Organe wie Auge, Gonaden, Rückenmark etc. enthält, wird die optimale Bestrahlungsmethode und -dosis festgelegt. Die Erstellung des für die Bestrahlungsplanung notwendigen Körperquerschnitts erfolgt mit Hilfe eines CT-Bildes. Alle erforderlichen Informationen werden in eine elektronische Datenverarbeitungsanlage (**Therapiesimulator**) eingegeben, die mittels gespeicherter Programme den geeignetsten Bestrahlungsplan mit optimaler Isodosenverteilung, Anordnung der Bestrahlungsfelder, räumlicher und zeitlicher Dosisverteilung etc. entwirft.

Das Protokoll einer jeden Bestrahlung muß neben den Patientendaten und dem Datum die Einzel- und Gesamtdosen im Dosismaximum und im Herd, die Bestrahlungsart, -methode (Stehfeld-, Bewegungsbestrahlung usw.), die Feldgrößen, Pendelwinkel und Zeitdauer der Bestrahlung enthalten. Bei jeder Bestrahlungssitzung müssen mittels Einstellhilfen wie Hautmarkierungen, Lichtvisieren etc. reproduzierbare Einstellungen gemäß dem Bestrahlungsplan garantiert und mittels des Bestrahlungsgerätes zusätzlich Feldkontrollröntgenaufnahmen angefertigt werden.

5.2.3 Räumliche Dosisverteilung

Große Bedeutung im Rahmen der Bestrahlungsplanung kommt der genauen Festlegung der räumlichen Dosisverteilung zu. Voraussetzung ist zunächst, daß die Tumorgrenzen ermittelt und in einen Körperumriß eingezeichnet wurden. Am Querschnitt müssen zur Planung der räumlichen Dosisverteilung Tumorvolumen, Zielvolumen, Restvolumen und kritische Risikoorgane bekannt sein. Bei optimaler räumlicher Dosisverteilung wird eine hohe relative Herdraumdosis erzielt, d. h. eine möglichst hohe Raumdosis im Herdvolumen bei möglichst geringer Raumdosis im durchstrahlten Körpervolumen. Die Dosisverteilung in einer Körperebene wird durch die Isodosendiagramme kenntlich gemacht, wobei die Isodosenkurven die Punkte mit gleicher Dosis verbinden. Neben der Strahlenart und -energie, der Feldgröße, der Feldbegrenzung, dem Fokus-Haut-Abstand und Filtern sind es insbesondere Methoden der räumlichen Dosisverteilung, die die relative Herdraumdosis zu optimieren helfen. Während bei **Einzelstehfeldbestrahlungen** es nicht möglich ist, den oberflächlich gelegenen gesunden Gewebebereich vor dem Tumor zu schonen, kann mittels der **Gegenfeldbestrahlung** durch Anlegen von zwei sich gegenüberliegenden Feldern eine homogenere Bestrahlung des Zielvolumens bei besserer Schonung des übrigen Körpervolumens erzielt werden. Bei der **Mehrfelder- oder Kreuzfeuerbestrahlung** wird ein Tumor im Körperinnern durch mehrere Strahlenkegel aus verschiedenen Richtungen bestrahlt, wobei sich die Strahlenfelder im zu bestrahlenden Volumen kreuzen und sich ihre Wirkung hier addiert. Bei der **Bewegungsbestrahlung** rotiert die Strahlenquelle, wobei der Zentralstrahl stets auf den Herd ausgerichtet bleibt. Hierdurch dient bei hoher Herddosis ein größeres Hautareal als Eintrittspforte, so daß eine Oberflächenschonung gelingt (z.B. Pendel-, Rotations-, Konvergenzbestrahlung).

Ferner existiert eine Reihe weiterer spezieller Bestrahlungstechniken wie z.B. die **Schalenbestrahlung** der Thoraxwand nach Operation eines Mammakarzinoms, bei der ein Strahlenfeld fortlaufend wenige Grad auf einer Drehachse abgelenkt wird, so daß ein schalenförmiges tangentiales Feld bestrahlt wird. Eine weitere Verbesserung der räumlichen Dosisverteilung gelingt mittels **Filtern**. So können etwa bei Kreuzfeuerbestrahlungen durch Einsatz von Keilfiltern Dosisspitzen vermieden werden. Da sich Körperinhomogenitäten z.B. durch Knochen oder durch unterschiedliche Körperdurchmesser im Strahlenfeld bei Bestrahlungen ungünstig auswirken können, lassen sie sich mittels spezieller Filter ausgleichen (Ausgleichsfilter). In einigen Fällen kann eine Optimierung der räumlichen Dosisverteilung durch eine spezielle Lagerung des Patienten mittels Vakuummatratzen oder -kissen erzielt werden; grundsätzlich sollten Strahlenbehandlungen am liegenden Patienten erfolgen, da hierdurch eine weitgehende Immobilisation desselben erreicht wird.

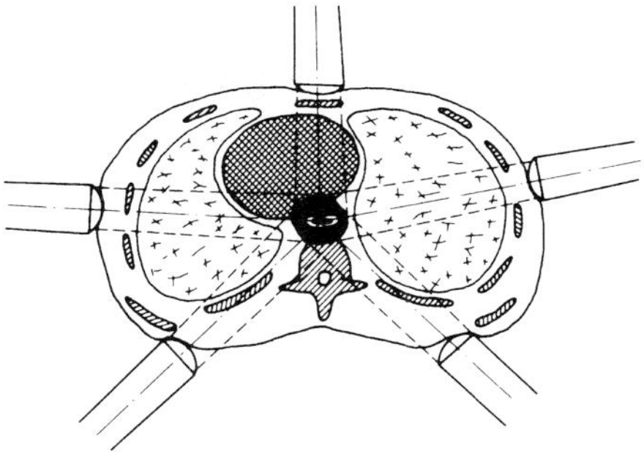

Abb. 5.5 Kreuzfeuerbestrahlung eines zentral gelegenen Herdes mit Hilfe von 5 Stehfeldern

Das Bestrahlungsfeld muß nicht nur exakt und reproduzierbar eingestellt, sondern auch während der Bestrahlung kontrolliert und beispielsweise mittels Feldröntgenaufnahmen dokumentiert werden.

Während über 3/4 aller Strahlentherapiepläne heute standardmäßig computerisiert erstellt werden können, wobei idealerweise Computertomographiebilder des Patienten als Berechnungsgrundlage in den Bestrahlungsplanungsrechner eingegeben werden, stehen für spezielle Probleme **Strahlentherapiephantome** zur Verfügung. Diese Kunststoffphantome besitzen die gleiche Massendichte und die gleichen effektiven Ordnungszahlen sowie durch spezielle Kunststoffe nachgebildete Organe (Moulagen aus Kunststoffen, Gips, Wachs o.ä. nachgebildete farbige Modelle von Organen oder Körperteilen) wie der zu bestrahlende Patient. In die Phantome können an verschiedenen Stellen Meßkammern eingelegt werden, die bei Probebestrahlungen exakte Aufschlüsse über die Isodosen in den verschiedenen Körperarealen liefern. Hierdurch können erstellte Bestrahlungspläne am Phantom kontrolliert werden.

5.3 Nuklearmedizinische Therapie

Die Behandlung gut- und bösartiger Erkrankungen mit Hilfe offener radioaktiver Substanzen ist eine Sonderform der interstitiellen Kontaktbestrahlung. Das Prinzip entspricht demjenigen der nuklearmedizinischen szintigraphischen Diagnostik mit dem Unterschied, daß mindestens 1000fach höhere Aktivitäten (bei Struma maligna Energiedosen bis 1000 Gy) appliziert werden müssen, was komplizierte Strahlenschutzmaßnahmen erforderlich macht. Gesetzlich vorgeschrieben ist eine stationäre abgeschirmte Unterbringung des Patienten bei Radionuklidtherapien, bis die Strahlenexposition von anderen Personen im Abstand von 1 m durch die Restaktivität im Patienten unter 1,5 mSv/Jahr beträgt. Aus demselben Grund stellt ein Lebensalter unter 40 Jahren eine Kontraindikation für Radionuklidtherapien bei benignen Erkrankungen, Schwangerschaft und Laktation eine Kontraindikation für jede Therapie mit offenen Radionukliden dar. Vorteil der Therapie mit offenen Radionukliden etwa gegenüber der perkutanen Strahlentherapie ist, daß höchste Strahlendosen direkt an den Krankheitsherd bei nur geringer Strahlenbelastung des übrigen Gewebes gebracht werden können. Um dieses Ziel zu erreichen, werden bevorzugt β-strahlende Nuklide verwendet, die auf engstem Raum große Energiebeträge mit hoher Zellvernichtungspotenz emittieren.

5.3.1 Therapeutische Anwendung offener Radionuklide

Paradebeispiel für die therapeutische Anwendung offener Radionuklide ist die **Radiojodtherapie**, die sich zur Behandlung benigner Schilddrüsenerkrankungen (autonomes Adenom, Basedow-Hyperthyreose) als auch von jodspeichernden Schilddrüsenmalignomen und -metastasen eignet. Appliziert wird das Jodisotop ^{131}J, das eine hohe Affinität zu Schilddrüsengewebe besitzt. Die Strahlenwirkung erfolgt vornehmlich über β-Strahlen, die eine mittlere Reichweite von 0,5 mm aufweisen, so daß eine weitgehende Schonung anderer Gewebe gegeben ist. Die erforderliche Aktivität wird wie bei der nuklearmedizinischen Schilddrüsendiagnostik oral verabfolgt, da Jod bei leerem Magen sehr rasch resorbiert wird. Eine wesentliche Schwierigkeit ist die Ermittlung der notwendigen therapeutischen Strahlendosis, d.h. der zu applizierenden Aktivität, die außer von der Halbwertszeit des Nuklids und der gewünschten Herddosis von der Größe des Verteilungsvolumens und der Aufnahmefähigkeit des Schilddrüsengewebes abhängt. Vor der Therapie ist die Durchführung eines **Radiojodtests** erforderlich, der der Berechnung des Verteilungsvolumens, der Jodavidität der Schilddrüse und der effektiven Halbwertszeit des Radiojods und somit der erforderlichen Dosis dient.

Der therapeutische Effekt einer Radiojodtherapie bei **Hyperthyreose** stellt sich nach 2–3 Monaten ein. Nur sehr selten tritt zwischenzeitlich eine Strahlenthyreoiditis auf, die jedoch ohne weitere Maßnahmen wieder abklingt. Bei einigen Patienten entwickelt sich trotz eines vorherigen Radiojodtests aufgrund zu hoher Dosierung eine Hypothyreose, die durch Schilddrüsenhormonsubstitution therapiert werden muß. Bei Unterdosierung des Radiojods bildet sich die Hyperthyreose nur unvollständig zurück, so daß nach 4–6 Monaten eine erneute Radiojodtherapie erfolgen muß.

Zur Behandlung von **Schilddrüsenmalignomen** sind wesentlich höhere Radiojoddosen erforderlich, da auch differenzierte Schilddrüsenkarzinome schlechter Jod speichern als normales Schilddrüsengewebe. Zur Therapie geeignet sind überhaupt nur jodspeichernde Schilddrüsenkarzinome (50–80% aller differenzierten, d.h. der follikulären und papillären Karzinome). Die Standardtherapie des differenzierten Schilddrüsenkarzinoms besteht heute in der totalen Thyreoidektomie, einer anschließenden ^{131}J-Therapie und einer nachfolgenden hochdosierten Schilddrüsenhormonsubstitution (Unterdosierung könnte über eine TSH-Stimulation ein Metastasenwachstum anregen), die lediglich für diagnostische Szintigramme zur Suche von Metastasen bzw. eines Lokalrezidivs unterbrochen werden darf.

Ein weiterer therapeutischer Einsatzbereich von Radionukliden ist die ^{32}Phosphor-Therapie der **Polycythaemia vera**, die als Alternative zu einer Zytostatika-Therapie bei Versagen einer Aderlaßbehandlung erfolgen kann. Phosphor wird in allen Organen mit hoher Zellneubildungsrate angereichert, also außer im Knochenmark auch in vielen anderen Organen. Dennoch wird durch Gabe des β-Strahlers ^{32}P in Form des Orthophosphats eine gute biologische Strahlenwirkung ohne Strahlenschädigung übriger Organe erzielt, da geringe Energiedosen von wenigen Gy ausreichen, um die überschießende myeloproliferative Tätigkeit zu hemmen und das rote Blutbild zu normalisieren.

Eine interstitielle Bestrahlung metastatisch befallener Lymphabflußwege und Lymphknoten ist möglich durch Freipräparation und Kanülierung eines zuführenden Lymphgefäßes und Injektion eines Radiopharmazeutikums in öliger Lösung (endolymphatische Radionuklidbehandlung). Bei Tumorbefall der Serosa der großen Körperhöhlen entweder durch direkten Tumordurchbruch, durch Metastasierung oder durch Pleuritis/Peritonitis/Perikarditis carcinomatosa kann es zu schwierig therapierbaren Ergußbildungen kommen. Versuchsweise können nach Abpunktion neben Zytostatika auch Radiokolloide instilliert werden, die nicht resorbiert werden, sondern sich in der Körperhöhle ausbreiten, an der Serosa fixiert werden und die Ergußbildung reduzieren (Radionuklidbehandlung maligner Pleura-, Peritoneal- und Perikardergüsse). Die intrathekale Instillation von ^{198}Au-Kolloiden kann bei Meningeosis leucaemica erfolgen, ebenso prophylaktisch beim Medulloblastom des Kindesalters, das häufig in den Spinalkanal metastasiert. Bei Versagen anderer Therapieformen bei ossärer Metastasierung kann der Versuch einer Radionuklidtherapie (z.B. mit ^{90}Yttriumsilikat) zur Schmerzbehandlung unternommen werden; wegen der geringen Reichweite der emittierten β-Strahlung kommt es hierbei nicht zu Beeinträchtigungen des hämatopoetischen Systems. Bei chronisch entzündlichen Gelenkerkrankungen und chronischen Gelenkergüssen können bei Versagen anderer therapeutischer Verfahren radioaktive Kolloide (z.B. ^{198}Au-Kolloid) intraartikulär injiziert werden, wodurch es zu einer Zerstörung der Gelenksynovia kommt (Strahlensynovektomie).

6 Radiologische interventionelle Maßnahmen

6.1 Apparative und technische Voraussetzungen, Patientenvorbereitung, Interventionstechniken

Voraussetzung zur Durchführung interventionell-radiologischer Verfahren sind neben Aufklärung und Zustimmung des Patienten zur geplanten Maßnahme, neben Erfahrung und Geschick des Therapierenden und neben einer leistungsfähigen Röntgen- und Durchleuchtungsanlage mit hoher Auflösung eine Vielzahl von Arbeitsmaterialien je nach geplantem Eingriff: Punktionsnadeln und -kanülen, verschiedene Führungsdrähte unterschiedlicher Länge, Dicke, Biegung und Starre, eine Vielzahl von Kathetern (Dilatations-, Drainage-, Okklusions-, Einschwemm-, Atheriektomiekatheter u.a., meist Einmalmaterialien), Kathetereinführhilfen und -schleusen, implantierbare Stents unterschiedlicher Länge, Dicke und Starre, Röntgenkontrastmittel u.v.m. So ist der Kostenaufwand der verschiedenen Verfahren der interventionellen Radiologie kaum geringer als bei entsprechenden operativen Eingriffen, jedoch verkürzt sich die notwendige Hospitalisationszeit für den Patienten meist beträchtlich. Ansonsten gelten für die Patientenvorbereitung dieselben Regeln wie bei der Angiographie (siehe Kapitel 4.1.3).

6.2 Therapeutische Maßnahmen unter Einsatz bildgebender Verfahren

6.2.1 Rekanalisation

Die **Angioplastie** als symptomatische Behandlungsmethode arterieller Stenosen und Verschlüsse wurde 1964 von Dotter und Judkins eingeführt und 1974 von Grüntzig um die Methode der **Ballondilatation** erweitert. Indiziert sind Angioplastien vor allem bei symptomatischen Stenosen und Verschlüssen von Extremitätenarterien (arterielle Verschlußkrankheit Stadien 2b–4), bei Nierenarterienstenosen vor allem bei arterieller Hypertonie, bei bestimmten Koronargefäßstenosen und -verschlüssen. Die Perkutane Transluminale Koronarangioplastie (PTCA) ist indiziert insbesondere bei symptomatischen umschriebenen Stenosen bei koronarer 1- bis 3-Gefäßkrankheit, bei asymptomatischen proximalen Stenosen des Ramus interventricularis anterior und bei Stenosen von Bypass-Gefäßen. Prinzip der Ballondilatation ist das Hineinpressen des nicht kompressiblen unelastischen Verschlußmaterials in die Gefäßwand. Durch die Ballondilatation wird die Gefäßwand lokal irreparabel überdehnt, es treten Intima- und Mediaeinrisse auf. Ein arteriosklerotisches Strombahnhindernis wird also durch lokale Ektasie und Verletzung der Gefäßwand beseitigt. Inwieweit die Kompression des atheromatösen Materials mit Abpressen von Flüssigkeit in den intravasalen Raum und resultierender Verschmälerung der Plaque eine Rolle spielt, ist umstritten. Die Gefäßwandüberdehnung mit Intima- und z.T. Mediaeinriß ist in jedem Fall Hauptprinzip der Wirkung und somit erwünscht, was andererseits das Komplikationsrisiko von Gefäßdissektionen und Verschluß durch lokale Thrombenbildung birgt. Infolge der mit der Angioplastie einhergehenden Intimadesquamation ist nach der Intervention eine konsequente Antikoagulation (Heparin, Marcumar) und/oder Thrombozytenaggregationshemmung (Acetylsalicylsäure) zumindest bis zur Reepithelialisierung durch Neointima von besonderer Bedeutung.

Technisch wird ähnlich wie bei der Angiographie vorgegangen: Ein Angioplastiekatheter wird nach Lokalanästhesie an einer geeigneten Punktionsstelle perkutan in Seldinger-Technik eingeführt und unter Röntgendurchleuchtung bis zur zu behandelnden Stenose oder dem Verschluß vorgeführt; die regelrechte Katheterlage wird durch Kontrastmittelinjektion kontrolliert. Bei Gefäßverschlüssen (bis über 10 cm lange Extremitätenarterienverschlüsse können wiedereröffnet werden) muß zunächst ein spezieller Führungsdraht über die Verschlußstrecke geführt werden. Mittels einer Ballondilatation werden Heilungsraten (Beseitigung der behandelten Stenose) und bei Verschlüssen Offenheitsraten von etwa 70% nach drei Jahren erreicht, wobei die Spätergebnisse um so besser sind, je kürzer die Stenose- oder Verschlußstrecke ist.

Kontraindikationen sind hämorrhagische Diathese sowie schwere Kontrastmittelallergien. Technisch schwierig zu behandeln sind langstreckige oder stark verkalkte Stenosen oder Verschlüsse (erschwerte Passage mit dem Führungsdraht), Verschlüsse mit stark entwickeltem Kollateralkreislauf oder beispielsweise Abgangsverschlüsse der A. femoralis superficialis (schwieriges Auffinden des verschlossenen Gefäßabgangs mit dem Führungsdraht). Insbesondere auch bei der Angioplastie von Koronargefäßen muß der Patient operationsfähig sein, da es bei bis zu etwa 5% der Dilatationen zum akuten Gefäßverschluß infolge einer Gefäßdissektion mit nachfolgender Thrombosierung kommt, wodurch eine möglichst sofortige Bypassoperation (innerhalb von 45–60 Minuten) erforderlich wird. Bei der PTCA gelten die Hauptstammstenose sowie proximale Stenosen mehrerer Hauptäste als Kontraindikationen, da hier bei Komplikationen der Patient in einen lebensbedrohlichen Zustand gebracht werden würde. Bei entsprechenden Stenosen ist die primäre Bypassoperation vorzuziehen, ebenso bei Patienten mit koronarer Herzkrankheit, bei denen weitere Maßnahmen (Klappenersatz, Aneurysmektomie) in Betracht kommen. Neben Gefäßdissektionen mit resultierendem akuten Gefäßverschluß (Notfalloperation oder vor allem an den Extremitäten Fibrinolyseversuch) sind weitere mögliche Komplikationen und Risiken neben Kontrastmittelreaktionen Nachblutungen an der Punktionsstelle sowie Gefäßwandperforationen (v.a. bei der Überwindung von Gefäßverschlüssen mit einem Führungsdraht). Periphere Embolien im Rahmen der Angioplastie treten nur selten auf, da mittels der Ballonangioplastie v.a. ältere Stenosen oder Verschlüsse (Alter über 3 Monate) therapiert werden, die wandadhärent und unelastisch sind und somit kein wesentliches Risiko einer peripheren Embolie während der Manipulation darstellen. Sollte dennoch im Rahmen einer Angioplastie eine periphere Embolie auftreten, sollte eine lokale Fibrinolyse zur raschen Beseitigung derselben noch während der Angioplastie erfolgen. Gefürchtet sind die allerdings sehr seltenen Cholesterinkristallembolien, die nicht lysierbar sind, sondern zu Kapillarthrombosierungen mit resultierenden Hautnekrosen führen können. Bei frischen Gefäßverschlüssen sollte die Angioplastie von vornherein mit einer lokalen Fibrinolyse kombiniert werden.

Mittlerweile existiert eine Reihe spezieller Katheter zur Angioplastie: Mittels Aspirationskathetern kann thrombotisches Verschlußmaterial vor allem bei frischeren Stenosen und Verschlüssen aspiriert werden, mittels Atheriektomiekathetern können arteriosklerotische Plaques mechanisch abgeschnitten und aus dem Gefäßsystem entfernt werden, mittels dynamischer Angioplastiekatheter mit high-speed rotierender Spitze wird gefäßokkludierendes Material in Mikropartikel fragmentiert und durch aus der Katheterspitze kontinuierlich strömende Spülflüssigkeit verteilt. Laserangioplastiekatheter können bei langstreckigen oder stark verkalkten Verschlüssen, die mittels Führungsdraht nicht überwunden werden können, eingesetzt werden.

Ein Problem der Angioplastie ist die Restenosierungsrate, wobei Frührestenosierungen innerhalb der ersten Wochen nach der Angioplastie trotz wiederholter Dilatationen möglich sind. Statistiken zeigen, daß Restenosierungen außer an den Herzkranzgefäßen beispielsweise an den Becken- und Nierenarterien vergleichsweise häufig sind (in bis zu 40% der Dilatationen). Wenn mehrfache Dilatationen nicht zu einer dauerhaften Lumeneröffnung führen, oder an problematischen Gefäßabschnitten kann versucht werden, durch die transluminale Implantation von Gefäßendoprothesen (Stents) das Gefäßlumen permanent offenzuhalten. In der Regel handelt es sich um nach Ausstoßen aus dem Führungskatheter selbstexpandierende oder um mittels eines speziellen Ballonkatheters auf das gewünschte Lumen zu dilatierende Spiralstahl- oder Nickel-Titan-Prothesen, die eine ausgeprägte longitudinale Flexibilität bei erheblicher Expansionsstärke aufweisen und sich durch hohe Durchgängigkeitsraten (rasche Endothelialisierung, keine Intimahyperplasie, geringe Thrombogenität) auszeichnen.

6.2.2 Drainage

Die Drainierung von Flüssigkeitsansammlungen, Zysten, Abszessen sowie abflußbehinderter Gallenwegssysteme oder Nierenbecken mittels perkutan eingebrachter Katheter gehört heute zum therapeutischen Standard bei entsprechenden Erkrankungen. Nach radiologischer oder sonographischer Lokalisation des zu punktierenden Raums und Lokalanästhesie wird ein großkalibriger Drainagekatheter meist in Seldinger-Technik eingebracht. Je nach vorliegender Indikation kann daraufhin Flüssigkeit abgesaugt werden (z.B. Perikarderguß) oder kontinuierlich ablaufen (z.B. Drainage von Nierenbekkenkelchsystemen bei Ureterverschluß, von Gallenwegen bei posthepatischem Ikterus), ein Bülau-System (Pleuraerguß) oder ein anderes permanentes Saugsystem angeschlossen werden. Es können Spülungen mit desinfizierenden Substanzen oder Antibiotika erfolgen (z.B. Leberabszesse, Pleuraempyem), nach Absaugung obliterierende Substanzen wie Alkohol oder Fibrinkleber eingebracht werden (z.B. Pleurodese rezidivierender Pleuraergüsse) etc. Die radiologisch oder sonographisch gezielte Drainierung besticht durch einfache Methodik, geringe Komplikationsrate und hohe Effizienz.

6.2.3 Infiltration

Die Punktion des sympathischen Nervengeflechts ventral der Aorta um den Truncus coeliacus herum (Plexus coeliacus) zur Blockade desselben ist eine Methode zur palliativen Behandlung chronischer Schmerzzustände im Oberbauch (z.B. chronische Pankreatitis, Gallenwegs- oder Pankreaskarzinom). Die CT-gesteuerte Feinnadelpunktion (Nadeldurchmesser bis 0,8 mm) des Plexus coeliacus ist Methode der Wahl. Die korrekte Lage der Nadel wird zusätzlich durch Kontrastmittelgabe geprüft (Ausschluß einer Kontrastmittelinjektion in die Aortenwand oder die Zwerchfellschenkel). Wenn eine anschließende Lokalanästhetikagabe komplikationslos bleibt und zur Schmerzfreiheit führt (Probeblockade), erfolgt die endgültige Blockade durch Gabe von 20–40 ml einer Alkohol- oder Phenollösung. Etwa 40% entsprechend therapierter Patienten werden schmerzfrei, weitere 40% geben eine wesentliche Besserung der Schmerzsymptomatik an. Eine nach einem längeren Zeitraum nachlassende Wirkung der perkutanen Neurolyse des Plexus coeliacus durch Regeneration des Nervenplexus oder auch durch Ausdehnung der Grundkrankheit kann eine Wiederholung der Maßnahme erfordern.

6.2.4 Embolisation

Die Gefäßembolisation entwickelte sich aus der zunehmend verfeinerten Katheterangiographie und wird heute zur Organ- oder Tumor- bzw. Metastasenausschaltung bei Malignomen, zur Behandlung von Blutungen sowie zum Verschluß von Gefäßmißbildungen eingesetzt. Das verwendete Embolisationsmaterial hängt von der Indikation ab:
Während bei zentraler Embolisation größerer Gefäße (z.B. Embolisation einer Niere bei einem Nierenkarzinom) Spiralen oder ablösbare Ballons eingesetzt werden, bevorzugt man bei peripherer Embolisation (z.B. bei Blutungen im Gastrointestinaltrakt oder Bronchialsystem) Gelfoam und bei kapillärer Embolisation (z.B. bei Gefäßmißbildungen, bei Lebermetastasen) Ethibloc (Okklusionsgel), Zyanoakrylat (Gewebekleber) oder hochprozentigen Alkohol (Endothelschädigung durch den lokal hochtoxischen Alkohol mit nachfolgender Thrombosierung). Gelfoam ist ein Gelatinematerial, das in verschiedener Partikelgröße erhältlich ist, je nachdem, wie groß die Arterien oder Arteriolen sind, die erreicht werden sollen. Nach Applikation kommt es zunächst zu einer mechanischen Okklusion, nachfolgend zu einer Thrombozytenaggregation und thrombotischen Verlegung. Eine Rekanalisation durch Fibrinolyse und durch Kollateralisation ist möglich. Insbesondere bei der Embolisation von Lebermetastasen können den Embolisationsmaterialien Zytostatika zugemischt werden, die im okkludierten Gefäß langsam freigesetzt werden (Chemoembolisation). Die häufigsten Komplikationen bei Katheterokklusionsbehandlungen sind Embolieverschleppungen (u.a. mit akutem Nierenversagen, Lungenembolie oder Thrombembolien als Folge), Gefäßverletzungen, Sepsis (Gewebsnekrose als Sepsisherd) oder das sog. Postembolisationssyndrom mit lokalen Schmerzen, Fieber und Leukozytose. Eine antibiotische Abdeckung vor und nach der Embolisation wird empfohlen.
Bei Lebermetastasierung erfolgt die Embolisation über die A. hepatica: Lebermetastasen erhalten über 90% ihrer Blutversorgung über die A. hepatica, hingegen die gesunde Leber etwa 80% ihres Perfusionsvolumens und etwa 60% ihres Sauerstoffs über die V. portae. So kann eine Embolisation der A. hepatica insbesondere bei hormonproduzierenden Tumoren (z.B. Karzinoiden), aber auch bei Metastasen anderer Tumoren, eine gute palliative Wirkung haben, wobei ein Metastasenbefall von über 70% des Lebervolumens, eine Aufhebung der portalvenösen Blutzufuhr zur Leber oder eine fortgeschrittene Leberinsuffizienz Kontraindikationen sind. Zur Vermeidung eines Leberausfalls werden normalerweise zunächst die Arterien eines Leberlappens okkludiert, einige Wochen später dann die des zweiten.

6.2.5 Perfusion

Durch selektive und superselektive Gefäßkatheterisierung ist es möglich, Pharmaka in hoher Konzentration an einen gewünschten Ort zu bringen. Da beispielsweise die Wirkung eines Zytostatikums u.a. von seiner Konzentration am Wirkort abhängt, kann durch arterielle Applikation am Zielort die Wirksamkeit um ein Vielfaches gesteigert werden bei geringerer systemischer Toxizität. So können intraarterielle Perfusionen beispielsweise bei Lebermetastasen, primären Lebertumoren, aber auch bei Tumoren anderer Organe zu besseren Remissionsraten und längeren Überlebenszeiten als intravenöse oder perorale Therapieschemata führen, wobei einmalige oder mehrfache intraarterielle Perfusionen, intraarterielle Gabe enkapsulierter Substanzen mit allmählicher Freisetzung und temporärer Verlegung der arteriellen Strombahn oder kontinuierliche intraarterielle Dauerperfusionen mittels chirurgisch implantierbarer Pumpen möglich sind.

6.2.6 Extraktion

Embolisierende Fremdkörper im Gefäßsystem (abgescherte oder abgebrochene Venen-, Einschwemm-, Angiographiekatheter, ventrikuloatriale Shuntkatheter, Schrittmacherelektroden, Führungsdrähte etc.) bleiben entweder im Bereich des rechten Herzens (z. B. im Trabekelwerk des rechten Vorhofs), im Pulmonalarterienbereich (venöses System) oder an peripheren Gefäßgabeln (arterielles System) hängen. Infolge Mortalitätsraten von bis 25% durch Perforation von Gefäßen oder Herzhöhlen, Sepsis, Abszedierung, Thrombemboliebildung, Arrhythmien etc. sollte eine Extraktion unter Röntgenkontrolle mit Hilfe spezieller Extraktionsschlingen, -körbchen oder Faßzangen versucht werden, bevor eine chirurgische Therapie erwogen wird.

Tab. 6.**1** Einheiten in der Radiologie

Größe	Zeichen	Einheit	Zeichen	Ableitung	Bemerkungen
Energie	W, E	Joule	J	$1\,J = 1\,W \cdot s = 1\,kg\,m^2/s^2$	
Leistung	P	Watt	W	$1\,W = 1\,m^2 \cdot kg/s^3$	
Ladung	Q	Coulomb	C	$1\,C = 1\,A \cdot s$	
Radioaktivität	A	Becquerel Curie	Bq Ci	$1\,Bq = 1/s$ $1\,Ci = 3{,}7 \cdot 10^{10}\,Bq$	Zerfall pro Sekunde
Energiedosis	D	Gray Rad	Gy rd	$1\,Gy = 1\,J/kg$ $1\,rd = 0{,}01\,Gy$	absorbierte Strahlungsenergie/Masse des Volumenelementes
Energiedosisleistung	$\dot{D}$	Gray/s	Gy/s rd/s	 $1\,rd/s = 10^{-2}\,Gy/s$	Energiedosis/Zeit
Ionendosis	J	Coulomb/kg Röntgen	C/kg R	 $1\,R = 2{,}58 \cdot 10^{-4}\,C/kg$	pro Masseneinheit erzeugte Ladung
Ionendosisleistung	j	Ampere/kg	A/kg R/h	$1\,R/h = 2{,}58 \cdot 10^{-4}\,A/kg$	Ionendosis pro Zeit
Äquivalentdosis	D_q, H	Sievert rem	Sv rem	$1\,Sv = 1\,J/kg$ $1\,Sv = 100\,rem$	biologische Wirkung pro Masseneinheit, Energiedosis · Bewertungsfaktor
magnetischer Fluß		Weber	Wb	$1\,W = 1\,Vs$	
magnetische Flußdichte		Tesla	T	$1\,T = 1\,V/m^2$	

Fragen

Anmerkung der Redaktion

Zur besseren Übersicht über die Schwerpunkte des umfangreichen Prüfungswissens wurden Fragen und Kommentare mit Ausrufezeichen gekennzeichnet. Diese gehören Stoffgebieten an, zu denen wiederholt in verschiedener Form Fragen gestellt werden.

! = wiederholt geprüfter Stoff

!! = sehr wichtiger, häufig geprüfter Stoff

In diesem Band wurde die Kennzeichnung ab Examen Herbst 97 durchgeführt.

1 Physikalische Grundlagen

F99 !

1.1 Der radioaktive Zerfall einer radioaktiven Substanz ist beeinflußbar durch

(A) Erhöhung des Druckes der Substanz
(B) Abkühlen der Substanz auf die Temperatur des flüssigen Stickstoffs (77 K)
(C) Herstellung einer wasserlöslichen chemischen Verbindung des Radionuklides in der radioaktiven Substanz
(D) Überführung einer gasförmigen oder flüssigen radioaktiven Substanz in die feste Phase
(E) keine der in (A)–(D) genannten Maßnahmen

F93

1.2 Was sind Betateilchen?

(A) Protonen, die bei einem Kernprozeß entstehen
(B) Röntgenbremsstrahlung
(C) ionisierte Heliumkerne
(D) Elektronen, die nach einem Kernprozeß emittiert werden
(E) thermische Neutronen

F93

1.3 Welches der folgenden Radionuklide ist ein reiner Betastrahler?

(A) ^{198}Au
(B) ^{32}P
(C) ^{131}I
(D) ^{226}Ra
(E) ^{60}Co

F90

1.4 Welche der Aussagen trifft **nicht** zu?

Als Korpuskularstrahlung einzuordnen sind:

(A) α-Strahlung
(B) Röntgenstrahlung
(C) Protonenstrahlung
(D) Elektronenstrahlung
(E) Neutronenstrahlung

F90 F87

1.5 Vernichtungsstrahlung entsteht durch Vereinigung

(A) eines Positrons mit einem Elektron
(B) eines Protons mit einem Elektron
(C) zweier β-Teilchen
(D) zweier Positronen
(E) eines Neutrons mit einem Positron

H94

1.6 In einem Radionuklidgenerator

(A) ist das Mutter-Radionuklid stets kurzlebig gegenüber dem Tochter-Radionuklid
(B) ist das Mutter-Radionuklid von Fall zu Fall kurz- oder langlebig gegenüber dem Tochter-Radionuklid
(C) ist das Mutter-Radionuklid stets langlebig gegenüber dem Tochter-Radionuklid
(D) sind Mutter- und Tochter-Radionuklide stets Isotope des selben chemischen Elements
(E) muß aus praktischen Gründen das Mutter-Radionuklid mindestens eine Halbwertszeit von 5 Tagen aufweisen

H98

1.7 Welche Aussage trifft **nicht** zu?

Eigenschaften des ^{99}Mo-^{99m}Tc-Radionuklidgenerators sind:

(A) Das entstehende Radionuklid ^{99m}Tc verursacht wegen seiner kurzen physikalischen Halbwertszeit von 6 Stunden eine geringere Strahlenexposition des Patienten als Radionuklide mit längerer physikalischer Halbwertszeit.
(B) Die physikalische Halbwertszeit des entstehenden Radionuklids ^{99m}Tc (Tochternuklid) ist erheblich kleiner als die des Mutternuklids ^{99}Mo.
(C) Das entstehende Radionuklid ^{99m}Tc kann direkt am Untersuchungsort gewonnen werden.
(D) Das entstehende Radionuklid ^{99m}Tc kann an verschiedene Träger gekoppelt werden.
(E) Es entsteht ausschließlich das Radionuklid ^{99m}Tc.

1.1 (E) 1.2 (D) 1.3 (B) 1.4 (B) 1.5 (A) 1.6 (C) 1.7 (E)

F91 H87

1.8 Eine Probe mit ^{99m}Tc weist eine Aktivität von 10 000 Bq auf.

Etwa wie hoch ist die Aktivität nach 1 Tag?

(A) 625 Bq
(B) 2250 Bq
(C) 2500 Bq
(D) 5000 Bq
(E) 7500 Bq

F98 !

1.9 Die Aktivität eines Radionuklids beträgt 100 MBq. Nach 6 Minuten findet sich noch eine Aktivität von 25 MBq.

Die Aktivität nach weiteren 24 Minuten beträgt ca.

(A) 0,01 MBq
(B) 0,1 MBq
(C) 1 MBq
(D) 2 MBq
(E) 5 MBq

H96

1.10 Nach wie vielen Halbwertszeiten Z1/2 ist die Aktivität eines Radionuklids auf näherungsweise 0,1 % abgeklungen?

(A) 5
(B) 10
(C) 50
(D) 100
(E) 1000

F98

1.11 Die Halbwertszeit des in der Teletherapie eingesetzten ^{60}Co liegt in der Größenordnung von ca.

(A) 5 Jahren
(B) 15 Jahren
(C) 50 Jahren
(D) 500 Jahren
(E) 5000 Jahren

F94

1.12 Die effektive Halbwertszeit eines Radiopharmakons nach der Applikation hängt ab von

(A) der physikalischen Halbwertszeit allein
(B) der biologischen Halbwertszeit allein
(C) der biologischen Halbwertszeit und der physikalischen Halbwertszeit
(D) der biologischen Halbwertszeit und der Molekülstruktur
(E) der physikalischen Halbwertszeit und der Gammaenergie des Nuklids

F92 H89

1.13 Die physikalische und die biologische Halbwertszeit eines Radionuklids seien jeweils 1 Tag.

Wie groß ist die effektive Halbwertszeit?

(A) $^1/_4$ Tag
(B) $^1/_2$ Tag
(C) 0,86 Tage
(D) 1 Tag
(E) 2 Tage

H92

1.14 Welche Aussage trifft **nicht** zu?

Die effektive Halbwertszeit eines radioaktiven Stoffes ist abhängig von

(A) der Applikationsart
(B) der physikalischen Halbwertszeit des Radionuklids
(C) der Strahlenart, die beim radioaktiven Zerfall auftritt
(D) dem Stoffwechsel des Stoffes
(E) der Verteilung des Stoffes im Organismus

F92

1.15 Bei einem ungefilterten Bremsstrahlenspektrum ist die zweite Halbwertsschicht größer als die erste,

weil

die Strahlung durch die erste Halbwertsschicht „aufgehärtet“ wird.

1.8 (A) 1.9 (B) 1.10 (B) 1.11 (A) 1.12 (C) 1.13 (B) 1.14 (C) 1.15 (A)

H90

1.16 ^{99m}Technetium hat eine physikalische Halbwertszeit von ca.:

(A) 6 Minuten
(B) 6 Stunden
(C) 60 Stunden
(D) 6 Tagen
(E) 60 Tagen

F90

1.17 Die biologische Halbwertszeit eines Radionuklids sei 100 Tage, die physikalische Halbwertszeit 30 Jahre (z. B. ^{137}Cs).

Wie lang etwa ist die effektive Halbwertszeit?

(A) 50 Tage
(B) 100 Tage
(C) 10 Jahre
(D) 15 Jahre
(E) 30 Jahre

F94

1.18 Aufgrund welcher physikalischer Vorgänge kann ionisierende Strahlung entstehen?

(1) Übergang angeregter Atome in niedrigere Energiezustände durch Auffüllen innerer Elektronenbahnen
(2) Abbremsung schneller Elektronen an Atomkernen
(3) Übergang angeregter Atome oder Moleküle in den Grundzustand, wobei nur äußere Elektronen beteiligt sind
(4) Zerfall von Atomkernen

(A) nur 4 ist richtig
(B) nur 1 und 2 sind richtig
(C) nur 2 und 3 sind richtig
(D) nur 1, 2 und 4 sind richtig
(E) 1 – 4 = alle sind richtig

F00 !!

1.19 Welche Aussage zum Aufbau und zur Funktionsweise einer Röntgenröhre trifft **nicht** zu?

(A) Als Elektronenquelle dient die Glühkathode.
(B) Der Elektronenstrahl wird durch den Wehnelt-Zylinder fokussiert.
(C) Die Elektronen treffen auf den Anodenteller, wo sie abgebremst werden.
(D) Die Röntgenröhre ist möglichst gut evakuiert.
(E) Die hochfrequente Röntgenstrahlung wird an der Anode aus niederfrequenter Strahlung durch einen Frequenzwandler erzeugt.

F90

1.20 Röntgenstrahlen entstehen in der Röntgenröhre

(A) beim Auftreffen von Neutronen auf Atomkerne
(B) durch den Prozeß der Paarbildung
(C) beim Abbremsen von Elektronen im Feld von Atomkernen
(D) durch Erhitzen von Wolfram
(E) durch Streuung von Photonen an Atomkernen

F98

1.21 Die Vorfilterung mit Aluminium- oder Kupferfilter am Röntgenröhrenaustrittsfenster bewirkt eine Reduktion der Strahlenexposition für den Patienten,

weil

der Anteil niederenergetischer Photonen im Strahlenspektrum durch die Vorfilterung mit Aluminium- oder Kupferfilter am Röntgenröhrenaustrittsfenster reduziert wird.

H93

1.22 Die Maximalenergie der Photonen im Energiespektrum einer Röntgenbremsstrahlung ist bestimmt durch

(A) das Anodenmaterial
(B) die Anodendicke
(C) die Röhrenspannung
(D) die Filterung
(E) die Röhrenspannung und die Filterung

1.16 (B) 1.17 (B) 1.18 (D) 1.19 (E) 1.20 (C) 1.21 (A) 1.22 (C)

H97

1.23 Welche Aussage über Röntgenstrahlung trifft **nicht** zu?

(A) Die Bremsstrahlung besteht aus einem kontinuierlichen Spektrum verschiedener Photoenergien.
(B) Die Röhrenspannung bestimmt die Zusammensetzung des Bremsstrahlspektrums.
(C) Die charakteristische Strahlung entsteht durch die Wechselwirkung von Kathodenelektronen mit den Kernen der Anodenmaterialatome.
(D) Die charakteristische Strahlung von Molybdän wird bei der Mammographie eingesetzt.
(E) Die charakteristische Strahlung besteht aus einem Linienspektrum.

F00 **!**

1.24 Welche Aussage trifft für die charakteristische Strahlung einer Röntgenröhre **nicht** zu?

(A) Sie hat ein diskontinuierliches Energiespektrum (Linienspektrum).
(B) Sie ist für jedes Anodenmaterial charakteristisch.
(C) Sie wird diagnostisch eingesetzt.
(D) Es handelt sich um Photonenstrahlung.
(E) Sie wirkt direkt ionisierend.

H99 **!**

1.25 Ordnen Sie der Röntgenbremsstrahlung die zutreffende der folgenden Eigenschaftsgruppen zu:

(A) Photonenstrahlung, definierte Reichweite, Entstehungsort Coulombfeld des Atomkerns, diskretes Energiespektrum
(B) Photonenstrahlung, exponentielle Schwächung, Entstehungsort Atomkern, diskretes Energiespektrum
(C) Photonenstrahlung, exponentielle Schwächung, Entstehungsort Coulombfeld des Atomkerns, kontinuierliches Energiespektrum
(D) Korpuskelstrahlung, exponentielle Schwächung, Entstehungsort Coulombfeld des Atomkerns, kontinuierliches Energiespektrum
(E) Korpuskelstrahlung, definierte Reichweite, Entstehungsort Coulombfeld des Atomkerns, diskretes Energiespektrum

H95

1.26 Welche Aussage trifft **nicht** zu?

Röntgenbremsstrahlung ist

(A) Photonenstrahlung
(B) elektromagnetische Strahlung
(C) monoenergetische Strahlung
(D) indirekt ionisierende Strahlung
(E) locker ionisierende Strahlung

F97

1.27 Welche Aussage trifft **nicht** zu?

Röntgenbremsstrahlung ist

(A) Photonenstrahlung
(B) elektromagnetische Strahlung
(C) direkt ionisierende Strahlung
(D) heterogene Strahlung
(E) locker ionisierende Strahlung

H98 H88 H85 **!**

1.28 Ultraharte Röntgenstrahlung unterscheidet sich von Gammastrahlung grundsätzlich durch die

(A) Art der Entstehung
(B) Photonenenergie
(C) Wellenlänge
(D) Art der Wechselwirkung mit Materie
(E) Halbwertschichtdicke

H90 H87

1.29 Die Beschleunigungsspannung zwischen Kathode und Anode einer Röntgenröhre wird von 60 kV auf 110 kV erhöht.

Hierdurch erhöht sich

(1) die obere Grenzenergie der erzeugten Röntgenstrahlen von 60 keV auf 110 keV
(2) die vom Röntgenapparat erzeugte Ionendosisleistung
(3) die relative biologische Wirksamkeit der erzeugten Röntgenstrahlung

(A) nur 1 ist richtig
(B) nur 2 ist richtig
(C) nur 3 ist richtig
(D) nur 1 und 2 sind richtig
(E) nur 2 und 3 sind richtig

1.23 (C) 1.24 (E) 1.25 (C) 1.26 (C) 1.27 (C) 1.28 (A) 1.29 (D)

F96

1.30 Die Spannung einer Röntgenröhre wird bei sonst unveränderten Bedingungen von 60 kV auf 100 kV vergrößert. Dadurch erhöht sich für die erzeugte Röntgenstrahlung

(1) die Grenzenergie von 60 keV auf 100 keV
(2) die Halbwertsschichtdicke
(3) die Luftkermaleistung
(4) der Bewertungsfaktor

(A) nur 1 und 3 sind richtig
(B) nur 1 und 4 sind richtig
(C) nur 2 und 3 sind richtig
(D) nur 1, 2 und 3 sind richtig
(E) nur 2, 3 und 4 sind richtig

F96

1.31 Eine Strahlung heißt „direkt ionisierende Strahlung", wenn sie

(A) aus geladenen Teilchen besteht, die ein Gas durch Stoß zu ionisieren vermögen
(B) direkt aus einer Strahlenquelle kommt
(C) direkt Photoeffekte im Körper auslösen kann
(D) direkt auf den menschlichen Körper auftrifft
(E) ohne Zwischenstufen direkt absorbiert wird

H99

1.32 Indirekt ionisierend sind:

(A) Alphateilchen
(B) Gammastrahlen
(C) Betastrahlen
(D) Protonen
(E) schwere Ionen

H92

1.33 Wobei wird ein Positron erzeugt?

(A) Elektroneneinfang
(B) Paarbildung
(C) Photoeffekt
(D) Compton-Effekt
(E) Bremsstrahlung

H95

1.34 Der vorherrschende Wechselwirkungsprozeß bei der Energieübertragung in Körpergewebe durch Kobalt-60-Gammastrahlung (1,25 MeV) ist

(A) die elastische Streuung
(B) der Photoeffekt
(C) der Comptoneffekt
(D) der Paarbildungseffekt
(E) die Strahlungsbremsung von Comptonelektronen

F96

1.35 Harte Röntgenstrahlung mit Röhrenspannungen über 100 kV ist durchdringungsfähiger als weiche Röntgenstrahlung unter 100 kV,

weil

bei harter Röntgenstrahlung der Photoeffekt einen größeren Anteil an der Röntgenstrahlungsschwächung aufweist als bei weicher Röntgenstrahlung.

F98 **!!**

1.36 Welche Aussage über Wechselwirkungen ionisierender Strahlung mit Materie trifft **nicht** zu?

(A) Beim Photoeffekt wird die Energie des Photons aufgeteilt auf je ein Elektron und ein Photon.
(B) Kernreaktionen sind für die Röntgendiagnostik bedeutungslos.
(C) Die Paarbildung tritt erst bei Photonenenergien oberhalb von 1,02 MeV auf.
(D) Die Schwächung einer Röntgenstrahlung hängt von der Dicke und dem linearen Schwächungskoeffizienten der durchstrahlten Materie ab.
(E) Der Compton-Effekt hängt wesentlich weniger von der Ordnungszahl der durchstrahlten Materie ab als der Photoeffekt.

H93

1.37 Beim Photoeffekt wird

(A) durch Übergang eines Elektrons von einem höheren in ein niedrigeres Energieniveau ein Photon ausgesandt
(B) durch Elektroneneinfang Lumineszenz hervorgerufen
(C) durch Wärmezufuhr Lichtemission verursacht
(D) die gesamte Energie eines Photons absorbiert und in die Ablöse- und Bewegungsenergie eines Atomelektrons umgewandelt
(E) die gesamte Energie eines Photons absorbiert und teils in die Ablöse- und Bewegungsenergie eines Atomelektrons und teils in ein energieärmeres Photon umgewandelt

F95

1.38 Bei der Wechselwirkung von ionisierender Strahlung mit Materie ist der Anteil des Photoeffektes

(A) proportional zu Strahlenenergie und Ordnungszahl zunehmend
(B) unabhängig von Strahlenenergie und Ordnungszahl
(C) überproportional abnehmend mit der Strahlenenergie und zunehmend mit der Ordnungszahl
(D) proportional zur Strahlenenergie und unabhängig von der Ordnungszahl
(E) unabhängig von Strahlenenergie und proportional mit der Ordnungszahl zunehmend

F00 **!!**

1.39 Welche Aussage über den Photoeffekt in der Röntgendiagnostik trifft **nicht** zu?

(A) Es kommt zu einer vollständigen Absorption der Energie eines Photons.
(B) Die Wahrscheinlichkeit seines Auftretens nimmt in höheren Energiebereichen (über 200 keV) stark zu.
(C) Er findet hauptsächlich an den inneren Schalen der Atomhülle statt.
(D) Er beeinflusst den Kontrast im Röntgenbild.
(E) Er bewirkt eine starke Abhängigkeit der Filmschwärzung von der mittleren Ordnungszahl der durchstrahlten Körperbereiche.

H94

1.40 Beim Paarbildungseffekt

(A) wird durch Elektronenstrahlung ein Ionenpaar gebildet
(B) wird durch Photonenstrahlung ein Ionenpaar gebildet
(C) werden durch Photonenstrahlung ein Ion und ein Elektron gebildet
(D) werden durch Photonenstrahlung im Kernfeld des Atoms ein negatives und ein positives Elektron gebildet
(E) wird durch Photonenstrahlung aus der Elektronenhülle eines Atoms ein Paar von zwei Elektronen freigesetzt

H98 **!**

1.41 Welche Wechselwirkung mit Materie tritt bei diagnostischer Röntgenstrahlung nicht auf?

(A) Photoeffekt
(B) Compton-Effekt
(C) Paarbildung
(D) Ionisation
(E) kohärente (Rayleigh-)Streuung

F94

1.42 Beim Compton-Effekt wird

(A) durch Übergang eines Elektrons von einem höheren in ein niedrigeres Energieniveau ein Photon ausgesandt
(B) durch Elektroneneinfang Lumineszenz hervorgerufen
(C) durch Umwandlung der Energie eines Photons der Atomkern in Schwingungen versetzt
(D) die gesamte Energie eines Photons absorbiert und in die Ablöse- und Bewegungsenergie eines Atomelektrons umgewandelt
(E) die gesamte Energie eines Photons absorbiert und teils in die Ablöse- und Bewegungsenergie eines Atomelektrons und teils in ein energieärmeres Photon umgewandelt

1.37 (D) 1.38 (C) 1.39 (B) 1.40 (D) 1.41 (C) 1.42 (E)

H98 !!

1.43 Welche Aussage zum Compton-Effekt trifft **nicht** zu?

(A) Er tritt überwiegend bei Energien unter 30 keV auf.
(B) Beim Compton-Effekt gibt ein Photon einen Teil seiner Energie an ein Elektron der äußeren Schale ab.
(C) Durch den Compton-Effekt entsteht Streustrahlung.
(D) Die Schwächung von Strahlung durch den Compton-Effekt ist in geringerem Maße von der Ordnungszahl abhängig als die Schwächung durch den Photoeffekt.
(E) Der Compton-Effekt kann zu einer Verminderung von Kontrast und Bildgüte im Röntgenbild führen.

F92

1.44 Röntgenstrahlen, die bei einer Röhrenspannung von 120 kV erzeugt werden, können durch folgende Prozesse im durchstrahlten Gewebe geschwächt werden:

(1) Photoeffekt
(2) Comptoneffekt
(3) Paarbildung

(A) nur 1 ist richtig
(B) nur 1 und 2 sind richtig
(C) nur 1 und 3 sind richtig
(D) nur 2 und 3 sind richtig
(E) 1 – 3 = alle sind richtig

F91 F83

1.45 Die Absorption von Röntgenstrahlen (100 kV) ist bei gleicher Schichtdicke des exponierten Gewebes am größten im

(A) Muskelgewebe
(B) Fettgewebe
(C) Nervengewebe
(D) Knochengewebe
(E) Lungengewebe

H98

1.46 Die Absorption diagnostischer Röntgenbremsstrahlung in Materie steigt mit der

(1) Dichte
(2) Schichtdicke
(3) mittleren Ordnungszahl
(4) Röntgenröhrenspannung

(A) nur 1 ist richtig
(B) nur 1 und 2 sind richtig
(C) nur 1, 2 und 3 sind richtig
(D) nur 2, 3 und 4 sind richtig
(E) 1 – 4 = alle sind richtig

H95 H93

1.47 Der lineare Energietransfer (LET) einer ionisierenden Strahlung in Geweben hat die Einheit:

(A) Sv/h
(B) Bq/s
(C) keV/µm
(D) V/cm
(E) Gy/mm

F93

1.48 Der lineare Energietransfer (LET) einer ionisierenden Strahlung ist am größten bei

(A) Röntgenstrahlung 200 keV
(B) Elektronenstrahlung 5 MeV
(C) Neutronenstrahlung 14 MeV
(D) Alphastrahlung 5 MeV
(E) ultraharter Röntgenstrahlung 25 MeV

H97 !

1.49 Der lineare Energietransfer ist am größten bei:

(A) Elektronenstrahlung
(B) Positronenstrahlung
(C) Röntgenstrahlung
(D) Gammastrahlung
(E) Neutronenstrahlung

1.43 (A) 1.44 (B) 1.45 (D) 1.46 (C) 1.47 (C) 1.48 (D) 1.49 (E)

H96

1.50 Eine Strahlung heißt „dicht ionisierend", wenn

(A) viele Teilchen pro Quadratzentimeter, also dicht beieinander, einfallen
(B) die Freisetzung eines Elektrons einer inneren Bahn der Elektronenhülle des getroffenen Atoms, also einer Elektronenbahn dicht am Atomkern, erfolgt
(C) die Bestandteile der Strahlung Teilchen sind, in denen die Materie dicht gepackt ist
(D) die einzelnen Ionisationsereignisse längs der Bahn des Teilchens dicht beieinander liegen
(E) die Richtungsänderungen der ionisierenden Teilchen oder Quanten nur klein sind, so daß das Strahlenbündel dicht beieinander bleibt

F99

1.51 Die am dichtesten ionisierende Strahlung ist:

(A) α-Strahlung
(B) β-Strahlung
(C) β^+-Strahlung
(D) γ-Strahlung
(E) Röntgenstrahlung

H98

1.52 Für Strahlung hohen LETs („dicht ionisierende Strahlung") gelten im Vergleich zu Strahlung niedrigen LETs („locker ionisierender Strahlung") folgende Aussagen:

(1) Der Sauerstoffeffekt spielt keine oder nur eine geringe Rolle.
(2) Die Zellüberlebenskurve weist eine deutliche „Schulter" auf.
(3) Bei gleicher Gesamtdosis ist eine fraktionierte Bestrahlung wesentlich weniger wirksam als eine einmalige Bestrahlung.
(4) Der Einfluß der Verteilung der Zellen auf die einzelnen Zellzyklusphasen ist weniger bedeutsam für die Strahlenwirkung.

(A) nur 1 und 3 sind richtig
(B) nur 1 und 4 sind richtig
(C) nur 2 und 3 sind richtig
(D) nur 2 und 4 sind richtig
(E) nur 3 und 4 sind richtig

H90

1.53 Die Reichweite von 1,6-MeV-Gammastrahlen ist in Luft:

(A) 0,4 m
(B) 0,8 m
(C) 1,6 m
(D) 16 m
(E) Keine der Aussagen (A)–(D) trifft zu.

F94

1.54 Der Nachweis ionisierender Strahlung kann erfolgen mittels

(1) Ionisationskammer
(2) Szintillationszähler
(3) Zählrohr
(4) Thermolumineszenz von Kristall
(5) Filmschwärzung

(A) nur 1 und 2 sind richtig
(B) nur 3 und 4 sind richtig
(C) nur 1, 2 und 3 sind richtig
(D) nur 3, 4 und 5 sind richtig
(E) 1 – 5 = alle sind richtig

F90

1.55 Was ist als Detektor für ionisierende Strahlung geeignet?

(1) Ionisationskammer
(2) photographische Emulsionen
(3) Thermolumineszenzstoffe

(A) nur 1 ist richtig
(B) nur 2 ist richtig
(C) nur 3 ist richtig
(D) nur 1 und 2 sind richtig
(E) 1 – 3 = alle sind richtig

F00 **!**

1.56 Die Strahlungsmessung mittels einer Ionisationskammer beruht auf

(A) Schwingungen von ionisierten Atomen
(B) der Absorption von Mikrowellen in ionisiertem Gas
(C) der elektrischen Leitfähigkeit des durch Strahlung ionisierten Gases
(D) der Lichtemission bei der Rekombination von ionisiertem Gas
(E) räumlichen Schwankungen der Anzahl der gebildeten Ionen pro Kubikzentimeter

1.50 (D) 1.51 (A) 1.52 (B) 1.53 (E) 1.54 (E) 1.55 (E) 1.56 (C)

F91

1.57 In einem Abstand von d = 10 cm von einer punktförmigen Strahlenquelle wird eine Dosisleistung von D = 1 Gy/min gemessen.

In einem Abstand von d = 50 cm beträgt die Dosisleistung (bei vernachlässigbarer Schwächung im Zwischenraum)

(A) 0,040 Gy/min
(B) 0,100 Gy/min
(C) 0,200 Gy/min
(D) 0,500 Gy/min
(E) 1,000 Gy/min

F90

1.58 Ein als punktförmig zu betrachtendes radioaktives Präparat erzeugt in 1 cm Abstand (zur Strahlenquelle) eine α-Strahlen-Dosisleistung von 1 mSv/h. Die Energie der α-Teilchen beträgt ca. 5 MeV.

Welches ist der beste Schätzwert für die durch die α-Strahlen dieses Präparates in der Haut eines Menschen erzeugte Dosisleistung, wenn der Betreffende von der Strahlenquelle einen Abstand von 100 cm hat und sich zwischen Quelle und Person lediglich Luft (keine Strahlenschutzwand) befindet?

(A) 0,0 mSv/h
(B) 0,1 mSv/h
(C) 0,01 mSv/h
(D) 0,5 mSv/h
(E) 0,75 mSv/h

F99 **!**

1.59 Im Abstand von 1 Meter von einer punktförmigen Röntgenstrahlenquelle wird eine Ortsdosisleistung von 100 mSv/h gemessen.

Wie groß ist der Meßwert in 4 m Entfernung?

(A) 50 mSv/h
(B) 25 mSv/h
(C) 12,5 mSv/h
(D) 6,25 mSv/h
(E) 3,125 mSv/h

H96

1.60 Angenommen, Sie stehen ca. 70 cm von einer punktförmigen Strahlenquelle entfernt und haben die Möglichkeit, durch einen Schritt nach hinten die Entfernung zur Strahlenquelle auf ca. 100 cm zu erhöhen. Um welchen Prozentsatz sinkt dadurch Ihre Körperoberflächendosis?

(A) ca. 2%
(B) ca. 10%
(C) ca. 30%
(D) ca. 50%
(E) ca. 80%

F90

1.61 Die Dosisleistung im Abstand von 2 m von einer als punktförmig anzusehenden ^{99m}Tc-Quelle sei zu einem bestimmten Zeitpunkt 1 mGy/min.

12 Stunden später beträgt die Dosisleistung an derselben Stelle ca.:

(A) 0,1 mGy/min
(B) 0,25 mGy/min
(C) 0,5 mGy/min
(D) 0,75 mGy/min
(E) 0,95 mGy/min

F93

1.62 Was versteht man unter Energiedosis?

(A) praktische Reichweite im Wasser
(B) übertragene Energie pro Masse des Materials im Volumenelement
(C) Energie geladener Teilchen
(D) Dosis im Zielvolumen
(E) Flächendosisprodukt eines quadratischen Strahlenfeldes

F91

1.63 Die Einheit Elektronenvolt (eV) ist eine Einheit der

(A) Spannung
(B) Ladung
(C) Energie
(D) Ionendosis
(E) Energiedosis

1.57 (A) 1.58 (A) 1.59 (D) 1.60 (D) 1.61 (B) 1.62 (B) 1.63 (C)

H92

1.64 Welche der folgenden Einheiten ist eine Einheit der Energiedosis?

(A) Rem (rem)
(B) Gray (Gy)
(C) Sievert (Sv)
(D) Becquerel (Bq)
(E) Röntgen (R)

H94

1.65 Bei der Ermittlung der „effektiven Äquivalentdosis" bei Ganz- oder Teilkörper-Strahlenexposition werden folgende Faktoren berücksichtigt

(1) die Energiedosis
(2) der Bewertungsfaktor
(3) die Wichtungsfaktoren für die exponierten Organe bzw. Gewebe
(4) die Schwellenwerte für nichtstochastische Effekte
(5) die Grenzwerte der Jahresaktivitätszufuhr

(A) nur 1 und 3 sind richtig
(B) nur 1, 2 und 3 sind richtig
(C) nur 1, 2 und 4 sind richtig
(D) nur 2, 4 und 5 sind richtig
(E) 1–5 = alle sind richtig

F90 H87 H85

1.66 Wie ist die Äquivalentdosis definiert?

(A) Ionendosisleistung multipliziert mit Bewertungsfaktor
(B) Ionendosis multipliziert mit relativer biologischer Wirksamkeit
(C) Ionendosis multipliziert mit Bewertungsfaktor
(D) Energiedosis multipliziert mit Bewertungsfaktor
(E) Energiedosis dividiert durch relative biologische Wirksamkeit

H92

1.67 Ein als punktförmig zu betrachtendes Präparat von ^{99m}Tc mit einer Aktivität von 1 GBq erzeugt in 1 m Abstand eine Äquivalentdosisleistung von rund 0,016 mSv/h.

Ein gleichartiges Präparat von 4 GBq erzeugt in 2 m Abstand eine Äquivalentdosisleistung von rund

(A) 0,008 mSv/h
(B) 0,016 mSv/h
(C) 0,032 mSv/h
(D) 0,064 mSv/h
(E) 0,128 mSv/h

F95 F92

1.68 Die Äquivalentdosis kann angegeben werden in der Einheit

(A) C/kg
(B) C/kg · s
(C) Gy/kg
(D) J/kg
(E) Sv/kg

H94 H91

1.69 Wird durch Öffnen einer quadratischen Blende an einer Röntgenröhre die Kantenlänge des bestrahlten Feldes verdoppelt, gilt für das Flächendosisprodukt:

(A) Es bleibt gleich.
(B) Es verdoppelt sich.
(C) Es vervierfacht sich.
(D) Es reduziert sich auf die Hälfte.
(E) Um Aussagen über das Flächendosisprodukt im Zusammenhang mit Änderungen der Blende machen zu können, muß die Dosis bekannt sein.

H89

1.70 Das Flächendosisprodukt, das in 1 m Abstand vom Brennfleck einer Röntgenröhre gemessen wird, habe den Wert a Coulomb m^2 kg^{-1}. Welches ist der beste Schätzwert für das Flächendosisprodukt in 2 m Abstand vom Brennfleck?

(A) 14 · a Coulomb m^2 kg^{-1}
(B) 12 · a Coulomb m^2 kg^{-1}
(C) 1 · a Coulomb m^2 kg^{-1}
(D) 2 · a Coulomb m^2 kg^{-1}
(E) 4 · a Coulomb m^2 kg^{-1}

1.64 (B) 1.65 (B) 1.66 (D) 1.67 (B) 1.68 (D) 1.69 (C) 1.70 (C)

F00 !

1.71 Die T1-Relaxation in der Magnetresonanztomographie beruht auf

(A) der Dephasierung der Magnetisierung in der zum Grundmagnetfeld senkrechten Ebene ohne Energieabgabe an das Gitter
(B) der Wiederausrichtung der Magnetisierung parallel zum Grundmagnetfeld unter Energieabgabe an das Gitter
(C) der willkürlichen und unwillkürlichen Bewegung des Patienten
(D) der schnellen Schaltung kurzer Feldgradientenpulse (< 10 ms)
(E) der Schaltung von speziellen Hochfrequenzpulsen, welche die Restmagnetisierung nach jeder Datenakquisition zerstören sollen

H99

1.72 Die T2-Relaxation in der Magnetresonanztomographie bestimmt im wesentlichen den Kontrast bei Sequenzen mit

(A) kurzer Echozeit (> 20 ms)
(B) mittlerer Echozeit (< 50 ms), aber sehr kurzer Repetitionszeit (< 200 ms)
(C) Spinecho, langer Echozeit (> 50 ms) und langer Repetitionszeit (> 2000 ms)
(D) starken diffusionswichtenden Gradienten
(E) geringer Ortsauflösung

Fragen aus Examen Herbst 2000

H00 !

1.73 Nach wie vielen Halbwertszeiten $T_{1/2}$ ist die Aktivität eines Radionuklids auf etwa 0,1 % abgeklungen?

(A) 3 $T_{1/2}$
(B) 5 $T_{1/2}$
(C) 7 $T_{1/2}$
(D) 10 $T_{1/2}$
(E) 1 000 $T_{1/2}$

H00 !

1.74 Kein Vorteil der Hart- gegenüber der Weichstrahltechnik bei der Lungenübersichtsaufnahme ist:

(A) Die hohe Dosisleistung bei hohen Röhrenspannungen lässt kürzere Belichtungszeiten zu.
(B) Die Bewegungsunschärfe wird herabgesetzt.
(C) Der Kontrast zwischen Skelett- und Weichteilstrukturen wird geringer.
(D) Die Gesamtkörperstrahlenexposition ist für den Patienten geringer.
(E) Die Verwendung eines Streustrahlenrasters erübrigt sich.

H00 !!

1.75 Der Photoeffekt

(A) tritt bevorzugt bei hohen Photonenenergien (> 200 keV) auf
(B) führt nicht zu Ionisationsvorgängen
(C) bewirkt den Kontrast bei Röntgenaufnahmen aufgrund von Ordnungszahlunterschieden der absorbierenden Gewebe
(D) führt zur Bildung von Positronen
(E) lässt sich mit den Welleneigenschaften der elektromagnetischen Strahlung erklären

H00 !

1.76 Welches der folgenden Kriterien trifft auf die Strahlenart Röntgenbremsstrahlung zu?

(A) Schwächung im Absorber gemäß dem Abstandsquadratgesetz
(B) Entstehungsort Atomkern
(C) definierte Reichweite
(D) kontinuierliches Energiespektrum
(E) (effektiver) Qualitätsfaktor $q = 20$

1.71 (B) 1.72 (C) 1.73 (D) 1.74 (E) 1.75 (C) 1.76 (D)

2 Biologische Grundlagen

F90

2.1 Welcher Sachverhalt liegt dem Begriff der „relativen biologischen Wirksamkeit" (RBW) zugrunde?

Die Abhängigkeit der Wirkung ionisierender Strahlen

(A) von der zeitlichen Dosisverteilung
(B) vom bestrahlten Anteil des Körpers
(C) von Strahlenart und -energie
(D) von intrazellulären Reparaturphänomenen
(E) von der Zellproliferation eines Organs

F98

2.2 Ultraharte Photonenstrahlung hat eine relative biologische Wirksamkeit von 20.

weil

ultraharte Photonenstrahlung locker ionisierende Strahlung ist.

F95

2.3 Welche Aussage zum Thema „Relative Biologische Wirksamkeit" (RBW) trifft zu?

(A) Die RBW ist eine Konstante und beträgt für Neutronen 10 und für Alphastrahlen 20.
(B) Zur Bestimmung der RBW ist es erforderlich, die Strahlendosen der zu vergleichenden Strahlenarten so zu wählen, daß gleiche Effekte erzielt werden.
(C) Die RBW von Neutronen ist in aller Regel geringer als diejenige von Betastrahlen.
(D) Die RBW ist unabhängig vom linearen Energietransfer (LET) der zu vergleichenden Strahlenarten.
(E) Die RBW entspricht zahlenmäßig dem Qualitätsfaktor der Strahlenschutzverordnung.

H97 !!

2.4 Für die „Relative Biologische Wirksamkeit" (RBW) gilt:

(A) Zur Ermittlung der RBW müssen durch die Referenzstrahlung und die zu vergleichende Strahlung (z.B. Neutronen) gleiche biologische Effekte erzielt werden.
(B) Die RBW-Werte sind unabhängig von der Höhe der Energiedosis.
(C) Die Begriffe „RBW" und „Qualitätsfaktor" sind synonym.
(D) Die RBW ist definiert als mittlerer linearer Energieverlust einer ionisierenden Strahlung in Körpergewebe.
(E) Die Multiplikation der Energiedosis mit dem RBW-Wert liefert die Äquivalentdosis für eine bestimmte Strahlungsqualität.

H99 !

2.5 Die „effektive Dosis" („effektive Äquivalentdosis")

(A) gibt an, wie das Verhältnis der Anzahl an Leukämiefällen zur Gesamtzahl aller Tumorfälle nach einer Strahlenexposition aussieht
(B) läßt eine Abschätzung des Gesamtrisikos im Hinblick auf Induktion von Tumoren und Erbkrankheiten nach Exposition verschiedener Teilkörperbereiche zu
(C) sagt aus, wie hoch das Ausmaß deterministischer Strahlenschäden ist
(D) ist eine Richtschnur dafür, mit welcher Anzahl an Erbkrankheiten zu rechnen ist
(E) gibt an, zu welchem Zeitpunkt mit dem Auftreten von Tumoren zu rechnen ist

F96

2.6 Der Bewertungsfaktor energiereicher Elektronenstrahlung ist im Vergleich zu dem von

(A) Gammastrahlen kleiner
(B) Alphastrahlen kleiner
(C) Neutronenstrahlen ungefähr gleich
(D) Protonenstrahlen größer
(E) ultraharten Röntgenstrahlen größer

2.1 (C) 2.2 (D) 2.3 (B) 2.4 (A) 2.5 (B) 2.6 (B)

H98 H92 H88 !!

2.7 Die unterschiedliche biologische Wirksamkeit von ionisierenden Strahlen mit verschiedenen „linearen Energieübertragungsvermögen" wird bei der Berechnung der Äquivalentdosis durch den Qualitätsfaktor Q berücksichtigt.

Der größte Wert von Q ist gemäß Strahlenschutzverordnung:

(A) 2
(B) 5
(C) 10
(D) 20
(E) 50

H90

2.8 Bei gleicher Energiedosis sind inkorporierte α-Strahler für den Organismus gefährlicher als inkorporierte β-Strahler,

weil

α-Teilchen im Vergleich zu β-Teilchen biologisches Gewebe besonders gut zu durchdringen vermögen (große Reichweite).

H89

2.9 Nach einer Röntgenbestrahlung mit der Energiedosis D = 3 Gy überleben S_1 = 10% der Zellen in einer Zellsuspension.

Nach einer Neutronenbestrahlung mit der gleichen Energiedosis (D = 3 Gy) überleben S_2 = 2% der Zellen einer gleichartigen Zellsuspension.

Die relative biologische Wirksamkeit (RBW) der Neutronenstrahlung ist

(A) $RBW_n = 0{,}2$
(B) $RBW_n = 5$
(C) $RBW_n = 10$
(D) $RBW_n = 20$
(E) aus den angegebenen Daten nicht zu ermitteln

F92

2.10 Welche Aussage trifft **nicht** zu?

Neutronen

(A) zeigen einen geringeren Sauerstoffeffekt als Strahlung niedrigen LETs
(B) bewirken in allen Zellzyklen-Phasen etwa gleich starke Schäden
(C) bewirken Schäden, die schlechter repariert werden können als Schäden durch Röntgenstrahlen
(D) zeigen einen deutlicheren Fraktionierungseffekt als Strahlung niedrigen LETs
(E) haben eine hohe RBW

F99

2.11 Aus strahlenbiologischer Sicht ist der Einsatz von Neutronen anstelle von locker ionisierender Strahlung in der Strahlentherapie sinnvoll, wenn die Tumorzellen

(1) hypoxisch, die Normalzellen euoxisch sind
(2) ein schlechtes, die Normalzellen ein gutes Reparaturvermögen haben
(3) sich häufig, die Normalzellen sich nur selten oder gar nicht teilen

(A) nur 1 ist richtig
(B) nur 3 ist richtig
(C) nur 1 und 3 sind richtig
(D) nur 2 und 3 sind richtig
(E) 1–3 = alle sind richtig

H90

2.12 Die durch ionisierende Strahlen ausgelöste Mutationsrate ist bei gleicher Gesamtdosis beim Säuger von der Dosis pro Zeiteinheit unabhängig,

weil

alle einmal eingetretenen Mutationen erhalten bleiben und kumulieren.

2.7 (D) 2.8 (C) 2.9 (E) 2.10 (D) 2.11 (A) 2.12 (E)

F94

2.13 Welche Aussage trifft **nicht** zu?

Nach Einwirkung ionisierender Strahlung können folgende chromosomale Veränderungen beobachtet werden:

(A) Chromosomen-Fragmente
(B) Chromosomen mit zwei oder mehr Zentromeren
(C) ringförmige Chromosomen
(D) Austausch von Chromosomen-Stücken
(E) Halbierung einzelner Chromosomen durch Aufspaltung der DNA-Doppelhelix in der Längsrichtung

F95

2.14 Welche chromosomalen, während der Metaphase beobachtbaren Veränderungen werden in erster Linie zur Abschätzung der Dosis bei Opfern eines Strahlenunfalls eingesetzt?

(A) dizentrische Chromosomen in Erythrozyten
(B) dizentrische Chromosomen in Lymphozyten
(C) dizentrische Chromosomen in Spermatozyten
(D) Ringchromosomen in Thrombozyten
(E) Translokation in Stammzellen des Knochenmarks

H92

2.15 Welche Aussage trifft auf die Postreplikations-Reparatur von strahlengeschädigten DNA-Molekülen **nicht** zu?

(A) Das fehlerhafte DNA-Stück wird herausgeschnitten und durch die korrekte Basensequenz ersetzt.
(B) Die Reparatur erfolgt nach der DNA-Synthese.
(C) Während der DNA-Synthese wird an der Schadstelle eine Lücke gelassen.
(D) Dieser Reparaturmechanismus kommt in Säugerzellen vor.
(E) Diese Reparatur erfolgt nur in Gegenwart spezifischer Enzyme.

F92

2.16 DNA-Reparatur-Vorgänge

(A) finden nur während der G_1-Phase statt
(B) sind nicht möglich nach Einwirkung von UV-Strahlen
(C) sind im Hinblick auf den Erfolg der Schadensbehebung abhängig von der Dosisleistung
(D) benötigen keinerlei Energie
(E) sind nach Einwirkung von γ-Strahlen weniger erfolgreich als nach Einwirkung von Neutronen

F93

2.17 Aus einer Dosis-Effekt-Kurve für die Zellabtötung kann man folgende Information erhalten:

(A) Ausmaß der intrazellulären Erholung
(B) Höhe der Sauerstoffversorgung in kPa (mmHg)
(C) Zahl der DNA-Schäden pro Zelle
(D) Zahl der Chromosomen-Aberrationen pro Zelle
(E) Keine der Aussagen (A – D) trifft zu.

F97

2.18 Die Strahlenempfindlichkeit von Zellen hängt **am wenigsten** ab von

(A) ihrem Sauerstoffgehalt
(B) ihrem Reparaturvermögen
(C) der Zellzyklusphase, in der sie sich befinden
(D) der Anzahl von Mikrosomen
(E) ihrem Differenzierungsgrad

F96

2.19 Aus einer Dosis-Effekt-Kurve für die Zellabtötung mit locker ionisierenden Strahlen kann man eine Information erhalten über die

(A) Erholungsfähigkeit einer Zellkultur
(B) Höhe der Sauerstoffversorgung einer Zellkultur in kPa (mmHg)
(C) Zahl der DNA-Strangbrüche pro Zelle
(D) Strahlenempfindlichkeit der Zellen in der Mitose
(E) Zahl der Mutationen pro Zelle

2.13 (E) 2.14 (B) 2.15 (A) 2.16 (C) 2.17 (A) 2.18 (D) 2.19 (A)

H95

2.20 Wenn man den Logarithmus der Zellüberlebensrate gegen die Strahlendosis in Gy aufträgt, erhält man eine sogenannte Schulterkurve.

Bei welcher der folgenden Strahlenqualitäten ist die „Schulter" der Kurve am geringsten ausgeprägt?

(A) Betastrahlen
(B) Gammastrahlen
(C) Röntgenstrahlen (40 kV)
(D) Röntgenstrahlen (200 kV)
(E) Neutronenstrahlen

F94 H89

2.21 Die Empfindlichkeit biologischer Objekte gegenüber ionisierender Strahlung kann sich mit dem Sauerstoffgehalt ändern (Bestrahlung bei Sauerstoffmangel im Vergleich zur Bestrahlung unter aeroben Bedingungen). Eine ausgeprägte strahlensensibilisierende Wirkung von Sauerstoff, also ein deutlicher „Sauerstoffeffekt", ist **nicht** zu erwarten im Falle der Exposition von Säugetierzellen mit

(A) Röntgenstrahlung
(B) α-Strahlung
(C) schnellen Elektronen
(D) γ-Strahlung
(E) Photonen hoher Quantenenergie (über 1 MeV)

H94

2.22 Unter welcher Expositionsbedingung sind bei gleicher Gesamtdosis (z. B. 5 Gy) die stärksten Effekte durch Gammastrahlen bei der überwiegenden Anzahl von Zellarten zu erwarten?

(A) protrahierte Bestrahlung
(B) fraktionierte Bestrahlung unter Hypoxie
(C) fraktionierte Bestrahlung unter Euoxie
(D) kurzzeitige Einmalbestrahlung unter Hypoxie
(E) kurzzeitige Einmalbestrahlung unter Euoxie

H93

2.23 Welche strahlenbiologischen Prozesse sprechen für eine Fraktionierung in der Therapie mit locker ionisierenden Strahlen (im Gegensatz zur Einzeitbestrahlung)?

(1) Reoxygenierung
(2) Viele Normalgewebe (insbesondere spät reagierende) haben ein besseres Erholungsvermögen als Tumorgewebe.
(3) Die Erholungsvorgänge der Tumorzellen werden durch viele niedrig dosierte Strahlenexpositionen stärker vermindert als durch eine einzige Exposition in Höhe der Gesamtdosis dieser niedrigen fraktionierten Dosen.

(A) nur 1 ist richtig
(B) nur 1 und 2 sind richtig
(C) nur 1 und 3 sind richtig
(D) nur 2 und 3 sind richtig
(E) 1 – 3 = alle sind richtig

F96

2.24 Zellen weisen Strahlenschutzsubstanzen auf. Hierzu gehören vor allem Sulfhydril-Verbindungen. Diese Moleküle wirken in erster Linie strahlenschützend über

(A) eine Verminderung des Sauerstoff-Gehaltes in der Umgebung der DNA
(B) das Abfangen von Radikalen
(C) die Stabilisierung von Membranen
(D) den Einbau in die DNA, die dadurch strahlenresistenter wird
(E) eine Stimulierung des Stoffwechsels

H91

2.25 Die für einen Katastrophenfall vorgesehenen Kaliumjodid-Tabletten schützen den gesamten Körper vor einer Strahleneinwirkung,

weil

Jod die Fähigkeit hat, die Energie ionisierender Strahlung in erheblichem Umfang zu absorbieren und damit für den Körper unschädlich zu machen.

2.20 (E) 2.21 (B) 2.22 (E) 2.23 (B) 2.24 (B) 2.25 (E)

H91

2.26 Nach der heute noch wichtigen Regel von Bergonié und Tribondeau aus dem Jahre 1906 bestimmen zwei Faktoren die Strahlenempfindlichkeit einer Zelle.

Um welche Eigenschaften der Zelle handelt es sich?

(1) Durchmesser
(2) Volumen
(3) Proliferationsgeschwindigkeit
(4) DNA-Gehalt
(5) Differenzierungsgrad

(A) nur 1 und 3 sind richtig
(B) nur 2 und 4 sind richtig
(C) nur 2 und 5 sind richtig
(D) nur 3 und 4 sind richtig
(E) nur 3 und 5 sind richtig

H98

2.27 Folgende Aussagen treffen auf den „subletalen Strahlenschaden“ (SLD) zu:

(1) Das Ausmaß ist nur an teilungsinaktiven Zellen meßbar.
(2) Die Erholung vom subletalen Strahlenschaden ist unabhängig von der seit der Bestrahlung vergangenen Zeit.
(3) Die Erholung vom subletalen Strahlenschaden äußert sich in der Schulter der Zellüberlebenskurven.
(4) Nach Einwirkung locker ionisierender Strahlen gibt es keine Erholung vom subletalen Strahlenschaden.
(5) Die Erholung vom subletalen Strahlenschaden spielt eine wichtige Rolle bei der fraktionierten Strahlentherapie.

(A) nur 1 und 3 sind richtig
(B) nur 2 und 3 sind richtig
(C) nur 2 und 4 sind richtig
(D) nur 3 und 4 sind richtig
(E) nur 3 und 5 sind richtig

F98

2.28 Im bestrahlungsfreien Intervall einer fraktionierten Strahlentherapie treten Effekte auf, die als die sog. 4 R der Strahlenbiologie bezeichnet werden.

Hierzu gehören **nicht**:

(A) Repopulierung des Tumors
(B) Reparatur des subletalen Strahlenschadens
(C) Reproduktivtod der Lymphozyten
(D) Redistribution der Tumorzellen
(E) Reoxygenierung des Tumors

F94

2.29 Bei einer hochgradigen strahlenbedingten Knochenmarksschädigung tritt eine Agranulozytose wesentlich früher auf als eine Anämie,

weil

die granulopoetischen Vorläuferzellen im Knochenmark wesentlich strahlensensibler sind als die Erythropoesevorstufen.

H95

2.30 Welche Aussagen zum Thema „hämopoetische Stammzellen“ treffen zu?

(1) Stammzellen kommen nur im Knochenmark vor.
(2) Stammzellen gehören zu den strahlenresistenten Zellen, weil sie häufig hypoxisch sind.
(3) Stammzellen weisen einen geringen Differenzierungsgrad auf.
(4) Einige Stunden nach einer Strahlenexposition mit 1 – 10 Gy beobachtet man eine deutliche Stimulierung der Teilungsaktivität der Stammzellen.

(A) nur 3 ist richtig
(B) nur 1 und 3 sind richtig
(C) nur 2 und 4 sind richtig
(D) nur 1, 2 und 4 sind richtig
(E) nur 1, 3 und 4 sind richtig

2.26 (E) 2.27 (E) 2.28 (C) 2.29 (C) 2.30 (A)

F94

2.31 Die hämatologische Form der akuten Strahlenkrankheit beruht primär auf der hohen Strahlenempfindlichkeit

(A) der Erythrozyten
(B) aller im peripheren Blut zirkulierenden Blutzellen
(C) der Stammzellen im Knochenmark
(D) der Thrombozyten
(E) der Granulozyten

F00 !

2.32 Welcher der folgenden Blutzelltypen ist nach Ganzkörperbestrahlung mit ionisierenden Strahlen **am wenigsten** von akuten Strahlenwirkungen betroffen?

(A) Erythrozyten
(B) Granulozyten
(C) Lymphozyten, B-Zell-Typ
(D) Lymphozyten, T-Zell-Typ
(E) Thrombozyten

F89

2.33 Nach einer einmaligen, kurzzeitigen Ganzkörperstrahlenexposition mit einer Dosis von 2,5 bis 3 Sv tritt ein akutes hämatologisches Strahlensyndrom auf,

weil

alle peripheren Blutzellen durch eine einmalige, kurzzeitige Ganzkörperstrahlenexposition mit einer Dosis von 2,5 bis 3 Sv besonders stark geschädigt werden.

F93

2.34 Die hämatologische Form der akuten Strahlenkrankheit beruht in erster Linie auf der Strahlenempfindlichkeit folgender beider Zellsysteme:

(A) periphere Lymphozyten und Erythrozyten
(B) Erythrozyten und Thrombozyten
(C) Granulozyten und Thrombozyten
(D) Stammzellen und Thrombozyten
(E) Stammzellen und periphere Lymphozyten

H94

2.35 Nach einer akuten Ganzkörperstrahlenexposition mit ca. 6 Gy tritt die hämatologische Form des akuten Strahlensyndroms auf,

weil

nach einer akuten Ganzkörperbestrahlung mit ca. 6 Gy nahezu alle Zellen im peripheren Blut relativ rasch (innerhalb weniger Stunden) einen Interphasetod sterben.

H96 H93

2.36 Den wesentlichen Beitrag zum gastrointestinalen Syndrom der akuten Strahlenkrankheit nach Ganzkörperbestrahlung liefert folgender Strahleneffekt:

(A) Inaktivierung der Zellen im apikalen Bereich der Zotten
(B) Mitosehemmung der Zellen im apikalen Bereich der Zotten
(C) Proliferationsstop der Zellen im Bereich der Lieberkühn-Krypten
(D) Inaktivierung der Zellen im basalen Bereich der Zotten
(E) Abtötung der Darmflora

F91

2.37 Welche Aussage trifft **nicht** zu?

Folgende Veränderungen treten beim akuten gastrointestinalen Strahlensydrom auf:

(A) Resorptionsstörungen
(B) narbige Stenosen
(C) Störungen des Wasser- und Elektrolythaushalts
(D) Eindringen von Bakterien in die Blutbahn
(E) Durchfälle

2.31 (C) 2.32 (A) 2.33 (C) 2.34 (E) 2.35 (C) 2.36 (C) 2.37 (B)

H94

2.38 Für den sehr niedrigen Strahlendosisbereich (bis etwa 10 mSv) gilt folgende Aussage:

(A) Es kommen nur nützliche Strahlenwirkungen vor.
(B) Tumoren können durch diese Strahlendosen nicht induziert werden, weil die für die Tumoren geltende Schwellendosis von 50 mSv nicht überschritten wird.
(C) Eine Aussage zum Tumorrisiko ist in der Regel nur möglich über eine Extrapolation aus dem hohen Dosisbereich (oberhalb von etwa 0,5 Sv).
(D) Es besteht die Gefahr, daß bei besonders empfindlichen Personen eine Katarakt ausgelöst wird.
(E) Die Induktion von Erbkrankheiten durch die Strahlung kann ausgeschlossen werden.

F90

2.39 Ionisierende Strahlung kann Organschäden verursachen.

Von den Strukturen des Auges ist in diesem Zusammenhang am strahlenempfindlichsten:

(A) Hornhaut
(B) Netzhaut
(C) Glaskörper
(D) Sehnerv
(E) Linse

F94

2.40 Folgende Erkrankungen können durch ionisierende Strahlung induziert werden:

(1) Mammakarzinom
(2) akute myeloische Leukämie
(3) Osteonekrose
(4) Bronchialkarzinom

(A) nur 2 ist richtig
(B) nur 3 und 4 sind richtig
(C) nur 1, 2 und 3 sind richtig
(D) nur 1, 2 und 4 sind richtig
(E) 1 – 4 = alle sind richtig

F94

2.41 Die strahleninduzierte Kataraktbildung stellt bei Einhaltung der Grenzwerte der Strahlenschutzverordnung bzw. der Röntgenverordnung keine Gefahr dar,

weil

zur Auslösung einer Katarakt eine Schwellendosis überschritten werden muß, die oberhalb der Grenzwerte liegt.

H99

2.42 **Nicht** zum Bild der Strahlennephritis gehört:

(A) Proteinurie
(B) Zylindrurie
(C) Polyurie
(D) Isosthenurie
(E) Hypotonie

H95

2.43 Sie hören im Radio die Meldung: „In Mainz erlitt heute ein Radiologe in Ausübung seines Berufes einen Strahlenunfall und erhielt am linken Auge eine Dosis von 0,2 Sv. Nach Auskunft eines zu Rate gezogenen Fachmannes wird der Radiologe im Verlauf der nächsten Wochen aufgrund einer Katarakt auf dem linken Auge erblinden."

Die zitierte Prognose

(A) gibt das Strahlenrisiko korrekt wieder
(B) ist falsch, weil damit zu rechnen ist, daß der Radiologe wegen der Streustrahlung auf beiden Augen erblinden wird
(C) ist falsch, weil eine Katarakt grundsätzlich nicht durch ionisierende Strahlen auslösbar ist, sondern nur durch UV-Strahlung
(D) ist falsch, weil für eine Katarakt eine Schwellendosis deutlich oberhalb von 0,2 Sv existiert
(E) ist falsch, weil eine Strahlenkatarakt nach Dosen bis zu etwa 5 Sv unmittelbar (innerhalb weniger Sekunden) nach der Exposition auftritt

2.38 (C) 2.39 (E) 2.40 (E) 2.41 (A) 2.42 (E) 2.43 (D)

F00

2.44 Bei einem 50-jährigen Mann wird ein Lebertumor festgestellt. Es handelt sich bei der Neoplasie um einen Primärtumor, nicht um eine Metastase. Da der Patient sich im Alter zwischen 25 und 35 Jahren in Afrika aufhielt und dabei einer Reihe von Karzinogenen ausgesetzt war, stellt sich die Frage nach der Ursache dieses Tumors.

Welche der folgenden Möglichkeiten trifft mit Sicherheit **nicht** zu?

(A) Während seines Aufenthaltes paßte er seine Ernährungsgewohnheiten der Landessitte an und ernährte sich zu einem erheblichen Teil von Erdnüssen.
(B) Der Tumor wurde verursacht durch die hohe UV-Dosis, die er bei seinem Afrika-Aufenthalt erhalten hatte.
(C) Er lebte in einem Gebiet mit einer ungewöhnlich hohen Hintergrundstrahlenexposition (15 mSv effektive Dosis).
(D) Er arbeitete in einem Bergwerk mit einer relativ hohen Arsenexposition.
(E) Er hatte während seines Aufenthaltes eine Heptitis-B-Infektion.

H93

2.45 Welche Zuordnung von Organ, therapeutischer, fraktioniert eingesetzter Strahlendosis und Hauptstrahlenrisiko trifft **nicht** zu?

(A) Auge – 10 Gy – Katarakt
(B) Leber – 35 Gy – radiogene Hepatitis
(C) Knochen des Erwachsenen – 60 Gy – aseptische Nekrosen
(D) Knochen des Kindes – 20 Gy – Stimulierung des Längenwachstums
(E) Lunge – 40 Gy – Pneumonitis bzw. Fibrose

F94

2.46 Welcher der folgenden malignen Tumoren tritt nach Behandlung mit ionisierenden Strahlen **am seltensten** auf?

(A) Osteosarkom
(B) Magenkarzinom
(C) chronische Myelose
(D) Hautkarzinom
(E) Schilddrüsenkarzinom

H97

2.47 Zwei Jahre nach einer unfallbedingten Strahlenexposition (Dosis: 0,5 Sv) einer Gruppe von 1000 erwachsenen Personen traten bei vier der Unfallopfer Tumoren auf. Welcher der vier Tumorfälle ist mit mehr als 50%iger Wahrscheinlichkeit auf die genannte Strahlenexposition zurückzuführen?

(A) chronisch lymphatische Leukämie
(B) Mammakarzinom
(C) Bronchialkarzinom
(D) Schilddrüsenkarzinom
(E) Keine der Aussagen (A)–(D) trifft zu.

F00 !

2.48 Hinsichtlich der zu erwartenden stochastischen Strahlenwirkungen auf den Menschen liefert die umfassendste Information die Dosisgröße

(A) Äquivalentdosis
(B) effektive Dosis
(C) Energiedosis
(D) Luftkerma
(E) Ionendosis

H90

2.49 Wie lang etwa sind die mittleren Latenzzeiten für durch ionisierende Strahlung induzierte maligne Neoplasien?

(A) 2– 4 Wochen
(B) 5–20 Wochen
(C) 6– 9 Monate
(D) 1– 2 Jahre
(E) 5–25 Jahre

H91

2.50 Welche Aussage trifft **nicht** zu?

Nach einer Dosis von 30–40 Gy (fraktioniert mit 5 × 2 Gy/Woche), verabreicht an ein größeres Lungenvolumen (ca. ein Drittel), kann es zu folgenden Befunden kommen:

(A) exsudative Reaktion nach mehreren Wochen
(B) trockener Husten
(C) Dyspnoe
(D) Das röntgenologische Bild zeigt nach einigen Tagen deutliche Schäden außerhalb des bestrahlten Volumens.
(E) Lungenfibrose nach mehreren Monaten

2.44 (B) 2.45 (D) 2.46 (B) 2.47 (E) 2.48 (B) 2.49 (E) 2.50 (D)

F93

2.51 Welche Aussage zum Thema „strahleninduzierte Lungenfibrose" trifft **nicht** zu?

(A) Röntgendiagnostisch finden sich zunächst streifige Verdichtungen, die zunehmen und Schrumpfungstendenzen zeigen.
(B) Histologisch und biochemisch treten typische Zeichen einer Bindegewebsvermehrung auf.
(C) Es kann zu Ventilations- und Zirkulationsstörungen kommen.
(D) Eine Lungenfibrose tritt frühestens zwei Jahre nach Strahlenexposition auf.
(E) Häufig geht der Lungenfibrose eine Pneumonitis voraus.

H90

2.52 Welche Aussage trifft **nicht** zu?

Im Bereich der LD_{50} ist das Prodromalstadium der akuten Strahlenkrankheit (nach Exposition mit ionisierender Strahlung) charakterisiert durch:

(A) spontane innere Blutungen
(B) Nausea
(C) Erbrechen
(D) Kopfschmerzen
(E) Abgeschlagenheit

F92

2.53 Die LD 50/30 des Menschen nach einmaliger Ganzkörperbestrahlung beträgt (ohne Behandlung):

(A) 10 – 20 Sv
(B) 3 – 5 Sv
(C) 1 – 2 Sv
(D) 0,3 – 0,5 Sv
(E) 0,1 Sv

F91

2.54 In welcher Größenordnung liegt die letale Dosis bei akuter, einzeitiger Ganzkörperexposition mit ionisierender Strahlung (ohne Behandlung)?

(A) ca. 8 mSv
(B) ca. 100 mSv
(C) ca. 250 mSv
(D) ca. 0,5 Sv
(E) ca. 8 Sv

H91

2.55 Untersuchungen an den Opfern der Atombombenexplosionen in Hiroshima und Nagasaki zeigen, daß folgende Zellen der menschlichen Leibesfrucht besonders sensibel im Hinblick auf Strahlenexposition während der Schwangerschaft reagieren:

(A) Fibroblasten
(B) Erythroblasten
(C) Myoblasten
(D) Neuroblasten
(E) Chondroblasten

H98 F95

2.56 In Unkenntnis einer vorliegenden Schwangerschaft erfolgt eine Strahlenexposition. Abschätzungen zeigten, daß die Dosis für den Embryo maximal 0,5 Sv betrug und daß es sich mit großer Wahrscheinlichkeit um die erste Schwangerschaftswoche post conceptionem handelte.

Mit welchem der folgenden Risiken ist am ehesten zu rechnen?

(A) Geburt eines kleinwüchsigen Kindes
(B) Geburt eines Kindes mit fehlgebildeten Gliedmaßen
(C) Frühgeburt
(D) Abort etwa im fünften Schwangerschaftsmonat
(E) Abort kurz nach der Strahlenexposition

H99

2.57 Nach einer Strahlenexposition in Höhe von etwa 0,5 Gy während der 8.– 15. Schwangerschaftswoche besteht für die Leibesfrucht das Hauptrisiko in:

(A) intrauterinem Absterben
(B) geistiger Retardierung
(C) Wirbelsäulenfehlbildungen
(D) Nierenagenesie
(E) Herzinsuffizienz

2.51 (D) 2.52 (A) 2.53 (B) 2.54 (E) 2.55 (D) 2.56 (E) 2.57 (B)

F97

2.58 Das kindliche Skelett reagiert auf ionisierende Strahlen unempfindlicher als das Erwachsenenskelett,

weil

Beeinträchtigungen des Skeletts durch ionisierende Strahlen bei Kindern durch das Knochenwachstum wieder ausgeglichen werden.

F89

2.59 Als Spätreaktionen auf Bestrahlung mit ionisierenden Strahlen können folgende Veränderungen vorkommen:

(1) Atrophie
(2) Blutgefäßschäden
(3) Fibrose
(4) maligne Neoplasien

(A) nur 4 ist richtig
(B) nur 2 und 4 sind richtig
(C) nur 1, 2 und 3 sind richtig
(D) nur 1, 3 und 4 sind richtig
(E) 1 – 4 = alle sind richtig

F98

2.60 Welche Aussage trifft **nicht** zu?

Folgende Hautkomplikationen können durch eine Strahlentherapie hervorgerufen werden:

(A) (Hyper-)Pigmentierung
(B) Depigmentation
(C) Teleangiektasien
(D) starke Zunahme der Behaarung
(E) Epilation

F99 **!!**

2.61 Welche Aussage trifft **nicht** zu?

Für eine chronische Strahlendermatitis typische Hautveränderungen sind:

(A) Hyperhidrose
(B) Hautatrophie
(C) Pigmentverschiebung
(D) Teleangiektasien
(E) Hyperkeratose

F93

2.62 Folgende chronische Veränderungen der Haut werden nach hoher kurzfristiger Einzeitbestrahlung bzw. nach einer über Jahrzehnte hinweg bestehenden Dauerbestrahlung mit kleinen Dosen („Röntgenhaut“ der Radiologen in der Frühphase des medizinischen Einsatzes von ionisierenden Strahlen) beobachtet:

(1) abnorme Pigmentation
(2) Teleangiektasien
(3) Hyper- und Dyskeratose
(4) Epidermisatrophie
(5) Ulzeration

(A) nur 1, 2 und 3 sind richtig
(B) nur 1, 4 und 5 sind richtig
(C) nur 2, 3 und 5 sind richtig
(D) nur 2, 4 und 5 sind richtig
(E) 1 – 5 = alle sind richtig

Fragen aus Examen Herbst 2000

H00

2.63 Die relative biologische Wirksamkeit (RBW) von in der Strahlentherapie angewandter Elektronenstrahlung mit einer mittleren Energie von mehr als 4 MeV ist

(A) um mehr als den Faktor 3 kleiner als die RBW von Kobalt-60-Gammastrahlung
(B) um mehr als den Faktor 3 größer als die RBW von Neutronenstrahlung
(C) etwa gleich der RBW von ultraharter Röntgenstrahlung
(D) etwa gleich der RBW von Alphastrahlung
(E) um mehr als den Faktor 3 größer als die RBW konventioneller Röntgenstrahlung mit einer Energie bis 400 keV

H00 **!**

2.64 Welche Aussage über stochastische Strahlenwirkungen trifft **nicht** zu?

(A) Sie sind der Auslöser für die Induktion von Mutationen und Tumoren.
(B) Es sind Entweder-Oder-Ereignisse.
(C) Es ist kein Schwellenwert bekannt.
(D) Die Wahrscheinlichkeit ihres Auftretens nimmt mit der Dosis zu.
(E) Ihr Schweregrad nimmt mit der Dosis zu.

2.58 (E) 2.59 (E) 2.60 (D) 2.61 (A) 2.62 (E) 2.63 (C) 2.64 (E)

H00 !

2.65 Zwei Jahre nach einer unfallbedingten Strahlenexposition (Dosis: 0,5 Sv) einer Gruppe von 1000 erwachsenen Personen traten bei vier der Unfallopfer Tumoren auf.

Welcher der vier Tumorfälle ist mit mehr als 50%iger Wahrscheinlichkeit auf die genannte Strahlenexposition zurückzuführen?

(A) chronische lymphatische Leukämie
(B) Mammakarzinom
(C) Bronchialkarzinom
(D) Schilddrüsenkarzinom
(E) Keine der Aussagen (A)–(D) trifft zu.

3 Grundlagen des Strahlenschutzes

F92

3.1 Die mittlere jährliche natürliche Strahlenexposition des Menschen in der Bundesrepublik Deutschland beträgt etwa

(A) 1 µSv bis 2 µSv
(B) 10 mSv bis 20 mSv
(C) 0,1 mSv bis 0,2 mSv
(D) 1 mSv bis 2 mSv
(E) 10 mSv bis 20 mSv

H90

3.2 Wie hoch ist die genetisch signifikante Dosis aus natürlichen Strahlenquellen pro Jahr in der Bundesrepublik Deutschland im Durchschnitt?

(A) 0,01 mSv/Jahr
(B) 0,26 mSv/Jahr
(C) 1,1 mSv/Jahr
(D) 0,05 Sv/Jahr
(E) 0,5 Sv/Jahr

F97

3.3 Wie hoch ist die mittlere jährliche effektive Dosis in der Bundesrepublik Deutschland durch natürliche Strahlenexposition etwa?

(A) 0,1 mSv/a
(B) 1 mSv/a
(C) 2 mSv/a
(D) 10 mSv/a
(E) 0,5 Sv/a

H92

3.4 Welche Aussage zum Thema „Radon“ treffen zu?

(1) ^{222}Radon ist ein Alphastrahler
(2) Die Radon-Konzentrationen im Freien sind im allgemeinen höher als in Wohnungen.
(3) Der wesentliche Anteil der Strahlenbelastung der Luftwege geht nicht unmittelbar auf den Zerfall von ^{222}Radon zurück, sondern auf den Zerfall einiger Tochternuklide (v. a. Polonium-Nuklide).
(4) Die Belastung durch Radon- bzw. Radonfolgeprodukte erhöht vor allem das Strahlenrisiko für die Bronchien wesentlich.
(5) Eine Erhöhung der Anzahl an Lebertumoren durch Radon wurde in allen Bergarbeiterstudien nachgewiesen.

(A) nur 1 und 4 sind richtig
(B) nur 1 und 5 sind richtig
(C) nur 1, 3 und 4 sind richtig
(D) nur 2, 4 und 5 sind richtig
(E) 1 – 5 = alle sind richtig

F92

3.5 Das Organ, das aus natürlichen Strahlenquellen die höchste Strahlendosis erhält, ist die Lunge,

weil

in erster Linie die Lunge vom Zerfall des Radon bzw. der Radonfolgeprodukte betroffen ist.

2.65 (E) 3.1 (D) 3.2 (C) 3.3 (C) 3.4 (C) 3.5 (A)

H91

3.6 Welche Aussagen zur Auslösung von Mutationen durch ionisierende Strahlen treffen zu?

(1) Bei gleicher Gonadendosis ist eine akute Strahlenbelastung stärker wirksam als eine chronische Strahlenbelastung.
(2) Die stärkste jährliche Strahlenbelastung einer modernen Industriebevölkerung (Mitteleuropa) stammt aus dem Betrieb der Kernkraftwerke.
(3) Auf die Gesamtbevölkerung bezogen ist die „natürliche“ (kosmische und terrestrische) Strahlenbelastung höher als die Belastung durch medizinische Diagnostik.
(4) Bei Bevölkerungen, die in einer Umgebung mit höherem Anteil radioaktiver Elemente leben, z. B. Gegenden in Südindien und Brasilien, wurde eine erhöhte Frequenz von dominanten Neumutationen bei Neugeborenen nachgewiesen.

(A) nur 1 ist richtig
(B) nur 3 ist richtig
(C) nur 1 und 3 sind richtig
(D) nur 1, 2 und 3 sind richtig
(E) nur 1, 3 und 4 sind richtig

F98 !!

3.7 Die unterschiedliche biologische Wirkung verschiedener Strahlenarten sind berücksichtigt bei Angabe der

(A) Äquivalentdosis
(B) Ionendosis
(C) Energiedosis
(D) Kerma
(E) Dosisleistung

F93

3.8 Beim Strahlenschutz versteht man unter der Äquivalentdosis

(A) die Energiedosis in einem gewebeäquivalenten Material
(B) die Energiedosis multipliziert mit einem Bewertungsfaktor
(C) die Energiedosis, die in einem besonders gefährdeten Körperorgan gemessen wird
(D) die vorhandene Streustrahlendosis im Raum unter Bedingungen, die der Durchführung von Röntgenaufnahmen am Patienten äquivalent sind
(E) die Dosis im Krankheitsherd relativ zur Dosis an der Körperoberfläche

F97

3.9 Die Äquivalentdosis ist nach der Strahlenschutzverordnung definiert als Produkt aus

(A) Energiedosis und Bewertungsfaktor
(B) Ionendosis und Bewertungsfaktor
(C) Energiedosis und RBW (= relative biologische Wirksamkeit)
(D) Luftkerma und Bewertungsfaktor
(E) Ionendosis unter RBW (= relative biologische Wirksamkeit)

F96

3.10 Der Bewertungsfaktor zur Angabe der Äquivalentdosis im Strahlenschutz ist eine

(A) durch strahlenbiologische Untersuchungen direkt bestimmbare Größe
(B) aus der relativen biologischen Wirksamkeit (RBW) mathematisch ableitbare Größe
(C) durch physikalische Messungen bestimmbare Größe
(D) in der Strahlenschutzverordnung für verschiedene Strahlenarten festgelegte Größe
(E) empirisch bestimmte und in der Neutronenstrahlentherapie zur Berücksichtigung der relativen biologischen Wirksamkeit von Neutronen verwendete Größe

F98

3.11 Ab welcher Dosis pro Jahr, die am Arbeitsplatz auftreten kann, gilt eine Person gemäß der RöV bzw. der StrSchV als beruflich strahlenexponiert?

(A) Ganzkörperdosis 5 mGy
(B) Knochenmarksdosis 5 mGy
(C) Schilddrüsendosis 5 mSv
(D) effektive Dosis 5 mSv
(E) genetisch signifikante Dosis 5 mSv

3.6 (C) 3.7 (A) 3.8 (B) 3.9 (A) 3.10 (D) 3.11 (D)

H97

3.12 Die „effektive Dosis“ ionisierender Strahlung

(1) hat die Einheit „Gy“
(2) dient vor allem dazu, die unterschiedlichen Strahlenempfindlichkeiten der einzelnen Gewebe bzw. Organe zu berücksichtigen
(3) ist bei der Röntgenstrahlung gleich der Äquivalentdosis

(A) nur 2 ist richtig
(B) nur 3 ist richtig
(C) nur 1 und 2 sind richtig
(D) nur 2 und 3 sind richtig
(E) 1 – 3 = alle sind richtig

3.13 Unter einem Röntgenstrahler im Sinne der Röntgenverordnung versteht man

(A) ein Isotop, das Röntgenstrahlen aussendet
(B) eine Röntgenröhre mit Stativ
(C) eine Röntgenröhre mit Schutzgehäuse
(D) eine Röntgenröhre mit Ionisationskammer
(E) eine besondere leistungsstarke Röntgenröhre

F90

3.14 Nach der Röntgenverordnung darf bei einer beruflich strahlenexponierten Person der Kategorie A die „Effektive Dosis“ einen bestimmten Grenzwert im Kalenderjahr nicht überschreiten.

Dieser Grenzwert beträgt:

(A) 1 mSv
(B) 5 mSv
(C) 25 mSv
(D) 50 mSv
(E) 100 mSv

H97

3.15 Zwei Freunde unterhalten sich über das Schicksal eines Arbeitskollegen, der vor wenigen Stunden einen Strahlenunfall bei der Bedienung eines Röntgengerätes (effektive Dosis: 30 mSv innerhalb von 10 min) erlitten hat.

Welche der in diesem Gespräch geäußerten Ansichten trifft zu?

(A) Er wird bestimmt an den unbekleideten Hautpartien Verbrennungen davontragen.
(B) Wir sollten besser nicht in seine Nähe gehen, sonst werden wir durch die von ihm ausgehende Strahlung auch noch gefährdet.
(C) Da hat er aber Glück gehabt, denn es wird ihm sicherlich nichts passieren, weil wegen der niedrigen Dosis überhaupt kein Strahlenunfall vorlag.
(D) Nun muß er mindestens zwei Wochen in der Spezialabteilung einer Strahlenklinik isoliert zubringen, damit er keine Infektion bekommt.
(E) Eine radiogene Katarakt wird er jedenfalls nicht entwickeln.

F99

3.16 Welche Aussage trifft **nicht** zu?

Einheiten von Größen im Rahmen der röntgendiagnostischen Dosimetrie sind:

(A) Sievert (Sv)
(B) Tesla ($V \cdot s/m^2$)
(C) Gray · Quadratmeter ($Gy \cdot m^2$)
(D) Gray (Gy)
(E) Coulomb/kg (C/kg)

H99 **!**

3.17 Häufig findet man in den öffentlichen Informationsmedien Angaben von Strahlungsmessungen in „Bq“ (Becquerel).

Über folgende einfache Beziehung kann man die Strahlendosis und damit das Strahlenrisiko ermitteln.

(A) 1 Bq entspricht 1 μSv.
(B) 1 Bq entspricht 1 mSv.
(C) 1 Bq entspricht 1 μSv/h.
(D) Eine einfache Umrechnung ist nur für Betastrahlung möglich; hier gilt: 1 Bq entspricht 0,37 μSv.
(E) Es gibt keine einfache, allgemeingültige Umrechnung von Becquerel in Sievert.

3.12 (A) 3.13 (C) 3.14 (D) 3.15 (E) 3.16 (B) 3.17 (E)

H95

3.18 Wo muß das Dosimeter zur Überwachung der Körperdosis beruflich strahlenexponierter Personen getragen werden?

(A) am Rumpf unter der Strahlenschutzkleidung
(B) in Höhe des Beckenkammes unter der Strahlenschutzkleidung
(C) in Gonadenhöhe unter der Strahlenschutzkleidung
(D) am Rumpf auf der Strahlenschutzkleidung
(E) in Gonadenhöhe auf der Strahlenschutzkleidung

H98

3.19 Welche Aussage aus einem Gespräch zweier angehender Radiologen über Strahlenschutz trifft zu?

(A) Man muß das amtliche Dosimeter grundsätzlich auf der Strahlenschutzkleidung tragen, um die gesamte Dosis zu erfassen.
(B) Meine neue Schürze mit sogar 0,5 mm Bleigleichwert schützt mich vollständig vor der Strahlung im primären Strahlengang meines Durchleuchtungsgerätes.
(C) Da ich maximal mit einer Dosis von 100 mSv pro Jahr an meinen Händen rechnen muß, brauche ich kein Fingerringdosimeter zu tragen.
(D) Nur gut, daß mein Röntgengerät eine sehr geringe Durchlaßstrahlung aufweist; das muß deshalb in den nächsten Jahren auch nicht mehr geprüft werden.
(E) Da das Hauptrisiko niedriger Strahlendosen darin besteht, Erbkrankheiten auszulösen, reicht ein Lendenschurz aus Bleigummi aus.

H93

3.20 Eine externe Strahlenexposition der beruflich strahlenexponierten Personen kann erfolgen:

(1) durch eine nicht ausreichend abgeschirmte radioaktive Quelle
(2) durch Streustrahlung
(3) als Folge einer radioaktiven Kontamination
(4) durch einen Patienten nach Radionuklidapplikation

(A) nur 1 ist richtig
(B) nur 1 und 2 sind richtig
(C) nur 1, 2 und 3 sind richtig
(D) nur 2, 3 und 4 sind richtig
(E) 1 – 4 = alle sind richtig

F98

3.21 Als Maßnahmen zum Strahlenschutz des Personals in der Nuklearmedizin können angesehen werden:

(1) Verkürzung der Aufenthaltsdauer in der Nähe nicht abgeschirmter Radionuklide bzw. von Patienten, die bereits ein Radiopharmazeutikum erhalten haben
(2) Vergrößerung des Abstandes zu ungeschützten Radionukliden bzw. von Patienten, die ein Radiopharmazeutikum erhalten haben
(3) Tragen von Einmalhandschuhen bei der Vorbereitung und Injektion von Radiopharmazeutika

(A) nur 1 ist richtig
(B) nur 2 ist richtig
(C) nur 1 und 2 sind richtig
(D) nur 2 und 3 sind richtig
(E) 1 – 3 = alle sind richtig

H97

3.22 Welche Aussage trifft **nicht** zu?

Die Strahlenexposition durch ionisierende Strahlung offener radioaktiver Präparate läßt sich direkt vermindern durch:

(A) größeren Abstand von der Strahlenquelle
(B) Tragen eines Strahlenschutzdosimeters
(C) verminderte Aufenthaltsdauer im Bereich der Strahlenquelle
(D) vermehrte Abschirmung
(E) Vermeidung von Kontaminationen

F95 F94 H89

3.23 Im Rahmen der Strahlenschutzüberwachung beruflich strahlenexponierter Personen werden zur Dosimetrie Filmplaketten benutzt.

Für welche Strahlen sind diese Filmplaketten dabei üblicherweiser verwendbar?

(1) Röntgenbremsstrahlen
(2) α-Strahlen von ^{239}Pu
(3) β-Strahlen von ^{3}H
(4) γ-Strahlen

(A) nur 1 ist richtig
(B) nur 4 ist richtig
(C) nur 1 und 4 sind richtig
(D) nur 1, 3 und 4 sind richtig
(E) 1 – 4 alle sind richtig

3.18 (A) 3.19 (C) 3.20 (E) 3.21 (E) 3.22 (B) 3.23 (C)

H94

3.24 In der Dosimetrie versteht man unter der Ionendosis

(A) die Zahl der Ionen, die pro Mol gebildet wurden
(B) die Zahl der Ionen, die pro Zeit gebildet wurden
(C) die elektrische Ladung der Ionen eines Vorzeichens, die pro Volumen trockener Luft gebildet wurden
(D) die elektrische Ladung der Ionen eines Vorzeichens, die pro Masse trockener Luft gebildet wurden
(E) die Energie, die zur Bildung eines Ionenpaares in trockener Luft erforderlich ist

H92

3.25 Welche der folgenden Abschirmungen bietet beim Umgang mit Betastrahlern wie z.B. ^{90}Sr den bestmöglichen Strahlenschutz?

(A) 8 mm Plexiglas
(B) 1 mm Blei
(C) 1,5 mm Kupfer
(D) 1,5 mm Stahl
(E) 2 mm Aluminium

F92

3.26 Bei welchem der folgenden Radionuklide kann eine Bleischürze mit 0,5 mm Pb-Gleichwert den besten Schutz vor den von diesen emittierten Gammastrahlen bieten?

(A) Kobalt-60, Energie der Gammastrahlen 1,17 und 1,33 MeV
(B) Cäsium-137, Energie der Gammastrahlen 0,660 MeV
(C) Jod-131, Energie der Gammastrahlen 0,364 MeV
(D) Jod-125, Energie der Gammastrahlen 0,035 MeV
(E) Eine Bleischürze mit 0,5 mm Pb-Gleichwert kann bei keinem dieser Radionuklide wirksam vor der von ihnen emittierten Gammastrahlen schützen.

H99

3.27 Zu den für den Strahlenschutz des Patienten in der Röntgendiagnostik maßgebenden Parametern zählt man **nicht:**

(A) Strahlenqualität
(B) Strahlenempfindlichkeit des Bildauffangsystems
(C) Kontamination
(D) Expositionszeit
(E) Fokus-Haut-Abstand

F93

3.28 Die Arbeitsfläche in einem nuklearmedizinischen Labor ist mit ^{99m}Tc kontaminiert. Die Oberflächenkontamination erreicht genau das 1000fache des Grenzwertes, der in der Strahlenschutzverordnung für ^{99m}Tc festgelegt ist.

Nach welcher Zeit wird frühestens ohne zusätzliche Dekontaminationsmaßnahmen der Grenzwert wieder unterschritten?

Nach etwa

(A) 0,5 d
(B) 1 d
(C) 2,5 d
(D) 4 d
(E) 6 d

F97

3.29 Unter Dekontamination versteht man:

(1) einen mathematischen Prozeß zur Glättung nuklearmedizinischer Funktionskurven
(2) die Verunreinigung mit radioaktivem Material
(3) die chemische Verunreinigung eines Nuklids mit anderen Nukliden
(4) die Beseitigung von strahlendem Material von Körperoberfläche, Gegenständen und Raumflächen

(A) Keine der Aussagen 1 – 4 ist richtig
(B) nur 1 ist richtig
(C) nur 4 ist richtig
(D) nur 1, 2 und 3 sind richtig
(E) 1 – 4 = alle sind richtig

3.24 (C) 3.25 (A) 3 26 (D) 3.27 (C) 3.28 (C) 3.29 (C)

H91

3.30 Welche Maßnahme zur Dekontamination der Haut sollte vermieden werden?

(A) Abspülen mit Wasser
(B) Waschen mit Seife
(C) Waschen mit speziellem Dekontaminationsmittel
(D) Reinigen mit harter Bürste
(E) Aufkleben und Abziehen von Klebeband auf die bzw. von der Haut

F00 **!**

3.31 Eine Person hielt sich für ca. 8 Stunden in einem Raum auf, in dem sich ein gasdicht verschlossenes Glasgefäß mit tritiiertem Wasser befand; die Aktivität des Wassers betrug 100 GBq.

Mit welchen gesundheitlichen Folgen muss diese Person deshalb rechnen?

(A) Auftreten einer Leukämie nach etwa 2 Jahren
(B) Auftreten einer Erbkrankheit
(C) Ausbildung einer Katarakt
(D) Induktion von lokal eng begrenzten Hautverbrennungen (sogenannte „beta burns")
(E) Es sind keine gesundheitlichen Folgen zu erwarten.

H90

3.32 In der nuklearmedizinischen Diagnose kann die Strahlenexposition der Patienten, welche durch die inkorporierten radioaktiven Stoffe bedingt ist, mit folgenden Maßnahmen reduziert werden:

(1) Verwendung von Radionukliden mit kurzer physikalischer Halbwertszeit
(2) Verwendung von Radionukliden mit kurzer biologischer Halbwertszeit
(3) Verwendung von Radionukliden, die nur β-Strahlen emittieren
(4) Abdeckung der Gonaden mit Bleischutz

(A) nur 2 ist richtig
(B) nur 1 und 2 sind richtig
(C) nur 2 und 3 sind richtig
(D) nur 1, 2 und 3 sind richtig
(E) nur 1, 3 und 4 sind richtig

F95

3.33 Eine Reduzierung der Strahlenbelastung für den Patienten kann in der Röntgendiagnostik durch folgende Maßnahmen erreicht werden:

(1) Anwendung von Film-Folien-Kombination
(2) Filterung der Primärstrahlung
(3) Einblendung der Primärstrahlung auf Objektgröße
(4) bevorzugter Einsatz der Durchleuchtung

(A) nur 2 ist richtig
(B) nur 1 und 3 sind richtig
(C) nur 1, 2 und 3 sind richtig
(D) nur 2, 3 und 4 sind richtig
(E) 1 – 4 = alle sind richtig

3.30 (D) 3.31 (E) 3.32 (B) 3.33 (C)

H95

3.34 Bei welcher der in der Skizzenserie A–E gezeigten diagnostischen Röntgenaufnahmepositionen ist die Strahlenbelastung der Gonaden am geringsten?
(Das Nutzstrahlenbündel wird durch die Pfeile begrenzt.)

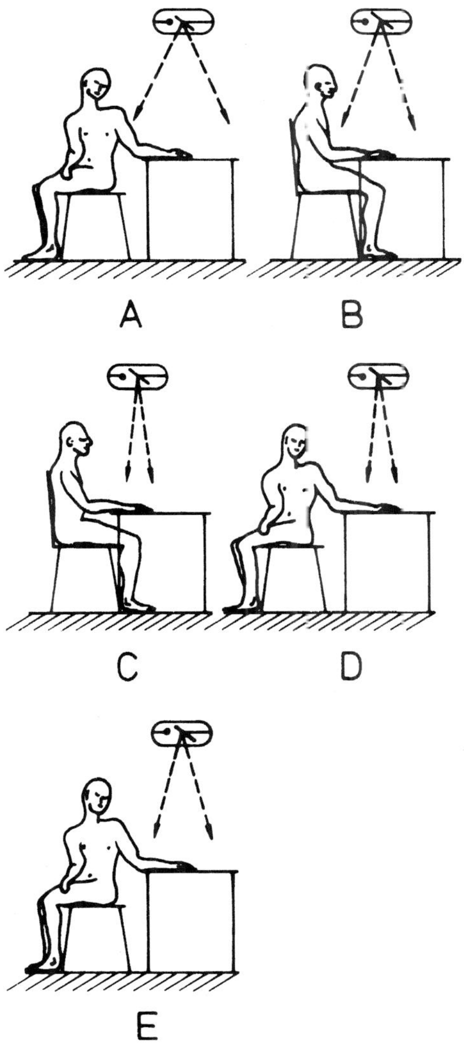

H99 **!**

3.35 Für stochastische Effekte im Bereich Strahlenschutz gilt **nicht:**

(A) Die Anzahl der auftretenden Krankheitsfälle hängt von der Höhe der Strahlendosis ab.
(B) Man geht davon aus, dass es für die Induktion dieser Effekte durch ionisierende Strahlung keine Schwellendosis gibt.
(C) Zelltod spielt die Hauptrolle.
(D) Nach Ganzkörperexposition ist das durch ionisierende Strahlung bedingte Risiko, an einem Tumor zu erkranken, als höher einzuschätzen als das Risiko, eine Erbkrankheit bei den Nachkommen auszulösen.
(E) Sie werden nicht bei allen Personen beobachtet, die von einer Strahlenexposition betroffen sind.

H93

3.36 Bei der therapeutischen Anwendung von Jod-131 in der Nuklearmedizin kann auf die hier sonst üblichen Strahlenschutzmaßnahmen für die Bediensteten verzichtet werden,

weil

Jod-131 ein reiner Betastrahler ist.

F96

3.37 Für die Strahlenschutzgesetzgebung gelten folgende Grundsätze:

(1) Kleine Strahlendosen (einige mSv) sind als nützlich oder doch zumindest als nicht schädlich anzusehen.
(2) Jede unnötige Strahlenexposition ist zu vermeiden.
(3) Schwangere müssen nicht als besondere Risikogruppe angesehen werden, da bei Einhaltung der Grenzwerte wegen des Vorliegens von Schwellendosen Gefahren für das sich entwickelnde Leben ausgeschlossen werden können.

(A) nur 1 ist richtig
(B) nur 2 ist richtig
(C) nur 3 ist richtig
(D) nur 1 und 3 sind richtig
(E) nur 2 und 3 sind richtig

3.34 (D) 3.35 (C) 3.36 (E) 3.37 (B)

F91

3.38 Bezüglich der Anwendung radioaktiver Stoffe am Patienten zum Zwecke der Untersuchung schreibt die Strahlenschutzverordnung u.a. vor, daß Aufzeichnungen gemacht werden müssen, z.B. über die Art der dem Patienten verabfolgten Radionuklide und deren Aktivität.

Wie lange (nach der letzten Untersuchung) müssen laut Strahlenschutzverordnung diese Aufzeichnungen aufbewahrt werden?

(A) 10 Jahre
(B) 15 Jahre
(C) 20 Jahre
(D) 25 Jahre
(E) 30 Jahre

Fragen aus Examen Herbst 2000

H00

3.39 Unter Personendosis versteht man

(A) die Energiedosis, die beliebige Personen der Bevölkerung durch natürliche und zivilisatorische Strahlenexpositionen erhalten
(B) die Äquivalentdosis, die beliebige Personen der Bevölkerung durch natürliche und zivilisatorische Strahlenexposition erhalten
(C) die Äquivalentdosis, die im Körper beruflich strahlenexponierter Personen während ihrer beruflichen Tätigkeit auftritt
(D) die Äquivalentdosis für Weichteilgewebe, gemessen an einer für die Strahlenexposition repräsentativen Stelle der Körperoberfläche
(E) die Ionendosis, die an einem von einer beruflich strahlenexponierten Person getragenen Personendosimeter gemessen wird

H00

3.40 Welche der folgenden Aussagen trifft für die durchschnittliche Strahlenexposition (effektive Dosis) des Menschen in Mitteleuropa **nicht** zu?

(A) Sie beträgt im Mittel ca. 4 mSv pro Jahr.
(B) Sie beruht vor allem auf den Folgen von Kernwaffen-Versuchen und Kernreaktor-Unfällen.
(C) Sie wird von den Lebensumständen beeinflusst.
(D) Sie setzt sich zusammen aus natürlicher und zivilisatorisch bedingter Exposition.
(E) Sie ist abhängig von der Konzentration (natürlichen) Radons und dessen Zerfallsprodukten in der Umgebung.

4 Radiologische Verfahren und deren Aussagewert

H95

4.1 „Qualitätssicherung" in der Röntgendiagnostik bedeutet

(A) eine möglichst optimale Befundung von Röntgenaufnahmen
(B) eine Optimierung des Verhältnisses von Bildqualität und Patientendosis
(C) eine möglichst geringe Strahlenexposition des beruflich strahlenexponierten Personals
(D) eine durch Weiterbildung zum Gebietsarzt sichergestellte Berufserfahrung in der Röntgendiagnostik
(E) keine der Aussagen (A)–(D) trifft zu

F93

4.2 Das Röntgenbild wird um so schärfer, je größer der Brennfleck auf der Anode ist,

weil

das Röntgenbild eine Zentralprojektion ist, die durch die vom Brennfleck ausgehende Strahlung entsteht.

3.38 (A) 3.39 (D) 3.40 (B) 4.1 (B) 4.2 (D)

F93

4.3 Bei Thoraxaufnahmen mit fahrbaren Röntgengeräten (Bettaufnahmen) muß mit einem Vergrößerungsfaktor gerechnet werden,

weil

der Abstand zwischen Röntgengerät und Patienten bei Thoraxaufnahmen mit fahrbaren Röntgengeräten (Bettaufnahmen) im Vergleich zur Standardaufnahme vermindert ist.

H97

4.4 Welche Aussage trifft **nicht** zu?

In der Röntgendiagnostik läßt sich der Streustrahlungsanteil auf dem Film durch folgende Maßnahmen reduzieren:

(A) Kompression des Objektes
(B) Einblendung des Strahlenfeldes
(C) Vergrößerung des Objekt-Film-Abstandes
(D) Anwendung von Rastern
(E) Verringerung der Fokusgröße

F99

4.5 Welche Aussage trifft **nicht** zu?

Der Anteil der im durchstrahlten Patienten entstehenden Streustrahlung auf dem Röntgenfilm wird verringert durch:

(A) Einblendung des Strahlenbündels
(B) Anwendung von Streustrahlungsrastern
(C) Vergrößerung des Fokus-Objekt-Abstandes
(D) Vergrößerung des Objekt-Film-Abstandes
(E) Kompression bei Aufnahmen des Abdomens

H97 F95

4.6 Welche Aussage trifft **nicht** zu?

Eine normale Thoraxübersichtsaufnahme im Stehen wird durchgeführt

(A) mit Hartstrahltechnik
(B) mit einem Fokus-Film-Abstand von meist 2 m („herzfern")
(C) in tiefer Inspiration
(D) im anterior-posterioren (a.-p.) Strahlengang
(E) unter Anwendung von Verstärkerfolien

F99 **!**

4.7 Welche Aussage trifft **nicht** zu?

Standardbedingungen bei der Röntgenaufnahme des Thorax sind:

(A) Hartstrahltechnik
(B) p.-a. Strahlengang
(C) tiefe Inspiration
(D) feststehendes Parallelraster
(E) Fokus-Film-Abstand von 150 oder 200 cm

H96

4.8 In der Röntgendiagnostik versteht man unter Hartstrahltechnik die Anwendung von Röhrenspannungen von mindestens

(A) 50 kV
(B) 100 kV
(C) 150 kV
(D) 200 kV
(E) 250 kV

H96

4.9 Welche Aussage trifft **nicht** zu?

Folgende Maßnahmen erhöhen den Kontrast in Röntgenaufnahmen:

(A) die Verwendung von Streustrahlrastern
(B) die Verringerung der Röntgenröhrenspannung
(C) die Anwendung von Kontrastmitteln
(D) die Einblendung des Strahlenbündelquerschnitts
(E) Aufnahmen in Hart- statt Weichstrahltechnik

4.3 (A) 4.4 (E) 4.5 (C) 4.6 (D) 4.7 (D) 4.8 (B) 4.9 (E)

F96

4.10 Welche Aussage zur Röntgenuntersuchung des Thorax trifft zu?

(A) Röntgenaufnahmen des Thorax werden gewöhnlich in Weichstrahltechnik (60 kV) aufgenommen.
(B) Die Durchleuchtung ist eine obligatorische Ergänzung zur Übersichtsaufnahme des Thorax.
(C) Die Belichtungszeit ist bei einer Aufnahme des Thorax in Weichstrahltechnik (60 kV) erheblich kürzer als bei einer Aufnahme in Hartstrahltechnik (> 100 kV).
(D) Eine Röntgenaufnahme des Thorax sollte im Stehen, bei tiefer Inspiration und in zwei Ebenen angefertigt werden.
(E) Bei einer unklaren peripheren Raumforderung in der Lunge sind zusätzlich angefertigte Schichtaufnahmen sinnlos.

F98

4.11 Welche Aussage trifft **nicht** zu?

Die Vorteile der Hart- gegenüber der Weichteilstrahltechnik bei der Lungenübersichtsaufnahme sind:

(A) Die hohe Dosisleistung bei hohen Röhrenspannungen läßt kürzere Belichtungszeiten zu.
(B) Die Bewegungsunschärfe wird herabgesetzt.
(C) Der Kontrast zwischen Skelett- und Weichteilstrukturen wird geringer.
(D) Die Gesamtkörperstrahlenexposition ist für den Patienten geringer.
(E) Die Verwendung eines Streustrahlenrasters erübrigt sich.

F99

4.12 Zum Nachweis von verkalkten Gallen- oder Nierensteinen sollte die Röntgenaufnahme des Abdomens in Weichstrahltechnik (≤ 100 keV) erfolgen, weil

(A) die Strahlenexposition des Körpers bei Weichstrahltechnik geringer ist als bei Hartstrahltechnik
(B) die Kontraste zwischen Knochen und Weichteilgewebe durch den überwiegenden Photoeffekt stärker sind als bei Hartstrahltechnik
(C) die Belichtungszeiten kürzer ausfallen als bei Hartstrahltechnik und damit keine Bewegungsartefakte auftreten
(D) auf die Verwendung eines Streustrahlenrasters verzichtet werden kann
(E) die maximal zulässige elektrische Leistung der Röntgenröhre bei Anwendung der Hartstrahltechnik überschritten würde

F97

4.13 Welche Aussage über die Hartstrahlaufnahme im Vergleich zur Weichstrahlaufnahme treffen zu?

Sie

(1) erzeugt im Patienten eine geringere Strahlendosis
(2) zeigt einen geringeren Gewebekontrast
(3) wird mit einer höheren Röhrenspannung angefertigt
(4) wird mit einem höheren Röhrenstrom angefertigt

(A) nur 3 ist richtig
(B) nur 1 und 3 sind richtig
(C) nur 2 und 4 sind richtig
(D) nur 1, 2 und 3 sind richtig
(E) nur 1, 2 und 4 sind richtig

F90

4.14 Welche der folgenden Aussagen beschreibt den Hauptvorteil der in der Röntgendiagnostik verwendeten Verstärkerfolien?

Bei der Verwendung von Verstärkerfolien wird, verglichen mit dem folienlosen Film,

(A) eine größere Bildschärfe erreicht
(B) die Belichtungszeit verlängert
(C) der Bildkontrast entscheidend verbessert
(D) die Streustrahlung vermindert
(E) eine Dosisersparnis erreicht

4.10 (D) 4.11 (E) 4.12 (B) 4.13 (D) 4.14 (E)

F97

4.15 Welche Aussage über Verstärkungsfolien in der Röntgendiagnostik trifft **nicht** zu?

(A) Folien dienen der Streustrahlungsminderung.
(B) Durch Anwendung von Folien sind kürzere Belichtungszeiten möglich.
(C) Folien ermöglichen eine Reduktion der Strahlenexposition.
(D) In den Filmkassetten müssen die Folien einen engen Kontakt zum Film aufweisen.
(E) Es werden in der Regel Folienpaare eingesetzt.

H98 **!**

4.16 Welche Aussage zu Verstärkungsfolien trifft **nicht** zu?

(A) Sie emittieren bei Exposition mit Röntgenstrahlen sichtbares Licht oder UV-Licht.
(B) Sie reduzieren gegenüber folienlosem Film die Strahlenexposition des Patienten erheblich.
(C) Sie reduzieren gegenüber folienlosem Film die Detailerkennbarkeit.
(D) Das Emissionsspektrum der Folien ist an das Absorptionsspektrum des Films angepaßt.
(E) Sie enthalten üblicherweise Leuchtstoffe auf der Basis von seltenen Erden.

H91

4.17 Welche Aussage zu radiologischen Methoden trifft **nicht** zu?

(A) Die geometrische Unschärfe einer Röntgenaufnahme hängt von der Größe des Brennfleckes und dem Objekt-Film-Abstand ab.
(B) Die Einblendung auf den zu untersuchenden Körperteil reduziert die Strahlenbelastung und erhöht die Bildschärfe.
(C) Der Einsatz eines Streustrahlenrasters erlaubt Aufnahmen mit kürzerer Belichtungszeit.
(D) Die Durchleuchtung mit einer Bildverstärker-Fernsehkette führt zu einer geringeren Strahlenbelastung für Patienten und Untersucher als die Untersuchung an einem Leuchtschirm.
(E) Verstärkerfolien liegen sowohl vor als auch hinter dem Röntgenfilm.

H97 H92

4.18 Welche der vier Herzhöhlen kommt physiologischerweise auf der p.-a. Thoraxaufnahme nicht randbildend zur Darstellung?

(A) linker Vorhof
(B) linker Ventrikel
(C) rechter Vorhof
(D) rechter Ventrikel
(E) Keine der Aussagen (A)–(D) trifft zu.

F99 **!**

4.19 Welche Aussage trifft **nicht** zu?

Im p.-a. Thoraxröntgenbild ohne pathologischen Befund bilden den linken Mediastinalrand:

(A) Aortenbogen
(B) Pulmonalissegment
(C) Ductus arteriosus Botalli
(D) linkes Herzohr
(E) linker Ventrikel

H91

4.20 Welche Struktur bildet auf der p.-a. Übersichtsaufnahme des Thorax den rechten Herzrand?

(A) linker Ventrikel
(B) A. pulmonalis
(C) rechter Vorhof
(D) rechter Ventrikel
(E) Aortenbogen

F96

4.21 Welche der mit (A) bis (E) bezeichneten Schattenrandpartien der schematisch abgebildeten p.-a. Thoraxaufnahmen wird als „Herzohr" bezeichnet und durch einen Teil des linken Vorhofes gebildet?

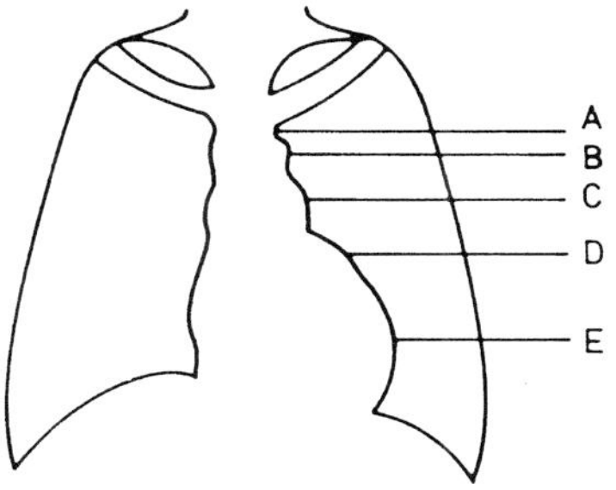

F97

4.22 Das Schema zeigt eine seitliche Thoraxaufnahme.

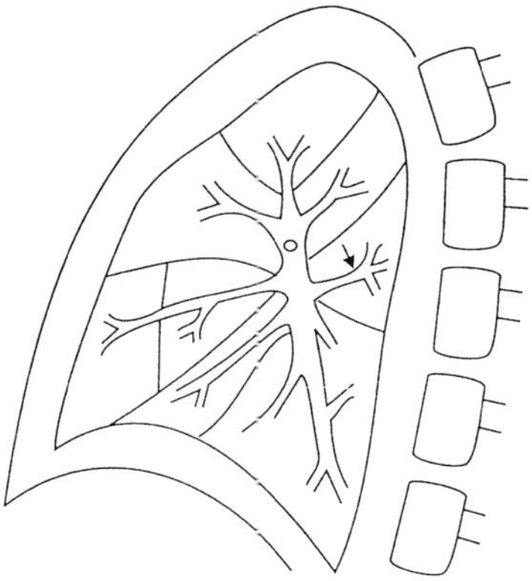

Das mit einem Pfeil bezeichnete Segment entspricht dem

(A) apikalen Oberlappensegment
(B) posterioren Oberlappensegment
(C) Lingulasegment
(D) apikalen Unterlappensegment
(E) posterobasalen Unterlappensegment

H99 !

4.23 Bei Verdacht auf Herzerkrankungen führt man in erster Linie folgende Röntgenaufnahme(n) zur Nativdiagnostik des Herzens durch:

(A) Aufnahme im p.-a. Strahlengang und linksanliegendes Seitenbild
(B) Aufnahme im p.-a. Strahlengang und rechtsanliegendes Seitenbild
(C) Aufnahme im a.-p. Strahlengang und linksanliegendes Seitenbild
(D) rechts vorderes Schrägbild („Fechterstellung")
(E) linkes vorderes Schrägbild („Boxerstellung")

H93

4.24 Bei Röntgen-Thorax-Nativaufnahmen eignet sich der linke vordere Schrägdurchmesser (Boxerstellung) gut zur Darstellung von Veränderungen des linken Ventrikels,

weil

der linke vordere Schrägdurchmesser bei Röntgen-Thorax-Nativaufnahmen die einzige Aufnahmeprojektion ist, bei der der linke Ventikel randbildend erscheint.

H94 F91

4.25 Was ist auf dem normalen Röntgenbild der Lunge **auf keinen Fall** sichtbar?

(A) Venen
(B) Arterien
(C) Bronchien
(D) normal große Lymphbahnen
(E) Interlobärspalt

H96

4.26 Welche Aussage trifft **nicht** zu?

Mit Hilfe von Röntgenaufnahmen in 2 Ebenen können in der Regel folgende pathologische Veränderungen am Bewegungsapparat ausgeschlossen werden:

(A) Verletzungen des Bandapparates
(B) röntgendichte Fremdkörper
(C) frische Knochenverletzungen
(D) Luxationen
(E) Pseudarthrosen

H90

4.27 Die Röntgenaufnahme nach Schüller

(A) dient u.a. der Darstellung des Processus mastoideus
(B) dient vornehmlich der Darstellung der Siebbeinzellen
(C) dient hauptsächlich der Darstellung der Hinterhauptsschuppe
(D) dient in erster Linie der Darstellung des Radiusköpfchens
(E) ist seit Einführung der Computertomographie eine überholte Untersuchungsmethode

4.22 (D) 4.23 (A) 4.24 (C) 4.25 (D) 4.26 (A) 4.27 (A)

H92

4.28 Die Abb. 4.1 und 4.2 zeigen zwei Aufnahmen der Nasennebenhöhlen.

Welche Aussagen treffen zu?

(1) Es handelt sich um eine okzipito-frontale und eine okzipito-mentale Projektion.
(2) Die gewählten Projektionen sind vor allem bei der Frage nach einer Schädelkalottenfraktur anzufertigen.
(3) Auf den vorliegenden Aufnahmen sind die Stirnhöhlen, die Siebbeinzellen und die Kieferhöhlen regelrecht abzugrenzen.
(4) Die Aufnahmen eignen sich zum Nachweis einer knöchernen Destruktion des Orbitabodens.
(5) Entzündliche Veränderungen der Nasennebenhöhlenschleimhaut entgehen mit solchen Aufnahmen dem röntgenologischen Nachweis.

(A) nur 1 und 2 sind richtig
(B) nur 1 und 3 sind richtig
(C) nur 3 und 4 sind richtig
(D) nur 1, 3 und 4 sind richtig
(E) 1 – 5 = alle sind richtig

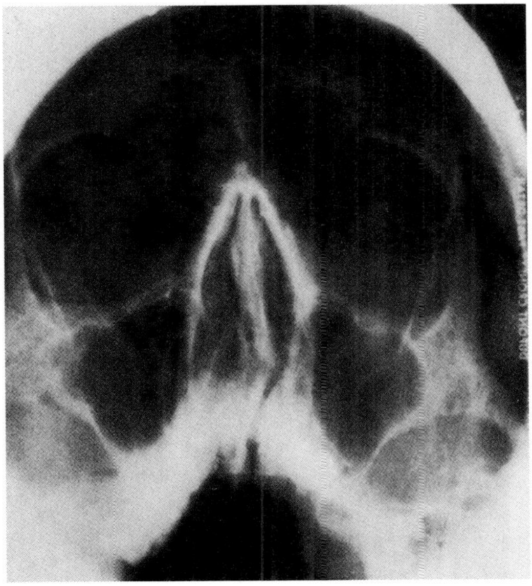

Abb. 4.**1**

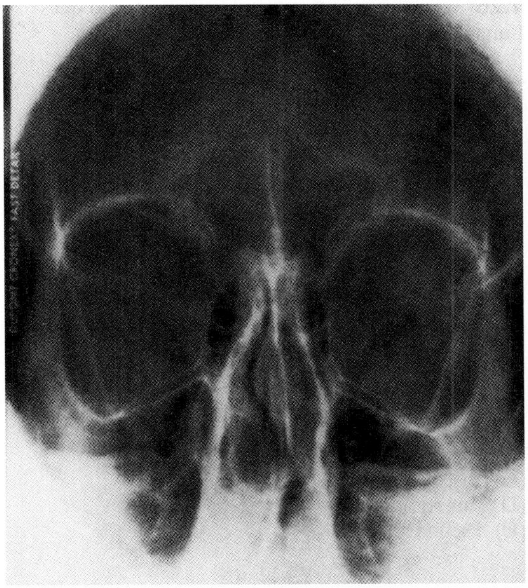

Abb. 4.**2**

F95

4.29 Eine Sakroiliitis vom bunten Bild ist pathognomonisch für eine Spondylitis ankylosans,

weil

bei einer Spondylitis ankylosans häufig die Sakroiliakalgelenke frühzeitig im Krankheitsverlauf betroffen sind.

H94

4.30 Beim Verdacht auf Spondylitis ankylosans ist die nativdiagnostische Untersuchung folgender Skelettanteile für die Diagnosefindung am aussagekräftigsten:

(1) Hände
(2) Unterarme
(3) Iliosakralgelenk
(4) Hüftgelenke
(5) Wirbelsäule

(A) nur 1 und 3 sind richtig
(B) nur 2 und 5 sind richtig
(C) nur 3 und 4 sind richtig
(D) nur 3 und 5 sind richtig
(E) nur 1, 2 und 5 sind richtig

4.28 (D) 4.29 (D) 4.30 (D)

H90

4.31 Ein 36jähriger Mann klagt über Beschwerden im Bereich der Halswirbelsäule.

Welche Diagnose ist aufgrund der Röntgenuntersuchung (siehe Abb. 4.3 und 4.4) zu stellen?

(A) schwere Osteochondrose im kranialen HWS-Bereich
(B) angeborene Blockwirbelbildung
(C) floride Spondylitis mit Destruktion der Bandscheibe
(D) Plasmozytomwirbel
(E) unauffällige Halswirbelsäule

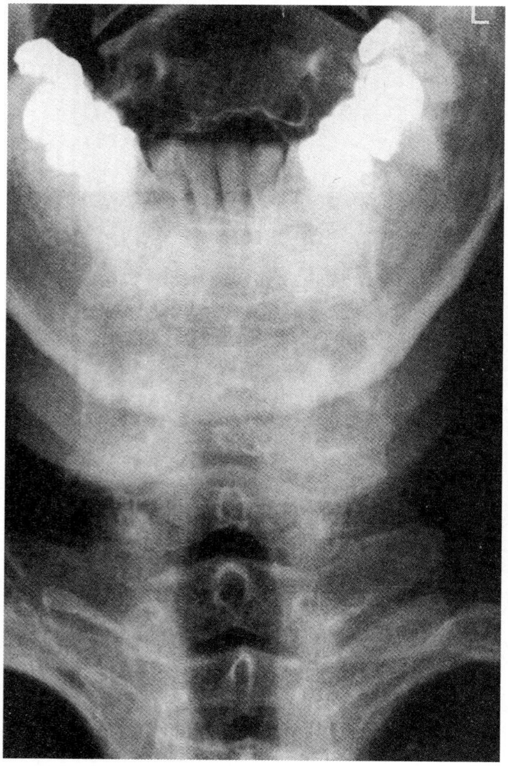

Abb. 4.**3**

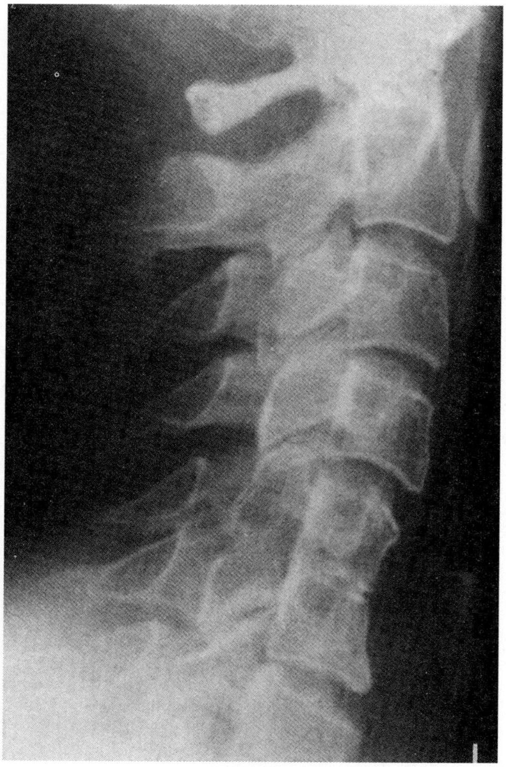

Abb. 4.**4**

4.31 (B)

F91

4.32 Ein 24jähriger Patient ist seit Jahren an einem Morbus Crohn des Dünndarm erkrankt. Seit etwa 6 Monaten klagt er über zunehmende, tief sitzende Kreuzschmerzen. Eine a.-p. Tomographie der Iliosakralgelenke wird mit dem in der Abb. 4.5 wiedergegebenen Resultat durchgeführt.

Welche Aussage trifft zu?

(A) Es liegen normale, altersentsprechende Verhältnisse vor.
(B) Es liegen Hinweise auf eine Arthritis des rechten Iliosakralgelenks vor.
(C) Beide Iliosakralgelenke weisen fortgeschrittene degenerative Veränderungen auf.
(D) Das Tomogramm zeigt eine vollständige knöcherne Ankylose der Iliosakralgelenke.
(E) Keine der Aussagen (A)–(D) trifft zu.

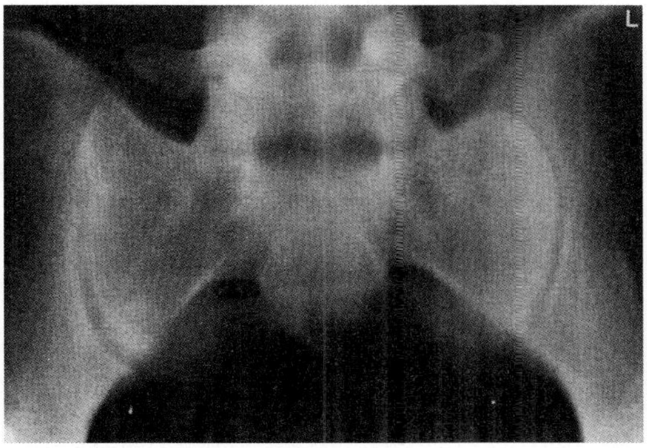

Abb. 4.**5**

F89

4.33 Die 20jährige Patientin verunglückt mit ihrem Motorrad und muß schwerverletzt in die Klinik eingeliefert werden.

Was läßt sich auf der Übersichtsröntgenaufnahme des Beckens (siehe Abb. 4.6) diagnostizieren?

(1) Fraktur des Os sacrum
(2) Fraktur der linken Ala ossis ilii
(3) Fraktur im Bereich des rechten Hüftgelenkpfannendachs
(4) Fraktur des rechten Os pubis
(5) Fraktur des linken Femurhalses

(A) nur 5 ist richtig
(B) nur 2 und 4 sind richtig
(C) nur 3 und 4 sind richtig
(D) nur 1, 3 und 4 sind richtig
(E) nur 2, 3 und 4 sind richtig

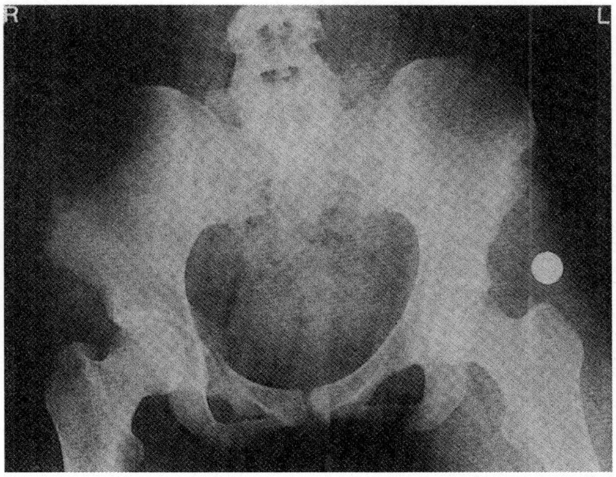

Abb. 4.**6**

4.32 (B) 4.33 (B)

H89

4.34 Der 40jährige Patient leidet an einem Bronchialkarzinom; eine Metastasierung ist bereits erfolgt. Die Beckenübersichtsaufnahme (siehe Abb. 4.7), angefertigt nach akut aufgetretenen linksseitigen Hüftschmerzen, zeigt eine pathologische Fraktur des linken Femurhalses. Im Bereich welcher anatomischen Struktur ist ein weiterer osteolytischer Prozeß zu erkennen?

(A) Os pubis links
(B) Iliosakralgelenk links
(C) Os sacrum linksseitig
(D) rechter Femurkopf
(E) Os ischii rechts

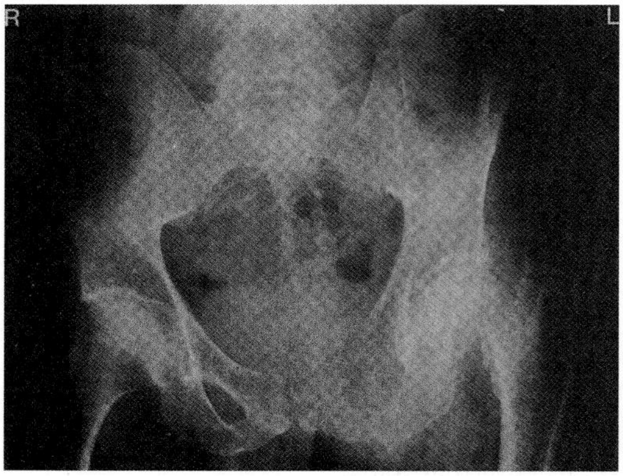

Abb. 4.**7**

F93

4.35 Die Abb. 4.8 zeigt zwei Aufnahmen der Lendenwirbelsäule.

Welche Aussage trifft **nicht** zu?

(A) Die vorliegenden Aufnahmen schließen Osteolysen an den Wirbelbögen aus.
(B) Auf der seitlichen Aufnahme wird der 5. Lendenwirbelkörper vom Os ileum überlagert.
(C) Die physiologische Lordose der LWS ist nach den vorliegenden Aufnahmen erhalten.
(D) Die Lendenwirbelkörper sind nach ihrer Anzahl, Form und Größe zueinander regelrecht.
(E) Ein osteolytischer Prozeß in einem Wirbelkörper würde sich als umschriebene Transparenzvermehrung (im Bild als dunkler Bereich) darstellen.

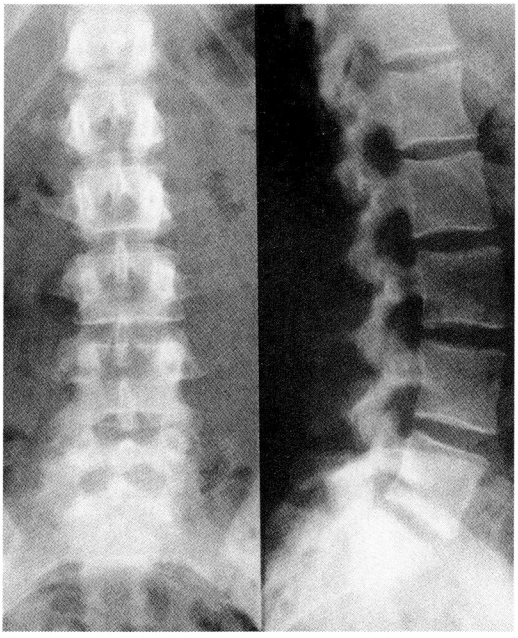

Abb. 4.**8**

4.34 (A) 4.35 (A)

H92

4.36 Folgende radiologische Zeichen weisen auf eine Osteoporose hin:

(1) Rahmenwirbel
(2) Schmorlsche Knötchen
(3) Fischwirbel
(4) Osteochondrose
(5) Syndesmophyten

(A) nur 3 ist richtig
(B) nur 1 und 3 sind richtig
(C) nur 1, 2 und 3 sind richtig
(D) nur 2, 4 und 5 sind richtig
(E) 1 – 5 = alle sind richtig

H93 H90

4.37 Die Osteoporose der Wirbelsäule manifestiert sich röntgenologisch in folgenden Befunden:

(1) Fischwirbelbildung
(2) verminderte Strahlentransparenz der Wirbelkörper
(3) Höhenminderung der Wirbelkörper
(4) Verschmälerung der Zwischenwirbelräume

(A) nur 3 ist richtig
(B) nur 1 und 2 sind richtig
(C) nur 1 und 3 sind richtig
(D) nur 2 und 3 sind richtig
(E) nur 2, 3 und 4 sind richtig

F92

4.38 Welche Aussage zur radiologischen Diagnostik der Vitamin-D-Mangel-Rachitis trifft **nicht** zu?

(A) inhomogene Verdichtungslinien in den Metaphysen der langen Röhrenknochen, sog. Trümmerfeldzonen
(B) unregelmäßige Strukturierung der Epihpysenkerne
(C) Verbreiterung der Epiphysenfugen
(D) Becherform der Metaphysen
(E) verwaschene Knochenstrukturzeichnung

F99 **!**

4.39 Diffuse oder umschriebene Transparenzerhöhungen des Knochens sind **am wenigsten** wahrscheinlich bei einer

(A) aneurysmatischen Knochenzyste
(B) cortisoninduzierten Osteoporose
(C) malabsorptionsbedingten Osteomalazie
(D) osteoplastischen Skelettmetastasierung
(E) Vitamin-D-resistenten Rachitis

F00

4.40 Die auf Abbildung 4.9 dargestellte Röntgenaufnahme eines Unterarmes zeigt

(A) einen Normalbefund
(B) eine solide periostale Knochenneubildung
(C) eine enostale Knochenneubildung
(D) ein Codman-Dreieck
(E) eine Pseudarthrose

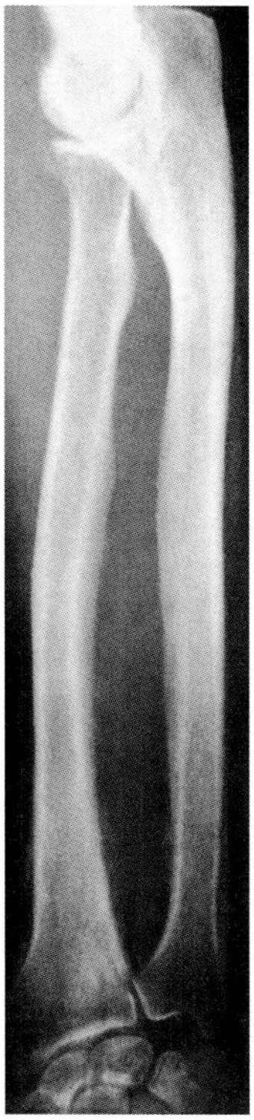

Abb. 4.**9**

4.36 (B) 4.37 (C) 4.38 (A) 4.39 (D) 4.40 (B)

H93

4.41 Ein 55jähriger übergewichtiger Patient gibt an, seit Jahren unter rezidivierenden anfallsartigen heftigen Schmerzattacken im Bereich beider Füße zu leiden. Die Röntgenaufnahme (siehe Abb. 4.10) spricht für die Diagnose

(A) Gicht
(B) Arthrose
(C) Hyperparathyreoidismus
(D) Chondromatose
(E) rheumatoide Arthritis

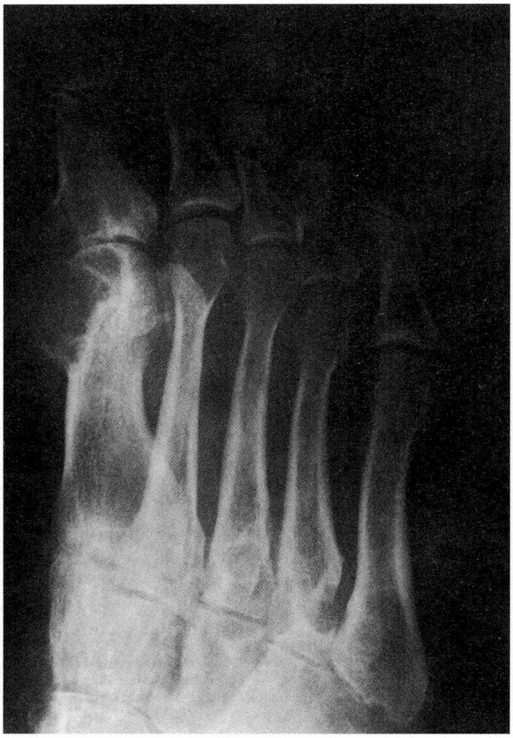

Abb. 4.**10**

F94

4.42 Eine 35jährige Patientin ist wegen einer chronischen Niereninsuffizienz seit 3 Jahren dialysepflichtig. Sie klagt über gelegentlich auftretende diffuse Schmerzen im Bereich beider Hände.

Die Röntgenaufnahme (Abb. 4.11) spricht am ehesten für die Diagnose:

(A) Gicht
(B) sekundärer Hyperparathyreoidismus
(C) rheumatoide Arthritis
(D) juvenile Knochenzysten
(E) Arthrose

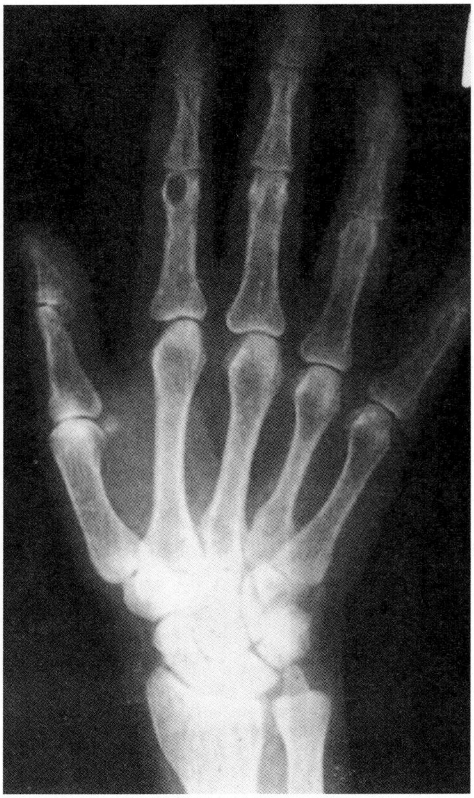

Abb. 4.**11**

4.41 (A) 4.42 (B)

H90

4.43 Die Abb. 4.12 zeigt ein frakturiertes

(A) Os hamatum
(B) Os lunatum
(C) Os scaphoideum (naviculare)
(D) Os pisiforme
(E) Von den in (A)–(D) aufgeführten Knochen ist keiner frakturiert.

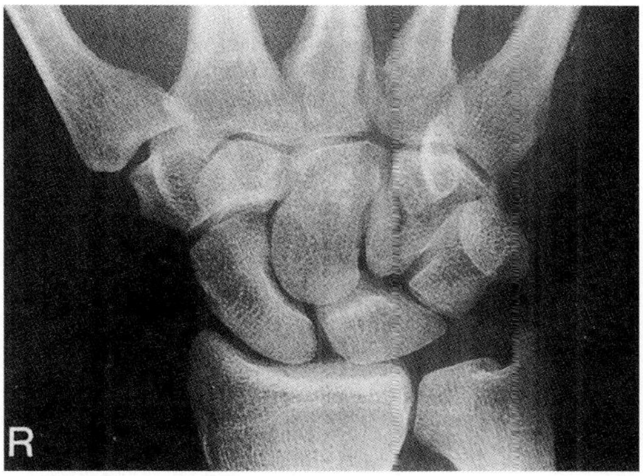

Abb. 4.**12**

F90

4.44 Bei Verdacht auf Wachstumsverzögerungen bei Kindern ist die Anfertigung einer Röntgenaufnahme der Hand sinnvoll,

weil

aus der Relation zwischen Weichteildicke und Knochenmasse das Knochenalter beim Kind bestimmt werden kann.

F90

4.45 Was trifft für die Darstellung der akuten Osteomyelitis auf dem Röntgenbild des Knochens zu?

(1) Röntgenologische Befunde lassen sich erst nach einer gewissen Latenzzeit erheben.
(2) Die Veränderungen sind röntgenologisch sofort nach Krankheitsbeginn nachweisbar.
(3) Zu den typischen, röntgenologisch erfaßbaren Veränderungen zählt die periostale Reaktion.
(4) Ein typisches Zeichen der Knöchenläsion ist die unscharf begrenzte, verwaschene Aufhellung.

(A) nur 1 ist richtig
(B) nur 1 und 3 sind richtig
(C) nur 2 und 3 sind richtig
(D) nur 1, 3 und 4 sind richtig
(E) nur 2, 3 und 4 sind richtig

F91

4.46 Ein 10jähriger Junge klagt seit mehreren Wochen über Schmerzen im rechten Bein, ohne die Schmerzen genau lokalisieren zu können. Schließlich wird eine Röntgenaufnahme (siehe Abb. 4.13) angefertigt.

Es handelt sich am wahrscheinlichsten um:

(A) Weichteilsarkom
(B) Osteoidosteom
(C) Morbus Paget
(D) Ewing-Sarkom
(E) Neuroblastommetastase

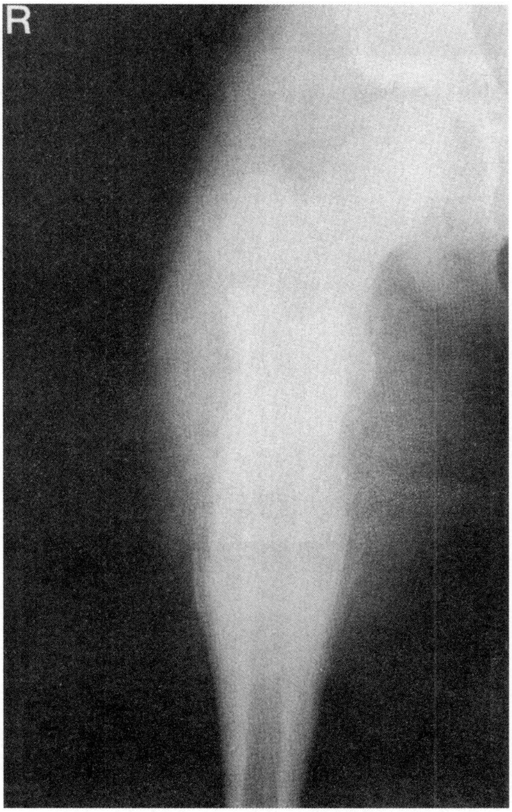

Abb. 4.**13**

4.43 (A) 4.44 (C) 4.45 (D) 4.46 (D)

F92

4.47 Die Röntgenaufnahmen (siehe Abb. 4.14, 4.15 und 4.16) zeigen das fortgeschrittene Stadium einer chronischen Polyarthritis beider Kniegelenke.

Welche röntgenologischen Veränderungen sind im einzelnen abgrenzbar?

(1) gelenknahe Demineralisation
(2) hochgradige Gelenkspaltverschmälerung
(3) subchondrale Knochendestruktionen und reaktive Sklerosen
(4) osteophytäre Knochenreaktionen

(A) nur 1 und 2 sind richtig
(B) nur 1 und 3 sind richtig
(C) nur 2 und 3 sind richtig
(D) nur 2, 3 und 4 sind richtig
(E) 1 – 4 = alle sind richtig

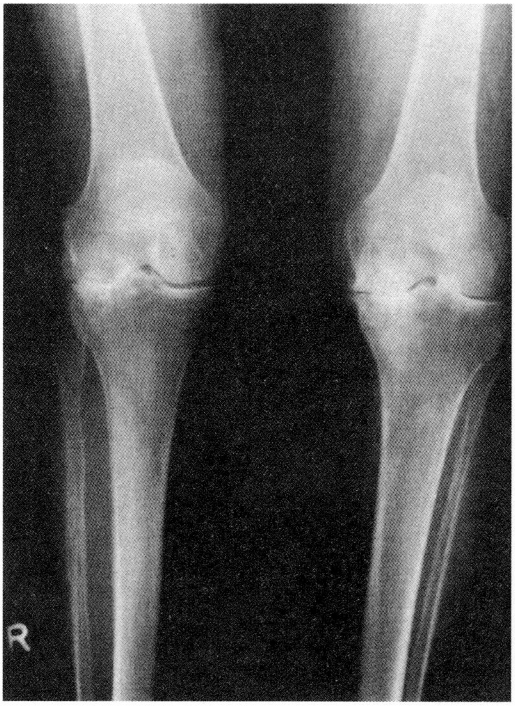

Abb. 4.**14**

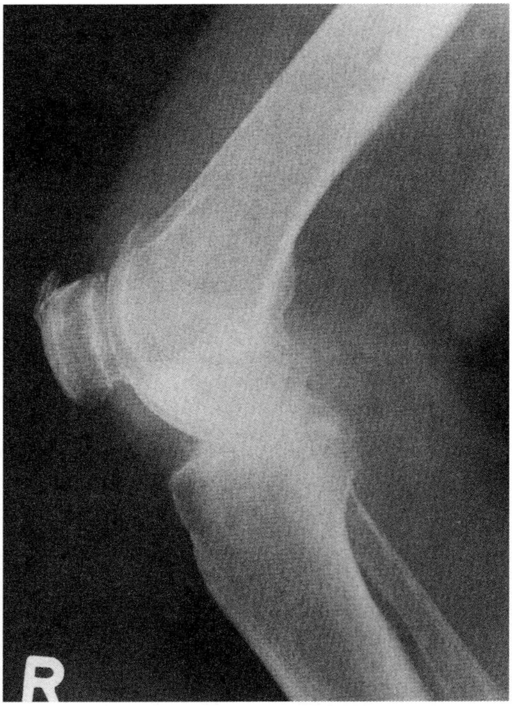

Abb. 4.**15**

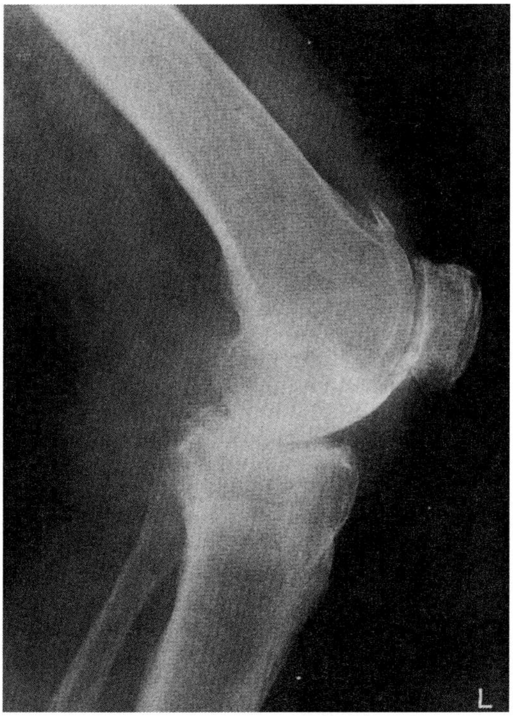

Abb. 4.**16**

4.47 (E)

H95

4.48 Die normalen Hilusstrukturen auf einer Thoraxübersichtsaufnahme (p.-a. Strahlengang) werden überwiegend von folgenden Strukturen gebildet:

(A) bronchopulmonale und bronchotracheale Lymphknoten
(B) hiläre Lymphknoten und zentrale Bronchialstrukturen
(C) Pulmonalvenen und Pulmonalarterien
(D) Segmentbronchien und Pulmonalarterien
(E) zentrale Bronchien, hiläre Lymphknoten und Lungenbindegewebe

H90

4.49 Bei Verdacht auf Herzerkrankungen wird (werden) in erster Linie folgende Röntgenaufnahme(n) zur Nativdiagnostik des Herzens durchgeführt:

(A) Aufnahme im a.p.-Strahlengang und linkes Seitenbild
(B) Aufnahme im p.a.-Strahlengang und rechtes Seitenbild
(C) Aufnahme im p.a.-Strahlengang und linkes Seitenbild
(D) rechtes vorderes Schrägbild („Fechterstellung")
(E) linkes vorderes Schrägbild („Boxerstellung")

H98

4.50 Welche Aussage trifft **nicht** zu?

Zeichen der Linksherzinsuffizienz im Röntgenthoraxbild des Erwachsenen sind:

(A) linksverbreitertes Herz
(B) Kerley-Linien
(C) Pleuraergüsse
(D) Dilatation der Lungenoberlappenvenen
(E) Verbreiterung der V. azygos

H90

4.51 Welche der folgenden auf dem Röntgenbild erkennbaren Befunde passen zur Diagnose „ausgeprägte Isthmusstenose der Aorta"?

(1) linksverbreitertes Herz
(2) Erweiterung der Aorta ascendens
(3) dilatierte A. subclavia sinistra
(4) Usuren der Rippen III-IX

(A) nur 1 und 3 sind richtig
(B) nur 1 und 4 sind richtig
(C) nur 1, 2 und 3 sind richtig
(D) nur 2, 3 und 4 sind richtig
(E) 1 – 4 = alle sind richtig

F99

4.52 Welche Aussage trifft **nicht** zu?

Die Thoraxübersichtsaufnahme (siehe Abbildung 4.17) zeigt im Bereich des rechten Mediastinums eine pathologische Veränderung, die

(A) als Spiegelbildung bezeichnet wird
(B) entsteht, wenn Luft und Flüssigkeit aufeinandertreffen
(C) beweist, daß die Thoraxaufnahme im Stehen angefertigt worden ist
(D) ein Malignom beweist
(E) einem Lungenabszeß oder einer Lungenzyste entsprechen kann

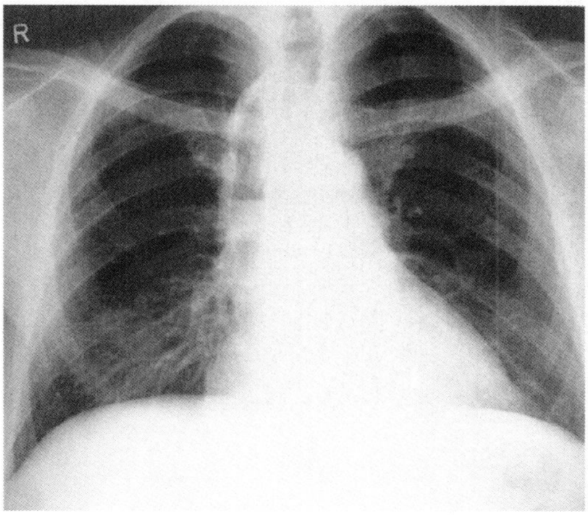

Abb. 4.**17**

4.48 (C) 4.49 (C) 4.50 (E) 4.51 (E) 4.52 (D)

H95

4.53 Auf einer Thoraxübersichtsaufnahme ist der linke Vorhof vergrößert; beim Ösophagus-Breischluck wird die Speiseröhre nach dorsal und leicht nach rechts verdrängt; der linke Ventrikel stellt sich unauffällig dar.

Für welches Vitium sprechen dieser Befunde am ehesten?

(A) Mitralstenose
(B) Trikuspidalinsuffizienz
(C) Vorhofseptumdefekt
(D) Ventrikelseptumdefekt
(E) Fallot-Tetralogie

F99

4.54 Das Computertomogramm der Abbildung 4.18 zeigt einen Ausschnitt aus einem Abdomen nach i. v. Kontrastmittelinjektion.

Bei der mit × markierten Struktur handelt es sich um die

(A) A. mesenterica superior
(B) A. splenica
(C) A. renalis sinistra
(D) A. mesenterica inferior
(E) A. iliaca communis sinistra

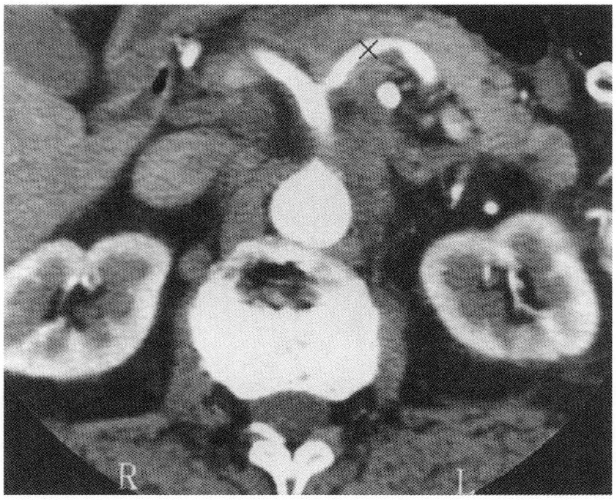

Abb. 4.**18**

F98

4.55 Die Abbildung 4.19 zeigt ein Oberbauch-Computertomogramm nach Kontrastmittelgabe.

Welcher der folgenden Befunde ist zu erkennen?

(A) Gallenstein
(B) Gallenblasenwandverkalkung
(C) Metastasenleber
(D) Milzinfarkt
(E) Bauchaortenaneurysma

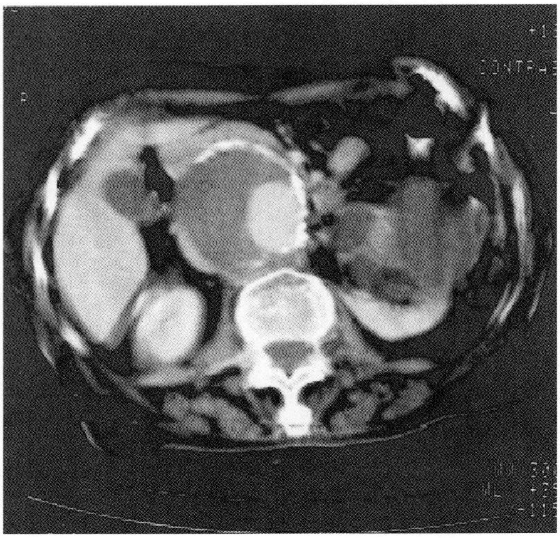

Abb. 4.**19**

H99

4.56 Das auf Abbildung 4.20 dargestellte Kontrastmittel-Computertomogramm des Oberbauches zeigt eine Markierung (×) der

(A) V. hepatica
(B) A. hepatica communis
(C) V. portae
(D) V. mesenterica superior
(E) V. renalis dextra

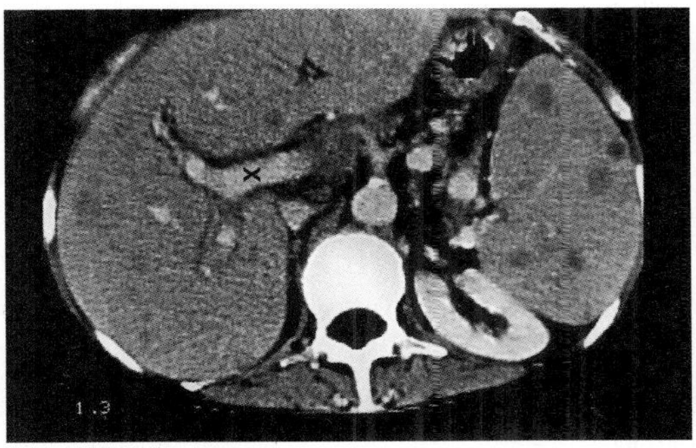

Abb. 4.**20**

H99

4.57 Bei der Abbildung 4.21 handelt es sich um ein

(A) T1-gewichtetes Magnetresonanztomogramm
(B) T2-gewichtetes Magnetresonanztomogramm
(C) Protonen-gewichtetes Magnetresonanztomogramm
(D) Fett-unterdrücktes Magnetresonanztomogramm
(E) 3 D-Rekonstruktionsbild

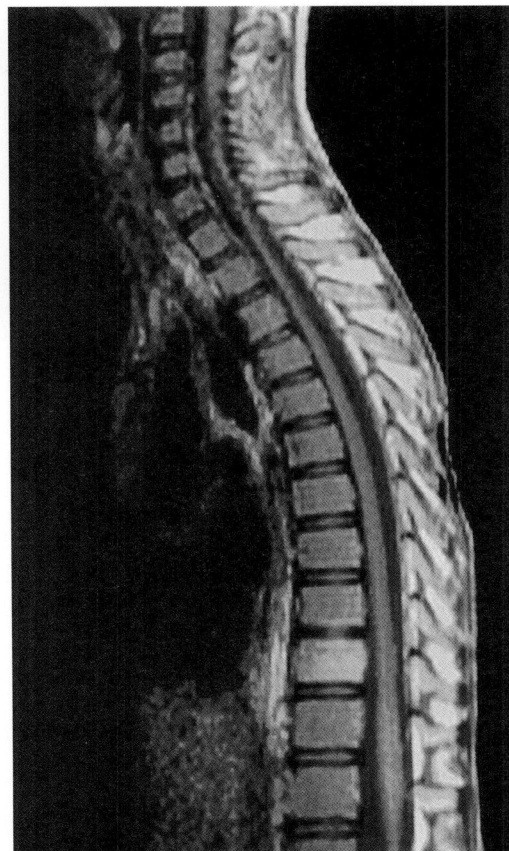

Abb. 4.**21**

4.56 (C) 4.57 (A)

H97

4.58 Die seitliche Thoraxröntgenaufnahme (Tomographie mit linearer Verwischung, siehe Abb. 4.22) zeigt das rechte Bronchialsystem.

Der mit Pfeil markierte Bereich stellt dar:

(A) Unterlappenbronchus
(B) Hauptbronchus
(C) Mittellappenbronchus
(D) Trachealbifurkation
(E) Oberlappenbronchus

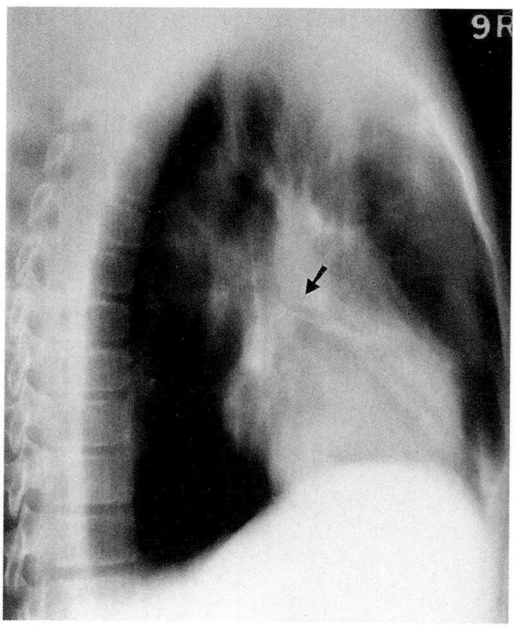

Abb. 4.**22**

F91

4.59 Ein 45jähriger Patient wird wegen rezidivierender synkopaler Anfälle stationär aufgenommen. Die röntgenologische Thoraxuntersuchung ergibt die abgebildeten Befunde (siehe Abb. 4.23 und 4.24).

Die Röntgenaufnahmen des Patienten sprechen für das Vorliegen eines Aortenklappenfehlers,

weil

sich röntgenologisch eine aortale Herzkonfiguration und ausgeprägte Verkalkungen der Aortenklappe bei dem Patienten zeigen.

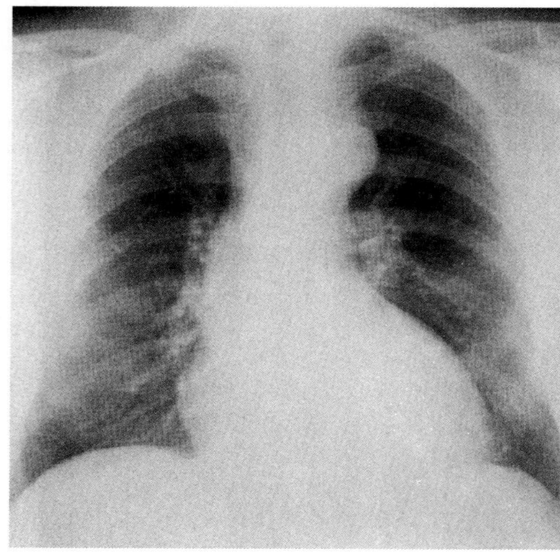

Abb. 4.**23**

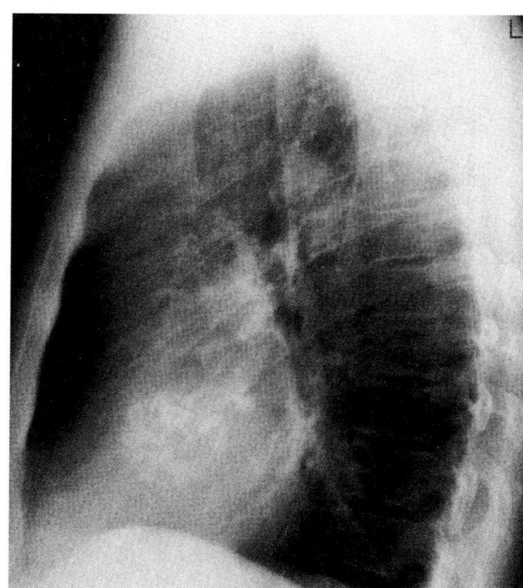

Abb. 4.**24**

4.58 (C) 4.59 (A)

H95

4.60 Bei einer 60jährigen Frau mit zunehmender Atemnot werden ein p.-a. und ein seitliches Thoraxröntgenbild (siehe Abb. 4.25 und 4.26) angefertigt.

Der Sicherung der daraus resultierenden Verdachtsdiagnose dient eine

(A) konventionelle Tomographie
(B) Pulmonalisangiographie
(C) Bronchographie
(D) Schilddrüsenszintigraphie
(E) digitale Subtraktionsangiographie der Aorta

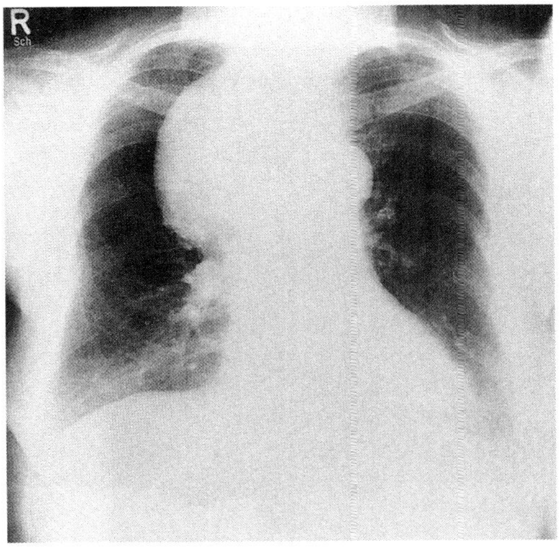

Abb. 4.**25**

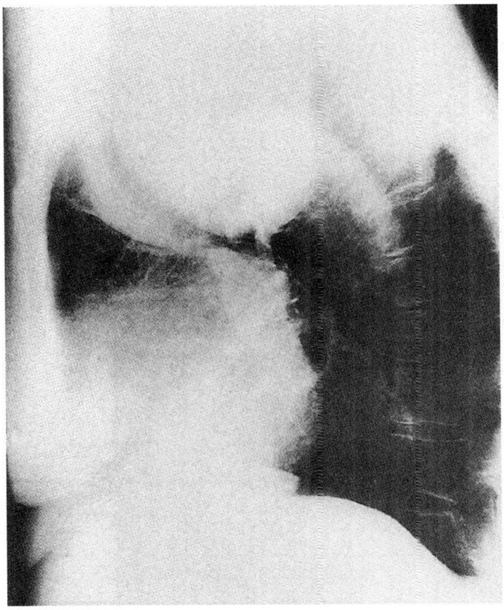

Abb. 4.**26**

F90

4.61 Was kann bei der Lungentuberkulose röntgenologisch zu sehen sein?

(1) disseminierte Flecken
(2) Einschmelzungen (Kavernen)
(3) Rundherdbildungen
(4) kalkdichte Fleckschatten
(5) zirrhotische Veränderungen

(A) nur 2 und 5 sind richtig
(B) nur 3 und 4 sind richtig
(C) nur 1, 2 und 4 sind richtig
(D) nur 1, 2 und 5 sind richtig
(E) 1–5 = alle sind richtig

F91

4.62 Die Thorax-Röntgenaufnahme (siehe Abb. 4.27 und 4.28) der 22jährigen asymptomatischen Patientin zeigen mit größter Wahrscheinlichkeit:

(A) Normalbefund
(B) Lungenbefall bei Morbus Hodgkin
(C) Morbus Boeck
(D) Mittellappenpneumonie
(E) Aortenaneurysma

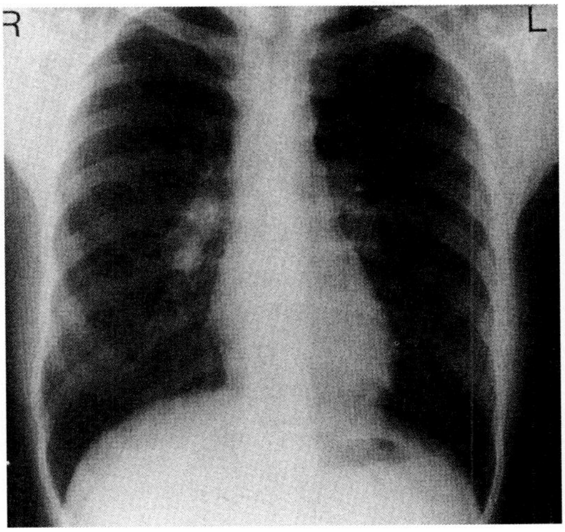

Abb. 4.**27**

4.60 (D) 4.61 (E) 4.62 (C)

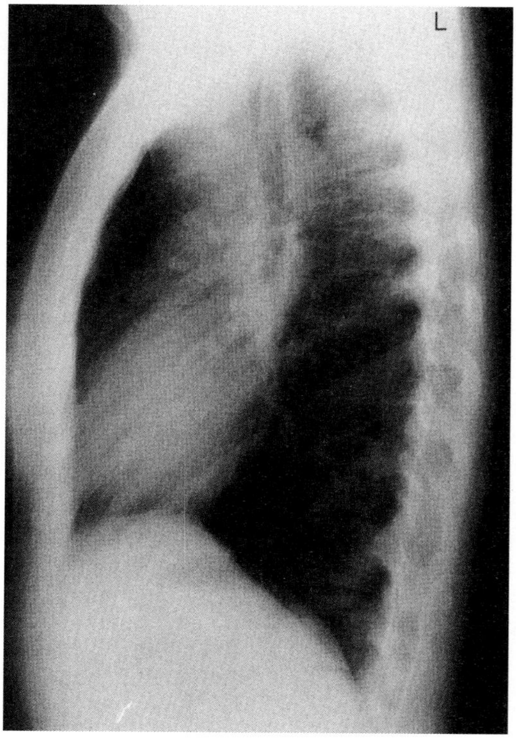

Abb. 4.**28**

F98 H95

4.63 Ein Luftbronchogramm ist ein typischer Befund bei

(A) Bronchialkarzinom
(B) Pneumonie
(C) Lungenfibrose
(D) Pneumothorax
(E) Sarkoidose der Lunge

H91

4.64 Ursachen solitärer Rundherde der Lungen können sein:

(1) Bronchialkarzinom
(2) Tuberkulom
(3) Miliartuberkulose
(4) Echinokokkuszyste
(5) Metastase eines Mammakarzinoms

(A) nur 1, 2 und 4 sind richtig
(B) nur 1, 3 und 5 sind richtig
(C) nur 2, 4 und 5 sind richtig
(D) nur 1, 2, 3 und 5 sind richtig
(E) nur 1, 2, 4 und 5 sind richtig

H94

4.65 Charakteristisch für das Lungenemphysem sind folgende Zeichen im Röntgenbild des Thorax:

(1) Zwerchfellhochstand
(2) vermehrte Strahlentransparenz
(3) Verminderung der peripheren Lungengefäßzeichnung
(4) positives Bronchopneumogramm
(5) Glockenform des Thorax

(A) nur 1 und 4 sind richtig
(B) nur 1, 3 und 4 sind richtig
(C) nur 2, 3 und 5 sind richtig
(D) nur 2, 3, 4 und 5 sind richtig
(E) 1–5 = alle sind richtig

F00

4.66 Welches Zeichen im nativen Thoraxröntgenbild spricht **gegen** ein Lungenemphysem?

(A) Zwerchfelltiefstand
(B) vermehrte Strahlentransparenz
(C) Verminderung der peripheren Lungengefäßzeichnung
(D) positives Bronchopneumogramm
(E) Fass-/Glockenform des Thorax

4.63 (B) 4.64 (E) 4.65 (C) 4.66 (D)

F91

4.67 Wie lassen sich Bronchiektasen radiologisch erfassen?

Mittels

(1) Thorax-Röntgenaufnahmen
(2) konventioneller Lungentomographie
(3) Computertomographie
(4) Bronchographie

(A) nur 4 ist richtig
(B) nur 2 und 3 sind richtig
(C) nur 2 und 4 sind richtig
(D) nur 1, 2 und 4 sind richtig
(E) 1–4 = alle sind richtig

F97 F94

4.68 Welche Aussage trifft **nicht** zu?

Die Totalatelektase einer Lunge manifestiert sich röntgenologisch durch

(A) Höhertreten des Zwerchfells auf der betroffenen Seite
(B) homogene flächige Verschattung
(C) Mediastinalverlagerung zur betroffenen Seite
(D) kompensatorische Überblähung der Gegenseite
(E) positives Bronchopneumogramm

F98

4.69 Das Thoraxübersichtsbild zeigt eine Totalverschattung des linken Lungenflügels mit einer Trachealverziehung nach links. Der linke Hauptbronchus ist nach 2 cm verschlossen. Die Aufnahme ist so belichtet, daß das Mediastinum und die rechte Lunge einsehbar ist, der rechte Lungenflügel ist überschwärzt (siehe Abb. 4.29).

Der Befund der Totalverschattung eines Lungenflügels mit Mediastinalverziehung zur gleichen Seite wird beobachtet bei

(1) Zustand nach Pneumektomie
(2) Totalatelektase eines Lungenflügels bei Bronchialkarzinom
(3) Totalatelektase eines Lungenflügels bei Pleuraerguß auf der gleichen Seite
(4) Totalatelektase eines Lungenflügels bei Pneumothorax auf der gleichen Seite
(5) einseitiges Lungenödem

(A) nur 1 und 2 sind richtig
(B) nur 1 und 3 sind richtig
(C) nur 1 und 5 sind richtig
(D) nur 2 und 4 sind richtig
(E) nur 3 und 4 sind richtig

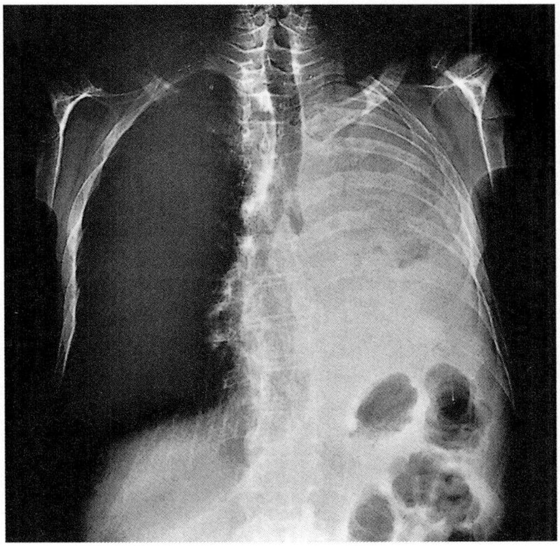

Abb. 4.**29**

4.67 (E) 4.68 (E) 4.69 (A)

H97

4.70 Eine Verlagerung des Mediastinums zur erkrankten Seite kommt vor bei

(A) Pneumothorax
(B) Pleuraerguß
(C) Atelektase
(D) Hiatushernie
(E) akuter Lobärpneumonie

F96

4.71 Flächige, homogene Verschattungen einer Lunge bzw. eines Lungenteils sind auf Röntgenübersichtsaufnahmen bei folgenden Erkrankungen zu erwarten:

(1) Atelektase
(2) Lobärpneumonie
(3) Pleuraerguß
(4) Lungenemphysem

(A) nur 1 und 2 sind richtig
(B) nur 1 und 3 sind richtig
(C) nur 3 und 4 sind richtig
(D) nur 1, 2 und 3 sind richtig
(E) 1–4 = alle sind richtig

H96

4.72 Bei einem 80jährigen Patienten wird vor einer Leistenbruchoperation eine Thoraxübersichtsaufnahme in 2 Ebenen angefertigt. Die Abb. 4.30 und 4.31 zeigen eine flächenhafte Verschattung des rechten Lungenoberlappens mit Kranialverziehung des kleinen Interlobärspaltes, eine Mediastinalverziehung nach rechts und einen Zwerchfellhochstand.

Der Befund ist typisch für

(A) eine Atelektase
(B) einen kranialen, abgekapselten Pleuraerguß
(C) eine Lobärpneumonie
(D) ausgedehnte, vom rechten Hilus ausgehende Lymphknotenmetastasen
(E) eine Pleurakuppenschwiele

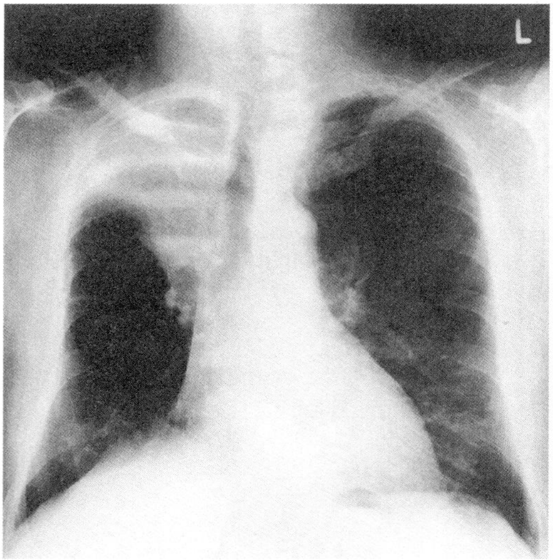

Abb. 4.**30**

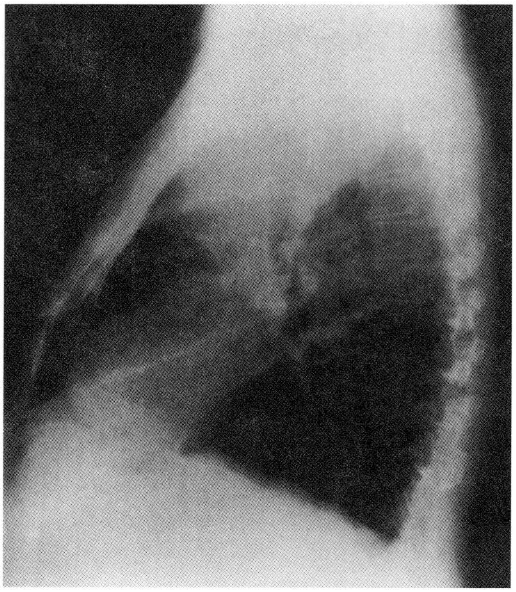

Abb. 4.**31**

4.70 (C) 4.71 (D) 4.72 (A)

H93

4.73 Bei einer Atelektase eines Lungenlappens können auf der Thoraxnativaufnahme folgende typische Röntgenzeichen zu sehen sein:

(1) homogene Verschattung des entsprechenden Lungenlappens
(2) Verlagerung der Mediastinalstrukturen in Richtung Atelektase
(3) homolateraler Zwerchfellhochstand
(4) ipsilaterale Einschmelzungsherde
(5) beidseitige Pleuraergüsse

(A) nur 1 ist richtig
(B) nur 2 und 3 sind richtig
(C) nur 1, 2 und 3 sind richtig
(D) nur 2, 3 und 4 sind richtig
(E) 1–5 = alle sind richtig

F95

4.74 Die Totalverschattung einer Thoraxhälfte in der Röntgenaufnahme kann verursacht sein durch:

(1) eine Atelektase eines Lungenflügels
(2) einen ausgedehnten Pleuraerguß
(3) eine Pneumektomie
(4) ein Emphysem

(A) nur 1 ist richtig
(B) nur 2 ist richtig
(C) nur 3 ist richtig
(D) nur 1, 2 und 3 sind richtig
(E) 1–4 = alle sind richtig

H95 H91

4.75 Kerley-B-Linien

(1) erkennt man auf dem Thorax-Röntgenbild
(2) findet man beim Lungenödem
(3) treten bei der Lymphangiosis carcinomatosa auf
(4) sind erste Hinweise auf eine Metastasierung eines Kolonkarzinoms
(5) beweisen eine Histiozytosis X

(A) nur 5 ist richtig
(B) nur 2 und 3 sind richtig
(C) nur 3 und 4 sind richtig
(D) nur 1, 2 und 3 sind richtig
(E) nur 1, 3 und 4 sind richtig

H96

4.76 Folgendes Kriterium im Röntgenbild des Thorax spicht gegen einen reinen Erguß mit freier Flüssigkeit:

(A) Lageänderung der Verschattung beim Vergleich von Aufnahmen im Stehen und Liegen
(B) nach lateral ansteigende Verschattung
(C) Verlagerung des Herzens und des Mediastinums zur Gegenseite
(D) Spiegelbildung im Stehen
(E) homogener Flächenschatten

H89

4.77 Akute Luftnot und rechtsthorakale Schmerzen machten bei einem Patienten die notfallmäßige Einlage einer Pleuradrainage rechtsseitig erforderlich. Auf der Thoraxaufnahme (siehe Abb. 4.32) ist folgende Erkrankung zu sehen:

(A) Bronchialkarzinom
(B) Pneumothorax
(C) Zystenlunge
(D) Lungensequestration
(E) Mediastinaltumor

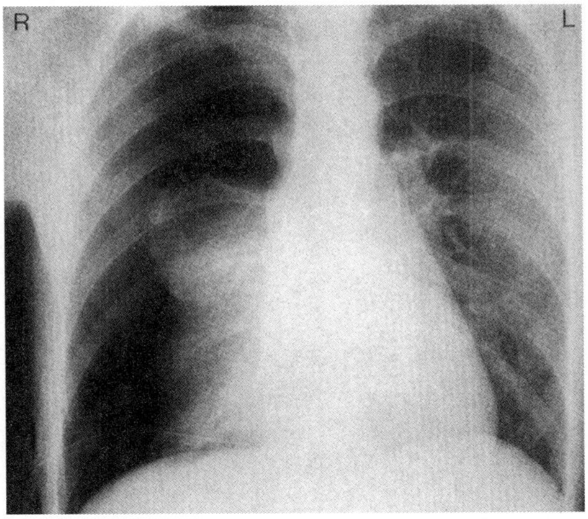

Abb. 4.**32**

4.73 (C) 4.74 (D) 4.75 (D) 4.76 (D) 4.77 (B)

F91

4.78 Anhand der durchgeführten röntgenologischen Thoraxuntersuchung (siehe Abb. 4.33 und 4.34) eines Patienten, bei dem kürzlich ein thoraxchirurgischer Eingriff vorgenommen wurde, läßt sich welche Diagnose stellen?

(A) Segmentpneumonie
(B) Segmentatelektase
(C) gekammerte Ergußbildung
(D) Lungenparenchymmetastasen
(E) Bronchialkarzinom

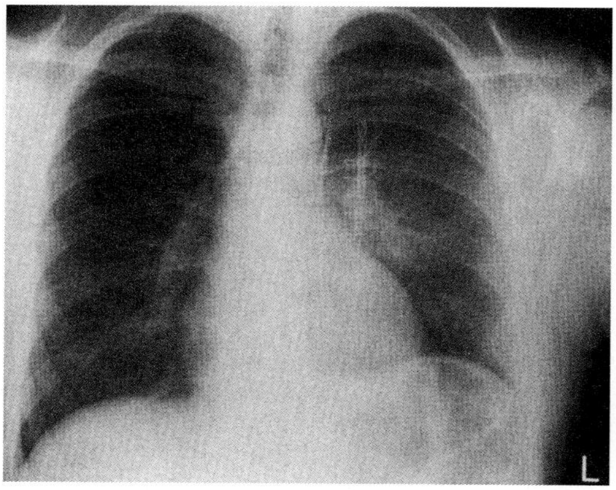

Abb. 4.**33**

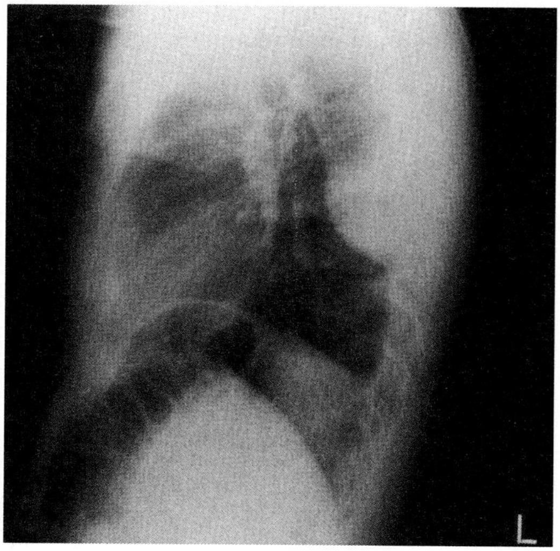

Abb. 4.**34**

H88 H85

4.79 Die 30jährige Patientin wurde mit akutem Abdomen und heftigen Oberbauchbeschwerden in die Klinik eingewiesen.

Nach dem Ergebnis der Röntgenuntersuchung (siehe Abb. 4.35) ist welche Diagnose am wahrscheinlichsten?

(A) Milzruptur
(B) partieller Pneumothroax
(C) subphrenischer Abszeß
(D) Zustand nach Ulkusperforation
(E) Zwerchfellruptur

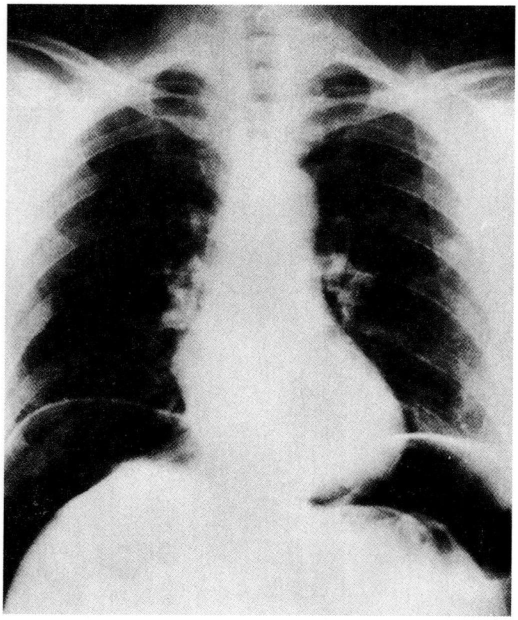

Abb. 4.**35**

F97 H92

4.80 Folgendes Röntgensymptom weist auf einen mechanischen Dünndarmileus hin:

(A) freie Luft unter dem rechten Zwerchfell
(B) Luft in der Rektumampulle
(C) überblähte Dünndarmschlingen
(D) Luft in den Gallengängen
(E) Dickdarmspiegel

4.78 (C) 4.79 (D) 4.80 (C)

H94

4.81 Freie Luft unter dem Zwerchfell findet man bei einer Thoraxaufnahme im Stehen am wahrscheinlichsten im Falle

(A) eines Pneumothorax
(B) einer Ulkusperforation
(C) einer großen Hiatushernie
(D) einer Gasbrand-Infektion
(E) einer Colitis ulcerosa

F00

4.82 Zur bildgebenden Diagnostik eines akuten Abdomens ist bei Verdacht auf Ileus folgendes Untersuchungsverfahren kontraindiziert:

(A) Abdomennativaufnahme im Stehen
(B) Abdomennativaufnahme in Rücken- oder in Linksseitenlage
(C) Magen-Darm-Passage mit Bariumsulfat-Suspension
(D) Sonographie
(E) Computertomographie

H96

4.83 Die röntgendiagnostische Magenuntersuchung bei einer 56jährigen Patientin (siehe Abb. 4.36) zeigt den typischen Befund

(A) einer axialen Hiatushernie
(B) einer paraösophagealen Hernie
(C) einer Mischhernie
(D) eines intrathorakalen Magens
(E) eines Kardiakarzinoms

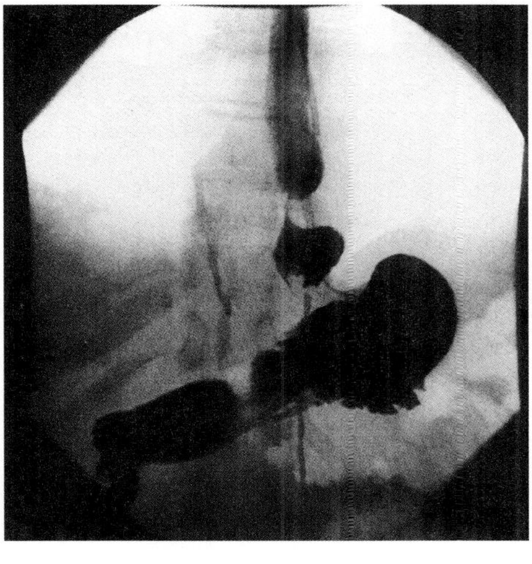

Abb. 4.**36**

H98

4.84 Die Röntgenaufnahme des Abdomens 2 Stunden nach oraler Bariumsulfatgabe zeigt eine deutliche Entleerungsverzögerung des Magens (Magendurchleuchtung, siehe Abb. 4.37).

Welche Aussage trifft **nicht** zu?

(A) Es handelt sich um eine Magenausgangsstenose (sog. Eimermagen).
(B) Normalerweise müßte der Magen zwei Stunden nach der Breimahlzeit weitgehend entleert sein.
(C) Die endoskopische Untersuchung der Papilla Vateri kann in solchen Fällen mißlingen.
(D) Bei den umschriebenen Aussparungen im Magenlumen handelt es sich am ehesten um einen polypös wachsenden Magentumor.
(E) Derartige Bilder entstehen häufig bei schrumpfenden Prozessen am Duodenum, z.B. Ulkusfolgen.

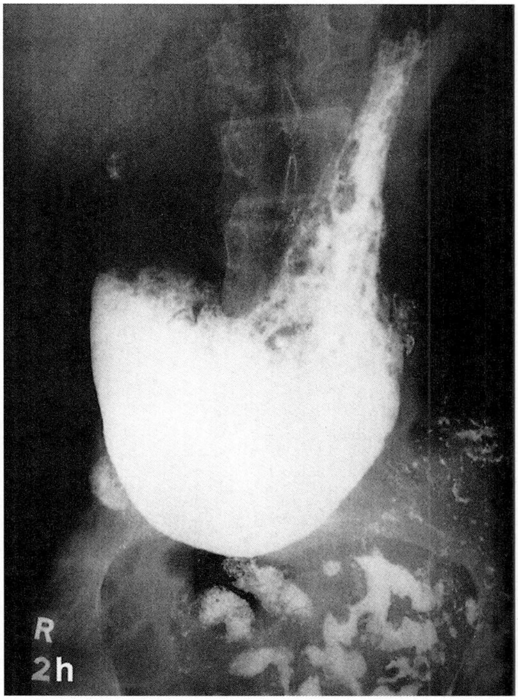

Abb. 4.**37**

4.81 (B) 4.82 (C) 4.83 (A) 4.84 (D)

F91

4.85 Welches von den aufgeführten Verfahren besitzt die höchste Treffsicherheit bei der Diagnostik von Konkrementen im Ductus choledochus?

(A) indirekte Splenoportographie
(B) Computertomographie
(C) endoskopische retrograde Cholangiographie
(D) orale Cholegraphie
(E) Abdomenleeraufnahme

F92

4.86 Welche Aussage trifft **nicht** zu?

Die Darstellung des Ösophagus mit Kontrastmittel wird in der Regel durchgeführt bei der Suche nach

(A) einem Mallory-Weiss-Syndrom
(B) Ösophagusvarizen
(C) einem Traktions-/Pulsionsdivertikel
(D) einer axialen Ösophagusgleithernie
(E) einem Ösophaguskarzinom

F94

4.87 Bei der chronischen Refluxösophagitis sind folgende mit radiologischen Methoden erkennbare Symptome zu beobachten:

(1) Motilitätsstörungen
(2) Schleimhautulzerationen
(3) Dünndarmmeteorismus
(4) reflektorische Erweiterung des duodenalen C
(5) reduzierte Dehnbarkeit der entzündlich veränderten Anteile

(A) nur 1 und 2 sind richtig
(B) nur 1 und 5 sind richtig
(C) nur 3 und 4 sind richtig
(D) nur 1, 2 und 5 sind richtig
(E) nur 2, 3, 4 und 5 sind richtig

F90 F87

4.88 Die Dysphagie der 72jährigen Patientin läßt sich unter Berücksichtigung des Ergebnisses der radiologischen Untersuchung (siehe Abb. 4.38, 4.39 und 4.40) erklären durch

(A) ein Ösophaguskarzinom
(B) hochgradige Ösophagusstriktur nach Laugenverätzung
(C) Ösophagusvarizen
(D) eine ösophagotracheale Fistel
(E) Pulsionsdivertikel

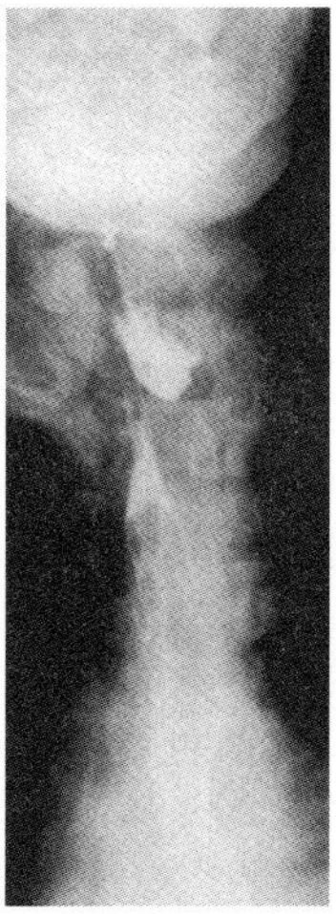

Abb. 4.**38**

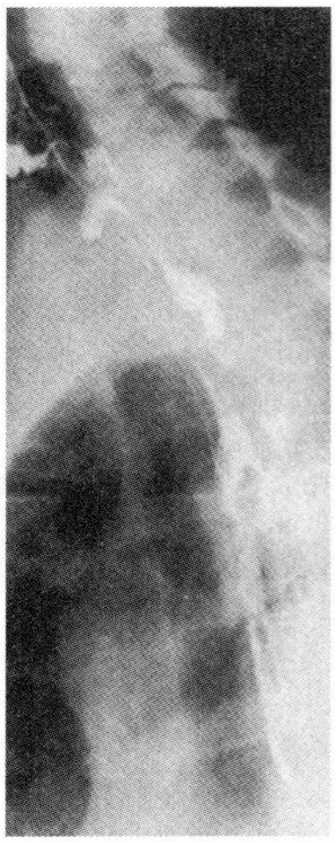

Abb. 4.**39**

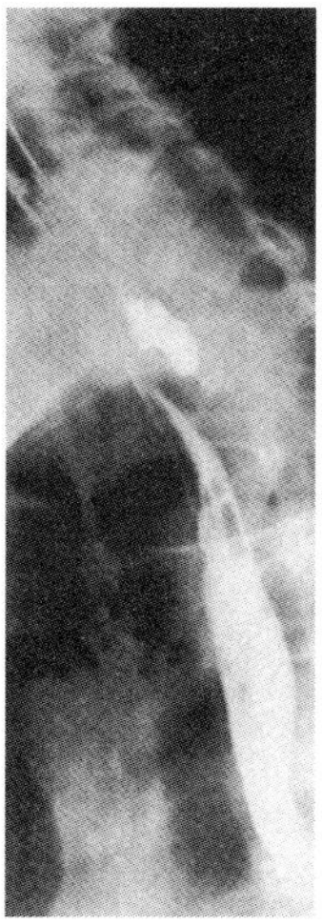

Abb. 4.**40**

H93

4.89 Eine 66jährige Frau wurde vor 8 Jahren wegen eines Larynxkarzinoms laryngektomiert und bestrahlt. Sie klagt jetzt über Schluckbeschwerden mit Regurgitation von festen Speisen. Sie hat das Gefühl, daß diese in der Speiseröhre „steckenbleiben".

Welche Diagnose ist aufgrund der Ösophagusbreischluckuntersuchung (siehe Abb. 4.41) am wahrscheinlichsten?

(A) radiogene Ösophagusstriktur
(B) Ösophaguskarzinom
(C) Achalasie
(D) funktioneller Ösophagusspasmus
(E) Globus hystericus

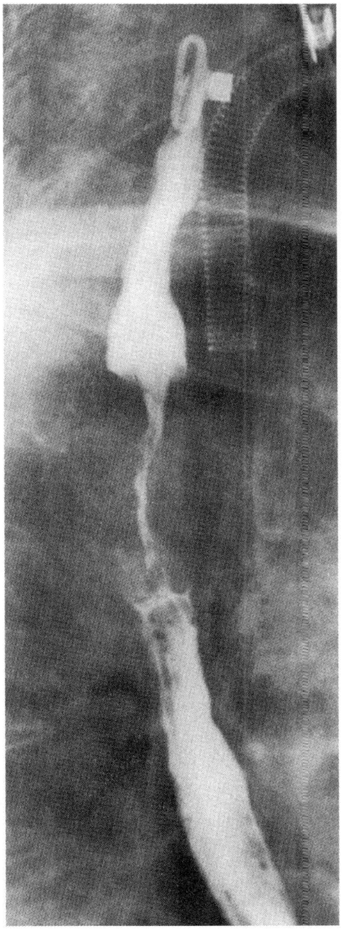

Abb. 4.**41**

F90

4.90 Die Röntgenuntersuchung des Magens einer 64jährigen Patientin mit Oberbauchbeschwerden zeigt folgenden Befund (siehe Abb. 4.42 und 4.43):

(A) Ulcus ventriculi
(B) Magenpolyp
(C) Lymphom des Magens
(D) erosive Gastritis
(E) Karzinom (szirrhös)

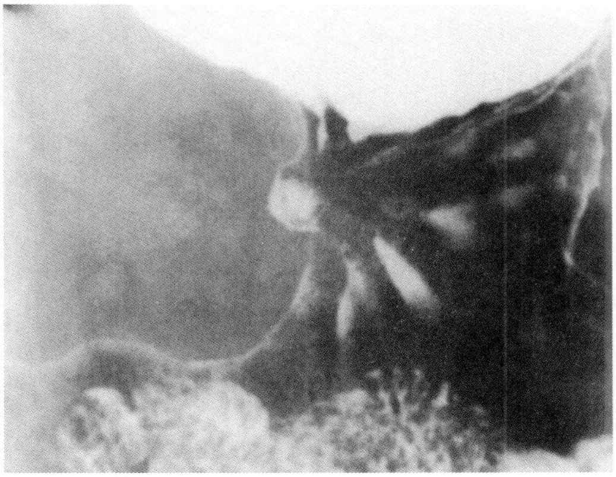

Abb. 4.**42**

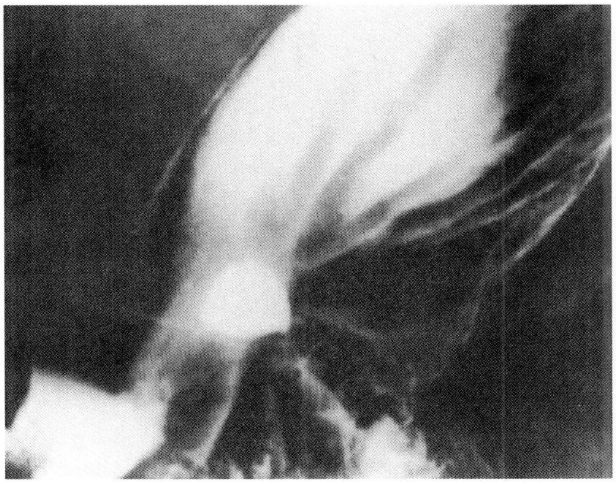

Abb. 4.**43**

F97

4.91 Welche Zuordnung bezüglich der Wahl des Kontrastmittels (KM) bei Untersuchungen des Gastrointestinaltraktes ist **nicht** richtig?

(A) postoperative Passagekontrolle nach Sigmaresektion – iodiertes, wasserlösliches KM
(B) Ösophagusdarstellung beim Säugling – nichtionisches, wasserlösliches KM
(C) Kolon-Kontrasteinlauf bei Karzinom – Bariumsulfat in Doppelkontrasttechnik
(D) Fremdkörperlokalisation im Ösophagus beim Erwachsenen – iodiertes, wasserlösliches KM
(E) perforiertes Magenulkus – Bariumsulfat in Doppelkontrast

F96

4.92 Was wird zur Doppelkontrastuntersuchung des Magens benötigt?

(A) Bariumsulfat-Kontrastmittel, Wasser, Magenschlauch
(B) nichtionisches Kontrastmittel, Spasmolytikum (Buscopan®), Brausetablette (CO_2)
(C) Bariumsulfat-Kontrastmittel, ionisches Kontrastmittel, Spasmolytikum (Buscopan®)
(D) Bariumsulfat-Kontrastmittel, Brausetablette (CO_2), Spasmolytikum (Buscopan®)
(E) Gadolinium-DTPA, ionisches Kontrastmittel, Spasmolytikum (Buscopan®)

F92

4.93 Wird eine Röntgenuntersuchung im Bereich des Verdauungstrakts im Doppelkontrastverfahren durchgeführt, so besagt dies unter anderem, daß

(A) ein und dieselbe Region zu zwei unterschiedlichen Zeitpunkten auf nur einer Übersichtsaufnahme festgehalten wird
(B) von der interessierenden Region eine Übersichtsaufnahme mit zwei unterschiedlichen Belichtungen, die gleichzeitig erfolgen, angefertigt wird
(C) im Gegensatz zur Untersuchung mit Prallfüllung das Bariumsulfat-Kontrastmittel nur einen dünnen Schleimhautbeschlag bildet
(D) Divertikel bei der Untersuchung nicht erfaßt werden können
(E) Polypen bei der Untersuchung nicht erfaßt werden können

H93

4.94 Welche Aussagen zur Doppelkontrastuntersuchung des Rektums und des Dickdarms treffen zu?

(1) Stuhlreste im Dickdarm schränken die Aussagekraft der Untersuchung erheblich ein.
(2) Bei sorgfältiger Vorbereitung des Patienten ist die Schleimhaut des gesamten Rektums und des Dickdarms zu beurteilen.
(3) Der Doppelkontrast wird nach dem Kontrastmitteleinlauf durch Luftinsufflation über ein Darmrohr erreicht.
(4) Die intravenöse oder intramuskuläre Gabe eines Parasympatholytikums (z. B. Buscopan®) erleichtert die Doppelkonstrastdarstellung.
(5) Bariumhaltige Kontrastmittel sind für die Doppelkontrastdarstellung besser geeignet als jodhaltige Kontrastmittel.

(A) nur 1 und 2 sind richtig
(B) nur 1, 3 und 4 sind richtig
(C) nur 2, 3 und 5 sind richtig
(D) nur 1, 3, 4 und 5 sind richtig
(E) 1 – 5 = alle sind richtig

H95

4.95 Unter Doppelkontrasttechnik bei Magen- oder Dickdarmuntersuchungen versteht man

(A) die Anwendung einer doppelten Menge von röntgenpositivem Kontrastmittel
(B) die gleichzeitige Gabe eines oralen und eines intravenösen Kontrastmittels
(C) die kombinierte Anwendung von röntgenpositivem und röntgennegativem Kontrastmittel
(D) die zweimalige Gabe eines röntgenpositiven Kontrastmittels in kurzem zeitlichen Abstand
(E) die Anwendung einer Doppelballonsonde

4.91 (E) 4.92 (D) 4.93 (C) 4.94 (E) 4.95 (C)

F93

4.96 Die Abbildung 4.44 zeigt eine Aufnahme von einer Doppelkontrastuntersuchung des Magens.

Welche Aussage trifft **nicht** zu?

(A) Nicht alle Abschnitte des Magens sind im Doppelkontrast dargestellt.
(B) Die Aufnahme erfolgte in Rückenlage, und an der tiefsten Stelle des Magens – im Magenfundus – hat sich ein Bariumsulfatsee gebildet.
(C) Ein Teil des Magenkorpus wird durch eine kontrastierte Dünndarmschlinge überlagert.
(D) Der Doppelkontrast wird durch die kombinierte Anwendung eines negativen und eines positiven Kontrastmittels erreicht.
(E) Die Doppelkontrastuntersuchung des Magens wird unmittelbar nach der Einnahme einer Mahlzeit durchgeführt.

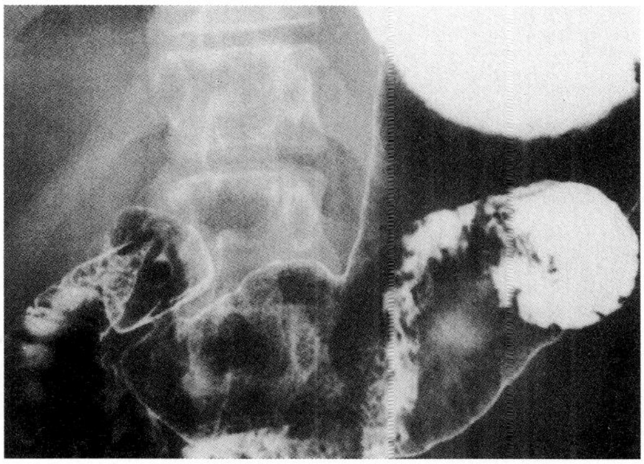

Abb. 4.**44**

F89

4.97 Welche Diagnose läßt sich aufgrund des vorliegenden Röntgenbefundes (siehe Abb. 4.45 und 4.46 a, b) am ehesten stellen?

(A) Zustand nach Billroth-I-Resektion des Magens (Gastroduodenostomie)
(B) Neurinom des Magens
(C) Gastritis
(D) Magenkarzinom
(E) normaler Magen

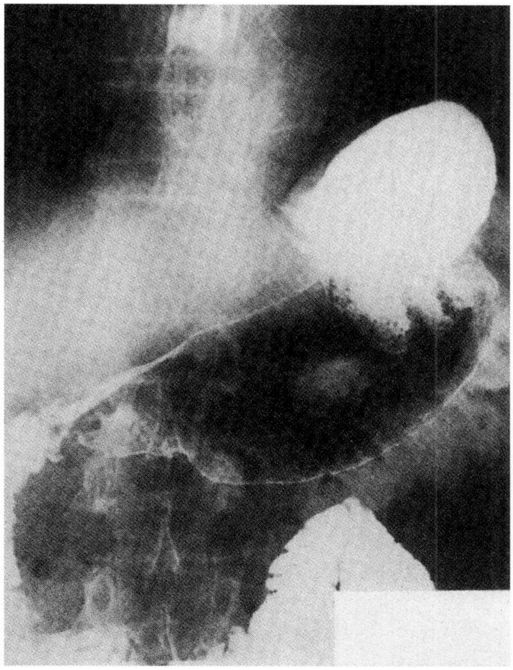

Abb. 4.**45**

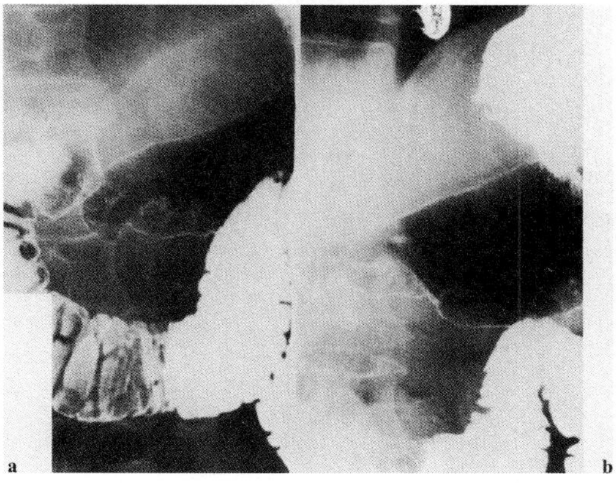

Abb. 4.**46**

H90 H84

4.98 Zur Abklärung unklarer abdomineller Beschwerden wurde bei dem 50jährigen Patienten ein Kolon-Kontrasteinlauf (siehe Abb. 4.47) durchgeführt.

Unter Berücksichtigung des Ergebnisses der radiologischen Untersuchung läßt sich am ehesten welche Diagnose stellen?

(A) Colitis ulcerosa
(B) Morbus Crohn
(C) Polyposis
(D) Divertikulose
(E) Kolon-Karzinom

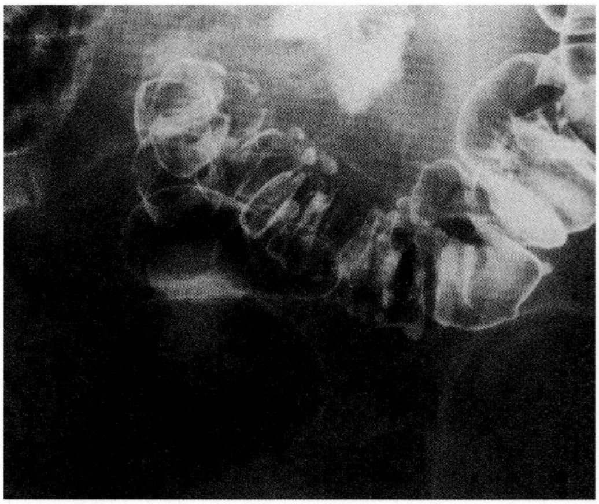

Abb. 4.**47**

H89

4.99 Bei dem Kolonkontrasteinlauf (siehe Abb. 4.48) eines 65jährigen Patienten findet sich im Rektum folgender Sachverhalt:

(A) artefizieller Befund bei unzureichender Luftinsufflation
(B) entzündliche Stenose nach abgeheilter Colitis ulcerosa
(C) Rektumkarzinom
(D) Infiltration eines Prostatakarzinoms in das Rektum
(E) Divertikulitis mit Abzeßbildung

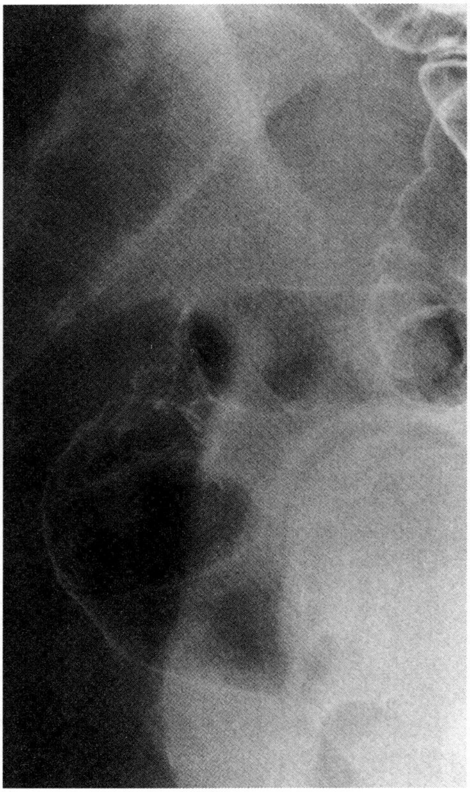

Abb. 4.**48**

F96

4.100 Ein 70jähriger Mann leidet seit einem halben Jahr unter rezidivierenden Schmerzen im rechten Unter- und Mittelbauch, verbunden mit subfebrilen Temperaturen.

Welche Diagnose ist anhand des Kolonkontrasteinlaufs (siehe Abb. 4.49) am wahrscheinlichsten?

(A) Kolonkarzinom
(B) Colitis ulcerosa
(C) Divertikulose/Divertikulitis
(D) Colon irritable
(E) Lambliasis

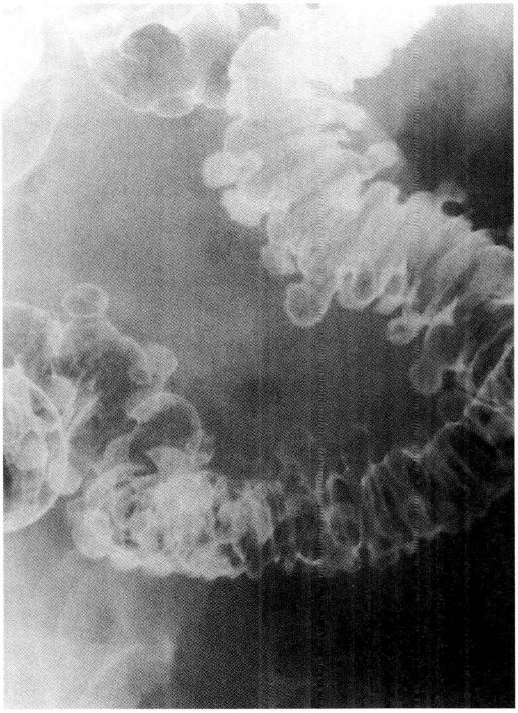

Abb. 4.**49**

H91

4.101 Welche Aussagen über den in Abb. 4.50 dargestellten pathologisch veränderten Dickdarmabschnitt treffen zu?

(1) Die Untersuchung wurde in der sog. „Doppelkontrasttechnik" durchgeführt.
(2) Die Untersuchung des Dickdarms erfolgte nach Verwendung eines oralen Kontrastmittels.
(3) Es handelt sich um eine ischämische Kolitis.
(4) Die Diagnose einer Colitis ulcerosa ist wahrscheinlich.

(A) nur 2 ist richtig
(B) nur 1 und 3 sind richtig
(C) nur 1 und 4 sind richtig
(D) nur 2 und 4 sind richtig
(E) nur 1, 2 und 3 sind richtig

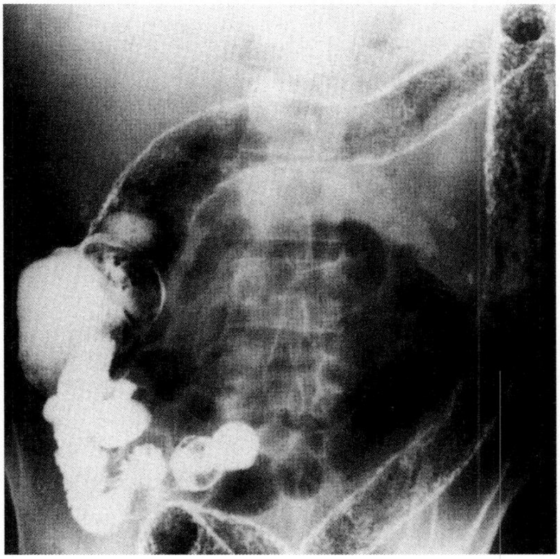

Abb. 4.**50**

F94

4.102 Heute in der Röntgendiagnostik gebräuchliche positive Kontrastmittel enthalten:

(1) Bariumverbindungen
(2) Luft
(3) Wismutverbindungen
(4) Iodverbindungen

(A) nur 4 ist richtig
(B) nur 1 und 4 sind richtig
(C) nur 2 und 3 sind richtig
(D) nur 1, 2 und 3 sind richtig
(E) 1 – 4 = alle sind richtig

4.100 (C) 4.101 (C) 4.102 (B)

H92

4.103 Gebräuchliche Kontrastmittel für die röntgendiagnostische Gefäßdarstellung (Angiographie) enthalten:

(1) Barium
(2) Magnesium
(3) Jod
(4) CO_2

(A) nur 3 ist richtig
(B) nur 1 und 2 sind richtig
(C) nur 1 und 4 sind richtig
(D) nur 2 und 3 sind richtig
(E) nur 1, 2 und 3 sind richtig

H91

4.104 Welche Aussage zu Röntgenkontrastmitteln trifft **nicht** zu?

(A) Es kann zwischen positiven und negativen Kontrastmitteln unterschieden werden.
(B) Positive Kontrastmittel enthalten Barium oder Jod.
(C) Bei der Doppelkontrastuntersuchung des Magens werden Barium und Luft verwandt.
(D) Bei der Verwendung von bariumhaltigen Kontrastmitteln kann es zu anaphylaktoiden Reaktionen kommen.
(E) Die zur Zeit für die intravasale Applikation verwandten Röntgenkontrastmittel enthalten drei Jodatome an einem Benzolring.

F91

4.105 In welchen der folgenden Gegenüberstellungen sind den Kontrastmitteln mögliche röntgendiagnostische Anwendungsgebiete zugeordnet?

(1) jodhaltige Kontrastmittel – Darstellung des Intestinaltraktes
(2) jodhaltige Kontrastmittel – Darstellung von Gefäßen
(3) Luft – Darstellung des Intestinaltraktes

(A) Keine der Aussagen 1 – 3 ist richtig.
(B) nur 2 ist richtig
(C) nur 1 und 2 sind richtig
(D) nur 1 und 3 sind richtig
(E) 1 – 3 = alle sind richtig

F95

4.106 Bei folgenden röntgendiagnostischen Untersuchungsverfahren werden regelmäßig jodhaltige Kontrastmittel eingesetzt:

(1) i. v. Ausscheidungsurographie
(2) Magen-Darm-Passage
(3) Infusionscholezystocholangiographie
(4) Myelographie
(5) Mammographie

(A) nur 1 und 3 sind richtig
(B) nur 3 und 4 sind richtig
(C) nur 1, 2 und 4 sind richtig
(D) nur 1, 3 und 4 sind richtig
(E) 1 – 5 = alle sind richtig

F93

4.107 Welche Aussage zu Röntgenkontrastmitteln trifft **nicht** zu?

(A) Bariumsulfat gehört zu der Gruppe der wasserunlöslichen Kontrastmittel.
(B) Zur Erzeugung eines positiven Kontrastes in der konventionellen Röntgendiagnostik stehen zur Zeit für eine intravasale Anwendung nur jodhaltige Mittel zur Verfügung.
(C) CO_2 gilt als negatives Kontrastmittel.
(D) Das für die Magen-Darm-Diagnostik verwendete Amidotrizoat ist eine Suspension.
(E) Jodhaltige wasserlösliche Kontrastmittel können bei intravasaler Applikation zu schweren Unverträglichkeitsreaktionen führen.

4.103 (A) 4.104 (D) 4.105 (E) 4.106 (D) 4.107 (D)

H90

4.108 In der Röntgendiagnostik sind Kontrastmittel von großer Bedeutung; die Verwendung dieser Substanzen kann zu Komplikationen führen.

Welche der folgenden Aussagen über Kontrastmittel(-reaktionen) ist zutreffend?

(A) Kontrastmittelreaktionen treten besonders häufig nach Verabreichung bariumsulfathaltiger Kontrastmittel auf.
(B) Gallengängige Kontrastmittel müssen zur besseren Kontrastierung der Gallenwege sehr schnell injiziert werden.
(C) In der Gruppe der wasserlöslichen röntgenpositiven Kontrastmittel sind die nichtionischen Kontrastmittel am besten verträglich.
(D) Nierengängige Kontrastmittel müssen zur Vermeidung von Kontrastmittelreaktionen unbedingt langsam injiziert werden.
(E) Auf die intravasale Applikation von nichtionischen Kontrastmitteln muß wegen der hohen Nebenwirkungsrate verzichtet werden.

H98

4.109 Als Reaktion des menschlichen Körpers auf die Anwendung von nierengängigen Röntgenkontrastmitteln hat man **am wenigsten** zu erwarten:

(A) Urtikaria
(B) Tachykardie
(C) Hypokoagulopathie
(D) Krämpfe
(E) Bronchospasmus

F91

4.110 Welche Komplikationen können bei der Anwendung nierengängiger Röntgenkontrastmittel nach i.v. Injektion auftreten?

(1) Bronchospasmus
(2) Lungenödem
(3) tonisch-klonische Krämpfe
(4) Herzstillstand

(A) nur 4 ist richtig
(B) nur 2 und 3 sind richtig
(C) nur 2 und 4 sind richtig
(D) nur 2, 3 und 4 sind richtig
(E) 1–4 = alle sind richtig

H98

4.111 Welche Aussage trifft **nicht** zu?

Vor Injektion von nierengängigem Röntgenkontrastmittel sind als Vorsichtsmaßnahmen geeignet:

(A) Erhebung der Anamnese
(B) medikamentöse Allergieprophylaxe
(C) Legen eines sicheren venösen Zuganges
(D) Bereithaltung einer Notfalleinheit
(E) Vortestung mit wenigen ml Kontrastmittel am Vorabend der Untersuchung

F90

4.112 Beim Kontrastmittelzwischenfall (nach Gabe eines Röntgenkontrastmittels) kann es zu folgenden Problemen kommen:

(1) Glottisödem
(2) Bronchospasmus
(3) Lungenödem
(4) Kreislaufkollaps
(5) tonisch-klonische Krämpfe

(A) nur 1 und 2 sind richtig
(B) nur 1 und 4 sind richtig
(C) nur 2 und 4 sind richtig
(D) nur 1, 3 und 4 sind richtig
(E) 1–5 = alle sind richtig

F91

4.113 Eine radiologische Untersuchung des Magen-Darm-Trakts mit Bariumsulfat-Röntgenkontrastmittel ist bei Verdacht auf gastrointestinale Perforation kontraindiziert,

weil

Bariumsulfat-Röntgenkontrastmittel, das aus dem Magen-Darm-Trakt über eine Perforationsstelle austritt, eine Peritonitis auslösen kann.

H94 F92

4.114 Bei einem Patienten ist eine lange bestehende Colitis ulcerosa bekannt. Auf der Abdomenleeraufnahme findet man eine starke Erweiterung des Querkolons, ein sog. toxisches Megakolon.

Eine sofortige Dickdarmdarstellung mit Kontrastmittel ist kontraindiziert,

weil

bei einem toxischen Megakolon ein Kontrastmitteleinlauf des Dickdarms zur Perforation führen kann.

4.108 (C) 4.109 (C) 4.110 (E) 4.111 (E) 4.112 (E) 4.113 (A) 4.114 (A)

H94

4.115 Einem Patienten mit einer hyperthyreoten Stoffwechsellage darf nur bei absoluter Indikation und nach entsprechender Prämedikation ein jodhaltiges Kontrastmittel i.v. appliziert werden,

weil

die Applikation jodhaltiger Kontrastmittel bei Patienten mit einer hyperthyreoten Stoffwechsellage zu thyreotoxischen Krisen führen kann.

F94

4.116 Die Mammographie wird in Hartstrahltechnik (> 100 kV) durchgeführt,

weil

wegen der geringen Schwächungsunterschiede der Weichteile der Brust Aufnahmen mit einer Spannung von 25 - 40 kV zu kontrastarm sind.

H97

4.117 Die Mammographie wird in Weichstrahltechnik (ca. 25 - 35 kV) durchgeführt,

weil

die Strahlenexposition der Mamma bei Weichstrahltechnik geringer ist als bei Hartstrahltechnik.

H91

4.118 Bei der Mammographie werden Röntgenstrahlen mit einer Energie von etwa 25 - 35 kV verwendet,

weil

es bei der Untersuchung der Mamma auf einen hohen Weichteilkontrast ankommt.

H90

4.119 Was trifft in bezug auf die Mammographie zu?

(1) Die Strahlenbelastung der Haut ist relativ hoch.
(2) Man muß auf eine genügende Kompression der Mamma bei der Aufnahme achten.
(3) Es werden im allgemeinen hohe Röhrenspannungen bis 150 kV verwendet.
(4) Sie ist eine sehr wichtige Methode zur Früherkennung des Mammakarzinoms.

(A) Keine der Aussagen 1 - 4 ist richtig
(B) nur 4 ist richtig
(C) nur 1, 2 und 4 sind richtig
(D) nur 2, 3 und 4 sind richtig
(E) 1 - 4 = alle sind richtig

H93

4.120 Die Galaktographie ist eine Röntgenkontrastuntersuchung. Was ist über die Applikation des Kontrastmittels zu sagen?

Es handelt sich um eine Injektion

(A) von wasserlöslichem Kontrastmittel zur Milchgangsdarstellung
(B) von ölhaltigem Kontrastmittel in ein Lymphgefäß der Mamma
(C) von ölhaltigem Kontrastmittel und O_2 (Doppelkontrast) in die Milchgänge
(D) des röntgennegativen Kontrastmittels Luft in eine Mammazyste
(E) des leicht resorbierbaren Gases CO_2 in eine Mammazyste

F91

4.121 Im Mammogramm abgebildete Mikroverkalkungen bedürfen keiner besonderen Aufmerksamkeit,

weil

mammographisch erkennbare Mikroverkalkungen beweisend sind für die Benignität der zugrundeliegenden Brustveränderungen.

4.115 (A) 4.116 (E) 4.117 (C) 4.118 (D) 4.119 (C) 4.120 (A) 4.121 (E)

F92

4.122 Auf einem Mammogramm sind Kriterien für ein Karzinom:

(1) inhomogene amorphe Mikroverkalkungen
(2) streifenförmige Verkalkungen
(3) unregelmäßige Gewebeverdichtungen
(4) streifige Ausläufer der Verdichtung
(5) eine umschriebene Zone vermehrter Transparenz

(A) nur 1 und 3 sind richtig
(B) nur 2 und 5 sind richtig
(C) nur 4 und 5 sind richtig
(D) nur 1, 3 und 4 sind richtig
(E) 1 – 5 = alle sind richtig

H96

4.123 Welche mammographischen Kriterien sprechen für ein Mammakarzinom?

(1) sternförmige Verdichtung
(2) grobschollige Verkalkungen
(3) gruppenförmig angeordnete Mikrokalzifikationen
(4) glatt begrenzte Verdichtung mit Halophänomen
(5) strichförmige, kommaartige Verkalkungen

(A) nur 3 ist richtig
(B) nur 1 und 2 sind richtig
(C) nur 1 und 3 sind richtig
(D) nur 3 und 4 sind richtig
(E) nur 1, 3 und 5 sind richtig

H92

4.124 Bei der Computertomographie werden

(1) Objektvolumina in einer sequentiellen Schichtbildfolge aufgenommen
(2) Aufnahmen mit hohem Weichteilkontrast erzielt
(3) quantitative Röntgenabsorptionswerte erfaßt

(A) nur 1 ist richtig
(B) nur 2 ist richtig
(C) nur 1 und 3 sind richtig
(D) nur 2 und 3 sind richtig
(E) 1 – 3 = alle sind richtig

F94

4.125 Die Computertomographie ermöglicht bei Weichteilprozessen eine bessere Kontrastabstufung als konventionelle Röntgenverfahren,

weil

die Computertomographie eine geringere räumliche Auflösung hat als die konventionellen Röntgenverfahren.

F97

4.126 Welche Aussage trifft **nicht** zu?

Computertomographisch lassen sich im Retroperitonealraum und Becken folgende anatomische Strukturen regelmäßig abgrenzen:

(A) Pankreas
(B) V. cava inferior
(C) Aorta abdominalis
(D) Plexus solaris und sympathischer Grenzstrang
(E) rechte und linke Nebenniere

F97

4.127 Bei einem 67jährigen Mann wird ein Oberbauch-Computertomogramm mit i. v. Kontrastmittelgabe durchgeführt. Zahlreiche Läsionen in der Leber müssen als Metastasen eines Magenkarzinoms gewertet werden.

Bei der mit einem Pfeil markierten Struktur (siehe Abb. 4.51) handelt es sich um

(A) die Aorta abdominalis
(B) die V. cava inferior
(C) die rechte Nebenniere
(D) den Pankreaskopf
(E) Lymphknotenmetastasen

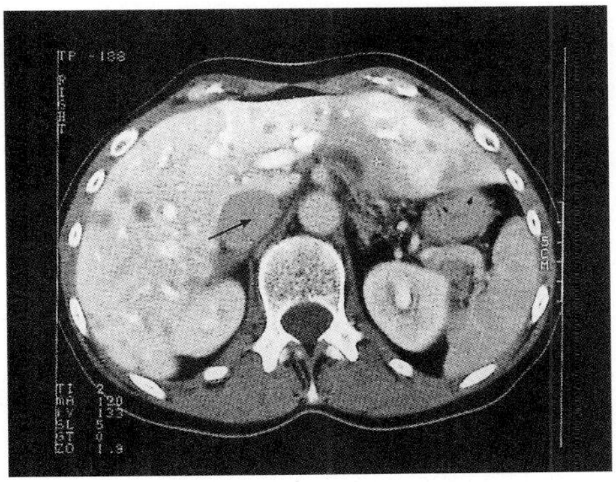

Abb. 4.**51**

H97

4.128 Bei einem 38jährigen Mann wird eine Abdomenübersichtsaufnahme angefertigt (siehe Abb. 4.52).

Diese zeigt als Zufallsbefund

(A) verkalkte Lymphknoten
(B) Nierenkelchsteine
(C) Pankreasverkalkungen
(D) Tumorverkalkungen
(E) Nebennierenverkalkungen

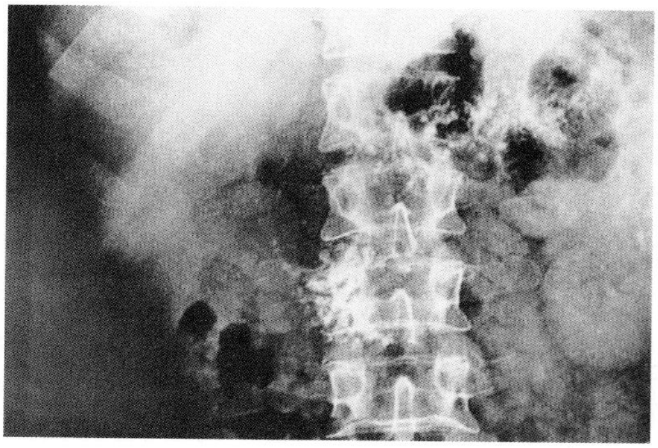

Abb. 4.**52**

F95

4.129 Bei der konventionellen Tomographie der Wirbelsäule als einer ergänzenden, röntgenologischen Methode arbeiten die meisten Schichtgeräte nach dem Prinzip:

Bewegung von

(A) Objekt und Film bei fixierter Röhre
(B) Röhre und Objekt bei fixiertem Film
(C) Röhre und Film bei ruhendem Objekt
(D) Röhre, Film und Objekt
(E) keine der Aussagen (A)–(D) trifft zu

H90

4.130 Bevorzugtes Untersuchungsgerät in der nuklearmedizinischen Routinediagnostik ist heutzutage:

(A) Computertomograph (Transmissions-CT)
(B) Scanner
(C) Geiger-Müller-Zählrohr
(D) Gamma-Kamera
(E) DSA-Anlage (DSA: Digitale Subtraktionsangiographie)

H98

4.131 Welche Aussage trifft **nicht** zu?

Der Kopf einer Gammakamera nach dem Anger-Prinzip setzt sich aus folgenden Bestandteilen zusammen:

(A) Kollimator
(B) Kristall
(C) Photomultiplier (Sekundärelektronenvervielfacher)
(D) Detektorabschirmung
(E) Bildverstärker

F92

4.132 In die Notaufnahme gelangt ein 63jähriger Patient mit einer akuten rechtsseitigen sensomotorischen Hemiparese und gemischter Aphasie. Die klinische Untersuchung ergibt ein Stenosegeräusch über der A. carotis links.

Die Computertomographie des Schädels ohne Kontrastmittelgabe zeigt eine kleine, umschriebene, unscharf begrenzte Hypodensie in der Capsula interna links.

Hierbei handelt es sich am ehesten um

(A) einen Hirninfarkt im Versorgungsgebiet der A. cerebri media links
(B) einen Hirninfarkt im Versorgungsgebiet der A. cerebri anterior links
(C) eine intrazerebrale Massenblutung
(D) eine Aneurysmablutung im Versorgungsgebiet der A. cerebri media links
(E) ein subdurales Hämatom

F99

4.133 Nach Schädelhirntraumen ist das native zerebrale Computertomogramm **am wenigsten** geeignet zur Darstellung von

(A) Hämatomen
(B) Kontusionen
(C) Hirnödem
(D) Liquorfisteln
(E) Knochenläsionen

4.128 (C) 4.129 (C) 4.130 (D) 4.131 (E) 4.132 (A) 4.133 (D)

H92

4.134 Welche Aussage zum diagnostischen Ultraschall trifft **nicht** zu?

(A) Die eingesetzten Frequenzen liegen zwischen 1 und 15 MHz.
(B) An den Grenzflächen von Geweben mit hohem Impedanzunterschied (z.B. Luft/Weichteilgewebe) kommt es zu einer starken Reflexion der Ultraschallwellen.
(C) Zur Erfassung von Organbewegungen werden heute sog. „Echtzeitgeräte" eingesetzt.
(D) Eine Schädigung beschallter Gewebe bei den verwendeten Energien ist unwahrscheinlich.
(E) Mit zunehmender Entfernung vom Schallkopf nimmt die Energie der Schallwellen zu.

F96

4.135 Welche Aussage zum diagnostischen Ultraschall trifft **nicht** zu?

(A) Die beim diagnostischen Ultraschall des Abdomens eingesetzten Frequenzen liegen zwischen 20 und 100 MHz.
(B) An den Grenzflächen mit hohem Impedanzunterschied (z.B. Luft/Weichteilgewebe) kommt es zu einer starken Reflexion der Ultraschallwellen.
(C) Zur Beobachtung von Organbewegungen werden sogenannte „Echtzeitgeräte" (Realtime-Geräte) eingesetzt.
(D) Eine Schädigung beschallter Gewebe durch die beim diagnostischen Ultraschall verwendeten Energien ist unwahrscheinlich.
(E) Die mit zunehmender Entfernung vom Schallkopf abnehmende Energie der Schallwelle wird durch laufzeitabhängige Verstärkung der vom Gerät empfangenen Echoimpulse ausgeglichen (Tiefenausgleich).

H96

4.136 Im Ultraschalltomogramm einer Niere zeigt sich eine glatt begrenzte Raumforderung ohne Binnenechos und mit deutlicher dorsaler Schallverstärkung.

Es handelt sich in erster Linie um

(A) einen Nierenbeckenausgußstein
(B) einen malignen Nierentumor
(C) einen Nierenbeckentumor
(D) eine Nierenzyste
(E) ein Angiomyolipom

H90

4.137 Welche Aussage trifft **nicht** zu?

Die a.p.-Abdomenübersichtsaufnahme in Rückenlage, wie sie vor dem i.v.-Ausscheidungsurogramm angefertigt wird,

(A) gibt Aufschluß über die Lage der Nieren
(B) eignet sich zur Beurteilung des Psoasrandes
(C) kann einen Hinweis geben auf eine Verdrängung des Darms durch einen raumfordernden Prozeß
(D) erfaßt zuverlässig Spiegelbildungen im Darm
(E) kann kalkdichte Verschattungen in Projektion auf die Nieren zeigen

F90

4.138 Bei der wegen Verdachts auf Urolithiasis durchgeführten i.v.-Urographie wird vor Kontrastmittelgabe eine Abdomenleeraufnahme angefertigt,

weil

kleinere röntgenpositive Nierenbecken- und Kelchsteine im i.v.-Urogramm vom Kontrastmittel überlagert werden können.

F90

4.139 Welche Aussagen über die i.v.-Urographie treffen zu?

(1) Sie ist bei Verdacht auf akute Pyelonephritis dringend indiziert.
(2) Sie ist die Methode der Wahl zum Nachweis einer Glomerulonephritis.
(3) Sie ist eine geeignete Methode bei der Diagnostik der chronischen Pyelonephritis.
(4) Sie ist das effektivste bildgebende Verfahren zum Erkennen kleiner Nierenzellkarzinome.

(A) nur 3 ist richtig
(B) nur 1 und 3 sind richtig
(C) nur 2 und 4 sind richtig
(D) nur 1, 2 und 3 sind richtig
(E) 1–4 = alle sind richtig

F91

4.140 Zum Nachweis einer Nierenarterienstenose eignet sich vor allem das Frühurogramm,

weil

das Angiogramm nur bei weit fortgeschrittenen Nierenarterienstenosen aussagekräftig ist.

4.134 (E) 4.135 (A) 4.136 (D) 4.137 (D) 4.138 (A) 4.139 (A) 4.140 (E)

H89

4.141 Die i.v.-Urographie bietet die Möglichkeit der Spätaufnahmen. Diese dienen dem besseren Nachweis einer

(1) Nierenvenenthrombose
(2) Glomerulonephritis
(3) Harnwegsobstruktion
(4) chronischen Pyelonephritis

(A) nur 1 ist richtig
(B) nur 3 ist richtig
(C) nur 1 und 2 sind richtig
(D) nur 2 und 4 sind richtig
(E) 1–4 = alle sind richtig

F89

4.142 Für welche Veränderung spricht das wiedergegebene Röntgenbild (siehe Abb. 4.53)?

(A) gekreuzte Dystopie (unilaterale Verschmelzungsniere)
(B) Verzögerung der Kontrastmittelausscheidung der orthotopen linken Niere
(C) Hufeisenniere
(D) Doppelniere
(E) Zystenniere

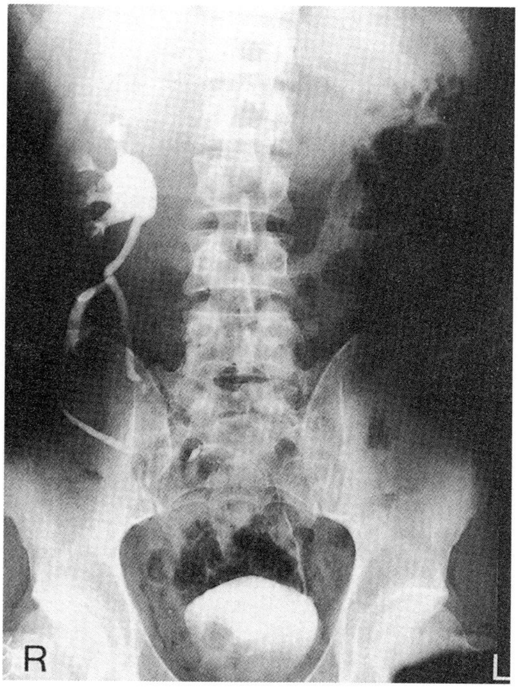

Abb. 4.**53**

F93

4.143 Durch welche diagnostischen Methoden sind größere Tumoren (> 3 cm) der Nebennieren erfaßbar?

(1) Ultraschall
(2) Computertomographie
(3) Szintigraphie
(4) i.v. Urographie
(5) Angiographie

(A) nur 1 und 2 sind richtig
(B) nur 2 und 4 sind richtig
(C) nur 4 und 5 sind richtig
(D) nur 1, 2 und 3 sind richtig
(E) 1–5 = alle sind richtig

H89

4.144 Welches Untersuchungsverfahren ist am besten geeignet, einen malignen Nierentumor nachzuweisen und ein präoperatives Staging durchzuführen?

(A) retrograde Pyelographie
(B) Computertomographie
(C) i.v. Urographie
(D) Isotopennephrographie
(E) Pneumoretroperitoneum

F95

4.145 Mit welcher der folgenden Methoden kann die Ausdehnung der Infiltration des Knochenmarkraums bei malignen Knochentumoren am genauesten bestimmt werden?

(A) Röntgenaufnahmen
(B) Kernspintomographie
(C) Computertomographie
(D) Röntgenschichtaufnahmen (konventionelle Tomographie)
(E) Ultraschall

H99

4.146 Welche der aufgeführten radiologischen Diagnostikmethoden wird den sogenannten Schnittbildverfahren zugeordnet?

(A) A-Bild-Sonographie
(B) digitale Lumineszenzradiographie
(C) Magnetresonanztomographie
(D) Mammographie
(E) Sialographie

4.141 (B) 4.142 (A) 4.143 (E) 4.144 (B) 4.145 (B) 4.146 (C)

H95

4.147 Die Magnetresonanztomographie ist ungeeignet zur Diagnostik des muskuloskelettalen Systems,

weil

im Magnetresonanztomogramm Knochenkompakta signalarm erscheint.

H98 **!**

4.148 Vorteile der Magnetresonanztomographie (MRT) gegenüber der Computertomographie (CT) sind:

(1) bessere Erkennbarkeit von Verkalkungen
(2) keine Strahlenexposition
(3) bessere Weichteilkontraste
(4) bessere Differenzierung zwischen Luft und Knochen

(A) nur 1 und 2 sind richtig
(B) nur 1 und 3 sind richtig
(C) nur 2 und 3 sind richtig
(D) nur 2 und 4 sind richtig
(E) nur 3 und 4 sind richtig

F00

4.149 Die Abbildung 4.54 zeigt die computertomographische Darstellung

(A) eines Normalbefundes
(B) einer exsudativen Pankreatitis
(C) einer chronischen Pankreatitis
(D) einer nekrotisierenden Pankreatitis
(E) einer abszedierenden Pankreatitis

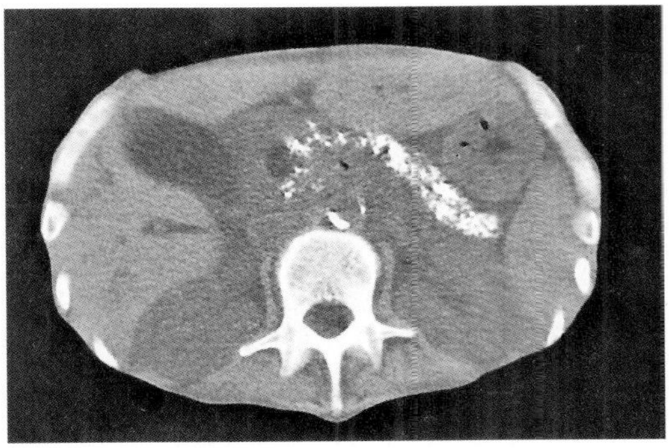

Abb. 4.**54**

F98

4.150 Bei welchen der angeführten neuropathologischen Veränderungen ist die Magnetresonanz- der Computertomographie überlegen?

(1) Hirnstamminfarkt, insbesondere wenige Stunden nach dem Gefäßverschluß
(2) akute intrazerebrale Blutung innerhalb der ersten Stunden nach dem Ereignis
(3) Multiple Sklerose
(4) Akustikusneurinom
(5) intrakranielle Verkalkungen

(A) nur 1, 2 und 4 sind richtig
(B) nur 1, 3 und 4 sind richtig
(C) nur 1, 4 und 5 sind richtig
(D) nur 2, 3 und 4 sind richtig
(E) nur 2, 3 und 5 sind richtig

H97 **!**

4.151 Eine Aussage über die Weichteilinfiltration eines Oberschenkeltumors gelingt am besten mit der

(A) konventionellen Schichtuntersuchung
(B) Angiographie
(C) Sonographie
(D) Magnetresonanztomographie
(E) Keine der genannten Methoden (A)–(D) ist geeignet.

H99

4.152 Bei Anwendung der Seldinger-Technik

(A) werden die Halsgefäße sonographisch untersucht
(B) wird ein Katheter über einen Führungsdraht in ein Blutgefäß eingeführt
(C) wird der Kontrast bei der DSA elektronisch angehoben
(D) wird der Dünndarm röntgenologisch untersucht
(E) wird eine direkte Lymphographie durchgeführt

4.147 (D) 4.148 (C) 4.149 (C) 4.150 (B) 4.151 (D) 4.152 (B)

F98

4.153 Bei einem 72jährigen Kranken mit peripherer arterieller Verschlußkrankheit wird mittels Ballonkatheter ein umschriebener Verschluß der A. femoralis wieder eröffnet.

Wie nennt sich das Verfahren?

(A) lokale Lyse (LL)
(B) Endarteriektomie
(C) perkutane transluminale Angioplastie (PTA)
(D) lokale Arteriolyse
(E) Stentimplantation

H97 **!**

4.154 Die perkutane transluminale Angioplastie (PTA)

(1) ist eine diagnostische Maßnahme zur Prüfung des Gefäßwiderstandes
(2) ist eine therapeutische Maßnahme bei Gefäßverschlüssen und Stenosen
(3) wird bei der Okklusion intrazerebraler nichtoperabler Aneurysmata durchgeführt
(4) wird mit Ballonkathetern durchgeführt
(5) wird zur Rekanalisation des Ductus thoracicus eingesetzt

(A) nur 1 und 4 sind richtig
(B) nur 1 und 5 sind richtig
(C) nur 2 und 4 sind richtig
(D) nur 2, 4 und 5 sind richtig
(E) nur 1 – 5 = alle sind richtig

H95

4.155 Die perkutane transluminale Angioplastie (PTA) von ostiumfernen Nierenarterienstenosen ist

(A) nur bei fibromuskulärer Dysplasie indiziert
(B) Methode der Wahl
(C) obsolet
(D) wegen hoher Komplikationsraten wieder verlassen worden
(E) bei Transplantatnieren kontraindiziert

F96

4.156 Welche Aussage trifft **nicht** zu?

Anwendungsgebiete der perkutanen transluminalen Angioplastie (PTA) sind folgende Gefäßprovinzen:

(A) Beinarterien
(B) Beckenarterien
(C) Nierenarterien
(D) intrakranielle Gefäße
(E) Koronararterien

F97

4.157 Welche Aussagen treffen auf die Ballon-Angioplastie zu?

(1) Es handelt sich um eine Methode zur perkutanen transluminalen Gefäßrekanalisation.
(2) Durch die Dilatationskraft des Ballonkatheters wird die behandelte Gefäßwand überdehnt.
(3) Die Ballon-Angioplastie nimmt heute einen festen Platz bei der Therapie koronarer, renaler und peripherer Durchblutungsstörungen ein.
(4) Die besten Ergebnisse mit der Ballon-Angioplastie werden bei kurzstreckigen Gefäßeinengungen erzielt.

(A) nur 1 ist richtig
(B) nur 1 und 2 sind richtig
(C) nur 2 und 4 sind richtig
(D) nur 1, 2 und 3 sind richtig
(E) 1 – 4 = alle sind richtig

F91

4.158 Durch die Lymphographie über Lymphgefäße der Fußrücken lassen sich u. a. folgende Lymphknoten darstellen:

(1) Nodi lymphatici mesenterici
(2) Nodi lymphatici iliaci externi et communes
(3) Nodi lymphatici mediastinales anteriores et posteriores

(A) nur 1 ist richtig
(B) nur 2 ist richtig
(C) nur 1 und 2 sind richtig
(D) nur 1 und 3 sind richtig
(E) 1 – 3 = alle sind richtig

4.153 (C) 4.154 (C) 4.155 (B) 4.156 (D) 4.157 (E) 4.158 (B)

F93

4.159 Welche Aussagen zur Lymphographie treffen zu?

(1) Zur Darstellung der lumbalen Lymphknoten wird zuerst zwischen den Zehen s.c. ein Farbstoff injiziert. Die oberflächlichen Lymphbahnen transportieren diesen Farbstoff ab, sie werden damit sichtbar, und ein Lymphgefäß kann punktiert werden.
(2) Es wird ein ölhaltiges Konstrastmittel injiziert.
(3) Man unterscheidet zwischen dem „Lymphangiogramm“ (Aufnahme nach Beendigung der Kontrastmittelgabe) und dem „Lymphadenogramm“ (Aufnahme 24 Stunden nach der Kontrastmittelgabe).
(4) Seit der Einführung der Computertomographie wurde die Indikation für die Lymphographie erheblich eingeschränkt.
(5) Fragen nach dem Lymphtransport (z.B. bei einem Lymphödem) können auch mit der Lymphszintigraphie beantwortet werden.

(A) nur 1 und 2 sind richtig
(B) nur 1 und 3 sind richtig
(C) nur 1, 3 und 4 sind richtig
(D) nur 2, 4 und 5 sind richtig
(E) 1–5 = alle sind richtig

F95

4.160 Bei der digitalen Subtraktionsangiographie (DSA) werden Leerbild und Füllungsbild voneinander subtrahiert,

weil

die Bewegungsartefakte bei der digitalen Subtraktionsangiographie (DSA) durch Subtraktion der Maske vom Füllungsbild reduziert werden.

F96

4.161 Eine Arteriographie im Rahmen der Diagnostik ist nicht sinnvoll

(A) bei Verdacht auf renovaskuläre Hypertonie
(B) bei arterieller Verschlußkrankheit
(C) bei Verdacht auf stielgedrehte Ovarialzyste
(D) präoperativ zur Klärung der Gefäßverhältnisse bei Leberzellkarzinom
(E) zur Beurteilung der Nierengefäße bei Bauchaortenaneurysma

F99

4.162 Nach Arteriographien in Seldingertechnik muß an der Funktionsstelle mit folgender lokaler Komplikation **am wenigsten** gerechnet werden:

(A) Hämatom/Nachblutung
(B) Thrombose
(C) arteriovenöse Fistel
(D) Hämangiom
(E) (Pseudo-)Aneurysma

H91 F85

4.163 Ein 50jähriger Patient kommt mit retrosternalen Schmerzen in die Klinik. Aufgrund der Thoraxaufnahmen in 2 Ebenen (siehe Abb. 4.55 und 4.56) wird eine ergänzende Angiographie (siehe Abb. 4.57) durchgeführt.

Unter Berücksichtigung des Ergebnisses der radiologischen Untersuchung läßt sich welche Diagnose stellen?

(A) linksseitige intrathorakale Struma
(B) Thymom
(C) Aortenaneurysma
(D) Bronchialkarzinom
(E) bronchogene Zyste

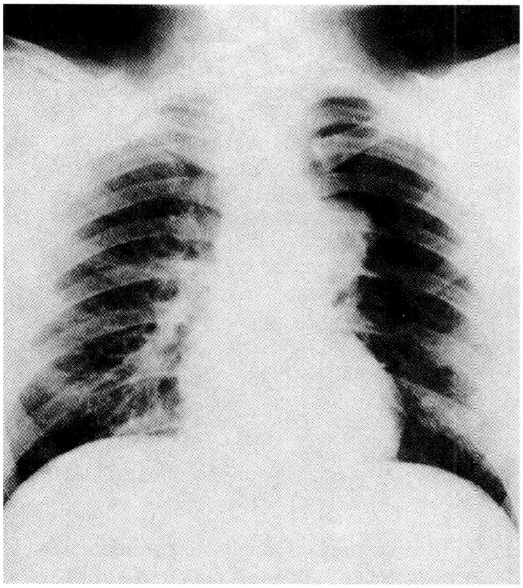

Abb. 4.**55**

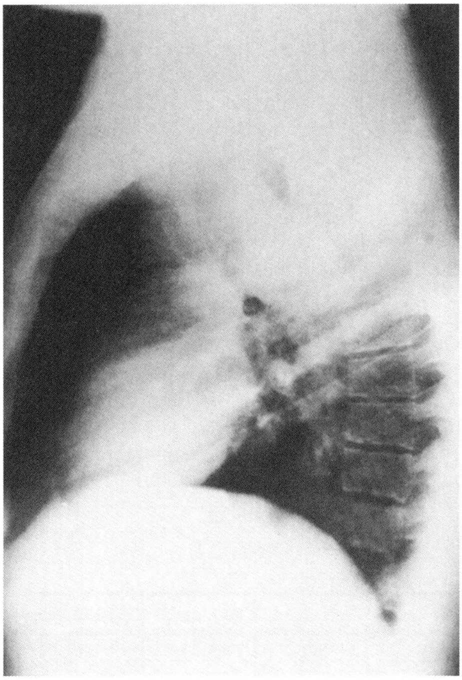

Abb. 4.**56**

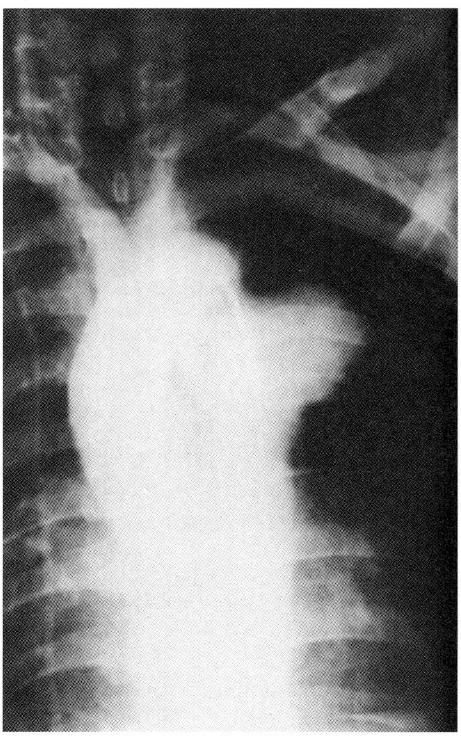

Abb. 4.**57**

F97

4.164 Bei dem vorliegenden arteriellen Angiogramm (siehe Abb. 4.58) handelt es sich um

(A) das typische Versorgungsgebiet der A. mesenterica superior
(B) das typische Versorgungsgebiet der A. mesenterica inferior
(C) das typische Versorgungsgebiet des Truncus coeliacus
(D) eine Renovasographie beider Nieren
(E) eine globale Darstellung der Aorta abdominalis mit ihren Ästen

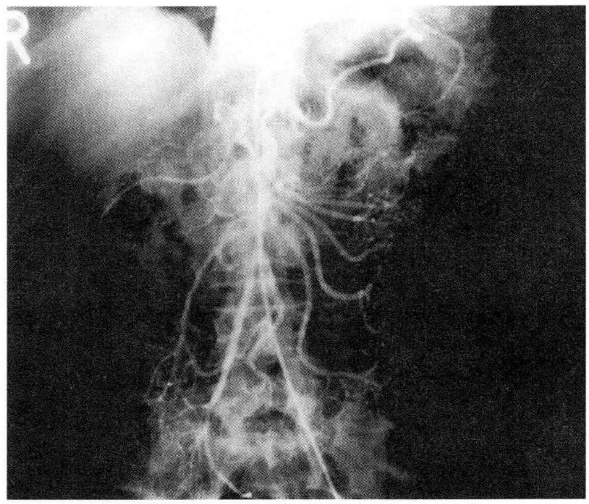

Abb. 4.**58**

H93

4.165 Folgende Aussagen treffen für die Splenoportographie zu:

(1) Sie wird zum Nachweis eines Lebervenenverschlusses eingesetzt.
(2) Die Durchgängigkeit eines portokavalen Shunts kann nachgewiesen werden.
(3) Fundusvarizen können bei einer Leberzirrhose nachgewiesen werden.
(4) Hepatofugale Kollateralkreisläufe entgehen dem Nachweis.

(A) nur 2 ist richtig
(B) nur 3 ist richtig
(C) nur 1 und 4 sind richtig
(D) nur 2 und 3 sind richtig
(E) 1–4 = alle sind richtig

4.164 (A) 4.165 (D)

H96

4.166 Eine indirekte Splenoportographie erfolgt durch

(A) Punktion der Milz und Kontrastmittelinjektion ins Milzparenchym
(B) Kontrastmittelinjektion in die A. splenica (lienalis) oder A. mesenterica superior und Dokumentation des venösen Rückstroms
(C) direkte perkutane Punktion der Pfortader
(D) transhepatische Punktion der V. portae
(E) Schnittbildverfahren (Ultraschall, Computertomographie, Magnetresonanztomographie)

F95

4.167 Bei der Myelographie erfolgt die Kontrastmittelapplikation

(A) subarachnoidal
(B) epidural
(C) subdural
(D) intramedullär
(E) intraradikulär

F92

4.168 Anhand welcher Untersuchungen kann eine Lungenembolie mit hoher Sicherheit diagnostiziert werden?

(1) Perfusions- und Inhalations-Szintigramm der Lunge
(2) Computertomographie
(3) Pulmonalisangiographie
(4) Sonographie
(5) Thermographie

(A) nur 1 und 2 sind richtig
(B) nur 1 und 3 sind richtig
(C) nur 1 und 4 sind richtig
(D) nur 2 und 3 sind richtig
(E) nur 3 und 5 sind richtig

F90

4.169 Welches Vorgehen sichert bei Verdacht auf Mesenterialarterienembolie die Diagnose?

Durchführung von

(1) Röntgen-Magendarmpassage
(2) Angiographie
(3) Szintigraphie mit radioaktiv markierten Erythrozyten

(A) nur 1 ist richtig
(B) nur 2 ist richtig
(C) nur 3 ist richtig
(D) nur 1 und 3 sind richtig
(E) 1 – 3 = alle sind richtig

F90

4.170 Bei einem schweren Schädelhirntrauma ist zum Ausschluß einer Blutung eine Angiographie unbedingt erforderlich,

weil

intrakranielle Hämatome nur durch die Angiographie nachgewiesen werden können.

F90

4.171 Nach 4wöchiger parenteraler Ernährung klagte der Patient über Schmerzen und Spannungsgefühl im linken Arm. Unter Berücksichtigung des Ergebnisses der radiologischen Untersuchung (siehe Abb. 4.59) sind diese Beschwerden zu erklären durch

(A) Verschluß der linken Vena cephalica
(B) Gefäßverschluß im Bereich des linken Angulus venosus
(C) Verschluß der linken Arteria subclavia
(D) Aortenbogenaneurysma
(E) Einflußstauung aufgrund einer gefäßreichen retrosternalen Struma

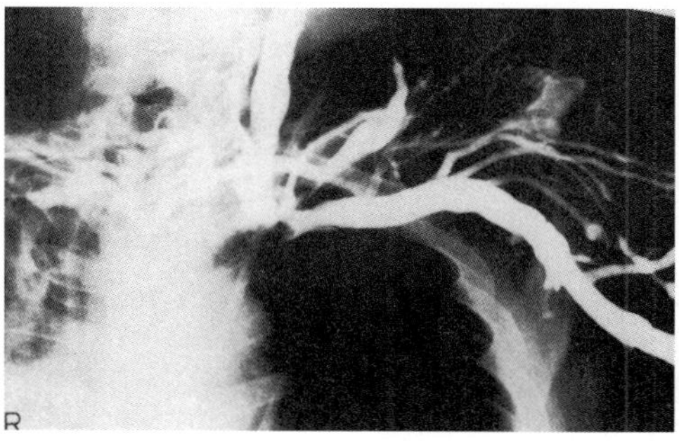

Abb. 4.**59**

4.166 (B) 4.167 (A) 4.168 (B) 4.169 (B) 4.170 (E) 4.171 (B)

F93

4.172 Bei einer intestinalen Blutung gilt:

(1) Die Blutungsquelle kann endoskopisch, angiographisch oder szintigraphisch lokalisiert werden.
(2) Zum szintigraphischen Nachweis werden mit ^{99m}Tc markierte Erythrozyten verwendet.
(3) Zum angiographischen Nachweis einer Blutungsquelle im Dickdarm muß eine selektive Katheterisierung der entsprechenden abdominellen Aortenäste erfolgen.

(A) nur 1 ist richtig
(B) nur 1 und 2 sind richtig
(C) nur 1 und 3 sind richtig
(D) nur 2 und 3 sind richtig
(E) 1 – 3 = alle sind richtig

F92 H88

4.173 Bei einem Patienten mit einer akuten Gastrointestinalblutung ist es weder mit der Endoskopie des oberen Verdauungstrakts noch mit der Koloskopie gelungen, die Blutungsquelle zu lokalisieren.

Welche radiologische Methode ist – in dieser Situation – während der akuten Blutung zur Lokalisationsdiagnostik am ehesten geeignet?

(A) Abdomenübersichtsaufnahme
(B) direkte Splenoportographie
(C) Magen-Darm-Passage mit Bariumsulfat
(D) Dünndarmeinlauf (Sellink-Methode)
(E) Angiographie der Eingeweidearterien

H93

4.174 Ein 45jähriger Patient beobachtet eine Hämaturie ohne adäquates Trauma. Die Sonographie und Computertomographie beschreiben eine Raumforderung im Bereich des unteren Nierenpoles.

Welche Diagnose ist aufgrund der Angiographie (siehe Abb. 4.60) wahrscheinlich?

(A) Nierenverletzung mit extravasalem Kontrastmittel
(B) Nierenzyste mit Kontrastmittelübertritt in das Zystenlumen
(C) eingeblutete Nierenzyste
(D) physiologische Nierenbuckelung
(E) Nierentumor mit pathologischen Tumorgefäßen

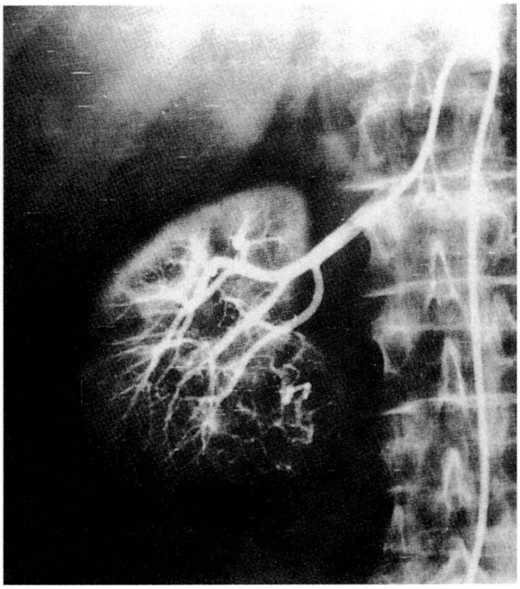

Abb. 4.**60**

4.172 (E) 4.173 (E) 4.174 (E)

F95

4.175 Ein 34jähriger Patient kommt wegen einer Makrohämaturie und kolikartigen abdominellen Schmerzen in die Notaufnahme.

Das Ergebnis des 1 Tag nach Abklingen der Koliken angefertigten i.v. Pyelogramms wird in den Abbildungen 4.61 und 4.62 gezeigt:

Dies spricht für die Diagnose

(A) Nierenzellkarzinom
(B) primärer unilateraler Megaureter
(C) Ureterkonkrement
(D) Nierenarterienstenose
(E) Urothelkarzinose

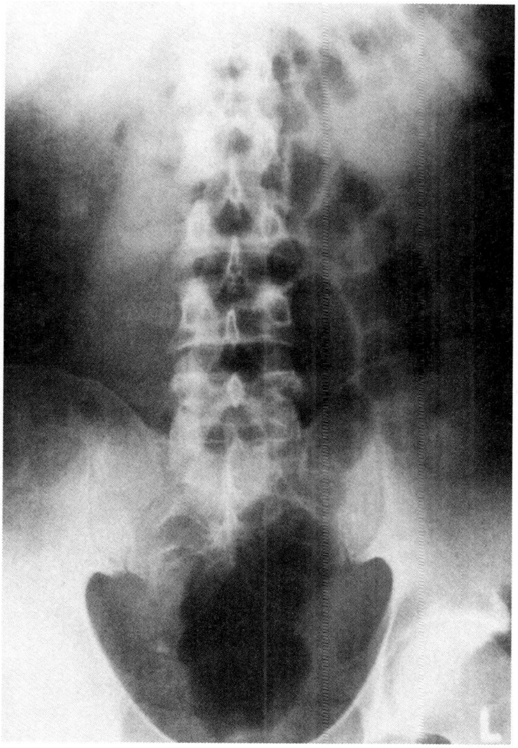

Abb. 4.**61** Leeraufnahme

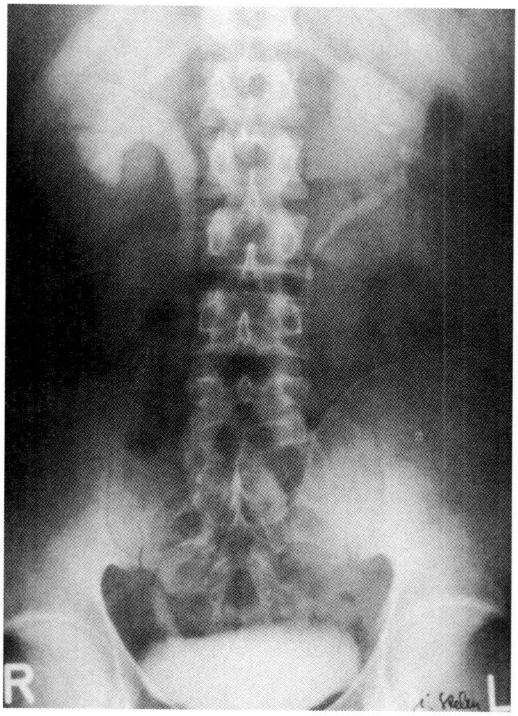

Abb. 4.**62** Übersichtsaufnahme 15 min nach Infusion eines nierengängigen Kontrastmittels

F99

4.176 Welche Aussage über nuklearmedizinisch genutzte Isotope trifft zu?

(1) In der nuklearmedizinischen Therapie werden bevorzugt Alphastrahlung emittierende Isotope eingesetzt.
(2) In der nuklearmedizinischen Diagnose wird bevorzugt Betastrahlung zur Bildgebung eingesetzt.
(3) In der nuklearmedizinischen Therapie werden bevorzugt Betastrahlung emittierende Isotope eingesetzt.
(4) In der nuklearmedizinischen Diagnostik werden bevorzugt Gammastrahlung emittierende Isotope eingesetzt.
(5) Iod-131 bietet aufgrund seiner gleichzeitigen Beta- und Gammastrahlung sowohl für die nuklearmedizinische Diagnostik als auch für die nuklearmedizinische Therapie ideale Voraussetzungen.

(A) nur 1 und 2 sind richtig
(B) nur 1 und 4 sind richtig
(C) nur 2 und 3 sind richtig
(D) nur 3 und 4 sind richtig
(E) nur 3, 4 und 5 sind richtig

4.175 (C) 4.176 (D)

F99

4.177 Das für nuklearmedizinische Funktionsbestimmungen **am wenigsten** geeignete Organ ist:

(A) Haut
(B) Niere
(C) Leber
(D) Knochen
(E) Schilddrüse

F95

4.178 Die Applikation von radioaktiven Substanzen für nuklearmedizinische diagnostische Maßnahmen kann erfolgen:

(1) als radioaktiv markierte Testmahlzeit
(2) subkutan
(3) intravenös
(4) als Inhalation

(A) nur 4 ist richtig
(B) nur 1 und 2 sind richtig
(C) nur 1, 2 und 3 sind richtig
(D) nur 1, 2 und 4 sind richtig
(E) 1 – 4 = alle sind richtig

H92

4.179 Nuklearmedizinische Therapien mit offenen radioaktiven Substanzen dürfen nur während eines stationären Aufenthaltes des Patienten durchgeführt werden,

weil

mittels eines stationären Aufenthaltes des Patienten eine Strahlenbelastung nicht beruflich strahlenexponierter Personen von seiten nuklearmedizinischer Therapien mit offenen radioaktiven Substanzen verhindert werden soll.

F96 H92

4.180 Nuklearmedizinische Ventilationsuntersuchungen bei Erwachsenen werden **nicht** durchgeführt mit

(A) ^{201}Thallium
(B) ^{133}Xenon
(C) ^{81m}Krypton
(D) Technetium-Aerosolen
(E) ^{127}Xenon

F89 F87

4.181 Der Natriumjodid-Kristall im Bohrlochmeßplatz (nuklearmedizinische Meßtechnik) ist von einer dicken Bleiabschirmung umgeben.

Dies ist notwendig

(A) zum Schutz des Personals bei Messungen im Bohrloch
(B) zur Abschirmung gegen Umgebungsstrahlung
(C) zum Schutz des Kristalls gegen mechanische Einwirkungen
(D) zur Abschirmung gegen Schallwellen wegen des piezoelektrischen Effektes
(E) zur Gewährleistung einer reproduzierbaren Meßplatzgeometrie

F96

4.182 Welche Aussage zum nuklearmedizinisch applizierten Jod trifft **nicht** zu?

(A) ^{131}I hat eine längere physikalische Halbwertzeit als ^{99m}Tc.
(B) ^{123}I hat eine längere physikalische Halbwertzeit als ^{99m}Tc.
(C) Die Halbwertschichtdicke von Blei ist für die Gammastrahlung von ^{131}I größer als für die Gammastrahlung von ^{99m}Tc.
(D) Wegen der günstigen Zerfallseigenschaften von ^{131}I wird diese Substanz bevorzugt zur statischen Nierenszintigraphie verwandt.
(E) Beim Einsatz von ^{131}I-Verbindungen zur nuklearmedizinischen Diagnostik besteht die Notwendigkeit zur vorherigen Schilddrüsenblockade, falls nicht die Schilddrüse selbst untersucht werden soll.

4.177 (A) 4.178 (E) 4.179 (A) 4.180 (A) 4.181 (B) 4.182 (D)

H98

4.183 Welche Aussage zur nuklearmedizinischen Therapie von Schilddrüsenkarzinomen trifft zu?

(A) Zur Therapie des follikulären bzw. papillären Schilddrüsenkarzinoms nach operativer Thyreoidektomie wird Iod-131 eingesetzt.
(B) Zur Therapie des differenzierten Schilddrüsenkarzinoms nach operativer Thyreoidektomie kann Iod-123 in höheren Aktivitätsmengen verwendet werden.
(C) Für die Therapie des undifferenzierten Schilddrüsenkarzinoms kann nach Thyreoidektomie nur Iod-123 eingesetzt werden.
(D) Eine Therapie kleiner differenzierter Schilddrüsenkarzinome kann ohne operative Thyreoidektomie durchgeführt werden, wenn höhere Mengen an Iod-123 verwendet werden.
(E) Zur Therapie des undifferenzierten Schilddrüsenkarzinoms werden zunehmend mit Iod-131 markierte Antikörper verwendet.

F00 **!!**

4.184 Welche Aussage über das in der nuklearmedizinischen Diagnostik bevorzugt eingesetzte Isotop ^{99m}TC trifft **nicht** zu?

(A) Es zählt zu den Gammastrahlern.
(B) Es wird als Natriumpertechnetat aus einem Generator eluiert.
(C) Es hat ein kontinuierliches Spektrum der emittierten Gammaquanten von 10 bis 140 keV.
(D) Seine physikalische Halbwertszeit beträgt 6 Stunden.
(E) Es kann an viele Substanzen gekoppelt werden, z. B. an Phosphonatverbindungen.

H95

4.185 Welche Aussage trifft **nicht** zu?

In der nuklearmedizinischen Diagnostik wird heute überwiegend ^{99m}Tc eingesetzt, weil

(A) es durch Verwendung eines Generatorsystems jederzeit verfügbar ist
(B) es für die Gammakamera eine günstige Strahlungsenergie hat (140 keV)
(C) es ein reiner Gammastrahler ist
(D) es eine physikalische HWZ von 2 h hat
(E) eine Vielzahl einfach mit ^{99m}Tc zu markierender Radiopharmaka verfügbar ist

H99

4.186 Welche Aussage zur nuklearmedizinischen Diagnostik mittels ^{99m}Tc-Verbindungen trifft **nicht** zu?

(A) Wegen seiner hohen Energie der emittierten Gammastrahlung von 360 keV wird ^{99m}Tc in der nuklearmedizinischen Diagnostik verwendet.
(B) Die physikalische Halbwertszeit von ^{99m}Tc beträgt etwa 6 Stunden.
(C) Zur Schilddrüsendiagnostik wird bevorzugt ^{99m}Tc-Pertechnetat eingesetzt, da ^{99m}Tc als reiner Gammastrahler mit einer nur geringen Strahlenexposition der Schilddrüse verbunden ist.
(D) Die Skelettszintigraphie wird mit ^{99m}Tc-markierten Phosphonatverbindungen durchgeführt.
(E) Die Skelettszintigraphie hat bei der Metastasensuche eine hohe Sensitivität.

H92

4.187 Technetium-Pertechnetat reichert sich an in

(1) der Schilddrüse
(2) den Speicheldrüsen
(3) der Magenschleimhaut
(4) den Nebennieren

(A) nur 4 ist richtig
(B) nur 1 und 2 sind richtig
(C) nur 1, 2 und 3 sind richtig
(D) nur 1, 2 und 4 sind richtig
(E) 1–4 = alle sind richtig

F93

4.188 Als Radiodiagnostika zur Entzündungslokalisation werden in der Nuklearmedizin **nicht** verwendet:

(A) mit Indium-111 markierte Granulozyten
(B) Technetium-99 m-Mikrokolloide
(C) mit Technetium-99 m markierte Granulozyten-Antikörper
(D) mit Technetium-99 m markierte Mikrosphären
(E) Gallium-67-Citrat-Verbindungen

4.183 (A) 4.184 (C) 4.185 (D) 4.186 (A) 4.187 (C) 4.188 (D)

F91

4.189 ^{99m}Technetium-Pertechnetat kann zur Schilddrüsenszintigraphie eingesetzt werden, weil es

(1) nach i.v. Injektion restlos in Schilddrüsenhormone eingebaut wird
(2) die gleiche Photonenenergie wie Jod-131 hat
(3) in ähnlicher Weise wie Jodid von der Schilddrüse aus dem Blut aufgenommen wird
(4) ein α-Strahler ist

(A) nur 3 ist richtig
(B) nur 1 und 3 sind richtig
(C) nur 1 und 4 sind richtig
(D) nur 1, 2 und 3 sind richtig
(E) nur 2, 3 und 4 sind richtig

F00 **!!**

4.190 Welche Aussage über die Schilddrüsenszintigraphie mit ^{99m}TC-Pertechnetat trifft **nicht** zu?

(A) ^{99m}TC-Pertechnetat wird analog zu Iod in die Schilddrüsenzellen aufgenommen.
(B) Nach der Aufnahme von ^{99m}TC-Pertechnetat in die Schilddrüse kommt es zu dessen Einbau in die Schilddrüsenhormone.
(C) Im Schilddrüsenszintigramm wird der regionale Stoffwechsel bildlich dargestellt.
(D) Anhand des Schilddrüsenszintigramms können Aussagen über Lage, Größe und Funktionszustand des Schilddrüsengewebes gemacht werden.
(E) Die Strahlenexposition des Patienten bei der Schilddrüsenszintigraphie mit ^{99m}TC-Pertechnetat beträgt etwa 1 mSv effektive Dosis.

H93

4.191 Schilddrüsen-Karzinom-Metastasen können nuklearmedizinisch gut mit Technetium-99 m dargestellt werden,

weil

die Schilddrüsen-Karzinom-Metastasen eine höhere Technetium-99 m-Speicherung aufweisen als das normale Schilddrüsengewebe.

F93

4.192 Im Schilddrüsenszintigramm ergibt sich der Verdacht auf eine kompensierte unifokale Autonomie. Die sicherste Bestätigung dieser Verdachtsdiagnose kann erreicht werden durch die Anfertigung

(A) einer Sonographie
(B) einer kurzfristigen Kontrollszintigraphie
(C) eines Stimulationsszintigrammes
(D) eines Suppressionsszintigrammes
(E) eines Emissions-Computertomogramms

H99

4.193 Unter einem Suppressionsszintigramm der Schilddrüse versteht man

(A) die Durchführung eines Schilddrüsenszintigramms nach Gabe von TSH
(B) die Durchführung eines Schilddrüsenszintigramms nach Abschirmung des Organs durch eine Bleiplatte
(C) die Durchführung eines Schilddrüsenszintigramms nach Gabe von Schilddrüsenhormonen
(D) ein in der Iodisationsphase angefertigtes Szintigramm
(E) ein in Hypothyreose zur Erhöhung der artdiagnostischen Aussagekraft angefertigtes Szintigramm

F98 F94

4.194 Welche Aussage trifft **nicht** zu?

Die Lungenperfusionsszintigraphie mit radioaktiv markierten Partikeln

(A) beruht auf einer Mikroembolisierung von Lungenkapillaren
(B) ist hinsichtlich der Genese von Lungenperfusionsstörungen unspezifisch
(C) ist zum Nachweis akuter Lungenembolien einsetzbar
(D) hat eine besonders hohe Aussagefähigkeit in Kombination mit der Ventilationsszintigraphie
(E) ist zur Differenzierung primär entzündlicher und primär vaskulärer Prozesse besonders gut geeignet.

4.189 (A) 4.190 (B) 4.191 (E) 4.192 (D) 4.193 (C) 4.194 (E)

F97

4.195 Der Lungenperfusionsszintigraphie mit ^{99m}Tc-Makroalbuminen liegt das folgende biokinetische Lokalisationsprinzip des Radiopharmazeutikums zugrunde:

(A) alveoläre Diffusion
(B) bronchoalveoläre Distribution
(C) kapilläre Mikroembolisation
(D) arteriovenöse Äquilibrierung
(E) alveoläre Retention

H99 **!**

4.196 Welche Aussage zur Lungenperfusionsszintigraphie trifft **nicht** zu?

(A) Die Lungenperfusionsszintigraphie basiert auf einer Kapillarblockade mittels radioaktiv markierter Albuminpartikel, die im Kapillarbett der Lunge hängenbleiben.
(B) Die Verteilung der radioaktiv markierten Albuminpartikel in der Lunge entspricht den regionalen Durchblutungsverhältnissen.
(C) Die eine Kapillarblockade bewirkenden Mikroembolien führen zu einer klinisch relevanten Rechtsherzbelastung.
(D) Ein normales Perfusionsszintigramm schließt eine größere Lungenembolie praktisch aus.
(E) Durch Kombination von Perfusionsszintigraphie und Ventilationsszintigraphie ist eine Differenzierung zwischen primären und sekundären Perfusionsdefekten möglich.

H96

4.197 Die Lungenperfusionsszintigraphie mit ^{99m}Tc-markierten Partikeln aus humanem Serumalbumin führt zu einer hämodynamisch meßbaren Perfusionsminderung der Lunge,

weil

der Retentionsmechanismus für ^{99m}Tc-markierte Partikel aus humanem Serumalbumin in der pulmonalen Strombahn auf Mikroembolisation beruht.

H98

4.198 Welche Aussage trifft **nicht** zu?

Nuklearmedizinische Durchblutungsbeurteilungen folgender Regionen werden in der klinischen Routine durchgeführt:

(A) Gehirn
(B) Myokard
(C) Nebennierenrinde
(D) Leber
(E) Nieren

H93

4.199 Zur Funktionsdiagnostik der Nieren kann **nicht** verwendet werden:

(A) Technetium-99 m-Glukoheptonat
(B) Technetium-99 m-DTPA
(C) Technetium-99 m-DMSA
(D) Iodid-123
(E) Iod-123-Hippuran

H91

4.200 Die Elimination von 123-Jod-Hippuran aus dem menschlichen Körper erfolgt ganz überwiegend über

(A) das Intestinum
(B) die Speicheldrüsen
(C) die Nebennieren
(D) die Nieren
(E) die Gallenwege

F95

4.201 Die Elimination von ^{99m}Tc-HIDA-Verbindungen erfolgt hauptsächlich über

(A) die Magenschleimhaut
(B) die Speicheldrüsen
(C) die Nebennieren
(D) das Pankreas
(E) die Gallenwege

4.195 (C) 4.196 (C) 4.197 (D) 4.198 (C) 4.199 (D) 4.200 (D) 4.201 (E)

F91

4.202 Die Nierenfunktion kann quantitativ gemessen werden durch:

(A) antegrade Pyelographie
(B) Computertomographie
(C) i.v. Urographie
(D) nuklearmedizinische Clearance-Verfahren
(E) digitale Subtraktionsangiographie

F98

4.203 Im Vergleich mit Film-Folien-Aufnahmen liegen die Vorteile der digitalen Lumineszenzradiographie für Lungenaufnahmen im Krankenbett bei Verdacht auf Pneumonie in dem

(1) viel besseren Auflösungsvermögen
(2) weit größeren Belichtungsspielraum
(3) geringeren apparativen Aufwand

(A) keine der Aussagen 1 – 3 ist richtig
(B) nur 1 ist richtig
(C) nur 2 ist richtig
(D) nur 3 ist richtig
(E) 1 – 3 = alle sind richtig

F00

4.204 Kein Vorteil der digitalen Lumineszenzradiographie ist:

(A) Einsatzmöglichkeit in der gesamten Röntgenaufnahmediagnostik
(B) Verwendbarkeit herkömmlicher Röntgeneinrichtungen
(C) Wegfall von Aufnahmewiederholungen wegen Fehlbelichtung
(D) Möglichkeit zur digitalen Bildnachbearbeitung und -speicherung
(E) Wesentlich bessere Ortsauflösung als bei Verwendung von Filmfolienkombinationen

F92

4.205 Nuklearmedizinische Nierendiagnostik ist klinisch sinnvoll zur Beurteilung der

(1) tubulären Sekretionsleistung
(2) glomerulären Filtrationsleistung
(3) Nierendurchblutung

(A) nur 3 ist richtig
(B) nur 1 und 2 sind richtig
(C) nur 1 und 3 sind richtig
(D) nur 2 und 3 sind richtig
(E) 1 – 3 = alle sind richtig

F97 H83

4.206 Welche der folgenden Aussagen zur Nierenfunktionsszintigraphie sind zutreffend?

(1) Die Nierenfunktionsszintigraphie dient hauptsächlich zur Tumorsuche.
(2) Die Nierenfunktionsszintigraphie dient zur Erfassung der Organfunktion.
(3) Die Nierenfunktionsszintigraphie besteht u.a. aus einer Sequenzszintigraphie.
(4) Die Nierenfunktionsszintigraphie ist eine statische Szintigraphie.
(5) Bei der Nierenfunktionsszintigraphie kommt die Gammakamera zur Anwendung.

(A) nur 1 und 2 sind richtig
(B) nur 2 und 4 sind richtig
(C) nur 3 und 5 sind richtig
(D) nur 2, 3 und 5 sind richtig
(E) 1 – 5 = alle sind richtig

H96

4.207 Nach i.v. Applikation von ^{99m}Tc-markierten Nanokolloiden können szintigraphisch dargestellt werden:

(1) Lymphknoten
(2) Leber
(3) Milz
(4) Knochenmark

(A) nur 2 ist richtig
(B) nur 1 und 4 sind richtig
(C) nur 2 und 3 sind richtig
(D) nur 2, 3 und 4 sind richtig
(E) 1 – 4 = alle sind richtig

4.202 (D) 4.203 (C) 4.204 (E) 4.205 (E) 4.206 (D) 4.207 (D)

H97

4.208 Nach In-vitro-Markierung patienteneigener Erythrozyten mit ^{99m}Technetium können folgende nuklearmedizinische Untersuchungen durchgeführt werden:

(1) Blutungsquellensuche
(2) quantitative Nierenclearancebestimmungen
(3) Blutpooluntersuchung der Leber
(4) Bestimmung der linksventrikulären Auswurffraktion des Herzens
(5) Entzündungsszintigraphie

(A) keine der Aussagen 1–5 ist richtig
(B) nur 4 ist richtig
(C) nur 1 und 2 sind richtig
(D) nur 1, 3 und 4 sind richtig
(E) 1–5 = alle sind richtig

H91

4.209 Zur Knochenszintigraphie verwendet man in der Praxis

(A) Technetium-Pertechnetat
(B) Phosphor-Mikrokolloide
(C) Technetium-Phosphatverbindungen
(D) Jod-Phosphatverbindungen
(E) Jod-Mikrokolloide

F93

4.210 Eine Aktivitätsanreicherung im Skelettszintigramm ist beweisend für eine Knochenmetastase,

weil

die pathologischen Knochenveränderungen, sofern sie keine Metastasen sind, im Skelettszintigramm zu einem Speicherdefekt (Minderspeicherung) führen.

H93

4.211 Die Durchführung einer Skelettszintigraphie ist indiziert:

(1) zur Differenzierung zwischen frischen und alten Frakturen
(2) zum Nachweis röntgenologisch stummer Frakturen
(3) zum Nachweis von Ermüdungsfrakturen
(4) zum Nachweis frischer osteoporotischer Frakturen

(A) nur 1 ist richtig
(B) nur 3 ist richtig
(C) nur 1 und 3 sind richtig
(D) nur 1, 2 und 3 sind richtig
(E) 1–4 = alle sind richtig

F98 **!!**

4.212 Welche Aussage trifft **nicht** zu?

Die Skelettszintigraphie wird eingesetzt:

(A) bei der Suche nach Knochenmetastasen
(B) bei der Suche nach einem primären Knochentumor
(C) zur Abschätzung des Knochenkalksalzgehalts bei Osteoporose
(D) zum Nachweis von röntgenologisch nicht sicher diagnostizierbaren Frakturen
(E) bei Verdacht auf Osteomyelitis

F00

4.213 Die Skelettszintigraphie

(A) ist die Standardmethode zum Nachweis von Plasmozytomherden
(B) eignet sich besonders zum Nachweis osteoplastischer Metastasen
(C) kann bei Kindern wegen des noch bestehenden Wachstums nicht eingesetzt werden
(D) kann in Mehrphasentechnik nicht zur Entzündungsdiagnostik eingesetzt werden
(E) kann mit großer Sicherheit zwischen benignen und malignen Skelettprozessen unterscheiden

4.208 (D) 4.209 (C) 4.210 (E) 4.211 (E) 4.212 (C) 4.213 (B)

H94

4.214 Welche Aussage trifft **nicht** zu?

Die Skelettszintigraphie ist geeignet

(A) zur Erfassung röntgenologisch nicht sichtbarer Frakturen
(B) zur Erfassung von Skelettmetastasen
(C) zur Abschätzung des Frakturalters bei Wirbelkörperfrakturen
(D) zur Bestimmung des Knochenmineralsalzgehaltes bei Osteoporose
(E) zur Erfassung von Lockerungen bei künstlichem Gelenkersatz

Fragen aus Examen Herbst 2000

H00 !

4.215 Welche Aussage über Verstärkerfolien in der Röntgendiagnostik trifft **nicht** zu?

(A) Sie bewirken eine Verringerung des Dosisbedarfs gegenüber folienlosen Filmen.
(B) Sie vermindern die Detailerkennbarkeit in Abhängigkeit von ihrer Empfindlichkeitsklasse.
(C) Als Leuchtstoffe werden Verbindungen aus seltenen Erden verwendet (Lanthanide).
(D) Sie ermöglichen eine deutliche Reduktion des Streustrahlenanteils.
(E) Sie absorbieren Röntgenstrahlung und emittieren Licht.

H00

4.216 Intravasal zu applizierende iodhaltige Röntgenkontrastmittel

(A) bewirken einen negativen Kontrast
(B) sind mit dem Risiko eines Todesfalles pro 1000 Untersuchungen behaftet
(C) haben gewöhnlich als Grundstruktur ein Benzoesäuremolekül
(D) werden für den Radioiodtest verwendet
(E) rufen nicht selten eine Hypothyreose hervor

H00 !

4.217 Welche Aussage zur Computertomographie (CT) trifft **nicht** zu?

(A) Anhand der registrierten Strahlungsintensitäten wird ein Bild der durchstrahlten Körperschicht berechnet.
(B) Die CT liefert überlagerungsfreie Horizontalschnittbilder.
(C) Im Gegensatz zur Magnetresonanztomographie sind sekundäre Bildberechnungen mit der CT unmöglich.
(D) Es kann ein rotierendes Röntgendetektorsystem zur Anwendung kommen.
(E) Die Spiral-CT erlaubt in wenigen Sekunden eine lückenlose Darstellung größerer Körperabschnitte.

H00 !

4.218 Die Single-Photon-Emissions-Computer-Tomographie (SPECT)

(A) erfordert grundsätzlich eine Doppelkopfgammakamera
(B) benötigt immer eine Dreikopfgammakamera
(C) ist ein Verfahren zur Abbildung der Radionuklidverteilung in mehreren Schichten des Körpers
(D) macht die Verwendung von ^{99m}Tc unabdingbar
(E) setzt das Vorhandensein eines Zyklotrons in unmittelbarer Nähe zur nuklearmedizinischen Klinik voraus

H00

4.219 Welche der folgenden Strukturen bildet beim gesunden Erwachsenen in der p.-a. Röntgenübersichtsaufnahme des Thorax im Regelfall den Hauptanteil des rechten Herzrandes?

(A) rechter Vorhof
(B) rechter Ventrikel
(C) Außenwand des linken Vorhofs
(D) Truncus pulmonalis
(E) A. pulmonalis

4.214 (D) 4.215 (D) 4.216 (C) 4.217 (C) 4.218 (C) 4.219 (A)

H00 **!**

4.220 **Kein** typischer Befund einer Röntgenthoraxnativaufnahme bei einem ausgeprägten Lungenemphysem ist:

(A) tiefstehende Lungengrenzen
(B) vermehrte Transparenz der Lungen
(C) Rarifizierung der hilusnahen Gefäßzeichnung
(D) Nachweis von Bullae
(E) verbreiterte Interkostalräume

H00 **!**

4.221 Der Lungenperfusionsszintigraphie mit ^{99m}Tc-markierten makroaggregierten Albuminpartikeln liegt das folgende biokinetische Lokalisationsprinzip des applizierten Radiopharmazeutikums zugrunde:

(A) alveoläre Diffusion
(B) bronchoalveoläre Distribution
(C) kapilläre Mikroembolisation (Kapillarblockade)
(D) arteriovenöse Äquilibrierung
(E) alveoläre Retention

H00

4.222 Welche Knochenreaktion ist **keine** sog. periostale Reaktion?

(A) periostale Schale (‚Kompaktaausbeulung“)
(B) Codman-Dreieck
(C) Spiculae
(D) Periostlamellierung (Zwiebelschalenbild)
(E) Usur

H00

4.223 Beim Verdacht auf Spondylitis ankylosans ist für die Diagnosefindung am aussagekräftigsten die nativradiologische Untersuchung

(A) der Hände
(B) der Unterarme
(C) der Hüftgelenke
(D) der Wirbelsäule mit Iliosakralgelenken
(E) des Schädels

H00

4.224 Welche Aussage zur radiologischen Diagnostik des M. Crohn trifft zu?

(A) Der M. Crohn zeigt typischerweise einen segmentalen Darmbefall.
(B) Das terminale Ileum ist beim M. Crohn obligat entzündlich verändert und enggestellt.
(C) Ein Pflastersteinrelief kommt nur im Dickdarm vor.
(D) Zur Darstellung von enteroenteralen Fisteln wird heute immer eine CT-Untersuchung des Abdomens durchgeführt.
(E) Bei Befall des Dickdarms ist eine Kontrastuntersuchung des Dünndarms nur bei gesicherter Ösophagusbeteiligung angezeigt.

H00

4.225 Bei einem 38-jährigen Mann wird eine Abdomenübersichtsaufnahme angefertigt (siehe Abb. 4.63).

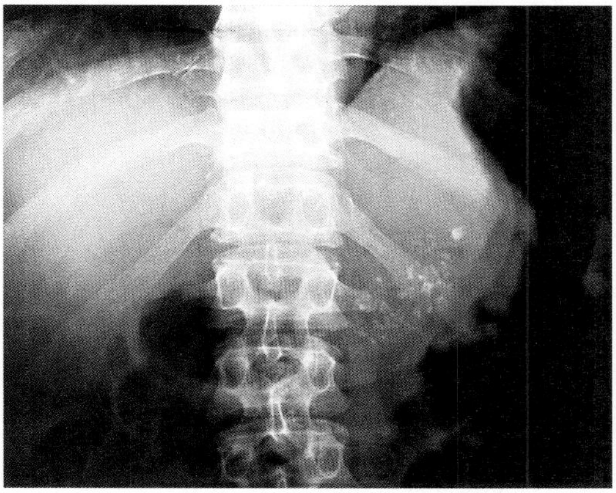

Abb. 4.**63**

Bei diesem Zufallsbefund handelt es sich am wahrscheinlichsten um

(A) verkalkte Mesenteriallymphknoten
(B) Nierenkelchsteine
(C) Pankreasverkalkungen
(D) Tumorverkalkungen der Niere
(E) Nebennierenverkalkungen

5 Technische und methodische Grundlagen der Strahlentherapie bösartiger Tumoren und gutartiger Erkrankungen

F99 !

5.1 Welche Aussage trifft **nicht** zu?

Unter Strahlentherapie mit ionisierender Strahlung subsumiert man:

(A) Oberflächentherapie
(B) Weichstrahltherapie
(C) Hyperthermie
(D) Brachytherapie (z. B. Afterloadingtherapie)
(E) Hochvolt- bzw. Megavolttherapie

F99

5.2 Für die Anwendung in der Strahlentherapie wird ultraharte Bremsstrahlung erzeugt in

(A) Kobaltgeräten
(B) Caesiumgeräten
(C) Linearbeschleunigern
(D) Afterloadinggeräten
(E) Neutronengeneratoren

H91

5.3 In der Strahlentherapie werden Linearbeschleuniger zur Erzeugung folgender Strahlen eingesetzt:

(1) Elektronenstrahlen
(2) Röntgenstrahlen
(3) Gammastrahlen

(A) nur 1 ist richtig
(B) nur 2 ist richtig
(C) nur 3 ist richtig
(D) nur 1 und 2 sind richtig
(E) 1 – 3 = alle sind richtig

H91

5.4 Die spezielle Wirkung von energiereichen Neutronen in der Strahlentherapie maligner Tumoren beruht auf

(A) dem hohen linearen Energietransfer dieser Strahlenart
(B) der selektiven Tumortoxizität
(C) der Wärmewirkung der Strahlung
(D) der Kombination der Eigenschaften von Elektronen- und Photonenstrahlung
(E) der verstärkten Bildung von Sekundärelektronen

F96

5.5 Keilfilter werden in der Strahlentherapie (z. B. mit ultraharter Röntgenstrahlung) verwendet zum Zwecke der

(A) Eliminierung des Aufbaueffektes
(B) Anpassung der Isodosen an die Form des Zielvolumens
(C) Steigerung der Durchdringungsfähigkeit („Aufhärtung") der Strahlung
(D) Abdeckung von Feldsegmenten
(E) Anpassung der Feldform an die Form des Zielvolumens

H98

5.6 Isodosenkurven in der Strahlentherapie sind

(A) Bestrahlungen gleicher Dosis
(B) Fraktionen gleicher Dosis
(C) Verbindungslinien von Orten gleicher Dosis in einer betrachteten Ebene
(D) gleiche Dosisleistungen
(E) Dosisäquivalente zwischen Medikamenten und Bestrahlung

F97

5.7 Bei Verringerung des Strahlenquelle-Haut-Abstandes bei sonst unveränderter Einstellung des Strahlentherapiegerätes erhöht sich die

(A) Dosisleistung an der Haut
(B) Energie der Strahlung
(C) relative Tiefendosis im Gewebe jenseits des Dosismaximums
(D) Feldgröße
(E) Dauer der Bestrahlung zur Erzielung der vorgesehenen Oberflächendosis

5.1 (C) 5.2 (C) 5.3 (D) 5.4 (A) 5.5 (B) 5.6 (C) 5.7 (A)

H99

5.8 Ein Telekobalttherapiegerät mit einem Fokus-Haut-Abstand von 80 cm bestrahlt mit einer Dosis von 100% in 5 mm Gewebetiefe.

Auf wieviel Prozent verringert sich die Dosis, wenn man den Fokus-Haut-Abstand auf 100 cm erhöht?

(A) 90%
(B) 80%
(C) 75%
(D) 64%
(E) 54%

F92

5.9 Welche Aussage zu therapeutisch verwendeter Elektronenstrahlung trifft **nicht** zu?

(A) Nach Erreichen des Dosismaximums fällt die Dosis stark ab.
(B) Der Dosisabfall in der Tiefe wird bei zunehmender Energie immer flacher.
(C) Mit zunehmender Energie wandert das Dosismaximum in die Körpertiefe.
(D) Die Bestrahlungsfeldgröße wird durch einen Tubus bestimmt.
(E) Eine Bestrahlung mit Elektronen aus einem Linearbeschleuniger ist ausgeschlossen.

F93

5.10 Patienten mit lokal begrenzten malignen Tumoren sollten in der Regel erst dann einem Strahlentherapeuten vorgestellt werden, wenn sämtliche anderen Behandlungsformen ausgeschöpft sind,

weil

heutzutage Chemotherapie und Immuntherapie insbesondere bei lokal begrenzten soliden Tumoren erheblich höhere Heilungserfolge aufweisen als eine Strahlenbehandlung.

H96

5.11 Bei der Strahlentherapie von Tumoren bereiten folgende Bereiche eines bisher unbehandelten Tumors die größten Schwierigkeiten im Hinblick auf eine erfolgreiche Behandlung:

(A) Bereiche mit guter Sauerstoffversorgung
(B) Bereiche, die bereits mehrere Wochen nicht mehr mit Sauerstoff versorgt worden sind
(C) Bereiche, die z.Zt. der Bestrahlung so schlecht mit Sauerstoff versorgt sind, daß die Zellen zwar noch leben, aber nicht proliferieren können
(D) Bereiche mit vielen Zellen in der G2-Phase des Zellzyklus
(E) Bereiche mit Zellen, die nur ein schwach ausgeprägtes Reparaturvermögen aufweisen

F90

5.12 Die Sensibilität von Tumorzellen gegenüber ionisierender Strahlung kann verstärkt werden durch:

(1) Temperaturerhöhung auf 42 – 44 °C
(2) Gabe von Cysteamin
(3) Sauerstoffüberdruckbeatmung

(A) nur 2 ist richtig
(B) nur 3 ist richtig
(C) nur 1 und 3 sind richtig
(D) nur 2 und 3 sind richtig
(E) 1 – 3 = alle sind richtig

H96

5.13 Der Therapiesimulator dient

(A) der Übung von Ärzten und medizinisch-technischen Röntgenassistenten
(B) zu dosimetrischen Zwecken bei Gutachten
(C) zur Festlegung oder Kontrolle von Bestrahlungsfeldern mit diagnostischer Röntgenstrahlung
(D) zur Eingewöhnung von künftigen Bestrahlungspatienten
(E) zum täglichen Check eines Beschleunigers

5.8 (D) 5.9 (E) 5.10 (E) 5.11 (C) 5.12 (C) 5.13 (C)

F00 !

5.14 Welche Aussage zur Bestrahlungsplanung trifft **nicht** zu?

(A) Der Therapiesimulator dient zur Lokalisation, Simulation und Dokumentation der Bestrahlungsbedingungen unter Durchleuchtung.
(B) Zur Erstellung von Patientenquerschnitten eignet sich die Computertomographie.
(C) Die Patientenlagerung während der Bestrahlungsplanung sollte die gleiche sein wie bei der Bestrahlung selbst.
(D) Am computergestützten Planungssystem lassen sich für verschiedene Bestrahlungssituationen individuelle Bestrahlungspläne erstellen.
(E) Die Magnetresonanztomographie ist zur Erstellung von Patientenquer- und -längsschnitten grundsätzlich ungeeignet.

H94

5.15 Folgende Bestrahlungstechniken werden für die perkutane Bestrahlung angewandt:

(1) Einzelstehfeldbestrahlung
(2) Bewegungsbestrahlung
(3) interstitielle Bestrahlung
(4) Mehrfelderbestrahlung

(A) nur 3 ist richtig
(B) nur 1 und 3 sind richtig
(C) nur 2 und 4 sind richtig
(D) nur 1, 2 und 4 sind richtig
(E) 1 – 4 = alle sind richtig

F97

5.16 Bei welchem der folgenden Beispiele handelt es sich um eine interstitielle Strahlentherapie?

(A) intrazervikale Brachytherapie bei Zervixkarzinom
(B) intravaginale Afterloadingbestrahlung bei Korpuskarzinom
(C) Prostataspickung bei Prostatakarzinom
(D) intraluminale Gallengangsbestrahlung bei Gallengangskarzinom
(E) intraoperative Elektronenbestrahlung bei Pankreaskarzinom

F00

5.17 Welches der folgenden Nuklide kommt als umschlossenes Radionuklid in der Strahlentherapie zum Einsatz?

(A) ^{99m}TC
(B) ^{192}Ir
(C) ^{111}In
(D) ^{14}C
(E) ^{32}P

H97

5.18 Unter den Begriff „Brachytherapie" fällt **nicht** die

(A) interstitielle Bestrahlung („Spickung")
(B) intrakavitäre Afterloadingbestrahlung
(C) intraoperative Elektronenbestrahlung
(D) intraluminale Kontaktbestrahlung
(E) intravaginale Iridiumbestrahlung

H99

5.19 Welche der folgenden Aussagen zur Brachytherapie trifft **nicht** zu?

(A) Mit der Brachytherapie läßt sich nur ein kleines Volumen in unmittelbarer Nähe der Strahlenquelle therapieren.
(B) Präformierte Körperhohlräume wie der Ösophagus oder die Vagina eignen sich besonders gut für eine intraluminale Brachytherapie.
(C) Bei der interstitiellen Brachytherapie werden Nadeln o. ä. in den Tumor eingebracht.
(D) Radium-226 ist in Deutschland das am häufigsten in der Brachytherapie eingesetzte Radionukleid.
(E) Beim Afterloadingverfahren wird die radioaktive Quelle ferngesteuert in einen zuvor gelegten Hohlapplikator geschoben.

H96

5.20 Die interstitielle Bestrahlung ist eine Form der Teletherapie,

weil

das Intestinum ausschließlich einer perkutanen Bestrahlung zugänglich ist.

5.14 (E) 5.15 (D) 5.16 (C) 5.17 (B) 5.18 (C) 5.19 (D) 5.20 (E)

F95

5.21 In der perkutanen Strahlentherapie werden Linear- (und Kreis-)beschleuniger eingesetzt zur Erzeugung von

(1) Betastrahlen
(2) Elektronenstrahlen
(3) Röntgenstrahlen
(4) Gammastrahlen
(5) Neutronenstrahlen

(A) nur 1 und 2 sind richtig
(B) nur 1 und 4 sind richtig
(C) nur 2 und 3 sind richtig
(D) nur 3 und 5 sind richtig
(E) nur 1, 2 und 3 sind richtig

F95

5.22 Die minimale Toleranzdosis TD5/5 ist die unter Standardbedingungen der Strahlentherapie applizierte Dosis, bei der

(A) maximal 5% aller bestrahlten Tumorpatienten innerhalb von 5 Jahren geheilt werden können
(B) maximal 5% gravierende Komplikationen innerhalb von 5 Jahren beobachtet werden
(C) eine Bestrahlungsserie für maximal 5 Tage unterbrochen werden kann, ohne daß die Tumorheilung um mehr als 5% beeinträchtigt wird
(D) mindestens 5% aller Personen 5 Jahre nach einer Ganzkörperbestrahlung noch am Leben sind
(E) mindestens 95% komplikationsfreie Verläufe innerhalb von 5 Wochen nach Bestrahlungsende beobachtet werden

F98

5.23 Unter Fraktionierung versteht man in der Strahlentherapie

(A) die synergetische Gabe von Zytostatika
(B) das Auftreten von Doppelstrangbrüchen an der DNA
(C) die Verteilung der Dosis auf verschiedene Strahlenqualitäten
(D) die passagere Unterbrechung der Strahlentherapie
(E) die zeitliche Verteilung der Gesamtdosis auf mehrere Sitzungen

F93

5.24 In der Strahlentherapie ist die Verteilung der Gesamtdosis auf mehrere Bestrahlungstermine (Fraktionierung) eine Standardmethode.

Welche Aussagen treffen zu?

(1) Die Fraktionierung trägt zur Schonung von Normalgewebe bei.
(2) Im Intervall zwischen den Einzelbestrahlungen kann es zur Reoxygenierung bislang hypoxischer Zellen kommen.
(3) Im Intervall kann es zur Reparatur subletaler Schäden kommen.
(4) Im Intervall kann eine Zellproliferation normaler und von Tumorzellen vorkommen.

(A) keine der Aussagen 1 – 4 ist richtig
(B) nur 1 ist richtig
(C) nur 1, 2 und 3 sind richtig
(D) nur 1, 2 und 4 sind richtig
(E) 1 – 4 = alle sind richtig

F91

5.25 Die Fraktionierung der Strahlendosis bei der Therapie mit ionisierender Strahlung dient überwiegend der

(A) Verhinderung der Reoxygenierung
(B) Schonung gesunden, mitbestrahlten Gewebes
(C) Schonung speziell des Nervengewebes
(D) Auslastung der Bestrahlungsgeräte
(E) Sicherheit der Einstellung des Bestrahlungsfeldes

F99 !

5.26 Welche der folgenden Parameter sind geeignet, Aufschluß über die Proliferationsaktivität von Geweben zu erhalten?

(1) ^{3}H-Thymidin-Markierungsindex
(2) Anzahl der Chromosomenaberrationen
(3) Verteilung der Zellen im Zellzyklus, erfaßt mit Hilfe der Durchflußzytometrie
(4) Anzahl der DNA-Doppelstrangbrüche

(A) nur 1 und 2 sind richtig
(B) nur 1 und 3 sind richtig
(C) nur 2 und 3 sind richtig
(D) nur 2 und 4 sind richtig
(E) nur 3 und 4 sind richtig

5.21 (C) 5.22 (B) 5.23 (E) 5.24 (E) 5.25 (B) 5.26 (B)

F00 !

5.27 Welches der folgenden Verfahren ist **nicht** geeignet, Aufschluss über die Proliferationsaktivität von Geweben zu geben?

(A) Bestimmung des BUdR-Markierungsindexes
(B) Nachweis bestimmter Proteine (Ki-67, PCNA) mit Hilfe monoklonaler Antikörper
(C) Bestimmung des ^{3}H-Thymidin-Markierungsindexes
(D) Chromosomenaberrationsanalyse
(E) Bestimmung des S-Phase-Anteils mit Hilfe der Durchflusszytometrie

H94

5.28 In der strahlentherapeutischen Behandlung maligner Tumoren werden folgende Strahlenarten verwendet:

(1) Neutronenstrahlung
(2) Röntgenstrahlung
(3) Elektronenstrahlung
(4) Gammastrahlung (Kobalt 60)

(A) nur 1 und 2 sind richtig
(B) nur 3 und 4 sind richtig
(C) nur 1, 2 und 4 sind richtig
(D) nur 1, 3 und 4 sind richtig
(E) 1 – 4 = alle sind richtig

F91

5.29 Zur nuklearmedizinischen Therapie (Strahlentherapie mit offenen Radionukliden) werden in erster Linie genutzt:

(A) α-Strahlen
(B) β-Strahlen
(C) γ-Strahlen
(D) Neutronen-Strahlen
(E) Mesonen-Strahlen

H92

5.30 ^{131}Iod ist zur Therapie von differenzierten Schilddrüsen-Karzinom-Metastasen geeignet,

weil

das in den Zellen der Schilddrüsen-Karzinom-Metastasen gespeicherte ^{131}Iod durch seine intensive Gammastrahlung zum Zelltod führt.

H95

5.31 ^{131}I ist ein zur nuklearmedizinischen Therapie geeignetes Radionuklid,

weil

beim Zerfall von ^{131}I strahlentherapeutisch nutzbare Bestrahlung emittiert wird.

H97

5.32 Folgende Aussagen zur Nuklearmedizin treffen zu:

(1) Radioaktive Nuklide dürfen aus Gründen des Strahlenschutzes nicht oral, sondern nur i. v. verabreicht werden.
(2) ^{131}Iod kann nicht nur therapeutisch, sondern auch diagnostisch eingesetzt werden.
(3) Der therapeutische Effekt von ^{131}Iod wird insbesondere durch die Gammakomponente der Strahlung hervorgerufen.

(A) nur 2 ist richtig
(B) nur 1 und 2 sind richtig
(C) nur 1 und 3 sind richtig
(D) nur 2 und 3 sind richtig
(E) 1 – 3 = alle sind richtig

F92

5.33 Technetium$^{-99\,m}$ kann als nuklearmedizinisch besonders geeignetes Radionuklid angesehen werden, da es

(1) ein reiner Beta-Strahler ist
(2) ein reiner Gamma-Strahler ist
(3) eine kurze physikalische Halbwertszeit hat
(4) als Generatorprodukt jederzeit zur Verfügung steht

(A) nur 1 ist richtig
(B) nur 3 ist richtig
(C) nur 2 und 3 sind richtig
(D) nur 1, 3 und 4 sind richtig
(E) nur 2, 3 und 4 sind richtig

H91 F87

5.34 Welches Radionuklid wird bei der intrakavitären Therapie nicht eingesetzt?

(A) Radium^{266}
(B) Technetium$^{99\,m}$
(C) Caesium^{137}
(D) Iridium^{192}
(E) Kobalt-Kobalt^{60}

5.27 (D) 5.28 (E) 5.29 (B) 5.30 (C) 5.31 (A) 5.32 (A) 5.33 (E) 5.34 (B)

Fragen aus Examen Herbst 2000

H00

5.35 Unter den Begriff „Brachytherapie“ fällt **nicht** die

(A) interstitielle Bestrahlung („Spickung“)
(B) intrakavitäre Afterloadingbestrahlung
(C) intraoperative Elektronenbestrahlung
(D) intraluminale Kontaktbestrahlung
(E) intravaginale Iridiumbestrahlung

5.35 (C)

Kommentare

1 Physikalische Grundlagen

F99 !

Frage 1.1: Lösung E

Der radioaktive Zerfall ist ein für jede radioaktive Substanz charakteristischer Vorgang mit fester Zerfallskonstante und bekannter Halbwertszeit, eine Einflußnahme ist nicht möglich.

F93

Frage 1.2: Lösung D

Zu **(A):** Diese Antwort wurde immerhin von 12% der Kandidaten angekreuzt. Das Proton ist zwar eines der Produkte beim β-Zerfall eines Neutrons; es wird jedoch nicht emittiert, sondern verbleibt im Kern, der dadurch seine Ordnungszahl ändert. Das Betateilchen ist das Elektron, das entweicht und ionisierend tätig werden kann (D).
Zu **(B):** Bremsstrahlung entsteht beim Auftreffen von energiereichen Elektronen auf Materie, z.B. die Anode der Röntgenröhre (auch Gewebe, Geräteteile etc., im Fall von β-Strahlung → Entstehung von Streustrahlung!): Die Bewegungsenergie des Elektrons wird in elektromagnetische Energie umgewandelt und tritt als Photon in Erscheinung.
Zu **(C):** α-Teilchen sind zweifach ionisierte Heliumkerne (He^{2+}).

F93

Frage 1.3: Lösung B

Viele β-Strahler gehen bei ihrem Zerfall in angeregte Kerne über, die sich früher oder später durch ein oder mehrere γ-Quanten ihrer Anregungsenergie entledigen. Ein Beispiel ist Cobalt 60 (Antwort E), das neben einer β-Strahlung von 313 keV auch γ-Strahlung von 1,17 und 1,33 MeV aussendet. Die β-Strahlung ist hier meist unerwünscht, kann aber leicht in der Umhüllung des radioaktiven Materials oder speziellen Filtern unterdrückt werden. Ein anderes Beispiel für ein Nuklid, das keinen reinen β-Strahler darstellt, ist Iod^{131} (Antwort C), das bei seinem Zerfall ein β-Teilchen von 610 keV und ein γ-Quant von 365 keV emittiert. Es wird zur Behandlung von Schilddrüsenkarzinomen verwendet.
Zu **(B):** Die Energie der β-Strahlung von Phosphor 32 beträgt 1,7 MeV. ^{32}P wird in der Nuklearmedizin beispielsweise bei der Polycythaemia vera zur Verringerung der Erythrozytenbildung eingesetzt.
Zu **(A):** $Gold^{198}$ ist ein relativ kurzlebiger, fast reiner γ-Strahler (0,14 MeV) mit einer Halbwertszeit von 2,7 Tagen, der zur interstitiellen Bestrahlung verwendet wird.
Zu **(D):** $Radium^{226}$ ist ein α-Strahler mit einer Energie von 4,88 MeV und einer Halbwertszeit von 1600 Jahren. Diese Frage wurde nur von 26% der Kandidaten richtig beantwortet; 28% entschieden sich für den β/γ-Strahler ^{131}I. Die Kenntnis der unerwünschten γ-Emission eines Nuklides ist nicht nur zur korrekten Anwendung, sondern auch aus Strahlenschutzgründen von Bedeutung.

F90

Frage 1.4: Lösung B

Röntgenstrahlung ist elektromagnetische Strahlung und keine Korpuskularstrahlung: Sie besteht aus einzelnen Energiepaketen, den Photonen (Röntgenquanten), die keine eigenständige Existenz im Sinne von Materieteilchen haben, sondern durch Absorption total vernichtet werden können. Im Gegensatz dazu bleibt bei Korpuskularstrahlung immer ein Teilchen übrig, auch nachdem die Strahlungsenergie vollständig abgegeben wurde: bei α-Strahlung ein Heliumkern, bei β-Strahlung ein positives oder negatives Elektron usw.

F90 F87

Frage 1.5: Lösung A

Zu **(A):** Vernichtung ist nur beim Kontakt von Materie mit Antimaterie möglich. Da das Positron das Antiteilchen des Elektrons ist, können die beiden zerstrahlen, wobei die der Masse entsprechende Energie in Form von Strahlung (Vernichtungsstrahlung) frei wird. Zwei Elektronen oder zwei Positronen können schon deswegen nicht zerstrahlen, weil sie sich wegen der elektrostatischen Abstoßung gar nicht nahe genug kommen können.
Zu **(B):** Die Vereinigung eines Protons mit einem Elektron ergibt ein Wasserstoffatom; eine gegenseitige Vernichtung ist nicht möglich, da beide Elementarteilchen unterschiedlichen Teilchenklassen angehören.

H94

Frage 1.6: Lösung C

Radionuklidgeneratoren dienen der Herstellung kurzlebiger Tochtersubstanzen durch Abspaltung von in der Regel langlebigen Muttersubstanzen, d.h. es entstehen Nuklide, bei denen der Aktivitätsverlust beim Transport vom Hersteller zum Anwender groß wäre (Radionuklidgeneratoren stehen am Applikationsort). In den Generator wird eine Muttersubstanz eingefüllt, die an Austauscherharzen fest haften bleibt. Durch radioaktiven Zerfall derselben entstehen kurzlebige radioaktive Tochternuklide, die dann aus dem Radionuklidgenerator ausgewaschen werden können. Der Einsatz eines Radionuklidgenerators hat demzufolge nur Sinn, wenn das Mutter-Radionuklid eine wesentlich längere Halbwertszeit aufweist als das Tochter-Radionuklid

(C), wobei die Anordnung um so praktischer ist, je langlebiger die Muttersubstanz ist. Jedoch muß die Muttersubstanz nicht unbedingt eine HWZ von über 5 Tagen aufweisen (E – falsch). So weist die Muttersubstanz des im Radionuklidgenerator erzeugten, in der Nuklearmedizin häufig eingesetzten ^{99m}Tc eine HWZ von 6 Stunden, das ^{99}Mo eine HWZ von 2,8 Tagen und das ^{87}Y (Muttersubstanz des früher für Knochenszintigraphien eingesetzten ^{87m}Sr) eine HWZ von 3,3 Tagen auf. Die angeführten Beispiele verdeutlichen überdies, daß beim radioaktiven Zerfall nicht Nuklide desselben chemischen Elements entstehen (Nuklide unterscheiden sich in ihrer Atommasse infolge verschiedener Neutronenzahlen), sondern daß infolge des Kernzerfalls neue Elemente gebildet werden (D – falsch).

H98

Frage 1.7: Lösung E

Zu **(E):** Es entsteht außerdem β-Strahlung.
Zu **(A):** Eine kürzere physikalische Halbwertszeit bedeutet eine schneller abnehmende Strahlenbelastung des Patienten.
Zu **(B):** Die HWZ von ^{99}Mo beträgt 67 h und die von ^{99m}Tc beträgt 6 h.
Zu **(C):** Da der Generator am Untersuchungsort aufgestellt werden kann, ist auch das Tochternuklid dort verfügbar.
Zu **(D):** ^{99m}Tc kann vielfältig gekoppelt werden: ^{99m}Tc-Pertechnetat, ^{99m}Tc-DTPA, ^{99m}Tc-Albumin.

F91 H87

Frage 1.8: Lösung A

^{99m}Tc ist ein kurzlebiger Strahler mit einer Halbwertszeit von 6,0 Stunden. Nach einem Tag, d. h. 4 Halbwertszeiten, ist eine Aktivität von anfänglich 10 000 Bq somit auf 1/16, also 625 Bq, abgefallen. Solche kurzen Lebensdauern sind z. B. für Szintillationsaufnahmen nützlich, um durch schnelles Abklingen der Aktivität die Strahlenbelastung des Patienten gering zu halten. Andererseits wird dadurch die Produktion des Nuklids vor Ort nötig, um kurze Transportzeiten zu erreichen; dies kann mit einem Radionuklidgenerator („radioaktive Kuh") geschehen.

F98 **!**

Frage 1.9: Lösung B

Nach 6 Minuten ist nur noch $^1/_4$ der Anfangsaktivität von 100 MBq vorhanden. Die Halbwertszeit beträgt also 3 Minuten. Die Aktivität beträgt nach n Halbwertszeiten noch

$$\frac{100}{2^n};\ n = \frac{30}{3} = 10;\ A = \frac{100}{2^{10}} = \frac{100}{1024} = 0{,}097\ \text{MBq}$$

H96

Frage 1.10: Lösung B

Die Aktivität beträgt nach n Halbwertszeiten noch $\frac{100}{2^n}$. Daraus folgt:

$$2^n = \frac{100}{A};\ n = \frac{\lg\frac{100}{A}}{\lg 2};\ n = \frac{\lg 1000}{\lg 2};\ n = \frac{3}{0{,}3};\ n = 10.$$

F98

Frage 1.11: Lösung A

^{60}Co hat eine Halbwertszeit von ca. 5,3 Jahren.

F94

Frage 1.12: Lösung C

Effektive Halbwertszeit: Zeitspanne, nach der in einem Organismus noch die Hälfte der ursprünglichen Aktivität vorhanden ist. Sie errechnet sich aus der physikalischen (= Geschwindigkeit des radioaktiven Zerfalls) und der biologischen Halbwertszeit (= Eliminationsgeschwindigkeit des Nuklids aus dem Organismus) nach folgender Formel:

$$HWZ_{eff} = \frac{HWZ_{phys} \cdot HWZ_{biol}}{HWZ_{phys} + HWZ_{biol}}$$

H89

Frage 1.13: Lösung B

$$HWZ_{eff} = \frac{HWZ_{phys} \cdot HWZ_{biol}}{HWZ_{phys} + HWZ_{biol}} = \frac{1 \cdot 1}{1+1} = \frac{1}{2}\ \text{Tag.}$$

H92

Frage 1.14: Lösung C

Die effektive Halbwertszeit errechnet sich aus der physikalischen und der biologischen Halbwertszeit einer radioaktiven Substanz. Die biologische Halbwertszeit hängt u. a. von der Applikationsart (oral, intravenös), der Verstoffwechselung und der Verteilung im Organismus ab. Die Strahlenart wie auch die Strahlenenergie, die beim radioaktiven Zerfall des Präparats entsteht, beeinflußt zwar die resultierende Strahlenbelastung des Organismus, nicht jedoch die physikalische oder biologische und damit nicht die effektive Halbwertszeit.

F92

Frage 1.15: Lösung A

Die Halbwertsschichtdicke einer Substanz reduziert definitionsgemäß die Dosisleistung einer Strahlung auf die Hälfte. Voraussetzung für diese Definition ist, daß monochromatische Strahlung, d. h. Strahlung einer Wellenlänge eingesetzt wird. Bei der heterogenen Strahlung des Röntgenbremsspektrums hingegen werden die unterschiedlich energiereichen Strahlenanteile durch das durchstrahlte Material unterschiedlich stark gemindert. Durch die stärkere Absorption energieärmerer und die größere Durchdringungsfähigkeit energiereicherer Strahlenanteile kommt es zur Aufhärtung der Strahlung, d. h. einer Zunahme der energiereichen Strahlen im Bremsspektrum bei gleichbleibender Grenzwellenlänge (= Aufhärtung). Durch die Aufhärtung, d. h. die relative Zunahme der energiereichen Strahlenanteile, erhöht sich die Halbwertsschichtdicke einer Substanz fortlaufend mit zunehmender Filterung der heterogenen Strahlung (35% Lösung A).

H90

Frage 1.16: Lösung B

Die physikalische Halbwertzeit von Tc wird häufig abgefragt; hingegen die anderer häufig verwendeter Nuklide kaum (gerundet): ^{51}Cr 28 Tage, ^{125}I 8 Tage, ^{133}Xe 5 Tage, ^{198}Au 3 Tage, ^{113}In 1,7 Stunden, ^{226}Ra 1620 Jahre.

F90

Frage 1.17: Lösung B

Die physikalische Halbwertszeit des Radionuklids ist in diesem Beispiel sehr groß gegenüber der biologischen Halbwertszeit. Das bedeutet, daß die Verringerung der Aktivität durch den radioaktiven Zerfall langsam vor sich geht, verglichen mit der Geschwindigkeit der Ausschleusung der Substanz aus dem Gewebe durch biologische Prozesse. Der Einfluß der physikalischen HWZ kann hier also vernachlässigt werden. Die effektive HWZ, die für die Gewebeschädigung maßgebend ist, ist somit ziemlich genau gleich der biologischen. Das wird auch aus der Formel ersichtlich:

$$HWZ_{eff} = \frac{HWZ_{phys} \cdot HWZ_{biol}}{HWZ_{phys} + HWZ_{biol}} = \frac{30a \cdot 100d}{30{,}3a} = 99d.$$

F94

Frage 1.18: Lösung D

Zu **(1)** und **(3):** Wenn ein schnelles Elektron auf ein Hüllenelektron eines Atomkerns trifft und dieses aus dem Atomverband herauslöst, entsteht ein Loch in der Elektronenhülle, das kurze Zeit später durch ein Elektron aus einer höheren Schale aufgefüllt wird. Dabei wird wieder ein Platz frei, der von einem Hüllenelektron aus einem noch höheren Energiezustand aufgefüllt wird usw. Bei jedem dieser Übergänge wird die Differenzenergie in Form von elektromagnetischer ionisierender Strahlung abgegeben. Da die Energieunterschiede zwischen diesen Schalen definiert sind, entsteht ein aus einzelnen Linien von charakteristischer Energie aufgebautes Spektrum (= **charakteristisches Spektrum**). Es sind also in jedem Fall nicht nur äußere Elektronen beteiligt, sondern es werden gerade innere Elektronenbahnen aufgefüllt.

Zu **(2):** Neben dem oben beschriebenen gibt es einen zweiten Mechanismus der Entstehung von ionisierender Strahlung: Das schnelle Elektron fliegt nahe an einem Atomkern vorbei und wird durch dessen elektrisches Feld abgelenkt, ohne jedoch auf ein Hüllenelektron zu treffen. Hierdurch wird das Elektron abgelenkt, wobei es Energie verliert, die in Form von ionisierender Strahlung entweicht. Da Ablenkwinkel und Energieverlust des schnellen Elektrons vom Abstand zum Atomkern abhängen, der nicht fest vorgegeben ist, entsteht ionisierende Strahlung mit Bestandteilen von Null bis zu einem Maximum, das durch die Energie des einfallenden Elektrons gegeben ist (= **kontinuierliches Spektrum**).

Zu **(4):** Zur Kernumwandlung radioaktiver Nuklide gehören der α-Zerfall, der β-Zerfall, der Positronenzerfall und der Elektroneneinfang.

F00 !!

Frage 1.19: Lösung E

Entstehung von Röntgenstrahlen in einer Röntgenröhre:

1. Aufheizung der Kathode (Wolframdraht) auf über 2000 °C zur Freisetzung von Elektronen. Der Heizstrom der Kathode reguliert den Röhrenstrom.
2. Einschalten der Hochspannung (Röhrenspannung) in der Röntgenröhre zur Beschleunigung der Elektronenwolke im elektrischen Feld zwischen Kathode und Anode. Um die Bewegung der Elektronen nicht zu behindern, ist die Röntgenröhre evakuiert. Die Strahlen werden im Wehnelt-Zylinder durch ein elektrostatisches Feld gebündelt.
3. Abbremsung der Elektronen in einem Material mit hoher Ordnungszahl, der Prallanode. Die hohe kinetische Energie der Elektronen wird hierbei zu über 99% in Wärme- und zu unter 1% in Röntgenstrahlung umgewandelt.

F90

Frage 1.20: Lösung C

Obwohl bei 91% korrekten Lösungen bei dieser Frage die in drei Schritten ablaufende Erzeugung von Röntgenstrahlung in der Röntgenröhre allgemein bekannt ist, sei sie hier nochmals beschrieben:

1. Aufheizung der Kathode (Wolframdraht) auf über 2000 °C zur Freisetzung von Elektronen. Der Heizstrom der Kathode reguliert den Röhrenstrom.

K

2. Einschalten der Hochspannung (Röhrenspannung) in der Röntgenröhre zur Bündelung und Beschleunigung der Elektronenwolke im elektrischen Feld zwischen Kathode und Anode. Um die Bewegung der Elektronen nicht zu behindern, ist die Röntgenröhre evakuiert.
3. Abbremsung der Elektronen in einem Material mit hoher Ordnungszahl, der Prallanode. Die hohe kinetische Energie der Elektronen wird hierbei zu über 99% in Wärme- und zu unter 1% in Röntgenstrahlung umgewandelt.

Zu **(A):** Auch Neutronen sind Kernbestandteile, so kommt es beim Auftreffen von Neutronen auf Atomkerne zu Kernreaktionen, beispielsweise auch zur Kernspaltung.

Zu **(B):** Paarbildung: Energiereiche Röntgenphotonen (Energie über 1,02 MeV) können, wenn sie in das Kernfeld eines Atoms gelangen, sich in Materie umwandeln (in ein Elektron und ein Positron).

Zu **(D):** Aus Wolfram besteht die Glühkathode, die bei Einschalten des Heizstromkreises Leitungselektronen abgibt. Dieser Vorgang ist Voraussetzung zur Entstehung von Röntgenstrahlung, jedoch treten bei diesem Vorgang selbst keine Röntgenstrahlen auf.

Zu **(E):** Streuung = Richtungsänderung eines Röntgenquants durch Wechselwirkung mit einem Atomelektron mit (→ Compton-Streuung) oder ohne (→ klassische Streuung) Energieverlust des Röntgenquants.

F98

Frage 1.21: Lösung A

Da die nicht zum Bildaufbau beitragende weiche Strahlung eine vermeidbare Belastung des Patienten darstellt, wird sie durch Aluminium- oder Kupferplatten herausgefiltert. Die Filterung führt zu einer Eliminierung der weichen Strahlung und folglich zu einer relativen Zunahme der energiereichen harten Strahlung und der mittleren Photonenenergie.

H93

Frage 1.22: Lösung C

Beim Vorgang der Bremsstrahlung wird ein Elektron im Feld eines Atomkerns abgelenkt und strahlt dabei Energie in Form eines Photons ab. Danach läuft es mit verringerter Geschwindigkeit weiter; das Photon hat eine Energie, die dem Geschwindigkeitsverlust entspricht. Wurde das Elektron vollständig abgebremst, dann trägt das Photon dessen gesamte Bewegungsenergie fort. Die Bewegungsenergie des Elektrons ist aber durch die Beschleunigungsspannung der Röntgenröhre gegeben, nach der Regel: Energie des Elektrons (keV) = Beschleunigungsspannung der Röhre (kV). Die Beschleunigungsspannung bestimmt also die maximale Energie, die dem Photon verliehen werden kann, und somit die Obergrenze des Röntgenspektrums.

Zu **(A):** Das Anodenmaterial und seine Eigenschaften wie Wärmeleitfähigkeit und Schmelzpunkt bestimmen wichtige technische Eigenschaften der Röntgenröhre, v.a. die maximale Röntgenleistung, die erzeugt werden kann, ohne die Anode zum Schmelzen zu bringen. Außerdem ist die Lage der charakteristischen Linien im Röntgenspektrum vom Anodenmaterial abhängig.

Zu **(D):** Da Röntgenstrahlung verschiedener Energie verschieden absorbiert wird, kann durch Filterung mit einem geeigneten Material die Form des Spektrums beeinflußt werden; so kann z.B. der Anteil an weicher Strahlung, der nur zur Stahlenbelastung, nicht aber zur Bildgebung beiträgt, verringert werden. Die Maximalenergie bleibt dabei aber unverändert.

H97

Frage 1.23: Lösung C

Durch Wechselwirkung von freien Elektronen mit den Elektronen einer Atomhülle werden diese Elektronen aus ihrer Bahn geschleudert. Die entstandenen freien Positionen werden durch Elektronen aus äußeren Schalen der Hülle aufgefüllt. Hierbei wird Energie in Form von Photonen abgegeben – die charakteristische Strahlung.

Zu **(A):** Kommt ein Elektron in die Nähe eines Atomkerns, so wird es durch dessen elektrisches Feld abgebremst und gibt dabei Energie in Form eines Photons ab (Bremsstrahlung).

Zu **(B):** Die Röhrenspannung entspricht der maximalen Photonenenergie in keV. Mit steigender Röhrenspannung wird die Wellenlänge der Strahlung kleiner.

Zu **(D):** Bei der Mammographie wird weiche Strahlung eingesetzt (bis 30 keV). Molybdän emittiert charakteristische Strahlung bei 20 keV. Deshalb wird es als Anodenmaterial bei der Mammographie eingesetzt.

Zu **(E):** Die oben beschriebene charakteristische Strahlung bildet energiereiche Linien im Strahlenspektrum aus, die für verschiedene Anodenmaterialien unterschiedliche Wellenlängen haben.

F00 **!**

Frage 1.24: Lösung E

Durch Wechselwirkung von freien Elektronen mit den Elektronen einer Atomhülle werden diese Elektronen aus ihrer Bahn geschleudert. Die entstandenen freien Positionen werden durch Elektronen aus äußeren Schalen der Hülle aufgefüllt. Hierbei wird Energie in Form von Photonen abgegeben – die charakteristische Strahlung. Sie bildet energiereiche Linien im Strahlenspektrum aus, die für verschiedene Anodenmaterialien unterschiedliche Wellenlängen haben. Jedes Anodenmaterial emittiert ein spezifisches Spektrum. Zum Beispiel emittiert Molybdän

charakteristische Strahlung bei 20 keV. Deshalb wird es als Anodenmaterial bei der Mammographie (weiche Strahlung bis 30 keV) eingesetzt.
Zu **(E):** Bei den meisten Wechselwirkungen zwischen Photonen und Materie wird das Photon vernichtet. Daher kann ein Quant höchstens einige wenige Male wechselwirken, bevor es zugrunde geht. Seine direkte ionisierende Wirkung ist also gering. Da die bei jedem Ionisationsvorgang freiwerdenden Elektronen aber sehr hohe Energien haben, können sie wie β-Teilchen eine starke Strahlenwirkung hervorrufen. Den eigentlichen Energieübertrag an die Materie bewerkstelligen also Sekundärteilchen. Deswegen zählt die Photonenstrahlung zur indirekt ionisierenden Strahlung.

H99 **!**

Frage 1.25: Lösung C

Zu den Photonenstrahlen gehören die Röntgen- und die γ-Strahlen. Außerdem gibt es die Korpuskularstrahlen, zu denen die α-, die Elektronen-, die Protonen- und die Neutronenstrahlen gehören.
Röntgenstrahlung hat keine definierte Reichweite, im Gegensatz etwa zu Alphastrahlung, da sie einem exponentiellen Schwächungsgesetz gehorcht, also auch noch nach sehr dicken Absorbern nachweisbar ist. Da keine Reichweite bei Röntgenstrahlung definierbar ist, legt man willkürlich als Reichweite die Strecke fest, nach der z. B. noch 1 % der Intensität nachweisbar ist. Röntgenstrahlung entsteht beim Auftreffen von schnellen Elektronen auf Materie, wobei folgender Mechanismus vorherrscht: Das Elektron fliegt nahe an einem Atomkern vorbei und wird durch dessen elektrisches Feld abgelenkt. Dabei „verliert" es Energie, die in Form von elektromagnetischer Strahlung entweicht. (2. Möglichkeit: Charakteristische Strahlung durch Wechselwirkung mit einem Hüllenelektron). Da bei der Wechselwirkung des Elektrons mit dem Atomkern der Abstand Elektron–Kern und damit Ablenkwinkel und Energieverlust des Elektrons nicht vorgegeben sind, enthält die Röntgenstrahlung Bestandteile von Null bis zu einem Maximum, das durch die Energie des einfallenden Elektrons gegeben ist. So ergibt sich das kontinuierliche Spektrum. Das Maximum der Energie entspricht zahlenmäßig der Röhrenspannung.

H95

Frage 1.26: Lösung C

Zu **(C):** Bei monoenergetischer Strahlung haben alle Photonen dieselbe Energie. Röntgenbremsstrahlung ist eine heterogene Strahlung. Die Photonenenergie bewegt sich um ein Maximum, das zahlenmäßig der Röhrenspannung entspricht.
Zu **(A):** Zu den Photonenstrahlen gehören die Röntgen- und die γ-Strahlen. Außerdem gibt es die Korpuskularstrahlen, zu denen die α-, die Elektronen-, die Protonen- und die Neutronenstrahlen gehören.
Zu **(B):** Röntgen- und γ-Strahlen schließen sich im Spektrum der elektromagnetischen Wellen an die UV-Strahlen an. Sie haben eine Wellenlänge von 10^{-6} bis 10^{-12} cm.
Zu **(D):** Indirekt ionisierende Strahlung besteht aus elektrisch neutralen Teilchen (Photonen, Neutronen). Direkt ionisierende Strahlung besteht aus elektrisch geladenen Teilchen, die direkt mit den Elektronen der Atome in Wechselwirkung treten.
Zu **(E):** Locker ionisierende Strahlung hat eine geringe Ionisationsdichte, d. h. die Anzahl der von einem Teilchen ionisierten Atome ist vergleichsweise gering. Sie ist um so größer, je größer die elektrische Ladung und je kleiner die Geschwindigkeit des Teilchens ist.

F97

Frage 1.27: Lösung C

Direkt ionisierende Strahlung besteht aus elektrisch geladenen Teilchen, die direkt mit den Elektronen der Atome in Wechselwirkung treten. Indirekt ionisierende Strahlung besteht aus elektrisch neutralen Teilchen (Photonen, Neutronen).
Zu (A), (B), (D) und (E) vgl. Kommentar zu Frage 1.26.

H98 H88 H85 **!**

Frage 1.28: Lösung A

Zu **(A):** Röntgenstrahlung setzt sich aus der charakteristischen- und der Bremsstrahlung zusammen. Sie entsteht durch Abbremsen energiereicher Elektronen. γ-Strahlen werden beim Übergang der Nukleonen vom angeregten Zustand in den Grundzustand frei.
Zu **(B):** Der Energiebereich von γ-Strahlen liegt genau wie der von ultraharter Röntgenstrahlung bei einigen MeV.
Zu **(C):** Röntgen- und γ-Strahlen schließen sich im Spektrum der elektromagnetischen Wellen an die UV-Strahlen an. Sie haben eine Wellenlänge von 10^{-6} bis 10^{-12} cm.
Zu **(D):** Die Halbwertschichtdicke (HWD) ist die Dicke eines Materials, nach der die Strahlungsintensität noch 50 % beträgt. Da die Photonenenergie von ultraharter und γ-Strahlung ungefähr im selben Bereich liegen, ist auch die HWD gleich.

H90 H87

Frage 1.29: Lösung D

Bei Erhöhung der Röhrenspannung wird die erzeugte Röntgenstrahlung energiereicher (härter), da die von der Glühkathode abgesaugten Elektronen stärker beschleunigt werden und mit größerer Geschwindigkeit auf den Anodenteller prallen (Aussage (1) ist korrekt). Gleichzeitig werden mehr Elektronen aus der Glühkathode abgesaugt, so daß die Ionendosisleistung der Röntgenröhre ansteigt (Aussage (2) ist korrekt). Die relative biologische Wirksamkeit der Strahlung erhöht sich jedoch nicht, da der RBW-Faktor von Röntgenstrahlung unabhängig von der Strahlenhärte 1 beträgt (Aussage (3) ist somit falsch).

F96

Frage 1.30: Lösung D

Zu **(1):** Die maximale Photonenenergie entspricht zahlenmäßig der Beschleunigungsspannung.
Zu **(2):** Die Halbwertschichtdicke ist die Dicke eines Materials, nach der die Strahlungsintensität noch 50% beträgt. Bei steigender Energie erhöht sich auch die Halbwertschichtdicke.
Zu **(3):** Kerma (kinetic energy released in matter) [Gy] steht für die Summe der beim ersten Stoß eines Photons übertragenen Energie. Die Kermaleistung ist der Differentialquotient aus Kerma und Zeit.
Zu **(4):** Der Bewertungsfaktor beträgt generell für Röntgenstrahlung 1. Röntgen- und γ-Strahlen mit Energien > 1 MeV haben eine RBW von 0,85. Je weicher diese Strahlen werden, desto größer wird die RBW.

F96

Frage 1.31: Lösung A

Man unterscheidet direkt- und indirekt ionisierende Strahlung. Direkt ionisierende Strahlung entsteht durch geladene Teilchen (α-Teilchen, Elektronen, Positronen, Deuteronen), die direkt mit den Elektronen der Hülle in Wechselwirkung treten und die Atome ionisieren. Die sekundär ionisierende Strahlung (Photonen-, Neutronenstrahlung) wird schnell absorbiert, dabei werden aber Sekundärteilchen freigesetzt, die die eigentliche Wirkung hervorrufen.
Zu **(B):** Direkt- und indirekt ionisierende Strahlung kommen beide direkt aus der Strahlenquelle.
Zu **(C):** Der Photoeffekt entsteht durch ein γ-Quant, also durch Photonenstrahlung.
Zu **(D):** Sowohl direkt als auch indirekt ionisierende Strahlung können direkt auf den Körper auftreffen.
Zu **(E):** Die Energie von Teilchen wird portionsweise in der Materie, die durchstrahlt wird, abgegeben. Bei den α-Teilchen sind dies etwa 1000 Kontakte mit Atomen. β-Teilchen setzen in der Materie Sekundärelektronen frei, die ihrerseits wechselwirken.

H99

Frage 1.32: Lösung B

Direkt ionisierende Strahlung besteht aus geladenen Teilchen (z.B. α, β), die durch elektrostatische Kräfte direkt mit den Elektronen der Atome in Kontakt treten und so Anregung oder Ionisation erzeugen können. Zur indirekt ionisierenden Strahlung gehört vor allem die Gamma-, aber auch die Neutronenstrahlung. Diese Strahlenarten werden meist schon nach ein- oder zweimaliger Wechselwirkung im Material absorbiert; die dadurch direkt auftretende Strahlenwirkung ist gering. Es entstehen jedoch hierbei energiereiche Sekundärteilchen (meist Elektronen, auch Protonen, Atomkerne und dergleichen), die jetzt ihrerseits durch das Medium ziehen und in vielen hundert Wechselwirkungsprozessen Schäden anrichten können.

H92

Frage 1.33: Lösung B

Treten Röntgen- oder γ-Strahlen mit einer Energie von über 1,02 MeV mit Materie in Wechselwirkung, kann sich die Strahlung in Gegenwart von Atomkernen, die den Impuls der auftreffenden Strahlung aufnehmen, in Materie umwandeln, und zwar in ein Elektron e^- und ein Positron e^+, die vom Ort der Zerstrahlung in entgegengesetzter Richtung davonfliegen. Die gesamte Energie der Strahlung geht dabei auf das entstandene Elektron-Positron-Paar über.
Zu **(A):** Der Elektroneneinfang ist eine Variante des β^+-Zerfalls: Ein radioaktiver Kern fängt ein Elektron seiner Atomhülle ein, wodurch es zum Umwandeln eines Protons in ein Neutron und zur Abstrahlung eines β^+-Teilchens kommt.
Zu **(E):** Bremsstrahlung = kontinuierliches Röntgenspektrum = Röntgenbremsstrahlung, die beim Auftreffen energiereicher Elektronen auf eine Anode entsteht.

H95

Frage 1.34: Lösung C

Der Compton-Effekt hat die größte Bedeutung bei der Absorption der Strahlung in Wasser (Körpergewebe) bei Energien zwischen 100 keV und 10 MeV.
Zu **(A):** Die elastische (klassische) Streuung ist bei Energien unter 10 keV wichtig.
Zu **(B):** Der Photoeffekt ist bis 100 keV dominierend bei der Absorption.
Zu **(D):** Der Paarbildungseffekt wirkt von 1 MeV bis 10 MeV am stärksten.
Zu **(E):** Die beim Compton-Effekt freigesetzten Elektronen treten in Wechselwirkung mit den umgebenden Atomen und werden dabei abgebremst.

F96

Frage 1.35: Lösung C

Harte Röntgenstrahlung ist durchdringungsfähiger, da ihre Photonenenergie höher ist. Diese entspricht zahlenmäßig der Beschleunigungsspannung.
Der Photoeffekt ist bei kleinen Energien von Bedeutung. Von 100 keV bis 10 MeV wirkt der Compton-Effekt und bei hohen Energien ab 1 MeV wirkt hauptsächlich der Paarbildungseffekt.
Bei weicher Röntgenstrahlung wirkt also ausschließlich der Photoeffekt.

F98 !!

Frage 1.36: Lösung A

Der Photoeffekt tritt hauptsächlich bei kleinen und mittleren Energien der einfallenden Strahlung auf. Trifft Röntgenstrahlung auf Materie, schlägt sie bei dieser Art der Wechselwirkung Hüllenelektronen aus den Materieatomen, wobei die auftreffenden Röntgenstrahlen ihre gesamte Energie verlieren, also vollständig absorbiert werden. Die abgegebene Energie wird für die Auslösearbeit der Hüllenelektronen aus der Atomhülle aufgewendet und der Energierestbetrag in kinetische Energie des herausgelösten Elektrons umgesetzt.
Zu **(C):** Der Anteil des Photoeffektes ist mit abnehmender Photoenergie und steigender Ordnungszahl zunehmend. Bei hoher Photonenenergie (ab 100 keV) und kleiner Ordnungszahl erfolgt die Abschwächung der Strahlung hauptsächlich durch den Compton-Effekt, bei hoher Energie (ab 1 MeV) und hoher Ordnungszahl durch den Paarbildungseffekt.
Zu **(D):** Das Schwächungsgesetz lautet $I = I_0 \cdot e^{-\mu \cdot d}$.
Hierbei sind
I_0 und I die Strahlenintensitäten vor und nach der Materie,
μ der lineare Schwächungskoeffizient
d die Dicke der Materie
e die Basis des natürlichen Logarithmus.
Zu **(E):** Für die Schwächung weicher Strahlung bis etwa 100 keV (z.B. bei der Mammographie, bei der kaum Dichteunterschiede, sondern nur Ordnungszahlunterschiede des durchstrahlten Gewebes vorliegen) ist der Photoeffekt praktisch allein verantwortlich, die Strahlenabsorption wird dabei fast nur von der Ordnungszahl des durchstrahlten Gewebes beeinflußt. Bei hohen Röhrenspannungen deutlich über 100 keV (z.B. bei Lungenaufnahmen: Rippen werden durchscheinender, Lungengefäße und -strukturen treten deutlicher hervor) gewinnt der Compton-Effekt zunehmend an Bedeutung, bei dem die Strahlenabsorption weniger von der Ordnungszahl als von der Dichte des durchstrahlten Gewebes abhängt.

H93

Frage 1.37: Lösung D

Zu **(A):** Dies ist der normale Vorgang der Emission von Licht (Lumineszenz) oder Röntgenstrahlung durch ein Atom, das zuvor auf irgendeine Weise angeregt wurde (Beispiel: Emission charakteristischer Röntgenstrahlung durch ein Atom in der Anode einer Röntgenröhre, bei dem durch den Elektronenbeschuß Plätze in tiefliegenden Schalen freigeworden sind, die jetzt durch höherliegende Elektronen besetzt werden können.
Zu **(B):** Dieses wäre der Fall von Ionen, die ein Elektron einfangen, das anschließend unter Lichtabgabe in niedrigere Energieniveaus übergeht.
Zu **(C):** Der Prozeß, von dem hier die Rede ist, ist die Thermolumineszenz. Hier wird ein geeignetes Material mit ionisierender Strahlung beschossen und anschließend erwärmt. Die Energie, die im Material in Form von Defekten (z.B. Störungen im Kristallgitter) gespeichert worden war, wird dabei in Form von Licht abgegeben. Messen der Lichtmenge ermöglicht eine Aussage über die Strahlung, der das Material ausgesetzt war (Dosimetrie).
Zu **(E):** Hierbei handelt es sich um den Compton-Effekt. Der Unterschied zum Photoeffekt ist, daß das einlaufende Photon lediglich Energie verliert und nicht vollständig vernichtet wird.

F95

Frage 1.38: Lösung C

Der Anteil des Photoeffektes ist mit abnehmender Photoenergie und steigender Ordnungszahl zunehmend. Bei hoher Photonenenergie und kleiner Ordnungszahl erfolgt die Abschwächung der Strahlung hauptsächlich durch den Compton-Effekt, bei hoher Energie und hoher Ordnungszahl durch den Paarbildungseffekt.

F00 !!

Frage 1.39: Lösung B

Zu **(A)** und **(C):** Der Photoeffekt tritt hauptsächlich bei kleinen und mittleren Energien der einfallenden Strahlung auf.
Trifft Röntgenstrahlung auf Materie, schlägt sie bei dieser Art der Wechselwirkung Hüllenelektronen aus den Materieatomen, wobei die auftreffenden Röntgenstrahlen ihre gesamte Energie verlieren, also vollständig absorbiert werden. Die abgegebene Energie wird für die Auslösearbeit der Hüllenelektronen aus der Atomhülle aufgewendet und der Energierestbetrag in kinetische Energie des herausgelösten Elektrons umgesetzt.
Zu **(B)** und **(D):** Der Anteil des Photoeffektes ist mit abnehmender Photonenenergie und steigender Ordnungszahl zunehmend. Bei hoher Photonen-

energie (ab 100 keV) und kleiner Ordnungszahl erfolgt die Abschwächung der Strahlung hauptsächlich durch den Comptoneffekt, bei hoher Energie (ab 1 MeV) und hoher Ordnungszahl durch den Paarbildungseffekt.
Zu **(E):** Für die Schwächung weicher Strahlung bis etwa 100 keV (z.B. bei der Mammographie, bei der kaum Dichteunterschiede, sondern nur Ordnungszahlunterschiede des durchstrahlten Gewebes vorliegen) ist der Photoeffekt praktisch allein verantwortlich, die Strahlenabsorption wird dabei fast nur von der Ordnungszahl des durchstrahlten Gewebes beeinflußt. Bei hohen Röhrenspannungen deutlich über 100 keV (z.B. bei Lungenaufnahmen: Rippen werden durchscheinender, Lungengefäße und -strukturen treten deutlicher hervor) gewinnt der Comptoneffekt zunehmend an Bedeutung, bei dem Strahlenabsorption weniger von der Ordnungszahl als von der Dichte des durchstrahlten Gewebes abhängt.

H94

Frage 1.40: Lösung D

Es gibt verschiedene Arten der Wechselwirkung von Photonenstrahlung mit Materie: Streuung, Photoeffekt, Compton-Effekt, Paarbildung. Bei letzterer tritt das Photon in Wechselwirkung mit dem Kernfeld. Hier kann sich das Photon in Materie verwandeln, wobei ein Elektron und ein Positron entstehen. Da die Paarbildung nur bei sehr hohen Quantenenergien von über 1,02 MeV auftritt, spielt sie auf dem Gebiet der Röntgendiagnostik keine Rolle. Es handelt sich bei der Paarbildung quasi um die Umkehrung der Zerstrahlung eines e^+-e^--Paares nach $E = m \cdot c^2$.

H98 **!**

Frage 1.41: Lösung C

Die diagnostische Strahlung hat niedrige Energien. Deshalb spielen bei ihrer Schwächung auch nur die klassische Streuung (Rayleigh-Streuung), der Photoeffekt und der Compton-Effekt eine Rolle.
Zu **(C):** Bei Photonenstrahlung mit Energien über 1,022 MeV kann der Paarbildungseffekt auftreten. Derartige Energien kommen jedoch nicht in der Röntgendiagnostik, sondern nur bei Beschleunigern in der Strahlentherapie auf.

F94

Frage 1.42: Lösung E

Der **Compton-Effekt** ist eine Form der Wechselwirkung eines γ-Quants mit Materie: Das Photon trifft auf Materie, gibt einen Teil seiner Energie an ein Elektron ab, das aus dem Atomverband herausgeschlagen wird und sich vom Wechselwirkungsort

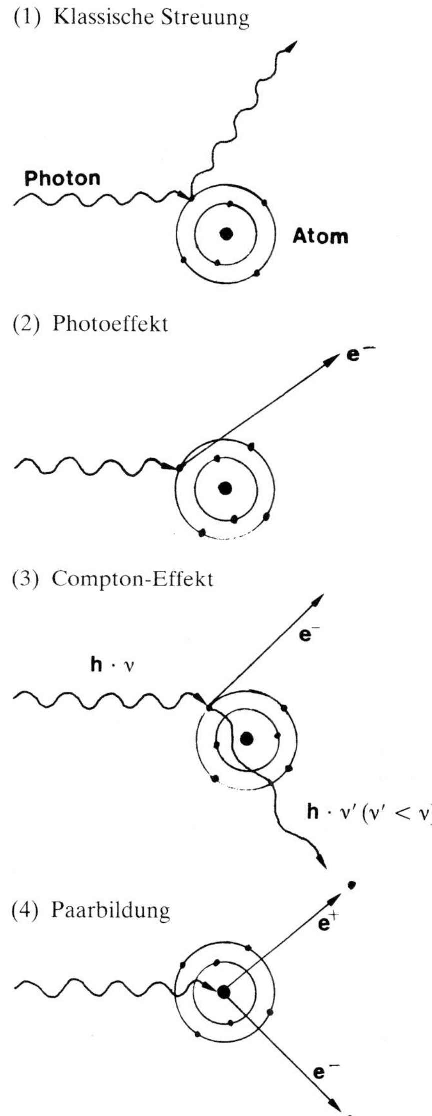

Abb. 1.1 Wechselwirkungsprozesse zwischen Photonen und Materie

entfernt, und läuft nach dem Wechselwirkungsereignis mit geänderter Richtung weiter. Da es bei diesem Vorgang einen Teil seiner Energie verliert, wird es langwelliger, d.h. weicher.
Zu **(A):** Charakteristische Strahlung.
Zu **(B):** Während es sich beim Compton-Effekt um einen Vorgang der Ionisierung handelt, liegt bei der **Lumineszenz** ein Vorgang der Anregung vor: Wird einem Elektron beim Auftreffen ionisierender Strah-

lung nur wenig Energie übertragen, wird es sich möglicherweise nicht aus dem Atomverband lösen, sondern es wird lediglich in eine höhere Schale gehoben, von der es später wieder unter Abgabe von Energie in Form von Licht herunterfällt = Lumineszenz.

Zu **(C):** Bei sehr hoher Photonenenergie kann das Photon im Atomkern absorbiert werden, dabei wird der Kern angeregt und stößt ein Neutron oder Photon aus. Hierdurch wird das Material radioaktiv.

Zu **(D):** Photoeffekt.

H98 !!

Frage 1.43: Lösung A

Zu **(A):** Bei hoher Photonenenergie (ab 100 keV) und kleiner Ordnungszahl erfolgt die Abschwächung der Strahlung hauptsächlich durch den Compton-Effekt. Bei niedrigeren Energien erfolgt die Abschwächung überwiegend durch den Photoeffekt.

Zu **(B)** und **(C):** Beim Compton-Effekt entsteht längerwellige Photonenstrahlung (Streustrahlung). Ein Elektron wird aus der äußeren Elektronenhülle geschlagen und erhält die Energiedifferenz zwischen einfallender und abgegebener Strahlung.

Zu **(D):** Für die Schwächung weicher Strahlung bis etwa 100 keV (z.B. bei der Mammographie, bei der kaum Dichteunterschiede, sondern nur Ordnungszahlunterschiede des durchstrahlten Gewebes vorliegen) ist der Photoeffekt praktisch allein verantwortlich.

Zu **(E):** Durch die entstehende Streustrahlung kommt es auf der Photoplatte zu unscharfen Kontrasten, die aber durch den Einsatz von Streustrahlenrastern und Einblendung des Strahlenbündels verringert werden können.

F92

Frage 1.44: Lösung B

Die Paarbildung ist lediglich von Bedeutung bei der Schwächung hoher Strahlenenergien, wie sie beispielsweise bei Strahlentherapien erzeugt werden. Die Mindestenergie für das Auftreten der Paarbildung beträgt 1,022 MeV, also die Energie, die der Masse eines e^-e^+-Paares entspricht.

F91 F83

Frage 1.45: Lösung D

Die Absorption von Röntgenstrahlung hängt von der Dicke des durchstrahlten Stoffes (man denke an die Halbwertsschichtdicke), von seiner Dichte (d.h. seinem spezifischen Gewicht), von der Ordnungszahl der Elemente, aus denen er zusammengesetzt ist (d.h. seiner chemischen Beschaffenheit), und von der Energie der verwendeten Röntgenstrahlung ab. Aus eigener Anschauung ist jedem bekannt, daß etwa Knochen im Röntgenbild „heller“ aussehen als das umgebende Gewebe, also die Strahlung am meisten absorbieren. Dies ist zum einen mit der hohen Dichte von Knochen zu erklären: Das spezifische Gewicht von Knochen beträgt etwa 1,2, von Weichteilgewebe ungefähr 1,0 (Wasser entsprechend). Die Strahlenabsorption wächst linear mit der Dichte der durchstrahlten Materie, es existiert also eine direkte Proportionalität zwischen Dichte und Absorption.

Der zweite Grund für die größere Strahlenabsorption durch Knochengewebe bei gleicher Schichtdikke ist der große Anteil von Atomen hoher Ordnungszahl im Knochengewebe (Calcium, Phosphor, Fluor im Gegensatz zu den leichten Elementen Kohlenstoff, Wasserstoff, Sauerstoff, die im Weichteilgewebe dominieren). Die effektive Ordnungszahl von Knochen liegt bei 11, von Weichteilgewebe bei 7,4, zum Vergleich liegen die Ordnungszahlen von den Kontrastmitteln Iod bei 53 und von Barium bei 56. Das Verhältnis des Einflusses von Dichte und Ordnungszahl des durchstrahlten Gewebes auf die Strahlenabsorption ist nicht fest vorgegeben, sondern hängt von der Energie der verwendeten Strahlung ab. Grund hierfür ist, daß mehrere Prozesse für die Schwächung von Röntgenstrahlung bei deren Durchtritt durch Gewebe verantwortlich sind. Für die Schwächung weicher Strahlung bis etwa 100 keV (z.B. bei der Mammographie, bei der kaum Dichteunterschiede, sondern nur Ordnungszahlenunterschiede des durchstrahlten Gewebes vorliegen) ist der Photoeffekt praktisch allein verantwortlich, die Strahlenabsorption wird dabei fast nur von der Ordnungszahl des durchstrahlten Gewebes beeinflußt. Bei hohen Röhrenspannungen deutlich über 100 keV (z.B. bei Lungenaufnahmen: Rippen werden durchscheinender, Lungengefäße und -strukturen treten deutlicher hervor) gewinnt der Compton-Effekt zunehmend an Bedeutung, bei dem die Strahlenabsorption weniger von der Ordnungszahl als von der Dichte des durchstrahlten Gewebes abhängt. Die Paarbildung spielt erst bei sehr hohen Energien (etwa bei Strahlentherapien) eine Rolle.

H98

Frage 1.46: Lösung C

Das Schwächungsgesetz lautet $I = I_0 \cdot e^{-\mu \cdot d}$.
Hierbei sind
I_0 und I die Strahlungsintensitäten vor und nach der Materie,
μ der lineare Schwächungskoeffizient
d die Dicke der Materie
e die Basis des natürlichen Logarithmus.

Im Schwächungskoeffizienten μ sind die Dichte und Ordnungszahl der Materie verarbeitet.
Zu **(4)**: Bei Erhöhung der Röhrenspannung resultiert sowohl eine Erhöhung der Strahlenintensität (durch mehr aus der Glühkathode abgesogene Elektronen) als auch der Strahlenhärte (stärkere Beschleunigung der abgesogenen Elektronen).

H95 H93

Frage 1.47: Lösung C

Zu **(A)**: Sv/h ist die Einheit der (Äquivalent-)Dosisleistung.
Zu **(D)**: V/cm ist die Einheit des elektrischen Feldes. Im Gegensatz zum Volt ist das Elektronenvolt (eV) eine Energieeinheit (diejenige Energie, die ein Elektron erhält, wenn es in einem elektrischen Feld eine Spannung von einem Volt durchläuft: $1{,}602 \cdot 10^{-19}$J).

F93

Frage 1.48: Lösung D

Der lineare Energietransfer (LET, gemessen in keV/μm) gibt an, wieviel Energie ein ionisierendes Teilchen beim Weg durch Materie pro Wegeinheit verliert; er ist eng verknüpft mit der biologischen Wirksamkeit der Strahlung, die mit dem LET ansteigt.
Der LET hängt von der Teilchenart und -energie ab. Nur die Hälfte der Kandidaten fand die richtige Antwort D; deshalb ist es gut, sich als Faustregel zu merken, daß der LET von α-Strahlung am höchsten ist, gefolgt von β-Strahlung und schließlich γ-(Röntgen-)Strahlung. Der hohe LET von α-Strahlung beruht hauptsächlich auf der hohen Masse des α-Teilchens (ca. 7000mal die des Elektrons) und der resultierenden niedrigen Geschwindigkeit bei gleicher Energie, die viel Zeit für Wechselwirkungsprozesse läßt. Es ist auch nützlich, sich vor Augen zu halten, daß α-Strahlung i.a. durch wenige μm Gewebe bzw. ein Blatt Papier absorbiert wird, also viel Energie auf kurzer Strecke verliert. β-Strahlung durchdringt immerhin, je nach Energie, Gewebe in der Größenordnung von Zentimetern, während Röntgenstrahlung den ganzen Körper durchleuchten kann.
Zu **(C)**: Diese Antwort wurde zu 28% angekreuzt. Neutronen als ungeladene Teilchen haben eine wesentlich schwächere Wechselwirkung mit Materie, und damit einen geringeren LET, als die zweifach geladenen α-Teilchen. Daher zählen sie zur indirekt ionisierenden Strahlung – die hauptsächliche ionisierende Wirkung geht von geladenen Sekundärteilchen aus, die das Neutron auf seinem Weg freisetzt.

H97 **!**

Frage 1.49: Lösung E

Der lineare Energietransfer (LET, gemessen in keV/μm) gibt an, wieviel Energie ein ionisierendes Teilchen beim Weg durch Materie pro Wegeinheit verliert; er ist eng verknüpft mit der biologischen Wirksamkeit der Strahlung, die mit dem LET ansteigt. Der LET hängt von der Teilchenart und -energie ab. Als Faustregel kann man sich merken, daß der LET von α-Strahlung am höchsten ist, gefolgt von β-Strahlung und schließlich γ- und Röntgenstrahlung. Strahlungen mit hohem LET sind dicht ionisierende Strahlen wie α-, Protonen- und Neutronenstrahlung. Einen niedrigen LET haben locker ionisierende Strahlungen wie Photonen-, Elektronen- und β-Strahlen.

H96

Frage 1.50: Lösung D

Dicht ionisierende Strahlung (α-, Neutronen- und Protonenstrahlung) weist eine hohe Ionisationsdichte entlang ihrer Bahn auf.
Bei locker ionisierender Strahlung (Röntgen-, γ- und Elektronenstrahlung) liegen die ionisierten Teilchen relativ weit auseinander.

F99

Frage 1.51: Lösung A

Dicht ionisierende Strahlung (α-, Neutronen- und Protonenstrahlung) weist eine hohe Ionisationsdichte entlang ihrer Bahn auf.
Der lineare Energietransfer (LET, [keV/μm]) gibt an, wieviel Energie ein ionisierendes Teilchen beim Weg durch Materie pro Wegeinheit verliert. Der LET ist eng verknüpft mit der biologischen Wirksamkeit der Strahlung, die mit dem LET ansteigt. Der LET hängt von der Teilchenart und -energie ab. Dicht ionisierende Strahlen haben einen hohen LET und locker ionisierende Strahlen einen niedrigen LET (Photonen-, Elektronen- und β-Strahlen). Als Faustregel kann man sich merken, daß der LET von α-Strahlung am höchsten ist, gefolgt von β-Strahlung und schließlich γ- und Röntgenstrahlung.

H98

Frage 1.52: Lösung B

Zu **(1)** und **(4)**: Nach der Treffertheorie, die auf dicht ionisierende Strahlung zutrifft, stirbt jede direkt betroffene Zelle ab. Dabei ist es unerheblich, in welchem Zustand die Zelle sich befindet (Sauerstoffsättigung, Zellzyklusphase).
Zu **(2)**: Für dicht ionisierende Strahlung ergibt sich eine exponentielle Dosis-Wirkungs-Beziehung. Die sigmoide Dosis-Wirkungs-Beziehung, die eine

„Schulter" aufweist, beschreibt die Wirkung locker ionisierender Strahlung.
Zu **(3):** Wenn es sich um locker ionisierende Strahlung handelt, ist eine fraktionierte Bestrahlung bei gesundem Gewebe immer weniger effektiv als eine einmalige Bestrahlung. Bei dicht ionisierender Strahlung spielt die zeitliche Dosisverteilung keine so große Rolle.

H90

Frage 1.53: Lösung E

γ-Strahlung gehorcht einem exponentiellen Schwächungsgesetz, d.h. gleiche Dicken durchstrahlter Materie schwächen die jeweils noch vorhandene Strahlung um den gleichen Prozentsatz. So schwächt eine sog. Halbwertsschichtdicke (HWD) die Intensität der Strahlung auf die Hälfte, 2 HWD auf $^1/_4$, 3 auf $^1/_8$ usw. Es läßt sich also keine definierte Reichweite angeben, da die zurückgelegten Wegstrecken der einzelnen Photonen völlig unterschiedlich sind. Anders verhält es sich bei dicht ionisierender Strahlung: Ein α-Teilchen verliert bei einem Stoß mit einem Hüllenelektron nur einen kleinen Teil seiner Energie, so daß es erst nach vielen hundert Stößen zur Ruhe kommt. Die statistischen Schwankungen der Stoßprozesse können sich durch die hohe Zahl gut ausmitteln, so daß die Bahnen aller α-Teilchen gleicher Energie, die von einem Strahler ausgehen, etwa die gleiche Länge haben.

F94

Frage 1.54: Lösung E

Als Detektor zum Nachweis ionisierender Strahlung eignen sich alle fünf Lösungsmöglichkeiten.
Zu **(1): Ionisationskammern** bestehen aus einem abgegrenzten Luftvolumen, in welchem bei Strahlungsdurchtritt Ladungspaare erzeugt werden. Diese werden von Elektroden angesaugt; der in den Zuleitungen fließende Strom ist dann ein Maß für die Ionendosis.
Zu **(2):** Ein sehr empfindliches Nachweisgerät für γ-Strahlen ist der **Szintillationszähler.** Er wird von einem Kristall, etwa NaI, gebildet, in welchem der Eintritt ionisierender Teilchen Lichtblitze hervorruft. Diese erzeugen in einem Sekundärelektronenvervielfacher elektrische Signale.
Zu **(3):** Das **Geiger-Müller-Zählrohr** besteht aus einem Metallzylinder, in dessen Achse ein dünner Draht gespannt ist. Bei Anlegen einer Spannung bildet sich in dessen Nähe ein starkes elektrisches Feld aus, das die beim Strahlungsdurchtritt entstandenen Ladungen durch Stoßionisation verstärkt. Für jedes durchtretende Teilchen entsteht ein kräftiger Impuls.
Zu **(4):** Beim **Thermolumineszenzverfahren** wird ein Festkörper (z.B. Keramik) der ionisierenden Strahlung ausgesetzt; diese dringt in das Kristallgefüge ein und ruft Gitterfehler hervor, in denen ein Teil der einfallenden Energie gespeichert wird. Wird das Material nach der Bestrahlung erhitzt, so können sich die Gitterfehler zurückbilden, wobei sie ihre Energie in Form von Lichtblitzen (Lumineszenz) abgeben. Die freigesetzte Lichtmenge ist also ein Maß für die Dosis, mit der bestrahlt wurde.
Zu **(5):** Auch **photographische Emulsionen** (Photoplatten und -filme) eignen sich zum Nachweis ionisierender Strahlung. Durch Absorption von Strahlung finden chemische Veränderungen in der Emulsion statt, die beim Entwickeln zu einer sichtbaren Schwärzung führen, was meistens für bildgebende Verfahren ausgenutzt wird. Eine Anwendung für Strahlenschutzzwecke ist auch hier möglich (Filmdosimeter).

F90

Frage 1.55: Lösung E

Zu **(2):** Auch **photographische Emulsionen** (Photoplatten und -filme) eignen sich zum Nachweis ionisierender Strahlung. Durch Absorption von Strahlung finden chemische Veränderungen in der Emulsion statt, die beim Entwickeln zu einer sichtbaren Schwärzung führen, was meistens für bildgebende Verfahren ausgenutzt wird. Eine Anwendung für Strahlenschutzzwecke ist auch hier möglich (Filmdosimeter).
Zu **(3):** Beim **Thermolumineszenzverfahren** wird ein Festkörper (z.B. Keramik) der ionisierenden Strahlung ausgesetzt; diese dringt in das Kristallgefüge ein und ruft Gitterfehler hervor, in denen ein Teil der einfallenden Energie gespeichert wird. Wird das Material nach der Bestrahlung erhitzt, so können sich die Gitterfehler zurückbilden, wobei sie ihre Energie in Form von Lichtblitzen (Lumineszenz) abgeben. Die freigesetzte Lichtmenge ist also ein Maß für die Dosis, mit der bestrahlt wurde.
Zu **(1):** Vgl. Kommentar zu Frage 1.54.

F00 **!**

Frage 1.56: Lösung C

Durch die Strahlung wird ein Gas ionisiert. Bei Anlegen eines elektromagnetischen Feldes fließt in der Kammer ein Strom, durch den die ionisierende Strahlung nachgewiesen wird.
Zu **(A):** Die ionisierten Atome schwingen nicht, sie wandern zur negativen Elektrode (Kathode). Die Elektronen wandern zur Anode.
Zu **(D):** Zur Rekombination von ionisiertem Gas kommt es bei zu kleinen an das Feld gelegten Spannungen, das Feld kann die Ionen nicht mehr voneinander trennen.
Zu **(E):** Sicherlich ist die Ionenanzahl pro Kubikzentimeter Gas unterschiedlich. Diese unterschiedliche

Verteilung steht aber nicht in Beziehung zur Strahlung.

F91

Frage 1.57: Lösung A

Bei Erhöhung des Abstandes von einer Strahlenquelle um den Faktor 5 (von 10 auf 50 cm) sinkt die Dosisleistung analog obigen Ausführungen auf 1/25, also von 1 Gy/min auf
1/25 Gy/min = 0,04 Gy/min. Für die korrekte Lösung (A) entschieden sich 64% der Kandidaten (für (E), d.h. für eine gleich hohe Dosisleistung trotz fünffach größeren Abstandes 15%, für (C) 14%, für (B) 6%, für (D) 2%).

F90

Frage 1.58: Lösung A

Bei flüchtiger Bearbeitung der Frage könnte man geneigt sein, das quadratische Abstandsgesetz anzuwenden und wegen $(\frac{1}{100})^2 \cdot 1 mSv/h = 0{,}1 \mu Sv/h$ Antwort (B) zu wählen, was auch 32% der Kandidaten getan haben. In Vakuum wäre das auch richtig. Es ist allerdings die Strahlenart zu beachten: α-Teilchen von 5 MeV werden in Luft schon nach wenigen cm völlig abgebremst (in Wasser sogar schon nach 0,01 mm). In 100 cm Entfernung von der Quelle wird daher keine α-Strahlung mehr beobachtet; die Dosisleistung ist somit Null (A).

F99 **!**

Frage 1.59: Lösung D

Das quadratische Abstandsgesetz ist wichtig für Strahlenschutz, Bestrahlungsplanung, etc. Entsprechend häufig sind die diesbezüglichen Fragen.
Das quadratische Abstandsgesetz besagt, daß die Intensität I der Strahlung quadratisch mit dem Abstand r sinkt ($I \sim 1/r^2$).
In 4 m Abstand von der Strahlenquelle durchsetzt die Strahlung eine Fläche, die $4^2 = 16$mal größer ist als in 1 m Abstand. Daher reduziert sich die Ortsdosisleistung (entspricht Intensität der Strahlung) auf 100/16 = 6,25 mSv/h.

H96

Frage 1.60: Lösung D

Das Abstandsquadratgesetz besagt, daß die Intensität der Strahlung mit dem Quadrat der Entfernung abnimmt. Bei Erhöhung des Abstandes von der Strahlenquelle um den Faktor $\frac{100}{70}$ sinkt die Dosisleistung auf $\frac{1}{(\frac{100}{70})^2}$ also ca. 50%.

F90

Frage 1.61: Lösung B

Die Halbwertszeit des ^{99m}Tc beträgt 6 Stunden. Dieser Wert wird immer wieder abgefragt und sollte unbedingt gelernt werden. 12 Stunden entsprechen 2 Halbwertszeiten, in denen die Aktivität auf $^1/_4$ sinkt. Der Abstand von der Strahlungsquelle braucht nicht berücksichtigt zu werden, weil er bei den Messungen gleich bleibt; die Abnahme auf $^1/_4$ gilt somit auch für die Dosisleistung.

F93

Frage 1.62: Lösung B

Die SI-Einheit der Energiedosis ist Gray (Gy); 1 Gy = 1 J/kg. Daneben existiert noch die alte Einheit rad (rd), die mit der neuen verknüpft ist durch 100 rd = 1 Gy.
Zu **(A):** Die Reichweite einer Strahlung hängt von der Strahlenart und -energie ab. Je kürzer die Reichweite, desto höher ist die auf einer kurzen Strecke abgegebene Energiemenge, also die Dosis, die in oberflächennahen, der Strahlenquelle zugewandten Gewebsschichten deponiert wird; dafür wird tiefliegendes Gewebe entsprechend weniger belastet.
Zu **(D):** Wird die Dosis im Zielvolumen auf eine Vergleichsdosis, gemessen z.B. an der Körperoberfläche, bezogen, so erhält man die in Prozent gemessene relative Tiefendosis.
Zu **(E):** Das Flächendosisprodukt ist definiert als Produkt aus der Querschnittsfläche des Strahlenfeldes in einem bestimmten Abstand von der Strahlenquelle und der dort gemessenen Dosis. Es kann z.B. mit Ionisationskammern gemessen werden, die den ganzen Strahlenquerschnitt erfassen; im Gegensatz zur Dosis selber ist es vom Abstand zur Strahlenquelle unabhängig, solange sich zwischen ihr und dem Meßort kein absorbierendes Medium befindet.

F91

Frage 1.63: Lösung C

Die Einheit Elektronenvolt ist eine Einheit der Energie, und zwar sowohl der Energie eines Teilchens als auch der Strahlungsenergie elektromagnetischer Strahlung. Wenn ein mit der Ladung von einem Elektron geladenes Teilchen im Vakuum eine Spannungsdifferenz von einem Volt durchlaufen hat, hat es die kinetische Energie von 1 eV.
Zu **(A):** Die elektrische Spannung ist gleich dem Quotienten aus der vom Strom verrichteten Arbeit und dem Produkt der Stromstärke und der Zeit, in der die Arbeit verrichtet wird. Einheit V (Volt) oder J/As.

Zu **(B):** Die Einheit der Ladung 1 C (Coulomb) scheidet definitionsgemäß aus einer wäßrigen Silbernitritlösung 1,118 mg Silber ab.
Zu **(D):** Ionendosis = elektrische Ladung der in einer luftgefüllten Ionisationskammer erzeugten Ionen dividiert durch die Masse der darin enthaltenen Luft; Einheit Coulomb/kg (alte Einheit: Röntgen).
Zu **(E):** Energiedosis = gesamte absorbierte Strahlungsenergie in der Masseneinheit; Einheit Gray, 1 Gy = 1 J/kg. 1 rd = 10^{-2} Gy.

H92

Frage 1.64: Lösung B

Die **Energiedosis** ist definiert als die durch ionisierende Strahlung in einem kleinen Volumen deponierte Energie dividiert durch die Masse in dem Volumen. Die Einheit ist daher J/kg, genannt auch Gy (Gray, alt: rd; 1 Gy = 100 rd).
Zu **(A)** und **(C):** Für die Beurteilung der biologischen Wirksamkeit wird die Energiedosis mit dem Qualitätsfaktor Q (RBW-Faktor) multipliziert; die so definierte Äquivalentdosis hat die Einheit Sv (Sievert; alt: rem; 1 Sv = 100 rem).
Zu **(D):** Das Becquerel (Bq) ist die Einheit der Aktivität einer radioaktiven Substanz. 1 Bq = 1 Zerfall/s.
Zu **(E):** Das Röntgen (R) ist die alte Einheit für die Ionendosis (SI-Einheit = C/kg; 1 R ≅ 2,58 · 10^{-4} C/kg).

H94

Frage 1.65: Lösung B

Die Äquivalentdosis mißt die Wirkung ionisierender Strahlung auf organisches Gewebe. Hierzu wurden experimentell die verschiedenen Strahlungsarten auf ihre Schädlichkeit hin untersucht und für jede Strahlungsart der dimensionslose Bewertungsfaktor ermittelt. Die Äquivalentdosis in rem ergibt sich somit aus der Energiedosis in rad multipliziert mit dem Bewertungs-(=Qualitäts-)faktor. Der Begriff der Äquivalentdosis dient nur für Strahlenschutzzwecke. In den Begriff der „effektiven Äquivalentdosis" geht schließlich nicht nur die unterschiedliche Schädlichkeit verschiedener Strahlungsarten, sondern auch die unterschiedliche Strahlenempfindlichkeit der exponierten Organe mit ein, so daß Wichtungsfaktoren für die exponierten Organe Berücksichtigung finden.

F90 H87 H85

Frage 1.66: Lösung D

Die Dosis beschreibt den Einfluß ionisierender Strahlung auf eine definierte Materiemenge. Verschiedene Definitionen führen zu 3 verschiedenen Dosisbegriffen:

1. Die **Ionendosis** mißt, wieviele Ionenpaare in Luft durch ionisierende Strahlung erzeugt werden:
   Ionendosis = durch Ionisation entstehende Ladung/durchstrahlte Masse
   1 R(öntgen) = 2,58 · 10^{-4} Coulomb/kg Luft = 2,08 · 10^9 Ionen/cm^3.
2. Die **Energiedosis** mißt die bei der Bestrahlung eines Körpers pro Masseneinheit absorbierte Energie:
   Energiedosis = absorbierte Strahlungsenergie in einem Körperelement/Masse des Körperelements
   1 rad = 100 erg/g = 10^{-2} Joule/kg.
   Neue SI-Einheit seit Juni 1975:
   1 Gy = 100 rad = 1 Joule/kg.
   Die Dosis von 1 R entspricht grob der von 1 rad.
3. Die **Äquivalentdosis** mißt die Wirkung ionisierender Strahlung auf organisches Gewebe; hierzu wurden experimentell die verschiedenen Strahlungsarten auf ihre Schädlichkeit hin untersucht und der sog. Bewertungsfaktor (RBW-Faktor) ermittelt; je größer er ist, desto schädlicher ist die betreffende Strahlung. Die Äquivalentdosis in rem ergibt sich aus der Energiedosis in rad multipliziert mit dem Bewertungs-(=Qualitäts-)faktor:
   Äquivalentdosis = RBW-Faktor · Energiedosis.

H92

Frage 1.67: Lösung B

Bei Erhöhung des Abstands von einer Strahlenquelle um den Faktor 2 sinkt die Dosisleistung gemäß dem quadratischen Abstandsgesetz auf $^1/_4$. Da ein Präparat mit einer vierfachen Aktivität verwendet wird, ändert sich bei Verdoppelung der Entfernung die Äquivalentdosisleistung nicht (0,016 mSv/h × 4 × $\frac{1}{4}$ = 0,016 mSv/h).

F95 F92

Frage 1.68: Lösung D

Äquivalentdosis = Energiedosis · Bewertungsfaktor (dimensionslos)
Energiedosis = Energie/Masse = J/kg
SI-Einheit der Energiedosis: 1 Gy = 1 J/kg = 1 Ws/kg
SI-Einheit der Äquivalentdosis: 1 Sv = 1 J/kg

H94 H91

Frage 1.69: Lösung C

Flächendosisprodukt = Dosis × vom Strahlenbündel durchsetzte Fläche. Bei konstanter Dosis und vervierfachter Fläche muß sich folglich auch das Flächendosisprodukt vervierfachen.
Zu **(A):** Für diese Möglichkeit entschieden sich 35% der Kandidaten. Das Flächendosisprodukt ändert sich nicht mit der Entfernung von der Röntgenröhre, sofern die gesamte Fläche, die das Strahlenbündel durchsetzt, eingeht. Sehr wohl jedoch ändert es

sich bei Veränderung der Dosis oder der durchstrahlten Fläche.

H89

Frage 1.70: Lösung C

Wie oben erläutert, ist das Flächendosisprodukt eine von der Entfernung unabhängige Größe. Es ist definiert als die Dosis in einer gegebenen Entfernung von der Strahlenquelle mal der von der Strahlung durchsetzten Fläche mit der SI-Einheit „Coulomb mal Quadratmeter pro Kilogramm" die weiterhin gültige gängige Einheit ist das „Röntgen mal Quadratzentimeter" ($R \times cm^2$).
Erhöht man die Entfernung einer Fläche von einem Brennpunkt von 1 auf 2 m, sinkt die Dosis auf $^1/_4$, gleichzeitig vergrößert sich die bestrahlte Fläche auf das Vierfache, so daß sich das Flächendosisprodukt nicht ändert.
20% aller Prüfungsteilnehmer entschieden sich für die richtige Lösung (C) bei sehr hohem Trennschärfeindex, 72% hingegen für Lösungsmöglichkeit (A).

F00 **!**

Frage 1.71: Lösung B

Zu **(B):** Die longitudinale Relaxation (T1) ist die Wiederausrichtung der Spins entlang des Magnetfeldes der Spule (z-Richtung). Hierbei wird Energie an die Umgebung (das Gitter) abgegeben = Spin-Gitter-Relaxation.
Zu **(A):** Die Dephasierung der Magnetisierung ohne Abgabe von Energie an die Umgebung wird als transversale Relaxation bezeichnet. Hierbei verlieren die einzelnen Spins ihre Kohärenz, d. h. sie geraten außer Phase. Dadurch heben sich die einzelnen Magnetvektoren langsam auf.
Zu **(C):** Die Bewegung des Patienten hat keinen Einfluss auf die Spins, aber auf das resultierende Bild, deshalb gibt es verschiedene Methoden, diese Artefakte auszugleichen, Herzbewegungen z.B. durch EKG-Steuerung. Es wurde auch eine Anzahl von speziellen Algorithmen entwickelt, die die Atmung oder den Blutfluss kompensieren können
Zu **(D):** Es ist möglich, sehr kurze Gradientenpulse zu schalten, um so Bewegungsartefakte auszuschalten und die Untersuchungszeit zu verkürzen.

H99

Frage 1.72: Lösung C

Die drei Parameter Protonendichte, T1-Zeit und T2-Zeit bestimmen den Bildkontrast. Die Zeitkonstante T2 ist die transversale Relaxationszeit, ist kürzer als T1 und bestimmt die Zeit, in der das MR-Signal abklingt. Die Echozeit (TE) ist die Zeit zwischen Anregung und Messung des Signals. Die Repetitionszeit TR ist die Zeit zwischen zwei aufeinanderfolgenden Anregungen.
Zu **(A):** Bei TE unter 30 ms sind die Phasenunterschiede zwischen den Spins noch gering und die T2-Gewichtung des Bildes also ebenfalls gering.
Zu **(B)** und **(C):** Bei Echozeiten von mehr als 60 ms sind Unterschiede im Gewebe durch die Phasenunterschiede der Spins deutlich zu erkennen = starke T2-Gewichtung. Kurze Repetitionszeiten (< 600 ms) ergeben eine hohe T1-Gewichtung, lange Repetitionszeiten (> 1500 ms) ergeben eine hohe T2-Gewichtung.

Kommentare aus Examen Herbst 2000

H00 **!**

Frage 1.73: Lösung D

Die Aktivität beträgt nach n Halbwertszeiten noch $\frac{100}{2^n}$. Daraus folgt:

$$2^n = \frac{100}{A};\ n = \frac{\lg \frac{100}{A}}{\lg 2};\ n = \frac{\lg 1000}{\lg 2};\ n = \frac{3}{0{,}3};\ n = 10.$$

H00 **!**

Frage 1.74: Lösung E

Zu **(B)**: Bei Anwendung der Hartstrahltechnik wird die Belichtungszeit verkürzt, was eine Verringerung der Bewegungsunschärfe bedeutet.
Zu **(C)**: Bei der Anwendung der Hartstrahltechnik (100–150 keV) sinken die Absorptionsunterschiede, so dass die ansonsten starken Knochen-Weichteil-Kontraste abnehmen. So ergeben sich bei Hartstrahldarstellungen des Thorax gute Weichteil-Luft-Kontraste jedoch geringere Weichteil-Knochen-Kontraste.
Zu **(D)**: Die geringere Strahlenbelastung des Patienten ist bedingt durch die hohe Durchdringungsfähigkeit der Hartstrahlen.
Zu **(E)**: Da auch bei Anwendung der Hartstrahltechnik Streustrahlung entsteht, werden Streustrahlenraster nicht überflüssig.

H00 **!!**

Frage 1.75: Lösung C

Zu **(A)**: In Wasser und Körpergewebe ist der Photoeffekt für die Absorption von Photonen mit einer Energie bis zu 100 keV dominierend. Zwischen 100 keV und 1 MeV ist dann der Comptoneffekt dafür verantwortlich.
Zu **(B)**: Das Photon reißt beim Photoeffekt ein Elektron aus einer inneren Schale der Elektronenhülle des Atoms. Das Atom wird also ionisiert.

Zu **(C)**: Für die Schwächung weicher Strahlung bis etwa 100 keV (z.B. bei der Mammographie, bei der kaum Dichteunterschiede, sondern nur Ordnungszahlunterschiede des durchstrahlten Gewebes vorliegen) ist der Photoeffekt praktisch allein verantwortlich, die Strahlenabsorption wird dabei fast nur von der Ordnungszahl des durchstrahlten Gewebes beeinflusst. Bei hohen Röhrenspannungen deutlich über 100 keV (z.B. bei Lungenaufnahmen: Rippen werden durchscheinender, Lungengefäße und -strukturen treten deutlicher hervor) gewinnt der Comptoneffekt zunehmend an Bedeutung, bei dem die Strahlenabsorption weniger von der Ordnungszahl als von der Dichte des durchstrahlten Gewebes abhängt.
Zu **(D)**: Bei der Paarbildung tritt das Photon in Wechselwirkung mit dem Kernfeld. Hier kann sich das Photon in Materie verwandeln, wobei ein Elektron und ein Positron entstehen. Die Paarbildung tritt nur bei sehr hohen Quantenenergien von über 1,02 MeV auf.

H00 **!**

Frage 1.76: Lösung D

Zu **(A)** und **(C)**: Röntgenstrahlung hat keine definierte Reichweite, im Gegensatz etwa zu Alphastrahlung, da sie einem exponentiellen Schwächungsgesetz gehorcht, also auch noch nach sehr dicken Absorbern nachweisbar ist. Da keine Reichweite bei Röntgenstrahlung definierbar ist, legt man willkürlich als Reichweite die Strecke fest, nach der z.B. noch 1% der Intensität nachweisbar ist.
Zu **(B)**: Röntgenstrahlung entsteht beim Auftreffen von schnellen Elektronen auf Materie, wobei folgender Mechanismus vorherrscht: Das Elektron fliegt nahe an einem Atomkern vorbei und wird durch dessen elektrisches Feld abgelenkt. Dabei „verliert" es Energie, die in Form von elektromagnetischer Strahlung entweicht (2. Möglichkeit: charakteristische Strahlung durch Wechselwirkung mit einem Hüllenelektron).
Zu **(D)**: Da bei der Wechselwirkung des Elektrons mit dem Atomkern der Abstand Elektron – Kern und damit Ablenkwinkel und Energieverlust des Elektrons nicht vorgegeben sind, enthält die Röntgenstrahlung Bestandteile von Null bis zu einem Maximum, das durch die Energie des einfallenden Elektrons gegeben ist. So ergibt sich das kontinuierliche Spektrum.
Zu **(E)**: Der Qualitätsfaktor q ist ein international festgelegter Wert für eine Strahlung und dient der Berechnung der Äquivalentdosis. Der RBW-Faktor dient dem Vergleich der biologischen Wirkung verschiedener Strahlungsarten. Zahlenmäßig sind q und RBW gleich.

Strahlungsart	**Qualitätsfaktor q**
Röntgen- und Gammastrahlung	1
Betastrahlung	1
Neutronenstrahlung	5–10
α-Teilchen	10–20
Deuteronen, schwere Ionen	20

2 Biologische Grundlagen

F90

Frage 2.1: Lösung C

Dieselbe Strahlendosis kann bei verschiedenen Strahlenarten unterschiedliche biologische Wirkungen entfalten. So besitzt eine Dosis nicht ionisierender Strahlung mit großer Energieabgabe je Einheit Bahnlänge (d.h. mit hohem LET = linear energy transfer) eine stärkere biologische Wirksamkeit als weniger dicht ionisierende Strahlung gleicher Energiedosis. Die relative biologische Wirksamkeit einer Strahlung wird experimentell ermittelt durch Vergleich mit der Wirkung einer Standardstrahlung (200 kV Röntgenstrahlung) aus dem Verhältnis der Energiedosis der Standarddosis zur Energiedosis der zu bestimmenden Strahlung:
RBW = Energiedosis der Standardstrahlung/Energiedosis der zu bestimmenden Strahlung
Zu **(A), (B), (D)** und **(E):** Die biologische Wirkung einer Strahlung hängt selbstverständlich außer von der Strahlenart und -energie von der Fraktionierung, Protrahierung, der Größe des bestrahlten Körpervolumens, von Reparaturphänomenen, der Art des bestrahlten Gewebes, seiner Sauerstoffversorgung u.v.a. ab, jedoch gehen diese Faktoren nicht in den Begriff der RBW bzw. der Äquivalentdosis und des Bewertungsfaktors q ein.

F98

Frage 2.2: Lösung D

Die relative biologische Wirksamkeit von ultraharter Photonenstrahlung beträgt ca. 1 und die von α-Strahlung 20. Locker ionisierende Strahlung hat eine geringe Ionisationsdichte, d.h. die Anzahl der von einem Teilchen ionisierten Atome ist vergleichsweise gering. Hierzu gehören Photonen-, Elektronen- und β-Strahlen.

F95

Frage 2.3: Lösung B

Die RBW vergleicht die notwendigen Energiedosen, die verschiedene Strahlungen benötigen, um die gleiche Wirkung in biologischem Gewebe zu erzielen. Als Vergleichsstrahlung dient eine Röntgenstrahlung mit einer Erzeugungsspannung von 200 kV.
Zu **(A)** und **(C):** Die RBW beträgt sowohl für schnelle Neutronen als auch für α-Strahlen 10 und ist damit 10mal höher als die von β-Strahlen.
Zu **(D):** Mit steigendem LET (Energieabgabe pro Wegstrecke) nimmt auch die RBW zu.

H97 **!!**

Frage 2.4: Lösung A

Die RBW vergleicht die notwendigen Energiedosen, die verschiedene Strahlungen benötigen, um die gleiche Wirkung in biologischem Gewebe zu erzielen. Als Vergleichsstrahlung dient eine Röntgenstrahlung mit einer Erzeugungsspannung von 200 kV.
Zu **(B):** Die RBW beträgt generell für Röntgenstrahlung 1. Röntgen- und γ-Strahlung mit Energien >1 MeV haben eine RBW von 0,85. Je weicher diese Strahlen werden, desto größer wird die RBW.
Zu **(C):** Der Qualitätsfaktor q ist ein international festgelegter Wert für eine Strahlung und dient der Berechnung der Äquivalentdosis. Für Röntgen-, γ-, Elektronen- und β-Strahlen ist q = 1 und für α-Strahlen ist q = 10. Der RBW-Faktor dient dem Vergleich der biologischen Wirkung verschiedener Strahlungsarten. Zahlenmäßig sind q und RBW gleich.
Zu **(D):** Der lineare Energietransfer LET bezeichnet die Energieabgabe einer Strahlung pro zurückgelegter Wegstrecke.
Zu **(E):** Multiplikation der Energiedosis mit dem Bewertungsfaktor q liefert die Äquivalentdosis.

H99 **!**

Frage 2.5: Lösung B

Die effektive Dosis ist diejenige Dosis, bei der ein zu erwartender Effekt zu einem bestimmten Prozentsatz (50%, 95%) eintritt. Die entsprechenden Dosen heißen dann ED50 bzw. ED95. Die letale Dosis LD50 eines Gewebes/Organes ist die effektive Dosis, bei der bei 50% der Zellen der Tod eintritt.
Zu **(A):** Auch für das Auftreten von Leukämie gibt es eine effektive Dosis.
Zu **(B):** Ist die effektive Dosis für das Auftreten von strahleninduzierten Wirkungen bekannt, kann man die Folgen einer Bestrahlung abschätzen.
Zu **(D):** Die Anzahl möglicher Erbkrankheiten wird durch die Anzahl von irreversiblen DNS-Schäden (z.B. Doppelstrangbrüche) in den Keimzellen bestimmt.
Zu **(E):** Maligne Neoplasmien können 5 bis 30 Jahre nach einer Bestrahlung auftreten. (Leukämie 5–15 Jahre).

F96

Frage 2.6: Lösung B

Siehe Kommentar zu Frage 2.7.

H98 H92 H88 **!!**

Frage 2.7: Lösung D

Für Röntgen-, γ-, Elektronen- und β-Strahlen ist q = 1, für Protonen und schnelle Neutronen ist q = 5 bis 10 und für α-Strahlen, Deuteronen und schwere Ionen ist q = 10 bis 20.

H90

Frage 2.8: Lösung C

α-Strahlung ist gekennzeichnet durch eine geringe Reichweite sowie eine hohe Ionisationsspur; sie gehört wie Protonenstrahlung zur dicht ionisierenden Strahlung (das α-Teilchen besteht aus zwei Protonen und zwei Neutronen). Diese weist eine hohe Energieabgabe pro Einheit Bahnlänge, also einen hohen linearen Energietransfer, auf. Dicht ionisierende Strahlung mit hohem linearen Energietransfer besitzt eine höhere biologische Wirksamkeit als weniger dicht ionisierende Strahlung (Elektronen, Röntgenquanten) mit gleicher Energiedosis, was mittels eines größeren Bewertungsfaktors (= Qualitätsfaktor) ausgedrückt wird. Da folglich die Äquivalentdosis von α-Strahlern höher als diejenige von β-Strahlern gleicher Energiedosis ist, muß die Inkorporation ersterer gefährlicher für den Organismus sein.

H89

Frage 2.9: Lösung E

Der RBW-Faktor wird für jede Strahlenart empirisch ermittelt: Bei einem Gewebe oder einer Zellkultur wird eine bestimmte Energiedosis der betreffenden Strahlung appliziert; sodann wird eine zweite, genau gleiche Probe mit einer so großen Dosis von 200 kV-Röntgenstrahlung bestrahlt, daß die gleiche Schädigung auftritt. Vergleich beider Energiedosen ergibt den RBW-Faktor. Wenn beispielsweise eine Teilchenbestrahlung von 0,5 Gy und eine Röntgenbestrahlung von 1 Gy den gleichen Effekt haben, ergibt sich der RBW-Faktor der Teilchenstrahlung zu 2. Der auf diese Weise ermittelte Faktor für die Neutronenstrahlung (RBWn) liegt zwischen 5 und 10, die Streubreite ergibt sich durch Unterschiede zwischen verschiedenen Geweben, Milieubedingungen etc. Man sieht, daß die Bestimmung des

RBW-Faktors am besten durch Vergleich verschiedener Dosen erfolgt, die zu gleicher Schädigung führen. In der Aufgabe werden jedoch gleiche Energiedosen an Röntgenstrahlung und Neutronenstrahlung appliziert und die resultierenden unterschiedlichen Schädigungen angegeben; im einen Falle sterben 90 %, im anderen 98 % der Zellen in der Suspension ab. Daraus Rückschlüsse auf den RBW-Faktor zu erzielen, ist schwierig, weil die genaue Abhängigkeit der Zellsterblichkeit von der Strahlendosis nicht gegeben ist. Daher ist Antwort (E) richtig.

F92

Frage 2.10: Lösung D

Neutronenstrahlung zeichnet sich durch eine hohe Ionisationsdichte, folglich einen hohen linearen Energietransfer (= die vom ionisierenden Teilchen pro Zentimeter Bahnlänge an die an der Bahnspur liegenden Atome abgegebene Energiemenge) und damit eine hohe relative biologische Wirksamkeit aus (E). Wegen der stärkeren biologischen Wirksamkeit ist der Sauerstoffeffekt von Neutronenstrahlung geringer ausgeprägt (A; Neutronenstrahlung wird vornehmlich zur Strahlentherapie halbtief und tief liegender hypoxischer Tumoren eingesetzt), die Abhängigkeit der Strahlenwirkung vom Zellzyklus ist praktisch aufgehoben (B), die Reparatur von Strahlenschäden ist erheblich schwieriger (C; Erfolg der Reparatur ist abhängig vom Ausmaß der Strahlenschädigung). Wegen der stärkeren Strahlenschädigung auch gesunden Gewebes und wegen der schlechteren Reparaturwahrscheinlichkeit von gesetzten Strahlenschäden ist der Fraktionierungseffekt bei Einsatz von Neutronenstrahlung geringer. Bei Strahlungen mit geringerer biologischer Wirksamkeit hängt der Strahleneffekt selbstverständlich auch von der Zellzyklusphase ab.

F99

Frage 2.11: Lösung A

Zu **(1):** Bei Strahlung mit hohem LET (Neutronen-, Protonenstrahlung) ist der Sauerstoffeffekt sehr niedrig. Deshalb bietet sich eine solche Strahlung an, wenn die Tumorzelle hypoxisch und die gesunde Zelle euoxisch ist.
Zu **(2):** Bei Bestrahlung mit hohem LET kommt es kaum oder nicht zur Reparatur der Zellen (Treffertheorie), weshalb es dann egal ist, ob die Zellen selbst ein gutes oder schlechtes Reparaturvermögen haben.
Zu **(3):** Ebenso spielt die Zellzyklusphase bei Strahlung mit hohem LET keine Rolle.

H90

Frage 2.12: Lösung E

Eingetretene Strahlenschäden am genetischen Material können, sofern es sich nicht um Doppelstrangbrüche handelt, von speziellen Reparaturmechanismen der Zelle beseitigt werden. Aus diesem Grunde kommt es nicht zu einer Kumulation von über einen längeren Zeitraum eingetretenen Strahlenschädigungen. Wegen dieser Reparaturmechanismen führt eine protrahierte Bestrahlung zu weniger Schädigungen als eine Bestrahlung gleicher Gesamtdosis, die innerhalb eines kurzen Zeitintervalls appliziert wird.

F94

Frage 2.13: Lösung E

Durch Strahleneinwirkung kann es zu Genmutationen (Abwandlung von Purin- und Pyrimidinbasen, Änderungen der Basensequenz), Chromosomenmutationen (Frakturen, Translokation, Duplikation, Deletion, Ringbildung, Inversion) sowie zu Genommutationen (Änderung der Zahl der Chromosomen bzw. auch Vervielfachung des Chromosomensatzes = Polyploidie) kommen. Diese Veränderungen sind ungezielt und richtungslos im Gegensatz zur Duplikation während der Zellteilung, bei der die Basenpaare getrennt werden, so daß die entstandenen Hälften als Matrix für die zu ergänzenden Hälften dienen (E).

F95

Frage 2.14: Lösung B

Zur sogenannten biologischen Dosimetrie nach Strahlenunfällen werden die Lymphozyten im peripheren Blut benutzt, da diese als einzige Zellpopulation im peripheren Blut eine hohe Strahlensensibilität aufweisen, und die Gewinnung von Spermatozyten und Knochenmarkstammzellen mit einigem Aufwand verbunden ist.

H92

Frage 2.15: Lösung A

Nach der Replikation der DNA in der S-Phase vor einer Mitose ((B) richtig) erfolgt in der sich anschließenden G_2-Phase neben anderen Vorbereitungsvorgängen der Mitose eine Reparatur möglicherweise vorliegender DNA-Schäden, wobei nur Einzelstrangschäden reparabel sind. Bei der Reparatur von DNA-Schäden trennt das Enzym Endonuklease ((E) richtig) das defekte DNA-Teilstück ab, Exonukleasen schneiden ggf. zusätzlich benachbarte DNA-Moleküle heraus, so daß an der Schadstelle eine Lücke entsteht ((C) richtig). Anschließend ersetzt die DNA-Polymerase die fehlenden DNA-Moleküle, wobei der intakte komplementäre

Strang als Matrix dient. Danach verknüpft eine Ligase die ersetzten DNA-Moleküle zu einem Strang, so daß die Basensequenz intakt und geschlossen vorliegt. Das fehlerhafte DNA-Stück wird also nicht durch einen kompletten Strang ersetzt, sondern durch einzelne DNA-Moleküle, die zum Abschluß der Reparatur zu einer Sequenz verknüpft werden ((A) falsch).

F92

Frage 2.16: Lösung C

Zu **(C):** Die Strahlendosisleistung bestimmt das Ausmaß auftretender Strahlenschäden an der DNA maßgeblich, da Einzel- und Doppelstrangbrüche sowie Basenschäden mit der Dosis zunehmen. Mit zunehmender Strahlendosis wächst die Wahrscheinlichkeit des Auftretens eines irreparablen Schadens.
Zu **(A):** DNA-Reparaturvorgänge sind nicht an eine Phase des Zellzyklus gebunden. Voraussetzung ist lediglich, daß die komplementäre Polynukleotidkette ungeschädigt vorliegt.
Zu **(B):** Auch UV-Licht entsprechender Wellenlänge führt zu Strahlenschäden an der DNA, die sich in nichts von durch ionisierende Strahlen erzeugten Schäden unterscheiden und daher Reparaturvorgängen zugänglich sind.
Zu **(D):** Bei der Reparatur handelt es sich um einen enzymatischen Prozeß, der wie die De-novo-Biosynthese von DNA energieverbrauchend ist.
Zu **(E):** Da der RBW-Faktor von Neutronenstrahlung deutlich höher als der von γ-Strahlen gleicher Energie liegt, sind DNA-Reparaturvorgänge nach Einwirkung von γ-Strahlen erfolgversprechender als nach Einwirkung von Neutronen.

F93

Frage 2.17: Lösung A

Zu **(A):** Die Dosis-Wirkungs-Kurve für die Zellabtötung zeigt die Dosisabhängigkeit einer Strahlenwirkung auf Zellen. Die Kurve läßt direkt erkennen, wie die Zahl der wirksam getroffenen abgetöteten Zellen in Abhängigkeit von der gewählten Strahlendosis steigt bwz. sinkt; somit läßt sich ablesen und mathematisch ermitteln, welche Zahl von Treffern bei einer Zelle zur Auslösung der betrachteten Wirkung (Letaleffekt) erforderlich ist. Hieraus ergibt sich gleichzeitig, bei welcher Zahl von Treffern der Letaleffekt nicht erzielt wird und somit das Ausmaß und die Effektivität intrazellulärer Erholungsphänomene. Grundlage ist, daß bei der Bestrahlung von Zellen fast stets mehrere Treffer für einen Letaleffekt erforderlich sind (→ Mehrtrefferkurven), so daß Erholungsphänomene greifen können, sofern die entsprechende Zelle nicht eine so hohe Zahl von Treffern erhält, daß ein letaler Energiebetrag absorbiert wird.
Zu **(B):** Zwar beeinflußt die Sauerstoffversorgung der Zelle ebenso die Fraktionierung der Strahlung, die Umgebungstemperatur, evtl. Vorhandensein von Sensibilatoren oder Protektoren etc. die Dosis-Wirkungs-Kurve, jedoch ist der Einfluß dieser Parameter nicht aus der Dosis-Wirkungs-Kurve direkt ablesbar. Er ergibt sich lediglich dann, wenn eine zweite Dosis-Wirkungs-Kurve ohne den entsprechenden Parameter vorliegt (auch dann wäre nur die Auswirkung der Sauerstoffversorgung ablesbar, nicht jedoch die Höhe der Sauerstoffversorgung).
Zu **(C)** und **(D):** Betrachtet man die Dosis-Effekt-Kurve für die Zellabtötung, nicht für Chromosomenaberrationen, DNA-Schäden u.a. Dosis-Effekt-Kurven für Chromosomenaberrationen, DNA-Schäden (sofern sie nicht zum Letaleffekt führen) etc. sind im übrigen viel schwieriger aufzustellen, da der Nachweis der entsprechenden Zellschäden viel komplizierter ist.
Erstaunlicherweise entschlossen sich 68% aller Kandidaten für die falsche Lösung E!

F97

Frage 2.18: Lösung D

Zu **(A):** Bei guter Sauerstoffsättigung ist die Strahlung 2–3mal so effektiv wie bei Anoxie (Sauerstoffeffekt).
Zu **(B):** Durch Reparaturmechanismen können Einzelstrangbrüche der DNA und Basenschäden repariert werden.
Zu **(C):** Während der Mitosephase besteht die höchste Strahlenempfindlichkeit der Zelle.
Zu **(E):** Nach dem Gesetz von Bergonié-Tribondeau wirken Röntgenstrahlen um so intensiver auf Zellen, je höher deren reproduktive Aktivität, je höher ihre karyokinetische Energie und je weniger ihre Morphologie und Funktion endgültig bestimmt sind.

F96

Frage 2.19: Lösung A

Zu **(A):** Bei Dosis-Effekt-Kurven wird die Zahl der überlebenden Zellen ins Verhältnis zur Strahlendosis gesetzt.
Zu **(B):** Mit steigender Sauerstoffversorgung des Gewebes steigt auch der Effekt der Strahlung, dies fließt aber nicht in die Dosis-Effekt-Kurve ein.
Zu **(C, E):** Kurven bei locker ionisierender Strahlung sind sog. Mehrtrefferkurven, d.h. mehrere Treffer (DNA-Strangbrüche), führen zum Tod einer Zelle. Beurteilt wird aber in der Kurve nur die Anzahl der Zelltode, nicht Mutationen oder DNA-Schäden.
Zu **(D):** Da die Zellen alle einen unterschiedlichen Zellteilungszyklus haben, finden die Mitosen der

einzelnen Zellen zu verschiedenen Zeitpunkten statt. Die Zeit hat aber keinen Einfluß auf die Dosis-Effekt-Kurve.

H95

Frage 2.20: Lösung E

Bei der Bestrahlung von Säugetierzellen mit locker ionisierender Strahlung erhält man als Dosis-Wirkungs-Beziehung die Schulterkurve. Je dichter dabei die Strahlung ist, um so schlechter ist die Schulter der Kurve ausgeprägt. Neutronenstrahlung ist gegenüber den anderen aufgeführten Strahlungen am dichtesten. Auch ist die RBW der Neutronenstrahlung 10mal höher als die der anderen Strahlungen.

F94 H89

Frage 2.21: Lösung B

Unter dem **Sauerstoffeffekt** versteht man die Tatsache, daß Zellen bei guter Sauerstoffversorgung 2–3 × so strahlensensibel sind wie unter hypoxischen Bedingungen. Der Sauerstoffeffekt nimmt mit zunehmender Ionisationsdichte einer Strahlung ab und ist bei dicht ionisierender Strahlung wie γ- und Protonenstrahlung kaum mehr von Bedeutung. Bei dicht ionisierender Strahlung erfolgt die Strahlenwirkung vornehmlich direkt, wohingegen bei locker ionisierender Strahlung – wie bei Photonenbestrahlung – die Strahlenenergie vor allem indirekt über Zwischenprodukte (reaktive Radikale) auf die Zelle übertragen wird. So kann ein hoher Sauerstoffpartialdruck im bestrahlten Gewebe zu vermehrter Bildung freier Radikale und folglich einer verstärkten indirekten Strahlenwirkung bei Einwirken locker ionisierender Strahlen führen. Bei Einwirkung dicht ionisierender Strahlung (B) ist der Sauerstoffpartialdruck im Gewebe aufgrund weitgehend fehlender indirekter Strahlenwirkung kaum von Bedeutung.

H94

Frage 2.22: Lösung E

Die stärkste Strahlenschädigung ist zu erwarten bei Einzeitbestrahlung (bei Protrahierung oder Fraktionierung kann es zu Erholungsvorgängen kommen), hohem Sauerstoffpartialdruck (Sauerstoffeffekt), hoher Umgebungstemperatur (gesteigerte Stoffwechselaktivität der bestrahlten Zellen), Anwesenheit von Pharmaka, die die Strahlenempfindlichkeit erhöhen (Schwermetalle, Zytostatika u.a.) und stoffwechselaktivem mitosereichem Gewebe.

H93

Frage 2.23: Lösung B

Zu **(1):** Unter Reoxygenierung versteht man die Tatsache, daß bei fraktionierter Bestrahlung in den Strahlenpausen durch reaktive Kapillareinsprossung und hyperämische Gefäßreaktionen (biologisch sinnvoll zur Verminderung des Strahlenschadens, zum Abbau geschädigter Zellen etc.) die Sauerstoffversorgung im bestrahlten Gebiet zunimmt und somit die Strahlensensibilität ansteigt. Dies ist in Tumoren von besonderer Bedeutung, da diese wegen unzureichender Vaskularisation nicht selten hypoxisch und damit relativ strahlenresistent sind. Durch die Reoxygenierung kommt der Sauerstoffeffekt in Tumoren also besser zum Tragen.
Zu **(2):** Fraktionierung führt zu einer Erhöhung des Effektivitätsfaktors der Strahlung: Dadurch daß sich gesundes Gewebe besser und schneller in den Bestrahlungspausen erholt und regeneriert als Tumorgewebe (siehe Gesetz von Bergonié und Tribondeau), kann es eine höhere Strahlendosis tolerieren als Tumorgewebe, das zunehmend zerstört wird.
Zu **(3):** Bei fraktionierter Bestrahlung kann sich in den Bestrahlungspausen auch Tumorgewebe erholen und Reparaturvorgänge zeigen, jedoch in deutlich geringerem Ausmaß als gesundes Gewebe. Daher muß bei fraktionierter Bestrahlung die Gesamtdosis wesentlich höher gewählt werden als bei Einzelbestrahlung. Erholungsvorgänge auch im Tumorgewebe sind also bei fraktionierter Bestrahlung ausgeprägter als bei einmaliger hochdosierter Bestrahlung.

F96

Frage 2.24: Lösung B

Zu **(D):** Die DNA besteht bekanntlich nur aus den 4 Aminosäuren Alanin, Thymin, Guanin, Cytosin und 2-Desoxy-D-Ribose.
Zu **(E):** Eine Stimulierung des Stoffwechsels führt zu einer Verstärkung des Strahleneffekts, wirkt also nicht strahlenschützend.

H91

Frage 2.25: Lösung E

Radioaktives Iod, das beispielsweise bei Reaktorunfällen freigesetzt wird, führt zu einer erheblichen Gefährdung der Bevölkerung. Es wird insbesondere durch Einatmung inkorporiert, reichert sich im kritischen Organ Schilddrüse an und kann hier zu einer hohen Strahlenbelastung führen. Für Katastrophenfälle werden daher Iodtabletten bevorratet: Das inaktive Iod blockiert die Schilddrüse, so daß diese weniger radioaktives Iod aufnimmt. Letzteres wird dann weniger angereichert und schneller eliminiert.

H91

Frage 2.26: Lösung E

Die strahlenbiologische Grundregel von Bergonié und Tribondeau besagt, daß Säugetierzellen um so strahlenempfindlicher sind, je größer ihre Proliferationstätigkeit und je geringer ihr Differenzierungsgrad ist. Folglich sind Zellen um so empfindlicher, je näher sie der Embryonalphase sind.
Zu **(1)** und **(2):** Weniger Durchmesser und Volumen der Zelle als die Größe des empfindlichen Zellvolumens, d.h. des Zellkerns, haben Einfluß auf die Strahlensensibilität.
Zu **(4):** Aufgrund unterschiedlicher Energieabsorption (z.B. etwa 15fach größere Strahlenempfindlichkeit von Pyrimidinbasen gegenüber Purinbasen), unterschiedlicher Fähigkeit zur Reparatur von Strahlenschäden, unterschiedlicher Länge von Polynukleotidketten und anderer Faktoren beeinflußt der absolute DNA-Gehalt einer Zelle seine Strahlenempfindlichkeit nicht entscheidend.

H98

Frage 2.27: Lösung E

Zu **(1):** In der Überlebensfraktion der Zellen werden alle lebenden Zellen gezählt.
Zu **(2):** Logischerweise braucht es einige Zeit, bis die DNA nach Strahleneinwirkung repariert ist.
Zu **(3):** Die Schulter der Zellüberlebenskurve ist der Bereich, in dem eine geringfügige Erhöhung der Dosis eine starke Erhöhung der Zelluntergänge bewirkt.
Zu **(4):** Gerade nach Schädigung durch locker ionisierende Strahlung kann es zu einer Erholung kommen, da erst mehrere Treffer den Zelluntergang bewirken (Mehrtrefferkurve).
Zu **(5):** In den Bestrahlungspausen bei fraktionierter Bestrahlung erholen sich gesunde Zellen besser und schneller als Tumorzellen, so daß erstere geschont und letztere zunehmend irreversibel geschädigt werden. Die Erholung erfolgt vor allem durch Reparatur subletaler Strahlenschäden.

F98

Frage 2.28: Lösung C

In einigen Quellen werden sogar „6 R“ der Strahlenbiologie angegeben. Hierzu gehören:

1.	Resistenz	gegenüber ionisierenden Strahlen
2.	**Reparatur**	subletaler Schäden
3.	**Reoxygenierung**	während der Strahlentherapie; durch den Zelltod der euoxischen Zellen werden bisher hypoxische Zellen nun besser mit Sauerstoff versorgt.
4.	**Redistribution**	der Zellen nach Strahlenschaden
5.	Rezyklisierung	der G_0-Phase-Zellen in den Zellzyklus und damit in strahlenempfindliche Phasen
6.	**Repopulation,**	Teilung und Wachstum von Zellen nach einer Bestrahlung

F94

Frage 2.29: Lösung C

Zu **(1):** Nach einer schweren radiogenen Knochenmarksschädigung treten die Symptome entsprechend der Strahlensensibilität der Stammzellen in der Reihenfolge Granulozytopenie, Anämie und Thrombozytopenie auf.
Zu **(2):** Aufgrund der längeren Lebensdauer der Erythrozyten (100–120 Tage) gegenüber den Granulozyten (wenige Tage) macht sich die Störung des Nachschubs aus dem Knochenmark zuerst bei den Granulozyten bemerkbar.

H95

Frage 2.30: Lösung A

Das Gesetz von Bergonié-Tribondeau besagt, daß die Strahlenwirkung auf Zellen ihrer reproduktiven Aktivität direkt und dem Grad ihrer Differenzierung umgekehrt proportional ist. Hämatopoetische Stammzellen gehören zu den Zellen mit der höchsten Teilungsrate und sind relativ undifferenziert. Daher sind sie besonders strahlenempfindlich. Ab 0,5 Gy kommt es zum Zelluntergang, ab 6 Gy sterben 99 % der Erythroblasten.

F94

Frage 2.31: Lösung C

Strahlendosen von über 200 rad führen zu einer Zerstörung der sehr strahlenempfindlichen Stammzellen im Knochenmark und zu einer Umwandlung des roten Marks in Fettmark. Hierdurch kommt es zu einer **Störung des Zellnachschubes aus dem Knochenmark** und zum Auftreten einer Leukopenie, Thrombozytopenie und einer progredienten Anämie. Mit Ausnahme der Lymphozyten sind hingegen die zirkulierenden peripheren Blutzellen recht strahlenresistent, so erfolgt eine Hämolyse der Erythrozyten erst ab etwa 1500–3000 rad.
Zu **(E):** Beim **hämatopoetischen Syndrom** der akuten Strahlenkrankheit entwickelt sich nach einer Lymphopenie zunächst eine Granulozytopenie, aber nicht infolge einer Schädigung der peripheren Ganulozyten, sondern da sich aufgrund der nur kurzen Lebensdauer ausgereifter Granulozyten Störungen des Zellnachschubes aus dem Knochenmark schnell in der Peripherie niederschlagen.

F00 !

Frage 2.32: Lösung A

Strahlenempfindlichkeit verschiedener Zellen der Hämatopoese:

Lymphatisches System:
Lymphoblast → Prolymphozyt → Lymphozyt

Retikuloendotheliales System:
Monoblast → Promonozyt → Monozyt

Myeloisches System:
Myeloblast → Promyelozyt → Granulozyt
Pronormoblast → Normoblast → Erythrozyt
Megakaryozyt → Megakaryoblast → Thrombozyt

Doppelt unterstrichen: sehr strahlensensibel
Einfach unterstrichen: relativ strahlensensibel
Nicht unterstrichen: recht strahlenresistent

Die Zahl der Erythrozyten bleibt nach Ganzkörperbestrahlungen lange Zeit weitgehend konstant, nicht nur, weil die Pronormoblasten recht strahlenresistent sind, sondern insbesondere, weil die strahlenresistenten, im peripheren Blut kreisenden Erythrozyten eine lange Lebensdauer von etwa 120 Tagen haben und sich ein vorübergehender Nachschubmangel hier folglich nicht so gravierend auswirkt.
Direkt nach einer Ganzkörperbestrahlung sind die Retikulo-, Thrombo- und Granulozytenzahlen eher erhöht als herabgesetzt, da diese Zellen als Reaktion auf die Bestrahlung aus ihren Knochenmarkspeichern in die Blutbahn abgegeben werden (z.B. beträgt das Verhältnis Blut-/Gewebsgranulozyten normalerweise 1/4). Erst mehrere Stunden bis wenige Tage nach der Bestrahlung fällt die Zahl dieser Zellen unter die Norm ab. Dagegen ist die Lymphozytenzahl schon direkt nach der Bestrahlung reduziert, weil nicht nur die Lymphoblasten, sondern auch die Lymphozyten strahlensensibel sind und das lymphatische System keine Zellspeicher aufweist.

F89

Frage 2.33: Lösung C

„Sievert" (Sv) ist die korrekte SI-Einheit für die Äquivalentdosis: 0,01 Sv = 1 rem.
Die in der Frage angegebene Dosis entspricht also einer Äquivalentdosis von 250–300 rem.
Anmerkung: Die Aufführung der Äquivalentdosis in Sievert oder rem ist bei der Angabe der Strahlenbelastung des Menschen geeigneter als die der Energiedosis in Gray oder rad: In erstere geht der Qualitätsfaktor der jeweiligen Strahlung ein, der beispielsweise bei α-Teilchen (Uran, Radium) zwischen 10 und 20 liegt. So kann die Angabe der Energiedosis in Gray oder rad das Ausmaß der biologischen Wirksamkeit einer Strahlung zu niedrig erscheinen lassen. Wenn die Strahlenbelastung aus γ-Strahlung (RBW = 1) besteht, decken sich die Angaben in rad und rem. Um Unklarheiten vorzubeugen, spricht das IMPP in einer anderen Frage von „einer akuten Ganzkörperbestrahlung mit Gammastrahlen", da lediglich die Energiedosis angegeben wird. In Frage 2.32 kann die Strahlenart fehlen, da hier die Äquivalentdosis der Strahlenexposition aufgeführt ist.

F93

Frage 2.34: Lösung E

79% aller Kandidaten wußten, daß von den Zellen des hämatopoetischen Systems neben den Knochenmarkstammzellen lediglich die Lymphozyten recht strahlensensibel sind.

H94

Frage 2.35: Lösung C

Nach akuten Ganzkörperbestrahlungen kommt es (außer bei exorbitanten Dosen) nicht zu einer Zerstörung von Zellen im peripheren Blut, denn diese sind, abgesehen von den Lymphozyten, recht strahlenresistent. Das hämatopoetische Syndrom der akuten Strahlenkrankheit entwickelt sich etwa 2–3 Wochen nach einer entsprechenden Strahlenexposition infolge der Störung des Zellnachschubes aus dem Knochenmark. Allerdings wird bei einer Strahlenexposition von etwa 6 Gy (600 rad) das hämatopoetische Syndrom der akuten Strahlenkrankheit wohl kaum mehr erlebt (diese steht nach akuten Strahlenbelastungen von 2–4 Gy im Vordergrund), denn bei Strahlendosen dieser Größenordnung treten etwa 1–2 Wochen nach der Prodromalphase die Zeichen des gastrointestinalen Syndroms der akuten Strahlenkrankheit in den Vordergrund und führen zum Tode des Strahlenopfers.

H96 H93

Frage 2.36: Lösung C

Bei akuten Ganzkörperstrahlenbelastungen mit Dosen von über 500 rad treten vorrangig gastrointestinale Störungen auf, die durch direkte Schädigung des Darmepithels bedingt werden: Die proliferierenden Drüsen in den Lieberkühn'schen Krypten als Gewebe mit hoher mitotischer Aktivität werden inaktiviert, so daß der Zellnachschub stagniert und nach Abschilferung der ausdifferenzierten Zellen im Bereich der Zotten das Bindegewebe bloßliegt. Hieraus resultieren Störungen der Absorption sowie eine Steigerung der Exsudation v.a. von Eiweißen und eine Erleichterung der Invasion von Toxinen, Allergenen und Bakterien.

F91

Frage 2.37: Lösung B

Narbige Stenosen treten nicht beim akuten gastrointestinalen Strahlensyndrom auf, können jedoch Spätfolgen einer akuten oder fraktionierten Bestrahlung mit entsprechender Dosis sein.
Zu **(D):** Eine akute Strahlenschädigung des Darmes kann Epitheldefekte erzeugen, die zu Malabsorption, Eiweißverlust, Hämorrhagien, Elektrolyt- und Flüssigkeitsverlusten führen und eine ungehemmte Invasion von Bakterien und Toxinen ermöglichen.

H94

Frage 2.38: Lösung C

Tatsächlich handelt es sich bei einer Bestrahlungsdosis von unter 10 mSv = 1 mrem um eine außerordentlich niedrig Strahlendosis (entspricht etwa der Gonadendosis bei einer Röntgenthoraxaufnahme), bei der keine direkten Bestrahlungsfolgen nachweisbar sind (D – falsch), besonders auch im Vergleich zur natürlichen Strahlenexposition von 100 – 150 mrem/Jahr. Da es sich bei Strahlenfolgen jedoch um stochastische Effekte handelt (dem Zufall unterworfene Effekte, deren Eintreten Wahrscheinlichkeitscharakter hat), kann nicht mit Sicherheit ausgeschlossen werden, daß entsprechend niedrige Strahlendosen zu genetischen Strahlenschäden oder etwa zur Tumorinduktion führen. Es werden Versuche unternommen, das Tumorrisiko durch Strahlenexposition im Niedrigdosisbereich durch das erforschte Tumorrisiko bei Bestrahlungen mit hohen Dosen zu extrapolieren (C), jedoch können Nachweise über die Gefährlichkeit oder Ungefährlichkeit von Strahlung im niedrigen Strahlendosisbereich nicht erbracht werden. „Wir wissen, daß wir über die Wirkung von Niedrigdosen auf den Menschen nichts wissen und beim derzeitigen Stand der Forschung auch noch nichts wissen können" (Prof. Dr. E. H. Graul; Marburg). Das Vorhandensein einer Schwellendosis, unterhalb der keine biologischen Wirkungen in einem bestrahlten Organismus zu erwarten sind, wird mancherorts angenommen, ist jedoch nicht bewiesen, so daß im Strahlenschutz mit der Schwellendosis Null gerechnet wird.

F90

Frage 2.39: Lösung E

Die Augenlinse ist besonders strahlenempfindlich, daher muß sie bei Röntgen- oder etwa Radiumbestrahlungen im Kopfbereich sehr sorgfältig mit Bleiglasprothesen geschützt werden. Bei Jugendlichen treten schon bei Dosen um 600 rad Wachstumsstörungen der Linse auf, bei Erwachsenen kann sich bei Dosen um 1000 rad mit einer Latenzzeit von meist etwa 1 bis 2 Jahren eine Strahlenkatarakt entwikkeln, die am hinteren Linsenpol schalenförmig beginnt und damit gegen den Altersstar abgrenzbar ist. Entsprechende Trübungen sah man nach dem Atombombenabwurf von Hiroshima.
Ähnlich dem Strahlenstar können sich nach langjähriger Infraroteinwirkung Trübungen am hinteren Linsenpol und Ablösungen der vorderen Kapsellamelle ergeben („Glasbläserstar").

F94

Frage 2.40: Lösung E

Nach einmaliger stärkerer oder mehrfach bzw. lang anhaltender Bestrahlung kann das Auftreten nahezu sämtlicher auch spontan auftretender maligner Erkrankungen induziert werden, wobei die mittlere Latenzzeit bis zur klinischen Manifestation für Leukämien etwa 5 – 10 Jahre, für solide Tumoren 10 – 30 Jahre beträgt.
Zu **(3):** Aseptische Knochennekrosen nach Bestrahlung von Knochen entstehen in der Regel erst ab Bestrahlungsdosen von über 6000 rad.

F94

Frage 2.41: Lösung A

Eine Strahlenkatarakt tritt erst nach lokalen Strahlendosen von über 1000 rad auf.

H99

Frage 2.42: Lösung E

Proteinurie, Zylindrurie, Polyurie und Isosthenurie sind Symptome von Erkrankungen des Urogenitaltraktes. Hypotonie ist eine Herz-Kreislauf-Erkrankung.

H95

Frage 2.43: Lösung D

Eine Katarakt tritt bei einer Dosis ab 10 Sv nach Monaten bis Jahren auf. Eine Schädigung des Linsenepithels kann bei Dosen ab 3 Sv und der Zelltod ab 8 Sv vorkommen.
Zu **(C):** Neutronenstrahlung hat die stärkste Wirkung auf das Linsengewebe.
Zu **(E):** Eine Schädigung tritt erst später auf, da die Linse gefäßlos ist.

F00

Frage 2.44: Lösung B

Zu **(B):** UV-Strahlung führt zur Entstehung von Melanomen, die Metastasen in der Leber setzen können. In der Frage ging es aber um das primäre Leberkarzinom.
Zu **(A):** Verschimmelte Erdnüsse enthalten Aflatoxine. Diese können verschiedene Krankheiten aus-

lösen. Wird Aflatoxin B1 über eine längere Zeit aufgenommen, können beim Menschen Tumoren, vor allem Leberkarzinome und Gallengangssarkome entstehen. Aflatoxine sind stark hepatotoxisch, karzinogen, mutagen und embryotoxisch. Sie kommen in Erdnüssen, Mandeln, Muskatnüssen und Pistazien vor.
Zu **(C)**, **(D)** und **(E)**: Arsen, radioaktive Strahlung und Hepatitis B sind bekannte Ursachen für Leberkarzinome.

H93

Frage 2.45: Lösung D

Knochen des Erwachsenen zeigen keine relevante Radiosensibilität, allerdings können nach hochdosierten Strahleneinwirkungen Osteoradionekrosen auftreten als Folge von Schäden vor allem intraossaler Gefäße (C). Sehr empfindlich hingegen sind wachsende Knochen: Bereits nach kleinen Strahlendosen können durch Schädigung der Wachstumszonen von Epiphysen Wachstumsstörungen im bestrahlten Bereich auftreten. Dies kann bei der Strahlentherapie maligner Tumoren im Kindesalter von klinischer Relevanz sein (D).

F94

Frage 2.46: Lösung B

Zu **(B)**: Strahlenfolgen am Magen können Gastritis, Erosionen und Ulkusbildung sein. Epidemiologischen Untersuchungen zufolge scheint ein erhöhtes Entartungsrisiko der Magenschleimhaut nach einer Bestrahlungstherapie nicht zu bestehen.
Die größte Strahlenempfindlichkeit haben Wechselgewebe, die einen hohen Anteil vegetativ intermitotischer Zellen besitzen. Dazu gehören die Stammzellen der Hämatopoese (C) und das Stratum basale der Epidermis (D). Pluripotente Bindegewebszellen, die bei Entartung zur Bildung eines Osteosarkoms führen können, nehmen im Spektrum der Strahlenempfindlichkeit eine Mittelstellung ein. Reversibel postmitotische Zellen, die in den parenchymatösen Organen sowie in exokrinen und endokrinen Drüsen vorkommen, sind relativ strahlenunempfindlich. Als strahlenresistent sind Dauergewebe mit fixiert postmitotischen Zellen anzusehen (Ganglienzellen, Muskulatur).
Zu **(E)**: Strahlenexposition stellt einen gesicherten kausalen Faktor bei der Entstehung des Schilddrüsenkarzinoms dar.

H97

Frage 2.47: Lösung E

Zu **(A)**: Eine CCL kann ab Dosen von 0,5 Sv auftreten, die Latenzzeit beträgt allerdings 5 – 10 Jahre.

Zu **(B)**, **(C)** und **(D)**: Strahleninduzierte Karzinome treten auch erst ab 5 Jahren nach dem Strahlenunfall auf. Mammakarzinom, Schilddrüsenkarzinom und Bronchialkarzinom haben ein hohes spontanes Krebsrisiko und sind auch bei einer normalen Population häufige Krebsarten. Im Kindesalter treten nach Strahlenbelastung oft Schilddrüsenkarzinome und Thymome auf.

F00 !

Frage 2.48: Lösung B

Zu **(B)**: Effektive Dosis [Sv]	– Dosis, bei der ein zu erwartender Effekt zu einem bestimmten Prozentsatz (50%, 95%) eintritt. Die entsprechenden Dosen heißen dann ED50 bzw. ED95. Die effektive Dosis für den Organismus ist die Summe der Ortsdosen der Organe jeweils mit einem organspezifischen Faktor multipliziert.
Zu **(A)**: Äquivalentdosis [Sv]	– biologische Wirkung pro Masseneinheit. Die Äquivalentdosis beurteilt im Gegensatz zu den anderen Größen nicht die rein physikalische Energie, sondern die schädigende Wirkung der Strahlung.
Zu **(C)**: Energiedosis [Gy]	– freigesetzte Energie pro Masseneinheit
Zu **(D)**: Kerma [Gy/s]	– Summe der beim ersten Teilchenzusammenstoß übertragenen Energie
Zu **(E)**: Ionendosis [C/kg]	– erzeugte Ladung pro Masseneinheit

H90

Frage 2.49: Lösung E

Spätschäden wie das Auftreten maligner Neoplasien nach hochdosierter akuter oder niedrig dosierter chronischer Strahlenexposition machen sich zumeist erst nach Jahren bis Jahrzehnten bemerkbar. Da sie zudem nicht strahlenspezifisch sind, ist ein Kausalzusammenhanag zwischen Strahlenexposition und Spätschäden im Einzelfall kaum zu stellen. Erkenntnisse über Ausmaß und Häufigkeit strahleninduzierter Spätschäden ergeben sich aus statistischen Auswertungen größerer Bevölkerungsgruppen.

H91

Frage 2.50: Lösung D

Für strahleninduzierte Lungenschädigungen ist die scharfe Begrenzung auf das bestrahlte Lungenvolumen typisch.
Siehe Kommentar zu Frage 2.51.

F93

Frage 2.51: Lösung D

In bestrahlten Lungengebieten bilden sich ab Bestrahlungsdosen von über 3000 rad scharf umgrenzte, entzündliche, exsudative Reaktionen, die man wegen ihrer Ähnlichkeit mit Pneumonien als Strahlenpneumonitis bezeichnet. Nach mehreren Monaten kann sich hieraus eine Lungenfibrose unter Schrumpfung des betroffenen Gebietes entwickeln. Solch eine Fibrose kann erhebliche Ventilations- und Perfusionsstörungen mit Dyspnoe, Hypertonie im kleinen Kreislauf, Cor pulmonale und Verziehung des Mediastinums hervorrufen, ohne daß im Röntgenbild mit der Schwere der Funktionsausfälle korrelierende Befunde erhoben werden können.
Zu **(E)**: 13% aller Kandidaten entschieden sich für die Lösung E, nicht beachtend, daß direkt nach einer Bestrahlung der Lunge mit entsprechend hoher Dosis sich zunächst eine exsudative, entzündliche, Pneumonie-ähnliche Reaktion entwikkelt, die nach mehreren Monaten in eine Lungenfibrose übergehen kann.

H90

Frage 2.52: Lösung A

Die mittlere letale Dosis ionisierender Strahlung liegt bei etwa 400 rad. Akute Ganzkörperbestrahlungen mit entsprechenden Strahlendosen führen zur Entwicklung einer Strahlenkrankheit, deren *Prodromalphase* gekennzeichnet ist durch Erbrechen, Übelkeit, Durchfälle, Hautrötungen, Kopfschmerzen sowie Störungen des Allgemeinbefindens mit Abgeschlagenheit, Leistungsunfähigkeit und Kreislaufbeschwerden. Erst nach einer Latenzzeit von bis zu 2 Wochen entwickelt sich die *Hauptphase* mit im Vordergrund stehenden hämatopoetischen und gastrointestinalen Symptomen. Spontane innere Blutungen (A) vornehmlich infolge der sich entwikkelnden Thrombozytopenie treten erst in dieser Erkrankungsphase auf.

F92

Frage 2.53: Lösung B

LD 50/30: Die Dosis, bei der 50% der bestrahlten Individuen innerhalb von 30 Tagen sterben.

F91

Frage 2.54: Lösung E

Die **mittlere letale Dosis** (50% Sterblichkeit) liegt bei 4 Sv, die **absolut letale Dosis** (100% Sterblichkeit) bei 6,5–7 Sv, die **kritische Dosis** (vereinzelte Todesfälle) bei 1 Sv, keine nachweisbaren Schäden

Tab. 2.**1** Körperschäden nach Strahlenexposition

Ganzkörperdosis Verlaufstyp	2 Sv symptomarm	2–4 Sv hämatopoetisches Syndrom	4–6 Sv gastrointestinale Symptome	> 10 Sv zentralnervöse Symptome	> 100 Sv
Prodromalphase	keine Symptome oder leichte Übelkeit bzw. einmaliges Erbechen	Hautrötungen, Erbrechen, Streßreaktion	massive Durchfälle und Erbrechen, schwere Störungen des Allgemeinbefindens, Schocksymptome	unstillbares zerebrales Erbrechen, Hautrötung, Kreislaufkollaps, Bewußtlosigkeit	Tod während der Bestrahlung durch direkte Zellabtötung, Zerstörung lebenswichtiger Enzyme
Latenzphase	–	2 bis 4 Wochen	bis zu 2 Wochen	sehr kurz, manchmal nicht erkennbar	
Funktionsausfälle in der Hauptphase	Ermüdbarkeit, Verminderung der Konzentrationsfähigkeit	Leuko-, Thrombopenie, später Anämie mit Gerinnungsstörungen, Hämorrhagien, Infekten, therapiefähig	Magen-Darm-Trakt-Ulzerationen, schwere Infekte, meist Tod trotz Therapie	Koma, Krämpfe, Regulationsstörungen von Kreislauf und Atmung	

werden nach Strahlenexpositionen von weniger als 0,3 Sv beobachtet.
Siehe auch Tab. 2.1.

H91

Frage 2.55: Lösung D

Die Einwirkung ionisierender Strahlung auf die Leibesfrucht führt bei entsprechender Dosis:
- in der Blastogenese (Vorimplantationsperiode) vornehmlich zu Fruchttod.
- in der Embryogenese vor allem zu fatalen Mißbildungen, wobei Schädigungsmuster und -ausmaß ganz wesentlich vom Zeitpunkt der Strahleneinwirkung abhängen. Besonders häufig scheinen Mißbildungen an Auge (Anophthalmie, Mikrophthalmie) und Nervensystem (Hydrozephalus, Anenzephalus) zu sein.
- in der Fetalperiode in erster Linie zu einer Induktion von Neoplasien sowie zu Wachstums- und Funktionsstörungen. Letztere betreffen vor allem das Nerven- (Mikrozephalie) und Skelettsystem (Kleinwuchs), also Neuro- und Osteoblasten. Sie werden bereits ab Strahlendosen von 0,4 Sv (= 40 rem) irreversibel geschädigt.

Eine Verwechslung mit der Strahlenempfindlichkeit von Zellen bei Erwachsenen führt zu fehlerhafter Beantwortung der Frage: Bei Erwachsenen sind die Nervenzellen als postmitotisches Gewebe besonders strahlenresistent.

H98 F95

Frage 2.56: Lösung E

Die Schwangerschaft läßt sich in 3 Abschnitte unterteilen:
1. Präimplantationsphase (bis zum 10. Tag): empfindlichste Phase, Frühabort
2. Organbildungsphase (bis zur 8. Woche): Gefahr der Mißbildungen
3. Fetalperiode (nach der 8. Woche): Gefahr von Leukämien oder Karzinomen in den ersten Lebensjahren

H99

Frage 2.57: Lösung B

Die Schwangerschaft läßt sich in 3 Abschnitte unterteilen:
1. Präimplantationsphase (bis zum 10. Tag): empfindlichste Phase, Frühabort.
2. Organbildungsphase (bis zur 6. Woche): Gefahr der Mißbildungen (Gehirn, Skelett, Auge).
3. Fetalperiode (nach der 6. Woche): Gefahr von Leukämien oder Karzinomen in den ersten Lebensjahren.

In der Fetalperiode bleibt das Risiko einer Schädigung der Hirnentwicklung fortbestehend, die Gefahr anderer Fehlbildungen sinkt.

F97

Frage 2.58: Lösung E

Auch hier ist das Gesetz von Bergonié-Tribondeau anzuwenden. Das vermehrte Knochenwachstum bei Kindern macht sie empfindlicher für Strahlenschäden.

F89

Frage 2.59: Lösung E

Das vermehrte Auftreten von Malignomen nach chronischer oder höherer akuter Strahlenbelastung ist seit der Anfangszeit der Radiologie bekannt. Auch eingehende Untersuchungen an der Bevölkerung von Hiroshima und Nagasaki, die einer Strahlenbelastung von 20–400 rad bei den beiden Atombombenabwürfen ausgesetzt war, lassen trotz der geringen Fallzahlen einen statistisch signifikanten Anstieg der Leukämiezahlen nach einer Latenz von einigen Jahren erkennen:

Tab. 2.2 Leukämiefälle in Hiroshima. (Durchschnittliche Leukämiezahlen einer nicht strahlenexponierten, gleichgroßen japanischen Bevölkerung: 1,6/Jahr)

1946	0
1947	3
1948	7
1949	5
1950	9
1951	11
1952	11
1953	12
1954	6
1955	8
1956	6
1957	5

Nach einer noch längeren Latenzzeit stieg auch die Karzinomhäufigkeit in der bestrahlten Bevölkerung leicht an und ist bis heute noch gering erhöht. Ähnliches beobachteten einige Autoren an Patienten, die mit höheren Gesamtdosen bei Morbus Bechterew behandelt wurden. Dieser Strahlenfolgen sind nicht verwunderlich, da bereits kleinste Strahlendosen irreparable Schäden der DNA und Mutationen bewirken können. Dennoch ist festzustellen, daß mit den heutigen Röntgen- und Bestrahlungstechniken und aufgrund von erheblichen apparativen Verbesserungen somatische Strahlenschäden bei Röntgenuntersuchungen ausgeschlossen und bei Bestrahlungen die Ausnahme geworden sind; auch große statistische Untersuchungen konnten keine eindeutige Erhöhung der Karzinom- und Leukämiefrequenz des Personals oder von Patienten bei modernen, auch ausgedehnten Röntgenuntersuchungen feststellen. Das erheblich größere Problem stellen heute sicherlich genetische Mutationen dar.

F98

Frage 2.60: Lösung D

Bei akuter Strahlenschädigung der Haut kann es zu Erythemen, exsudativen Reaktionen, Blasenbildung, Ulzerationen und Epilation kommen. Eine Zunahme der Behaarung wird nicht beobachtet.
Anzeichen von Spätschäden sind Pigmentverschiebungen, Hautinduration und -trockenheit, der Elastizitätsverlust der Haut mit Hyperkeratosen, Atrophie und Fibrosierung, der dauerhafte Verlust der Talg- und evtl. der Schweißsekretion, die Dauerepilation, Veränderungen der Papillarleisten und Störungen der kapillären Durchblutung mit chronischen Ulzera sowie das Auftreten von Teleangiektasien.

F99 **!!**

Frage 2.61: Lösung A

Bei akuter Strahlenschädigung der Haut kann es zu Erythemen, exsudativen Reaktionen, Blasenbildung, Ulzerationen und Epilation kommen.
Anzeichen von Spätschäden sind Pigmentverschiebungen, Hautinduration und -trockenheit, der Elastizitätsverlust der Haut mit Hyperkeratosen, Atrophie und Fibrosierung, der dauerhafte Verlust der Talg- und evtl. der Schweißsekretion, die Dauerepilation, Veränderungen der Papillarleisten und Störungen der kapillären Durchblutung mit chronischen Ulzera sowie das Auftreten von Teleangiektasien.
Hyperhidrose ist vermehrtes Schwitzen und somit keine chronische Strahlenfolge.

F93

Frage 2.62: Lösung E

Während bei akuter Strahlenschädigung der Haut Erytheme, exsudative Reaktionen, Blasenbildung, Ulzerationen, Epilation und evtl. Epitheliolyse im Vordergrund stehen, sind typische Anzeichen von Spätschäden oder einer dauernden Strahlenbelastung der Haut mit kleinen Dosen das Auftreten von Pigmentverschiebungen, die Hautinduration und -trockenheit, der Elastizitätsverlust der Haut mit Hyperkeratosen, Atrophie und Fibrosierung, der dauerhafte Verlust der Talg- und evtl. der Schweißsekretion, die Dauerepilation, Veränderungen der Papillarleisten und Störungen der kapillären Durchblutung mit chronischen Ulzera sowie das Auftreten von Teleangiektasien. Eine maligne Entartung ist sowohl bei Ulzera nach hoher Strahlenbelastung als auch bei Hautschäden nach vieljähriger Exposition mit kleinen Dosen möglich.

Kommentare aus Examen Herbst 2000

H00

Frage 2.63: Lösung C

Die RBW von Elektronenstrahlung liegt bei 0,75 bis 0,85.
Zu **(A)**, **(C)** und **(E)**: Die RBW von Röntgen- und Gammastrahlung liegt bei 1.
Zu **(B)**: Für Neutronenstrahlung liegt die RBW bei 5 bis 10.
Zu **(D)**: Alphastrahlung hat eine RBW von 10 bis 20.

H00 **!**

Frage 2.64: Lösung E

Zu **(A)**: Da es sich bei Strahlenfolgen jedoch um stochastische Effekte handelt (dem Zufall unterworfene Effekte, deren Eintreten Wahrscheinlichkeitscharakter hat), kann nicht mit Sicherheit ausgeschlossen werden, dass entsprechend niedrige Strahlendosen zu genetischen Strahlenschäden oder etwa zur Tumorinduktion führen.
Zu **(C)**: Das Vorhandensein einer Schwellendosis, unterhalb der keine biologischen Wirkungen in einem bestrahlten Organismus zu erwarten sind, wird mancherorts angenommen, ist jedoch nicht bewiesen, sodass im Strahlenschutz mit der Schwellendosis Null gerechnet wird.
Zu **(B)**, **(D)** und **(E)**: Die Wahrscheinlichkeit des Auftretens einer Tumorinduktion oder eines genetischen Strahlenschadens hängt von der Höhe der Strahlendosis ab, nicht jedoch die Schwere des Krankheitsbildes: Ist es beispielsweise zu einer Tumorinduktion gekommen, ist die Schwere des hieraus resultierenden Krankheitsbildes unabhängig von der Strahlendosis. So hängt die Wahrscheinlichkeit des Auftretens eines Effektes, nicht jedoch die Schwere des resultierenden Krankenbildes, von der Strahlendosis ab.

H00 **!**

Frage 2.65: Lösung E

Zu **(A)**: Chronische lymphatische Leukämien werden nicht durch Strahlen induziert. Bei den myeloischen Leukämien liegt die Latenzzeit bei 2 bis 25 Jahren mit einem Maximum bei 7 Jahren.
Zu **(B)**–**(D)**: Die Latenzzeit für das Mamma- und Bronchialkarzinom liegt bei mehr als 15 und für das Schilddrüsenkarzinom bei mehr als 10 Jahren.

3 Grundlagen des Strahlenschutzes

F92

Frage 3.1: Lösung D

Die (genetisch signifikante) natürliche Strahlenexposition beträgt etwa 1 – 1,5 mSv/Jahr (100 – 150 mrem/Jahr). Siehe Kurzlehrbuch Kapitel 3.3.

H90

Frage 3.2: Lösung C

Obwohl es sich nahezu um eine Wiederholungsfrage handelt, wurde sie nur von 49% der Kandidaten korrekt gelöst (Lösung (A) 11%, Lösung (B) 8%, Lösung (D) 20%, Lösung (E) 12%).

F97

Frage 3.3: Lösung C

Die natürliche Strahlenbelastung bewirkt eine jährliche effektive Dosis von 1 – 1,5 mSv/a.
Sie gliedert sich in kosmische Strahlung, Umgebungsstrahlung und Inkorporation. Es gib allerdings extreme Schwankungen, die vom Ort und der Höhenlage abhängig sind (0,8 – 3,5 mSv/a). Deshalb ist die Aufgabe, zwischen den Antworten B (1 mSv) und C (2 mSv) zu wählen, etwas unfair. Der Autor hätte sich hier für (B) entschieden.

H92

Frage 3.4: Lösung C

Radium 226, das sich durch seine lange Halbwertszeit von 1620 Jahren auszeichnet, zerfällt über verschiedene Zerfallsreihen, wobei α-, β- und γ-Strahlung entsteht. Unter anderem wandelt es sich unter Aussendung eines α-Teilchens in das gasförmige Radon 222 (Radium-Emanation) um. Aus diesem Grund müssen radiumhaltige Präparate luftdicht verschlossen sein, einerseits zur Vermeidung einer radioaktiven Verseuchung der Umgebung durch das gasförmige Radon, andererseits, da sonst in der Zerfallsreihe des Rn 222 folgende Substanzen nicht verfügbar wären (→ kein radioaktives Gleichgewicht). Rn 222 ist ebenfalls ein α-Strahler (1), bei seinem Zerfall entsteht Polonium 218, welches dann über mehrere Stufen in das stabile Blei 206 zerfällt. Bei Arbeitern in Uranbergwerken ist eine signifikante Häufung von Bronchial- und Lungenmalignomen beobachtet worden, die Folge einer Strahlenbelastung durch inhaliertes Radon und insbesondere von in den Atemwegen verbliebenen, ebenfalls α-strahlenden radioaktiven Zerfallsprodukten des Radon sind ((4), (2): Schneeberger Lungenkrebs).

Zu **(5):** Da vornehmlich α-Strahlen mit hohem lokalem Ionisierungspotential emittiert werden, wird die Entstehung von Bronchial-, nicht jedoch von hepatozellulären oder anderen Tumoren induziert.
Zu **(2):** Da Radium in Gestein und folglich auch in Baumaterialien vorkommt, ist die Konzentration von Radon in Gebäuden im allgemeinen höher als im Freien, folglich liegt die natürliche Strahlenbelastung in geschlossenen Räumen etwas höher als im Freien.

F92

Frage 3.5: Lösung A

Das am häufigsten im Körper vorhandene radioaktive Isotop ist Kalium 40, das in fast allen Körperzellen, vor allem jedoch in Erythrozyten und in Muskelzellen vorliegt und zu einer natürlichen homogenen Ganzkörperbelastung führt. Es ist das mit Abstand am häufigsten inkorporierte Radioisotop und ist für den weitaus größten Teil der natürlichen Strahlenexposition verantwortlich (Gonadenbelastung von etwa 20 mrem/Jahr).
Eines der vielen Radiumzerfallsprodukte, die Radium-Emanation Radon, ist gasförmig; daher müssen Radiumpräparate luftdicht verschlossen sein, um eine radioaktive Luftverseuchung zu verhindern. Das gasförmige Radon zerfällt über mehrere Stufen in das stabile Blei 206, wobei α-Strahlung entsteht. Da diese ein hohes Ionisierungspotential entfaltet, führt es bei Inhalation zu einer hohen Strahlenbelastung der Lunge (natürliche Strahlenbelastung der Alveolen 100, der Bronchien 1000 mrem/Jahr durch Inhalation von Radon und seinen Folgeprodukten) bei nur geringer Ganzkörper- und Gonadenbelastung (Gonadenbelastung durch Radon und seine Folgeprodukte etwa 1 mrem/Jahr).
So ist Kalium 40 das mit Abstand für die natürliche Strahlenexposition bedeutungsvollste Isotop; das am meisten strahlenbelastete Organ ist jedoch die Lunge infolge des gasförmigen α-Strahlers Radon.
Bei diesen komplizierten Zusammenhängen ist verständlich, daß sich nur 16% der Kandidaten für Lösung (A) entschieden (41% Lösung (D), 33% Lösung (E), 6% Lösung (C), 3% Lösung (B)).

H91

Frage 3.6: Lösung C

Zu **(1):** Wegen der möglichen Reparaturvorgänge ist eine akute Bestrahlung stets schädigender wirksam als eine fraktionierte oder protrahierte Bestrahlung gleicher Dosis!
Zu **(2):** Die Strahlenbelastung der Bevölkerung durch den Betrieb von Kernkraftwerken ist vernachlässigbar, sofern sich kein „atomarer Unfall" ereignet.

Zu **(4):** Angesprochen wird hier das Problem der „Schwellendosis". Das Ausmaß der natürlichen Strahlenexposition hängt u.a. ab von der Menge natürlicher radioaktiver Elemente in der Umgebung (besonders hohe natürliche Strahlenexposition im Himalaya, in Südindien und gewissen Gegenden Südamerikas) sowie der Aufenthaltshöhe (Zunahme der Strahlenexposition um etwa 35 mrem/Jahr bei dauerndem Aufenthalt in 2000 m Höhe im Vergleich zur Meereshöhe). Eine Zunahme strahleninduzierter somatischer oder Genmutationen durch sehr niedrige Strahlendosen konnte bisher nicht nachgewiesen werden, so daß einige Wissenschaftler vom Vorhandensein einer „Schwellendosis" ausgehen, unterhalb der keine biologischen Wirkungen im bestrahlten Organismus auftreten. Jedoch ist die Annahme einer Schwellendosis ebenso hypothetisch wie die Annahme einer Schädigung durch Strahlung im Niedrigdosisbereich.

F98 **!!**

Frage 3.7: Lösung A

Zu **(A):** Äquivalentdosis [Sv] – biologische Wirkung pro Masseneinheit
Zu **(B):** Ionendosis [C/kg] – erzeugte Ladung pro Masseneinheit
Zu **(C):** Energiedosis [Gy] – freigesetzte Energie pro Masseneinheit
Zu **(D):** Kerma [Gy/s] – Summe der beim ersten Teilchenzusammenstoß übertragenen Energie
Zu **(E):** Dosisleistung [Gy/s] – Dosis pro Bestrahlungszeit

F93

Frage 3.8: Lösung B

Die Äquivalentdosis mißt im Gegensatz zur Energiedosis nicht die rein physikalische Energieabgabe pro Masse, sondern die schädigende Wirkung der Strahlung. Hierzu wird die Energiedosis mit einem je nach Strahlenart verschiedenen Bewertungsfaktor (RBW, relative biologische Wirksamkeit) multipliziert; dieser Faktor beträgt z.B. für die dicht ionisierende α-Strahlung (viele irreparable DNS-Doppelstrangbrüche) 20, gegenüber 1 für die locker ionisierende γ-Strahlung.
Zu **(C):** Bei radiologischen diagnostischen oder therapeutischen Maßnahmen wird das *kritische Organ* als derjenige Teil des durchstrahlten Gewebes definiert, der durch die Strahlung am stärksten gefährdet ist, also seinem individuellen Dosisgrenzwert am nächsten kommt.
Zu **(E):** Relative Tiefendosis am Krankheitsherd.
Der Wichtigkeit der Äquivalentdosis wurde in der Vergangenheit durch sehr häufige Fragen nach ihrer Definition und Anwendung Rechnung getragen.

F97

Frage 3.9: Lösung A

Eine Äquivalentdosis [Sv] hat unabhängig von der Energiedosis bei jeder Strahlung dieselbe Wirkung. Es gilt: Äquivalentdosis = Energiedosis × Bewertungsfaktor q. Der Bewertungsfaktor q gibt an, wieviel stärker biologisch wirksam eine Strahlung im Vergleich zu Röntgenstrahlung ist.

F96

Frage 3.10: Lösung D

In der Strahlenschutzverordnung ist der Bewertungsfaktor für γ-, Röntgenstrahlen und schnelle Elektronen mit 1, für Neutronen und Protonen mit 5–10 und für α-Strahlen, Deuteronen und schwere Ionen mit 10–20 festgelegt.
Zu **(A):** Der Bewertungsfaktor ergibt sich nur im Vergleich einer Strahlung zu Röntgenstrahlung (200 kV) und kann also nicht direkt bestimmt werden.
Zu **(B):** Der Bewertungsfaktor q und die relative biologische Wirksamkeit sind identisch.
Zu **(C):** Der Bewertungsfaktor vergleicht die biologische Wirksamkeit von einer Strahlung im Vergleich zu Röntgen- oder γ-Strahlung, kann also nicht durch ausschließlich physikalische Messungen ermittelt werden.
Zu **(E):** Der Bewertungsfaktor (Qualitätsfaktor) dient der Berechnung der Äquivalentdosis im Strahlenschutz. Die relative biologische Wirksamkeit beschreibt das Verhältnis der Energiedosis einer Strahlung zur Röntgenstrahlung bei gleichem biologischem Effekt.

F98

Frage 3.11: Lösung D

Die folgenden Höchstdosen werden in § 32 der RöV angegeben.
Zu **(A)** und **(B):** Das Gray ist die Einheit der Energiedosis [Gy]. Für diese Frage ist die Äquivalentdosis [Sv] ausschlaggebend.
Zu **(D):** Die zulässige Ganzkörperbelastung für nicht beruflich exponierte Personen beträgt 5 mSv im betrieblichen Überwachungsbereich. Alle Personen, die eine höhere Belastung aufweisen, gelten als beruflich strahlenexponiert.
Zu **(E):** Die genetisch signifikante Dosis liegt bei 0,6 mSv pro Jahr. Der Anteil, der auf die Belastung durch Röntgenuntersuchungen entfällt, beträgt 0,5 mSv pro Jahr.

H97

Frage 3.12: Lösung A

Zu **(1):** Die Einheit der effektiven Dosis ist der Sievert [Sv]. Das Gray [Gy] ist die Einheit der Energiedosis.
Zu **(2):** Die effektive Dosis ist diejenige Dosis, bei der ein zu erwartender Effekt zu einem bestimmten Prozentsatz (50%, 95%) eintritt. Die entsprechenden Dosen heißen dann ED_{50} bzw. ED_{95}. Die letale Dosis LD_{50} eines Gewebes/Organes ist die effektive Dosis, bei der 50% der Zellen absterben.
Zu **(3):** Die Äquivalentdosis ist das Produkt aus der Energiedosis und dem Qualitätsfaktor q. Für Röntgenstrahlung ist q = 1.

Frage 3.13: Lösung C

Nach Anlage 1 zu §2 Punkt 17 der Röntgenverordnung (Begriffsbestimmungen) ist ein Röntgenstrahler:
Die Röntgenröhre und das Röhrenschutzgehäuse, bei einem Einkesselgerät auch der Hochspannungserzeuger.

F90

Frage 3.14: Lösung D

1 Sv = 1000 mSv = 100 rem.
Die Umrechnung der alten gängigen Einheiten in die SI-Einheiten macht offensichtlich Probleme, da 38% der Kandidaten sich für Lösungsmöglichkeit (B) entschieden haben (49% für Lösung D).

H97

Frage 3.15: Lösung E

Für Röntgenstrahlung ist q = 1. Daher ist hier die Energiedosis [Gy] gleich der effektiven Dosis [Sv]. Eine Strahlenkatarakt kann nach Dosen von 8–10 Gy nach Monaten oder Jahren auftreten. Erste Schädigungszeichen treten ab 3–4 Gy auf.
Zu **(A):** Ab Dosen von 50 Gy tritt die Strahlendermatitis (Verbrennung) auf. Ab 70 Gy kommt es zu ulzerierenden Hautschäden.
Zu **(C):** Der Begriff „Strahlenunfall" ist unabhängig von der Dosis.
Zu **(D):** Infektionen treten beim akuten Strahlensyndrom im Dosisbereich von 2 bis 4 Gy auf. Nach 10 Tagen erholt sich das Knochenmark jedoch wieder.

F99

Frage 3.16: Lösung B

Tab. 3.**1**

Einheit	**Größe**
Sievert [Sv]	Äquivalentdosis
Tesla [T]	magnetische Flußdichte
Gray [Gy]	Energiedosis
$Gy \cdot m^2$	Flächendosis, früher in $R \cdot cm^2$ oder $C \cdot m^2/kg$ angegeben
Coulomb/kg [C/kg]	Ionendosis

H99 **!**

Frage 3.17: Lösung E

Das Bq ist die Einheit der Radioaktivität A (1 Bq = 1 Zerfall pro Sekunde). Die Dosisleistung läßt sich mit folgender Formel berechnen:

$$D = \frac{f \cdot A \cdot \Gamma}{r^2}.$$

Dabei ist f der Dosisumrechnungsfaktor (Energiedosis/Standardionendosis), A ist die Aktivität, Γ ist die spezifische Gammastrahlenkonstante und r ist der Abstand zur Strahlenquelle.

H95

Frage 3.18: Lösung A

Zu **(A):** Nach RöV §40 soll die Messung der Personendosis durch Filmdosimeter am Rumpf der Person unter der Strahlenschutzbekleidung erfolgen. Außerdem kann eine gesonderte Messung an besonders exponierten Stellen (Hand des Operateurs bei Frakturreposition unter Durchleuchtung – Fingerringdosimeter) erfolgen.
Zu **(B)** und **(C):** Das Dosimeter kann, muß aber nicht, in Höhe des Beckenkammes oder in Gonadenhöhe unter der Strahlenschutzbekleidung getragen werden.
Zu **(D)** und **(E):** Das Tragen der Dosimeter auf der Schutzbekleidung gibt eine zu hohe Strahlenbelastung wieder.

H98

Frage 3.19: Lösung C

Zu **(C):** Ist vorauszusehen, daß die Körperdosis an einer Extremität größer ist als 166,6 mSv p. a., so ist die Personendosis durch ein weiteres Dosimeter auch an diesem Körperteil zu messen (§2 RöV).
Zu **(A):** Die Dosimeter sind an eine für die Strahlenexposition als repräsentativ geltende Stelle der Körperoberfläche, in der Regel an der Vorderseite des Rumpfes unter der Strahlenschutzbekleidung, zu tragen (§63 Strahlenschutzverordnung).

Zu **(B):** Vollständiger Schutz vor Strahlung ist nicht zu erreichen. Das Schwächungsgesetz besagt: $I = I_0 \cdot e^{-\mu l}$.
Danach kann die Strahlenintensität nicht gleich Null sein.
Zu **(D):** Anlagen zur Erzeugung ionsierender Strahlen und Bestrahlungseinrichtungen mit radioaktiven Quellen sowie Strahlengeräte für die Gammaradiographie sind jährlich mindestens einmal zu warten und zwischen den Wartungen durch einen von der zuständigen Behörde bestimmten Sachverständigen auf sicherheitstechnische Funktion, Sicherheit und Strahlenschutz zu überprüfen (§76 Strahlenschutzverordnung).
Zu **(E):** §21 RöV fordert, ausreichende Schutzkleidung zu tragen. Da sich nicht beweisen läßt, daß niedrige Strahlendosen ungefährlich sind, sollte die Schutzkleidung so umfangreich und effektiv wie möglich sein.

H93

Frage 3.20: Lösung E

Alle genannten Vorgänge können zu einer äußeren Strahlenbelastung von Personen führen. Eine innere Strahlenbelastung kann durch Inkorporation offener radioaktiver Substanzen durch Einatmung, durch Aufnahme über Getränke oder Nahrung, durch Rauchen, sonstigen Lippenkontakt oder durch Resorption von Nukliden durch die Haut hindurch oder über Wunden erfolgen.

F98

Frage 3.21: Lösung E

Zu **(1):** Es ist selbstverständlich, daß mit längerer Aufenthaltsdauer im Strahlungsbereich die Gefahr einer Schädigung steigt.
Zu **(2):** Das Abstandsquadratgesetz besagt, daß die Intensität der Strahlung mit dem Quadrat der Entfernung abnimmt.
Zu **(3):** Mit dem Tragen von Handschuhen und anderer Schutzkleidung wird die Gefahr einer Kontamination mit radioaktiven Medikamenten herabgesetzt.

H97

Frage 3.22: Lösung B

Zu **(A):** Das „Abstandsquadratgesetz' ist wohl jedem Studenten bekannt. Die Intensität I der Strahlung sinkt quadratisch mit dem Abstand ($I \sim 1/r^2$).
Zu **(B):** Durch ein Dosimeter kann die Strahlung nicht vermindert, sondern nur gemessen werden.
Zu **(C):** Je kürzer die Zeit der Bestrahlung, desto geringer die Strahlenbelastung.
Zu **(D):** Durch Tragen einer Bleischürze wird die Strahlenexposition vermindert.

F95 F94 H89

Frage 3.23: Lösung C

Die Reichweite geladener Teilchen ist auch in Luft so gering, daß Filmdosimeter ungeeignet zur Strahlenschutzüberwachung bei Exposition mit Teilchenstrahlung sind – letztere würden das am Körperstamm unter der Strahlenschutzkleidung angebrachte Plakettendosimeter nicht einmal treffen. Hingegen eignen sich Filmdosimeter gut zur Überwachung bei Exposition mit Photonenstrahlung, wobei neben einer Registrierung der Dosis sogar eine Feststellung der Strahlenqualität möglich ist. Die – recht preiswerten – Filmplaketten aus gepreßtem Kunststoff sind in 5 Felder aufgeteilt, wobei Feld 1 lediglich mit Zellophan, die anderen mit Filtern verschiedener Dicke abgedeckt sind (siehe Abb. 3.1).
Während energiearme Photonenstrahlung lediglich das zellophanabgedeckte Feld schwärzt, werden mit zunehmender Strahlenenergie auch die anderen Felder geschwärzt. Anhand der Schwärzung kann bei der alle vier Wochen erfolgenden Auswertung der Filmdosimeter auf die Strahlenqualität rückgeschlossen werden.

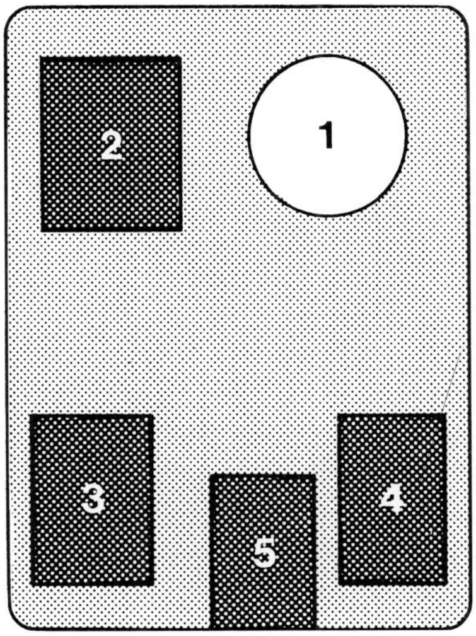

Abb. 3.**1** Vorderseite eines Plakettendosimeters
1: Zellophanabgedecktes Feld
2: Kupferfilterung 1,2 mm
3: Kupferfilterung 0,3 mm
4: Kupferfilterung 0,05 mm
5: Kupferfilterung 0,8 mm

H94

Frage 3.24: Lösung C

Die Ionendosis, die von einer ionisierenden Strahlung erzeugt wird, ist der Quotient aus der elektrischen Ladung Q der Ionen eines Vorzeichens, die in einem Volumenelement Luft (air) durch die Strahlung gebildet werden, und der Masse m der Luft in diesem Volumenelement. Die SI-Einheit ist das Couloumb/Kilogramm, die gebräuchliche Einheit ist das Röntgen ($1\ R = 2{,}58 \cdot 10^{-4}\ C/kg$).

H92

Frage 3.25: Lösung A

β-Strahlung kann wie α-Strahlung als Korpuskularstrahlung schon durch dünne Materieschichten absorbiert werden. Allerdings kann beim Auftreffen von β-Teilchen (= Elektronen!) auf Abschirmmaterialien Bremsstrahlung erzeugt werden, die ihrerseits zu einer Strahlenbelastung führen kann. Die Erzeugung von Bremsstrahlung hängt hierbei von der Energie der β-Teilchen und von der Ordnungszahl des Absorbers ab. Daher werden zum Strahlenschutz vor reinen β-Strahlern Kunststoffabschirmungen bevorzugt (z.B. Plexiglas), die wegen ihrer niedrigen Ordnungszahl keine relevante Bremsstrahlung erzeugen und die darüber hinaus leicht sind und sich problemlos herstellen lassen.

F92

Frage 3.26: Lösung D

Zur wirksamen Abschwächung durch Bleiabschirmung auf 1/10 der Ortsdosisleistung ist eine Bleidicke von 1 mm für 50 kV Röntgenstrahlung, eine Bleidicke von 7 mm für 100 kV Röntgenstrahlung, eine Bleidicke von 15 mm für 1 MeV Röntgenstrahlung oder 0,364 MeV γ-Strahlung (Iod 131) sowie eine Bleidicke von 46 mm für 50 MeV Röntgenstrahlung oder 1,17 bzw. 1,33 MeV γ-Strahlung (Cobalt 60) erforderlich. Leichte Röntgenschutzkleidung hat einen Bleigleichwert von 0,25 mm, schwere von 0,5 mm. Hieraus ergibt sich, daß eine schwere Bleischürze lediglich vor weicher γ-Strahlung beispielsweise des Iod 125 (35 kV) wirksam schützen kann. Bei allen übrigen aufgeführten γ-Strahlen sind zur wirksamen Schwächung entsprechende bauliche Abschirmungen erforderlich.

H99

Frage 3.27: Lösung C

Zu **(C):** Mit Röntgenstrahlen kann man sich nicht kontaminieren.
Zu **(A):** Es ist von Bedeutung, ob die Untersuchung mit harter oder weicher Strahlung durchgeführt wird.
Zu **(B):** Mit steigender Strahlenempfindlichkeit des Bildauffangsystems sinkt die Patientenbelastung.
Zu **(D):** Die Zeit, die der Patient der Strahlung ausgesetzt ist, ist natürlich von Bedeutung für den Strahlenschutz.
Zu **(E):** Da die Röntgenstrahlen dem exponentiellen Schwächungsgesetz unterliegen, spielt der Fokus-Haut-Abstand auch eine Rolle für den Strahlenschutz.

F93

Frage 3.28: Lösung C

Technetium 99 m ist ein angeregter (m = metastabil) ^{99}Tc-Kern, der in einem Radionuklidgenerator durch Zerfall von ^{99}Mo gewonnen wird. Er ist ein reiner γ-Strahler mit einer Halbwertszeit von nur 6,0 Stunden. Solche kurzlebigen Radionuklide werden z.B. für diagnostische Maßnahmen wie die Szintigraphie eingesetzt.
Um den Grenzwert in der Frage zu erreichen, muß die Aktivität des Strahlers auf 1/1000 abfallen. Gemäß $(½)^{10}$ = 1/1024 muß man also ca. 10 Halbwertszeiten warten, das sind hier 2,5 Tage, wie von 68% der Kandidaten korrekt angekreuzt.

F97

Frage 3.29: Lösung C

Zu **(1):** Wie dieser Prozeß heißt, weiß der Autor auch nicht (Bitte um Zuschriften).
Zu **(2):** Verunreinigung mit radioaktivem Material heißt Kontamination.
Zu **(3):** Die Verunreinigung eines Nuklids mit einem anderen nennt man Verunreinigung (!!!).
Zu **(4):** Zur Dekontamination der Körperoberfläche wird diese mit warmem Wasser und Seife abgewaschen.

H91

Frage 3.30: Lösung D

Stets sind alle Maßnahmen zu vermeiden, die zu einer Inkorporation führen könnten. Die Hautreinigung mit einer harten Bürste nach einer Kontamination kann zu Hautverletzungen und über diese zu einer Inkorporation von Nukliden führen.

F00 **!**

Frage 3.31: Lösung E

Der überschwere Wasserstoff ^{3}H (Tritium) findet keine Anwendung in der Medizin, sondern in der Biochemie, wo er zur Markierung organischer Verbindungen eingesetzt wird. Tritium sendet lediglich sehr energiearme Betastrahlung mit einer Energiemenge von 18,6 keV aus, die mit üblichen Verfahren nicht nachgewiesen werden kann (z.B. Bohrlochmeßplatz), da sie bereits u.a. von den Gefäßwänden

absorbiert wird und nicht bis in den Szintillationskristall gelangen würde. Zum Nachweis entsprechend energiearmer Betastrahler ist daher der Flüssigkeitsszintillationszähler entwickelt worden, bei dem die zu untersuchende Probe direkt dem Flüssigkeitsszintillator beigemischt wird, so daß sich die zu messende Probe quasi innerhalb des Szintillators befindet.
Da die weiche Betastrahlung bereits durch das umgebende Glasgefäß absorbiert wird, und die Probe gasdicht verschlossen ist, wird eine Person, die sich in unmittelbarer Nähe der Probe befindet, keine gesundheitlichen Folgen davontragen; diese wären bei Inkorporation des Tritiums zu erwarten.

H90

Frage 3.32: Lösung B

Zu **(1)** und **(2):** Die Verwendung von Radionukliden mit kurzer effektiver Halbwertszeit (die sich aus der physikalischen und der biologischen Halbwertszeit errechnet) ist eine sinnvolle Maßnahme zur Verringerung der Strahlenbelastung des Patienten bei nuklearmedizinischen Untersuchungen ebenso wie die Applikation kleinstmöglicher Dosen, die Verwendung von Radionukliden mit möglichst großer Anreicherungsrate im zu untersuchenden Organ sowie die Benutzung möglichst empfindlicher Meßapparaturen.
Zu **(3):** Radionuklide mit hoher Emission von β-Strahlen sollten vermieden werden, da letztere bei hoher Strahlenbelastung des Patienten kaum zur Aussage der Untersuchung beitragen (sie werden im Körper absorbiert und gelangen nicht bis zu den Meßdetektoren). Es gibt zwar nur wenige Radioisotope, die die Idealforderung einer reinen γ-Strahlenemission erfüllen, jedoch sollte die Abstrahlung von α-, β-Strahlen oder Konversionselektronen möglichst gering sein.
Zu **(4):** Für den Patienten (nicht hingegen für das Personal) völlig unsinnig ist ein Gonadenschutz mittels Blei, da es sich um eine Strahlenexposition von innen handelt und nicht um eine Bestrahlung von außen.

F95

Frage 3.33: Lösung C

Zu **(1):** Verstärkerfolien ermöglichen eine Untersuchung mit geringer Strahlenbelastung für den Patienten, da sie bei Bestrahlung fluoreszieren und so den Film direkt belichten. Dies geht allerdings auf Kosten der Konturschärfe.
Zu **(2):** Filter eliminieren den weichen Strahlungsanteil, der nicht zur Filmbelichtung beiträgt und vom Patienten absorbiert werden würde.
Zu **(3):** Durch Einblendung des Strahlenbündels wird nur der abzubildende Teil des Körpers durchstrahlt und damit auch die Streustrahlung aus dem Körper verringert. Dies verbessert auch die Bildqualität.
Zu **(4):** Bei Durchleuchtung ist die Strahlenbelastung des Patienten größer als bei einem normalen Röntgenbild, da die Belichtungszeit hier länger ist. Allerdings konnte dieser Mangel durch den Einsatz von Bildverstärkern teilweise aufgehoben werden.

H95

Frage 3.34: Lösung D

Eine Reduktion der Strahlenbelastung besonders der Gonaden wird durch geringen Nutzstrahlenquerschnitt und durch eine passende Lagerung des Patienten bewirkt.
Also: möglichst kleines Nutzstrahlenbündel, möglichst wenig durchstrahltes Körpervolumen und möglichst großer Abstand der Gonaden von der Strahlenquelle.

H99 **!**

Frage 3.35: Lösung C

Stochastischer Effekt = dem Zufall unterworfener Effekt, dessen Eintreten Wahrscheinlichkeitscharakter hat (Gegenteil: determinierter Effekt).
Zu **(A)** und **(D):** Diese Aussage trifft für somatische Strahlenschäden zu, z.B. nach einer Ganzkörperbestrahlung. Die Wahrscheinlichkeit des Auftretens einer Tumorinduktion oder eines genetischen Strahlenschadens hängt ebenfalls von der Höhe der Strahlendosis ab, nicht jedoch die Schwere des Krankheitsbildes: Ist es beispielsweise zu einer Tumorinduktion gekommen, ist die Schwere des hieraus resultierenden Krankheitsbildes unabhängig von der Strahlendosis. So hängt die Wahrscheinlichkeit des Auftretens eines Effektes, nicht jedoch die Schwere des resultierenden Krankenbildes, von der Strahlendosis ab.
Zu **(B):** Die Korrektheit dieser Aussage ist nach dem heutigen Kenntnisstand nicht zu beantworten. Das Vorhandensein einer Schwellendosis, unterhalb der keine biologischen Wirkungen in einem bestrahlten Organismus zu erwarten sind, wird mancherorts angenommen. Da jedoch das Vorhandensein einer solchen Schwellendosis nicht bewiesen ist, wird im Strahlenschutz generell mit der Schwellendosis Null gerechnet.
Zu **(C):** Auf stochastischen Effekten beruhen Tumorinduktion und genetische Folgen.
Zu **(E):** Aufgrund bekannter Daten ist es möglich, nach Bestrahlung einer Bevölkerungsgruppe mit einer bekannten Strahlendosis anzugeben, mit welcher Wahrscheinlichkeit in dieser Gruppe in der Folgezeit gewisse Strahleneffekte (z.B. Tumorinduktion) auftreten werden, d.h. der Prozentsatz des Auftretens stochastischer Effekte einer Bestrahlung

ist abschätzbar. Für ein einzelnes Individuum aus dieser Gruppe kann ebenfalls die prozentuale Wahrscheinlichkeit angegeben werden, mit der bei dieser Person ein Strahleneffekt erwartet werden kann, jedoch ist eine exakte individuelle Vorhersage, ob bei einem bestimmten Individuum ein Strahleneffekt auftritt oder nicht, unmöglich.

H93

Frage 3.36: Lösung E

Im Gegensatz zu ^{32}P, das ein reiner β-Strahler ist, und das daher praktisch keine Strahlenbelastung außerhalb des Patientenkörpers verursacht, emittiert Iod 131 β- und γ-Strahlung: Iod 131 zerfällt unter Aussendung eines β-Teilchens von 610 keV, der übrigbleibende Atomkern befindet sich in einem angeregten Zustand und ändert kurze Zeit später seine innere Konfiguration, wobei Energie in Form eines γ-Quants von 365 keV freigesetzt wird. Iod 131 wird nach seiner Applikation (zumeist oral) zu etwa 10% in der Schildddrüse gespeichert und zerfällt hier (biologische HWZ 138 Tage), 90% werden innerhalb von 24 h mit dem Urin ausgeschieden. Daher ist zum einen die Unterbringung eines mit Iod 131 therapierten Patienten in einem abgeschirmten Einzelzimmer erforderlich, bis die Restmenge Iod 131 im Körper auf etwa 2 mCi abgeklungen ist (bei therapeutischer Iod 131-Gabe z. B. bei autonomen Adenomen, iodspeichernden Schilddrüsenmalignomen bis 3 Wochen Dauer), ferner müssen die Ausscheidungen des Patienten in speziellen Abklinganlagen zwischengelagert werden.
Wenn auch die Strahlenschutzmaßnahmen je nach Art und Energie der emittierten Strahlung unterschiedlich sind, läßt sich doch grundsätzlich bei keinem Radiodiagnostikum darauf verzichten. Könnte man beispielsweise bei einem α-Strahler argumentieren, daß es zum Strahlenschutz genügt, wenige Zentimeter Abstand zu halten, so muß doch durch geeignete Lagerung, Handhabung usw. die Gefahr von Inkorporation, Oberflächenkontamination etc. ausgeschlossen werden.

F96

Frage 3.37: Lösung B

Die Applikation von ionisierenden Strahlen ist, wenn nicht medizinisch indiziert, als für den Organismus schädlich anzusehen. Das trifft auch auf kleine Strahlendosen zu. Diese Bestimmung ist in Gesetzen wie der Röntgenverordnung und dem Strahlenschutzgesetz verankert.
Schwangere sind als besonders gefährdet anzusehen, da das ungeborene Kind besonders strahlensensibel ist. Hier gilt der Grundsatz, daß der Embryo keine höheren Dosen als 10 mSv erhalten sollte. Ist der Embryo hohen Dosen (200–300 mSv) ausgesetzt, kann eine Interruptio indiziert sein.

F91

Frage 3.38: Lösung A

Laut XPX 29 der Röntgenverordnung sind Aufzeichnungen über Röntgenbehandlungen 30 Jahre lang nach der letzten Behandlung aufzubewahren. Aufzeichnungen über Röntgenuntersuchungen sind ebenso wie angefertigte Filme mindestens 10 Jahre lang nach der letzten Untersuchung aufzubewahren. Es ist nicht gestattet, dem Patienten seine Röntgenfilme zu übereignen; letztere bleiben Eigentum des anfertigenden Instituts. Über an andere Ärzte ausgeliehene Filme ist Buch zu führen.
Meßergebnisse der Personendosen beruflich strahlenexponierter Personen sind ebenfalls 30 Jahre lang zu archivieren.

Kommentare aus Examen Herbst 2000

H00

Frage 3.39: Lösung D

Zu **(D)**: Die Personendosis ist die Äquivalentdosis für Weichteilgewebe, gemessen an einer repräsentativen Stelle der Körperoberfläche. Dabei ist es unerheblich, ob die Exposition beruflich oder nicht beruflich erfolgt. Die Messung erfolgt mit einem Personendosimeter. Meist ist dies ein Filmdosimeter, welches unter der Bleischürze am Rumpf getragen wird.
Zu **(A)–(C)**, **(E)**:
- Energiedosis: pro Masseeinheit freigesetzte Energie [Gy]
- Ionendosis: pro Masseeinheit erzeugte Ladung [C/kg]
- Äquivalentdosis: biologische Wirkung pro Masseeinheit [Sv].

H00

Frage 3.40: Lösung B

Zu **(A)** und **(D)**: Die Strahlenexposition setzt sich wie folgt zusammen:
- natürliche Exposition (2,4 mSv): kosmische Strahlung (0,3 mSv), terrestrische Strahlung (0,5 mSv), Radonstrahlung in der Luft (1,3 mSv), inkorporierte Stoffe (0,3 mSv)
- künstliche Exposition (1,5 mSv): Medizin (1,5 mSv), Forschung/Technik (< 0,02 mSv).

Zu **(B)**: In Europa ist momentan die Exposition durch die Folgen von Kernwaffenversuchen und Reaktorunfällen zu vernachlässigen (< 0,02 mSv).

Zu **(C)**: Durch dauernden Aufenthalt in großer Höhe, viele Interkontinentalflüge, vermehrte Röntgendiagnostik etc. kommt es zu einer Mehrexposition.
Zu **(E)**: Zu den natürlichen Expositionsarten gehört mit bis zu 1,3 mSv die Radoninhalation. Diese Exposition ist sehr von der geographischen Lage abhängig.

4 Radiologische Verfahren und deren Aussagewert

H95

Frage 4.1: Lösung B

Zu **(B):** Grundlage der Qualitätssicherung bilden RöV und die DIN 6868. Sie soll helfen, die beste Bildqualität zu erhalten. Zur Qualitätsprüfung gehören die Abnahmeprüfung, die Zustandsprüfung und die Konstanzprüfung.
Zu **(A):** Die optimale Befundung kann nicht durch gesetzliche Richtlinien angewiesen werden, sondern richtet sich nach dem Können des befundenden Arztes.
Zu **(C):** Die Strahlenexposition des Personals hat nichts mit der Bildqualität zu tun, sondern wird durch die Strahlenschutzverordnung geregelt.
Zu **(D):** Der Gebietsarzt (Facharzt) für Radiologie kann unabhängig von der gesetzlich festgelegten Qualitätssicherung die Bildqualität ständig überprüfen.

F93

Frage 4.2: Lösung D

Das Röntgenbild ist eine Zentralprojektion, da die vom Brennfleck ausgehende Strahlung auf dem Schirm einen vergrößerten Schatten des Objekts wirft. Die von den verschiedenen Punkten des Brennfleckes ausgehenden Strahlen sind nicht dekkungsgleich, weshalb eine Hell-Dunkel-Übergangszone (Unschärfe) entsteht, deren Größe mit dem Durchmesser des Brennfleckes wächst.

F93

Frage 4.3: Lösung A

Entsprechend den Gesetzen der optischen Abbildung ist bei einer Zentralprojektion das Bild eines beliebigen Objektes stets größer als das Objekt selbst. Der Vergrößerungsfaktor, d.h. das Verhältnis Bildgröße/Objektgröße, wird bestimmt durch das Verhältnis Fokus-Film-Abstand zu Fokus-Objekt-Abstand. Die Vergrößerung wird um so größer, je weiter der Objekt-Film-Abstand und je geringer der Fokus-Objekt-Abstand ist. Da man daran interessiert ist, das Objekt möglichst in seiner natürlichen Größe darzustellen, soll der Film-Objekt-Abstand möglichst gering und der Fokus-Objekt-Abstand möglichst weit gewählt werden. So ist bei Thoraxaufnahmen am Wandstativ ein Fokus-Film-Abstand zwischen 120 – 200 cm üblich. Aus technischen Gründen ist ein so weiter Fokus-Film-Abstand bei Bettaufnahmen des Thorax mittels fahrbarer Röntgengeräte in der Regel nicht realisierbar, er liegt bei etwa 100 cm. Hierdurch ist mit einem stärkeren Vergrößerungsfaktor zu rechnen.
Obwohl in dieser Frage lediglich ableitbare Abbildungsgesetze der geometrischen Optik erfragt wurden, entschlossen sich nur 35% der Kandidaten für die korrekte Lösung A.

H97

Frage 4.4: Lösung E

Zu **(A):** Bei der Mammographie wird der Anteil der Streustrahlen durch Kompression der Brust verringert.
Zu **(B):** Durch Einblendung des Strahlenbündels auf die Filmgröße wird weniger Gewebe durchstrahlt. Dadurch sinkt neben der Strahlenbelastung auch die Streustrahlung.
Zu **(C):** Die Streustrahlung nimmt auf dem Weg zwischen Objekt und Film stärker ab als die Primärstrahlung (z.B. bei Lungen-Hartstrahlenaufnahmen mit 20 cm Objekt-Film-Abstand).
Zu **(D):** Streustrahlenraster befinden sich hinter dem Patienten vor dem Röntgenfilm. Sie verringern den Einfall von Streustrahlung auf den Röntgenfilm, da sie nur die senkrecht einfallenden Strahlen durchlassen.
Zu **(E):** Durch Verringerung der Fokusgröße (Brennfleck auf der Anode) läßt sich die Bildschärfe erhöhen.

F99

Frage 4.5: Lösung C

Die Vergrößerung wird um so größer und die Aufnahme um so unschärfer, je weiter der Objekt-Film-Abstand ist und je geringer der Fokus-Objekt-Abstand ist. Da man daran interessiert ist, das Objekt möglichst in seiner natürlichen Größe und scharf darzustellen, soll der Objekt-Film-Abstand möglichst gering und der Fokus-Objekt-Abstand möglichst weit gewählt werden. So ist bei Thoraxaufnahmen am Wandstativ ein Fokus-Film-Abstand zwischen 120 – 200 cm üblich. Hierbei liegt der Thorax der Filmplatte an.
Zu **(C):** Durch Vergrößerung des Fokus-Objekt-Abstandes erhöht sich zwar die Abbildungsgenauigkeit, da die Vergrößerung und die Unschärfe verringert sind, der Anteil der Streustrahlen bleibt jedoch gleich.

Zu **(A)**: Durch Einblendung, d.h. Verringerung des Strahlenquerschnittes und der bestrahlten Fläche, wird das durchstrahlte Körpervolumen verkleinert. Damit verringern sich Streustrahlen, und die Bildschärfe erhöht sich.
Zu **(B)**: Streustrahlenraster filtern die im Gewebe entstehenden Streustrahlen heraus, indem sie nur für die senkrecht einfallenden Strahlen durchgängig sind. Damit wird die Bildschärfe erhöht.
Zu **(D)**: Durch Vergrößerung des Objekt-Film-Abstandes verringert sich die Wahrscheinlichkeit, daß Streustrahlen den Film erreichen. Sie divergieren je nach ihrem Austrittswinkel und treffen neben dem Film auf.
Zu **(E)**: Durch Kompression wird der Strahlenweg durch den Körper verringert und damit auch die Streustrahlung.

H97 F95

Frage 4.6: Lösung D

Beste Ergebnisse und geringe Strahlenbelastung bei der Thoraxübersichtsaufnahme werden mit Hartstrahltechnik, tiefer oder mittlerer Inspiration, im posterior-anterioren (p.-a.) Strahlengang, unter Verwendung von Verstärkerfolien und mit einem Fokus-Film-Abstand von 1,5 m bis 2 m erzielt.
Bei Anwendung von harten Röntgenstrahlen wird eine hohe Knochentransparenz erreicht.
Bei tiefer Inspiration steht das Zwerchfell tiefer und die Lungenstrukturen werden weniger überlagert. Im p.-a. Strahlengang liegt das Herz näher am Röntgenfilm und wird daher schärfer und maßstabsgerechter abgebildet. Durch Verstärkerfolien wird die Strahlenbelastung verringert. Ein Fokus-Film-Abstand von 2 m ermöglicht eine scharfe, maßstabsgerechte Abbildung der Strukturen.

F99 **!**

Frage 4.7: Lösung D

Beste Ergebnisse und geringe Strahlenbelastung werden mit Hartstrahltechnik, tiefer oder mittlerer Inspiration, im posterior-anterioren (p.-a.) Strahlengang, unter Verwendung von Verstärkerfolien und mit einem Fokus-Film-Abstand von 1,5 m bis 2 m erzielt.
Bei Anwendung von harten Röntgenstrahlen wird eine hohe Knochentransparenz erreicht. Bei tiefer Inspiration steht das Zwerchfell tiefer und die Lungenstrukturen werden weniger überlagert. Im p.-a. Strahlengang liegt das Herz näher am Röntgenfilm und wird daher schärfer und maßstabsgerechter abgebildet. Durch Verstärkerfolien wird die Strahlenbelastung verringert. Ein Fokus-Film-Abstand von 2 m ermöglicht eine scharfe, maßstabsgerechte Abbildung der Strukturen.

Zu **(D)**: Ein feststehendes Streustrahlenraster würde auf dem Film ein Muster hinterlassen.

H96

Frage 4.8: Lösung B

Bei der Hartstrahltechnik liegen die Beschleunigungsspannungen über 100 kV. Bei der Mammographie werden weiche Strahlen mit < 30 kV verwandt. Die Lunge stellt sich gut bei Spannungen > 100 kV (Rippen werden durchstrahlt), Knochen bei < 100 kV dar.

H96

Frage 4.9: Lösung E

Zu **(A)**: Streustrahlenraster filtern die im Gewebe enstehenden Streustrahlen heraus, in dem sie nur für die senkrecht einfallenden Strahlen durchgängig sind. Damit wird die Bildschärfe erhöht.
Zu **(B)**: Bei Verringerung der Spannung muß die Belichtungszeit erhöht werden, was Bewegungsunschärfe mit sich bringt.
Zu **(C)**: Durch Kontrastmittel entsteht zwischen dem aufgefüllten Volumen und der Umgebung ein Kontrast (Trochoskopie).
Zu **(D)**: Durch Einblendung, d.h. Verringerung des Strahlenquerschnittes und der bestrahlten Fläche, werden die Streustrahlen verringert und damit die Bildschärfe erhöht.

F96

Frage 4.10: Lösung D

Zu **(A)**: Bei der Anwendung der Hartstrahltechnik (100 – 150 keV) sinken die Absorbtionsunterschiede, so daß die ansonsten starken Knochen-Weichteil-Kontraste abnehmen. So ergeben sich bei Hartstrahldarstellungen des Thorax gute Weichteil-Luft-Kontraste, jedoch geringere Weichteil-Knochen-Kontraste, weswegen z.B. die Rippen „durchscheinender“ werden und im Röntgenbid weniger „stören“. Aufnahmen des knöchernen Thorax werden in Weichstrahltechnik durchgeführt.
Zu **(B)**: Bei der üblichen Thoraxaufnahme interessiert nicht die Kinetik der Lunge sondern die Morphologie, weshalb eine Durchleuchtung nicht nötig ist (abgesehen von der erhöhten Strahlenbelastung).
Zu **(C)**: Bei Anwendung der Hartstrahltechnik wird die Belichtungszeit verkürzt, was eine Verringerung der Bewegungsunschärfe bedeutet.
Zu **(E)**: Durch Schichtaufnahmen läßt sich die Struktur einer Raumforderung besser beurteilen. Allerdings würde man heutzutage bei unklaren Befunden wohl eher eine Computertomographie veranlassen.

F98

Frage 4.11: Lösung E

Zu **(E):** Da auch bei Anwendung der Hartstrahltechnik Streustrahlung entsteht, werden Streustrahlenraster nicht überflüssig.
Zu **(B):** Bei Anwendung der Hartstrahltechnik wird die Belichtungszeit verkürzt, was eine Verringerung der Bewegungsschärfe bedeutet.
Zu **(C):** Bei der Anwendung der Hartstrahltechnik (100–150 keV) sinken die Absorbtionsunterschiede, so daß die ansonsten starken Knochen-Weichteil-Kontraste abnehmen. So ergeben sich bei Hartstrahldarstellungen des Thorax gute Weichteil-Luft-Kontraste, jedoch geringere Weichteil-Knochen-Kontraste.
Zu **(D):** Die geringere Strahlenbelastung des Patienten ist bedingt durch die hohe Durchdringungsfähigkeit der Hartstrahlen.

F99

Frage 4.12: Lösung B

Da sich verkalkte Nieren- oder Gallensteine weniger durch ihre Dichte als durch ihre Ordnungszahl vom umgebenden Gewebe unterscheiden, werden sie mit Aufnahmen in Weichstrahltechnik besser dargestellt. Für die Schwächung weicher Strahlung bis etwa 100 keV ist der Photoeffekt praktisch allein verantwortlich.
Zu **(A)**, **(C)** und **(D):** Bei weichen Röntgenstrahlen ist die Strahlenexposition, die Belichtungszeit, die Bewegungsunschärfe und der Streustrahlenanteil höher als bei Hartstrahlaufnahmen.

F97

Frage 4.13: Lösung D

Zu **(1):** Die geringere Strahlenbelastung des Patienten ist bedingt durch die hohe Durchdringungsfähigkeit der Hartstrahlen.
Zu **(2):** Bei Hartstrahlenaufnahmen sinken die durch die Ordnungszahlen bedingten Absorptionsunterschiede, so daß der Kontrast zwischen Knochen und Weichteilen abnimmt. Hier wirken sich nur noch die unterschiedlichen Dichten auf den Kontrast aus.
Zu **(3):** Hartstrahlenaufnahmen werden mit Röhrenspannungen zwischen 100 und 150 kV durchgeführt.
Zu **(4):** Die Röhrenstromstärke (in mA) beeinflußt lediglich die Strahlenintensität, d. h. die Flußdichte (= Zahl der erzeugten Photonen) und damit die Filmschwärzung; die Röhrenstromstärke wird durch den Heizstrom reguliert und ist der Strahlenintensität direkt proportional.

F90

Frage 4.14: Lösung E

Zu **(B)** und **(E):** Durch den Einsatz von Verstärkerfolien wird die Belichtungszeit verkürzt und eine Dosisersparnis erzielt, wodurch die Strahlenbelastung des Patienten reduziert wird.
Zu **(A)** und **(C):** Bildkontrast und -schärfe werden durch Einsatz von Verstärkerfolien in Abhängigkeit von deren Körnigkeit und Verstärkungsfaktor verschlechtert.

F97

Frage 4.15: Lösung A

Zu **(A):** Zur Verminderung der Streustrahlen werden Streustrahlenraster eingesetzt.
Zu **(B)** und **(C):** Verstärkerfolien vermindern die für eine Röntgenaufnahme erforderliche Strahlendosis auf durchschnittlich etwa 1/20, indem sie einen Teil der auftreffenden Röntgenstrahlung absorbieren und daraufhin Fluoreszenzlicht abstrahlen, das den Röntgenfilm dann indirekt schwärzt.
Zu **(D):** Wenn die Folie nicht eng am Film anliegt, ergeben sich unscharfe Bilder.
Zu **(E):** Zur Erhöhung der Lichtausbeute kann der Film doppelseitig mit Emulsion beschichtet und zwischen zwei Verstärkerfolien gelegt werden, die den Film nun von beiden Seiten belichten. Nachteilig ist allerdings, daß die Auflösung und die Zeichenschärfe herabgesetzt werden, und zwar um so mehr, je dicker die Verstärkerfolien sind und je gröber ihre Körnung ist.

H98 **!**

Frage 4.16: Lösung C

Verstärkerfolien ermöglichen eine Untersuchung mit geringer Strahlenbelastung für den Patienten, da sie bei Bestrahlung fluoreszieren und so den Film direkt belichten. Dies geht allerdings – je nach Körnigkeit der Folie – auf Kosten der Konturschärfe.

H91

Frage 4.17: Lösung C

Zu **(C):** Streustrahlenraster dienen zur Verbesserung der Bildqualität bei Röntgendarstellungen infolge Absorption der kontrastmindernden Streustrahlung. Da ein Strahlungsanteil absorbiert wird, erhöht sich die Belichtungszeit.
Zu **(A):** Das Röntgenbild ist eine Zentralprojektion, da die vom Brennfleck ausgehende Strahlung auf dem Schirm einen vergrößerten Schatten des Objekts wirft. Die von den verschiedenen Punkten des Brennfleckes ausgehenden Strahlen sind nicht deckungsgleich, weshalb eine Hell-Dunkel-Übergangszone (Unschärfe) entsteht, deren Größe mit dem Durchmesser des Brennfleckes wächst.

Zu **(B):** Eine Maßnahme zur Verringerung des Streustrahlenanteils ist die Einblendung des Strahlenfeldes auf die Größe des Bildformats durch Tiefenblenden (verstellbare Bleilamellen in gestaffelter Anordnung vor der Röhre mit Lichtvisier zur exakten Einstellung der Blende) oder durch feststehende Tuben (Einblendung des Strahlenbündels auf eine bestimmte feststehende Größe, z.B. bei Aufnahmen nach Stenvers oder Schüller im Pyramidenbereich).
Zu **(E):** Röntgenfilme können nur einen Bruchteil der anfallenden Röntgenstrahlen absorbieren und für die Erzeugung des Bildes nutzen. Zur Erhöhung der Empfindlichkeit und zur Verringerung der Strahlenbelastung des Patienten werden stark absorbierende Verstärkerfolien benutzt; die auf den Folien befindlichen Leuchtstoffe werden bei Röntgenbelichtung angeregt und senden Fluoreszenzlicht aus, das den Film schwärzt. Zur Erhöhung der Lichtausbeute kann der Film doppelseitig mit Emulsion beschichtet und zwischen zwei Verstärkerfolien gelegt werden, die den Film nun von beiden Seiten belichten. Nachteilig ist allerdings, daß die Auflösung und die Zeichenschärfe herabgesetzt werden, und zwar um so mehr, je dicker die Verstärkerfolien sind und je gröber ihre Körnung ist.

H97 H92

Frage 4.18: Lösung D

Die Vena cava superior und der rechte Vorhof bilden die rechte Kontur des Herz-Gefäßbandes auf p.-a.-Throaxaufnahmen. Der rechte Ventrikel sitzt dem Herzen ventral auf und wird auf seitlichen Thoraxaufnahmen randbildend, auf p.-a.-Darstellungen nur bei Dilatation. Die Pulmonalvenen sind im Lungenhilusbereich erkennbar. Siehe auch Abbildung 4.1, Frage 4.19

F99 !

Frage 4.19: Lösung C

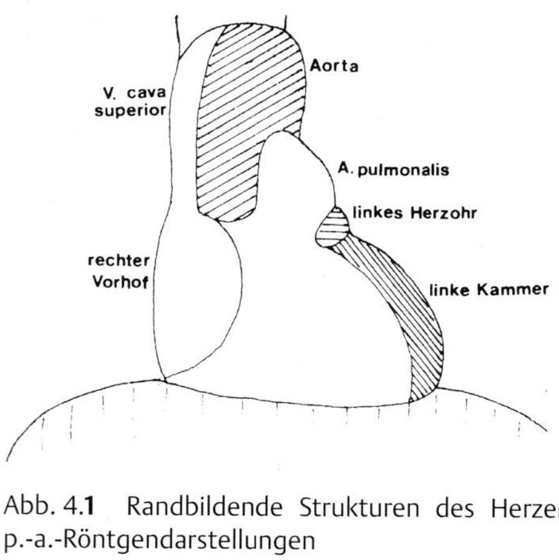

Abb. 4.**1** Randbildende Strukturen des Herzens auf p.-a.-Röntgendarstellungen

H91

Frage 4.20: Lösung C

Zu **(A)**, **(B)** und **(E):** Diese Strukturen des Herzens sind auf p.-a.-Projektionen links randbildend!
Zu **(D):** Der rechte Ventrikel wird normalerweise auf p.-a.-Aufnahmen nirgends randbildend, lediglich bei seiner Dilatation kann er den linken Ventrikel überragen und links randbildend werden.

F96

Frage 4.21: Lösung D

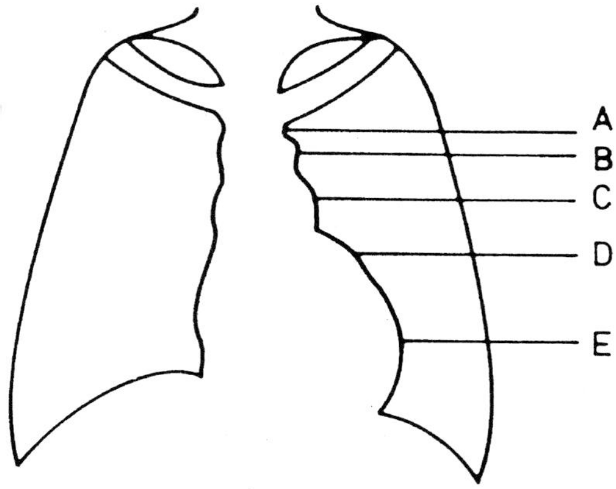

Abb. 4.**2**

Zu **(A):** Manubrium sterni
Zu **(B):** Aortenbogen und Aorta descendens
Zu **(C):** Arteria pulmonalis
Zu **(E):** linker Ventrikel

F97

Frage 4.22: Lösung D

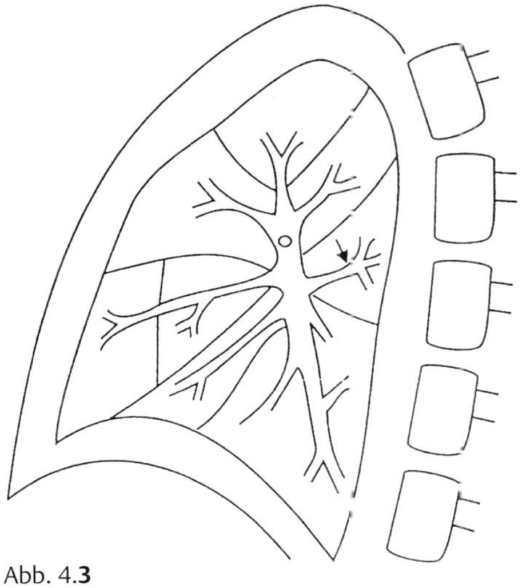

Abb. 4.**3**

Die Lunge teilt sich in 10 Segmente auf jeder Seite, wobei das Segment 7 links fehlt. Auf der Abbildung sind nur 8 Segmente zu sehen. Mit dem Pfeil gekennzeichnet ist das 6. Segment (Segmentum apikale des Unterlappens).
Zu **(A):** Das apikale Oberlappensegment (1) liegt in der Lungenspitze.
Zu **(B):** Das posteriore Oberlappensegment (2) liegt zwischen den Segmenten 1 und 6.
Zu **(C):** Die Lingulasegmente (4 und 5) liegen anterior gegenüber dem 6. Segment.
Zu **(E):** Das basale posteriore Unterlappensegment (10) liegt unten hinten (unter Segment 6).

H99 **!**

Frage 4.23: Lösung A

Zur Beurteilung des Herzens werden Aufnahmen im p.a. Strahlengang und linksanliegend seitlich durchgeführt. P.a. wird das Herz schärfer dargestellt als in a.p. Aufnahmen, da es ventral liegt. Ebenso liegt es mehr links als rechts. Das rechte vordere Schrägbild (Fechterstellung) und das linke vordere Schrägbild (Boxerstellung) werden bei besonderen Fragestellungen aufgenommen.

H93

Frage 4.24: Lösung C

Siehe Kapitel 4.1.1.3.1 im Kurzlehrbuch.
Der linke Ventrikel wird auch bei der p.a. sowie der seitlichen Projektion randbildend, so daß Schrägaufnahmen zur Beurteilung des linken Ventrikels verzichtbar sind.

H94 F91

Frage 4.25: Lösung D

Die normale Lungenzeichnung wird durch die Lungenarterien und -venen gebildet. Bronchien stellen sich vornehmlich zentral dar, vor allem, wenn sie orthograd getroffen werden. Interlobärspalten, d.h. die Pleura viszeralis, stellen sich als haarfeine Linien dar, wenn sie tangential getroffen werden. Dies ist auf den p.-a.-Aufnahmen üblicherweise bei dem Interlobärspalt zwischen rechtem Ober- und Mittellappen, auf seitlichen Aufnahmen sogar bei den Interlobärspalten zwischen Ober-, Mittel- und Unterlappen häufig der Fall. Normale Lymphbahnen stellen sich hingegen nie dar, sie werden erst bei pathologischer Wassereinlagerung (Stauung), Fibrosierung oder maligner Infiltration erkennbar.

H96

Frage 4.26: Lösung A

Durch die Betrachtung des Knochens in 2 Ebenen lassen sich Fremdkörper genauso gut wie Frakturen oder Pseudarthrosen sehen. Bei der Beurteilung des Bandapparates sind spezielle Aufnahmen unter Belastung des Gelenkes notwendig (gehaltene-oder Streßaufnahmen). Dabei lassen sich im Vergleich zur gesunden Seite Dehnungen oder Bandrupturen erkennen.

H90

Frage 4.27: Lösung A

Die Röntgenaufnahme nach Schüller ist eine im Fachgebiet der Hals-Nasen-Ohrenheilkunde verbreitete Spezialdarstellung des Schläfenbeins mit dem Felsenbein und dem Warzenfortsatz. Die Röntgenplatte liegt dem Ohr an, der Zentralstrahl wird von der gegenüberliegenden Seite mit einem Neigungswinkel von etwa 30° von oben auf den Gehörgang des röntgenplattennahen Ohrs gerichtet. Dargestellt werden der Processus mastoideus mit dem Antrum mastoideum und dem pneumatischen System, der innere und äußere Gehörgang, die sich aufeinander projizieren sollen, das Kiefergelenk, die Schläfenbeinschuppe, der Sinus sigmoideus, das Emissarium sigmoideum. Indiziert ist diese Einstellung hauptsächlich bei Verdacht auf Mastoiditis, Cholesteatom, Pyramidenfraktur, zur Beurteilung des Pneumatisationsgrads, der Lage des Sinus sigmoideum und der Dura vor Mittelohroperationen; manchmal läßt sich der Facialiskanal darstellen. Nur 25% der Prüfungskandidaten entschieden sich für die korrekte Lösung (A).
Zu **(B):** Occipito-nasale Aufnahme (38%).
Zu **(C):** Schädel halbaxial nach Towne (16%).
Zu **(D):** Ellbogengelenk in zwei Ebenen (9%).

Zu **(E):** Tomographien und Computertomographien sollten erst erfolgen, wenn nach Anfertigung von Übersichtsaufnahmen Unklarkeiten verbleiben (13%).

H92

Frage 4.28: Lösung D

Zu **(1)** und **(3):** Bei der linken der dargestellten Projektionen handelt es sich um eine okzipito-mentale Aufnahme. Bei posterior-anteriorem Strahlengang liegen Kinn und Nase bei weit geöffnetem Mund der Röntgenplatte an, so daß eine Kopfneigung von etwa 30° resultiert. Hierdurch werden besonders gut die Kieferhöhlen, die Keilbeinhöhlen, die Jochbeine, die Orbitae und das Mittelgesicht beurteilbar, wegen der Schrägstellung des Kopfes werden die Stirnhöhlen verzeichnet. Bei der zweiten abgebildeten Röntgenaufnahme handelt es sich um eine okzipito-frontale Projektion, bei der Stirn und Nase der Röntgenplatte anliegen. Da bei dieser Projektion Stirnhöhlen, Siebbeinzellen, Unterkiefer, Orbitae und Jochbögen gut, Keilbein- und Kieferhöhlen jedoch schlecht (Überlagerung durch die Felsenbeine) abgebildet werden, ergänzen sich die beiden Projektionen in idealer Weise.
Zu **(2):** Hierzu dienen Röntgendarstellungen des Schädels in zwei Ebenen oder etwa die halbaxiale Hinterhauptsaufnahme nach Towne.
Zu **(4):** Mittels der wiedergegebenen Projektionen ist eine gute Beurteilbarkeit des Orbitabodens möglich. Bei umschriebenen Gewalteinwirkungen auf die Orbita (Contusio bulbi) kann es zur Fraktur der dünnsten Stelle der Orbitawand, also des Orbitabodens, kommen, die in die Kieferhöhle einbricht (blow-out-Fraktur). Hierdurch kann es zur Einklemmung, Absenkung und Hernierung von Orbitainhalt in die Kieferhöhle kommen. Wenn die Nasennebenhöhlenaufnahme keine zweifelsfreie Klärung ermöglicht, erlauben Tomogramme exaktere Aussagen.
Zu **(5):** Hauptindikation zur Anfertigung der wiedergegebenen Röntgendarstellung ist der Nachweis entzündlicher Schleimhautschwellungen, Exsudate (→ Spiegelbildungen), Polyp- und Zystenbildungen der Nasennebenhöhlenschleimhäute.

F95

Frage 4.29: Lösung D

Die Sakroiliitis zeigt Verdichtungen um die Iliosakralgelenke herum mit Destruktionsherden und Ankylosierungen (buntes Bild). Sie ist das erste Zeichen einer Spondylitis ankylosans, tritt aber auch bei anderen entzündlichen Erkrankungen auf (z. B. Sacroiliitis enterocolica, Arthritis psoriatica). Die Spondylitis ankylosans (Morbus Bechterew) manifestiert sich zuerst in den Iliosakralgelenken mit Demineralisation, Konturunschärfe, Sklerosierung und Ankylosierung. Röntgenologisch auffällig ist später die Bambusstabform der Wirbelsäule.

H94

Frage 4.30: Lösung D

Beim Morbus Bechterew handelt es sich um eine schubweise verlaufende, entzündliche Erkrankung aus dem rheumatischen Formenkreis, die sich hauptsächlich im paraossalen Bindegewebe und den Synovialstrukturen abspielt und im Endeffekt zu einer Sklerosierung und Verknöcherung des Band- und Kapselapparates der Wirbelsäule und der benachbarten Gelenke führt. Die Erkrankung beginnt in der Regel in den Iliosakralgelenken als Ostitis des gelenkknorpelnahen Knochens; die Iliosakralfugen entkalken, ihre Kontur wird unscharf und unregelmäßig, der Gelenkspalt verbreitert sich zunächst wegen paraartikulärer Knochenresorption und im benachbarten Knochen werden Aufhellungen sichtbar. Diese entzündlichen Destruktionszeichen gehen schließlich in eine zunehmende Sklerosierung und Ankylosierung über. In der Regel im Anschluß an die Ostitis der Iliosakralfugen kommt es zu entzündlich-destruktiven Veränderungen an den Zwischenwirbelscheiben im Sinne einer Diszitis, Spondylodiszitis und schließlich Spondylitis, denen reparative Prozesse folgen; an der Wirbelsäule ist in der Regel zuerst der thorakolumbale Übergangsbereich betroffen. Erste röntgendiagnostische Maßnahmen bei Verdacht auf Morbus Bechterew ist folglich eine Röntgendarstellung der Iliosakralgelenke und der Lenden- und/oder Brustwirbelsäule. Liefern diese Aufnahmen nur uncharakteristische Befunde, sind Schichtaufnahmen der Iliosakralfugen indiziert, die bereits geringste Destruktionen und Veränderungen sichtbar machen.

H90

Frage 4.31: Lösung B

Am häufigsten findet man angeborene Blockwirbelbildungen im HWS-Bereich (hier C5/C6). Vollständige oder teilweise knöcherne Verbindungen können sich auf ein oder mehrere Segmente erstrecken, bei partieller Synostose (wie in der Abbildung vorliegend) können Zwischenwirbelraumanteile erhalten bleiben. Im Gegensatz zu entzündlich bedingten erworbenen oder durch Fusionsoperationen entstandenen Synostosen betrifft die Blockwirbelbildung häufig nicht nur die Wirbelkörper, sondern auch die -bögen; ferner weisen die Wirbel eine normale Struktur, eine ungestörte Form und eine intakte regelmäßige Spongiosa auf. Sie sind jedoch nicht selten hypoplastisch und im Wachstum zurückgeblieben, wie auch auf der wiedergegebenen Röntgenaufnahme unschwer zu erkennen. Wenn von der

Blockwirbelbildung nur die Wirbelkörper betroffen und diese normal groß sind, kann die Unterscheidung zu einer ausgeheilten Spondylitis mit Destruktion der Bandscheibe schwierig sein (41% der Kandidaten entschieden sich für Lösung (B), 47% für Lösung (C)).
Zu **(A):** Unter einer Osteochondrose versteht man die Verschmälerung einer Bandscheibe mit sub- und supradiskaler Spongiosaverdichtung und Wirbelkörperkantenverplumpung. Sie ist zusammen mit der Spondylosis deformans (Ausbildung von Osteophyten und Spondylophyten an den Wirbelkörperrändern) und der Spondylarthrosis deformans der kleinen Wirbelgelenke Ausdruck einer degenerativen Wirbelsäulenveränderung. Zu einer Verschmälerung des Wirbelkörperdurchmessers kommt es dabei nicht. In der abgebildeten Wirbelsäule sind kaum Anzeichen degenerativer Veränderungen erkennbar.
Zu **(C):** Eine Spondylitis beginnt in der Regel mit einer Diszitis, die zu einer Verschmälerung des Zwischenwirbelraums führt. Konturunschärfen, Deformierungen, wolkige Aufhellungen und Defekte der Wirbelkörperabschlußplatten treten später hinzu. Im weiteren Verlauf zeigen sich unregelmäßige Aufhellungen und Verdichtungsareale in den Wirbelkörperhälften nahe den Abschlußplatten, bis schließlich die betroffenen Wirbelköperhälften mit der eingeschlossenen Bandscheibe zerstört sind und es zu keilförmigen Einsinterungen und Zusammenbrüchen von Wirbeln kommt.

F91

Frage 4.32: Lösung B

Insbesondere im Seitenvergleich fallen auf der abgebildeten Tomographie der Iliosakralfugen rechtsseitig entzündliche Veränderungen auf. Die Konturierung der Iliosakralfugen rechts ist unscharf, verwaschen und unregelmäßig, der Gelenkspalt ist unregelmäßig breit wegen artikulärer Knochenresorptionen, die angrenzende Knochenstruktur unruhig und teilweise entkalkt. Insbesondere im mittleren Bereich der Iliosakralfugen zeigen sich neben marginalen Defekten subchondrale Geröllzysten. Somit besteht eine Sakroiliitis, die typischerweise bei M. Bechterew auftritt, jedoch als Begleitarthritis auch bei Colitis ulcerosa, M. Crohn, M. Reiter sowie auch bei Psoriasis-Arthritis oder der chronischen Polyarthritis – nahezu stets bei HLA-B-27-Trägern – vorkommt.

Zu **(C):** Degenerative Veränderungen an den Iliosakralgelenken sind möglich, sie treten vornehmlich bei Frauen auf (Überlastungsschaden nach Entbindungen?). Hierbei verdichten sich die kaudale Areale des Os ilium sehr intensiv, was zum Ausdruck „Iliitis condensans" führte (obwohl keine -itis besteht). Entsprechende Veränderungen liegen auf der wiedergegebenen Röntgenaufnahme nicht vor.

F89

Frage 4.33: Lösung B

Zur Lösung dieser Aufgabe sind lediglich Anatomiekenntnisse erforderlich: Deutlich zu erkennen sind die vertikale Fraktur der Ala ossis ilii links sowie die gegenseitige Fraktur des oberen Schambeinastes. Es sind sicherlich zusätzliche Röntgendarstellungen erforderlich, denn wahrscheinlich besteht weiterhin eine Fraktur des unteren Schambeinastes, die jedoch auf der Abbildung nicht erkennbar ist. Dann liegt eine gekreuzte Malgaigne-Fraktur, eine typische Beckenringfraktur mit Stabilitätsverlust, vor (bei einfacher Malgaigne-Fraktur besteht eine vertikale Alafraktur oder Sprengung des Iliosakralgelenks sowie eine gleichzeitige Fraktur des oberen und unteren Schambeinastes derselben Seite).
Zu **(1):** Frakturen des Os sacrum werden besser auf seitlichen Projektionen erkannt.

H89

Frage 4.34: Lösung A

„Knöcherne Anatomie des Beckens" siehe Abb. 4.4. Neben einer großen unscharfen Lysezone im Collum femoris linksseitig, die zu einer pathologischen Fraktur geführt hat, erkennt man eine ausgedehnte Auslöschung der Konturen des Ramus superior ossis pubis linksseitig – hier liegt ebenfalls eine große osteolytische Metastase vor. Bei den übrigen erkennbaren Aufhellungszonen, die sich vornehmlich auf die Ala ossis ilii projizieren, handelt es sich wahrscheinlich um Darmgasüberlagerungen. Falls der Nachweis weiterer Metastasen von klinischem Belang ist, sollte eine Skelettszintigraphie erfolgen.

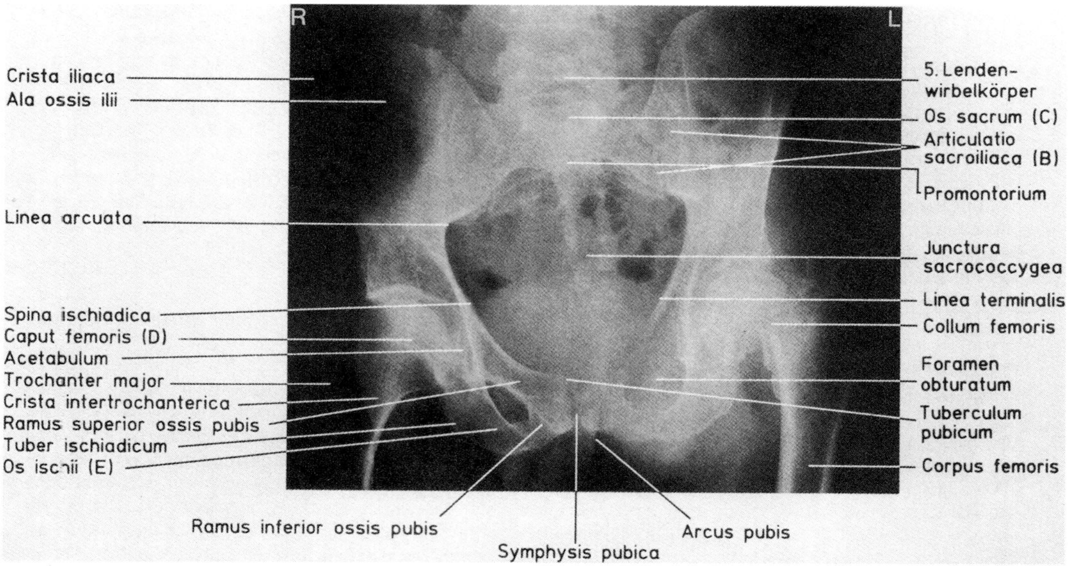

Abb. 4.**4** Knöcherne Anatomie des Beckens

F93

Frage 4.35: Lösung A

Osteolysen müssen an Wirbelkörpern einen Durchmesser von zumindest etwa 12 mm aufweisen oder deutlich mehr als 50% der gesamten Mineralsubstanz in Durchstrahlungsrichtung aufgebraucht haben, um auf Röntgenübersichtsaufnahmen als Transparenzminderungen erkannt werden zu können. Aus diesem Grund sind Osteolysen an den Wirbelbögen mittels Übersichtsaufnahmen kaum erkennbar, auch mittels der besser geeigneten Schrägaufnahmen nur unzureichend. Lediglich im Bogenwurzelbereich können sich größere Osteolysen bereits auf Übersichtsaufnahmen darstellen (→ assymmetrisches einseitiges Fehlen einer Bogenwurzel). Geeignetere Methoden sind neben der Szintigraphie die Tomographie bzw. besser noch die Computertomographie.

H92

Frage 4.36: Lösung B

Zu **(1):** Wegen ihres höheren Stoffwechsels ist die Spongiosa eher und stärker vom Knochenabbau betroffen als die Kompakta, so daß für die Wirbelsäulenosteoporose die Entstehung von Rahmenwirbeln mit intakter, leicht verschmälerter Kortikalis und einer strahlentransparenten rarefizierten strähnigen Spongiosa typisch ist – die Knochenkonturen erscheinen wie mit einem spitzen Bleistift nachgezogen.

Zu **(2):** Schmorl-Knötchen, d.h. Bandscheibeneinbrüche im Wirbelkörper, sind charakteristisch für den sich im jugendlichen Alter manifestierenden M. Scheuermann.
Zu **(4):** Osteochondrose = Verschmälerung von Zwischenwirbelräumen infolge Diskusverschleiß mit Spongiosasklerosierung und Ausbildung von Spondylophyten (Wirbelkörperrandausziehung) bei degenerativen Wirbelsäulenveränderungen.
Zu **(5):** Syndesmophyten = flachbogige von den Wirbelkörperkanten ausgehende Verknöcherungen im äußeren Rand des Anulus fibrosus der Zwischenwirbelscheiben, die vornehmlich bei M. Bechterew auftreten (→ Bambusstabwirbelsäule).

H93 H90

Frage 4.37: Lösung C

Röntgenologisches Hauptkriterium bei Osteoporose ist eine vermehrte Strahlentransparenz des Knochens, die sich jedoch erst nach einer Abnahme des Knochenkalksalzgehalts um mehr als 30% manifestiert. Wegen ihres höheren Stoffwechsels ist die Spongiosa eher und stärker vom Knochenabbau betroffen als die Kompakta, so daß für die Wirbelsäulenosteoporose die Entstehung von Rahmenwirbeln mit intakter, leicht verschmälerter Kortikalis und einer strahlentransparenten rarefizierten strähnigen Spongiosa typisch ist – die Knochenkonturen erscheinen wie mit einem spitzen Bleistift nachgezogen. Bei weiterem Fortschreiten können bereits

bei geringen Überlastungen unter dem Bandscheibendruck Deck- und/oder Bodenplatteneinbrüche auftreten sowie Keilwirbel (ventrale Wirbelkörperhöhenminderung) oder Fischwirbel (bikonkave Einbrüche durch gleichzeitigen Deck- und Bodenplatteneinbruch) entstehen.
Zu **(4):** Ausdruck z.B. einer Chondrose, d.h. einer degenerativen Verschleißerkrankung der Bandscheibe.

F92

Frage 4.38: Lösung A

Der Mangel an Vitamin D hat eine Störung des Calcium- und Phosphat-Einbaus in osteoides Gewebe zur Folge. Röntgenologisch auffällig sind vor allem eine Störung des metaphysären und epiphysären Wachstums. Da die Osteoblastentätigkeit rege ist, ist der Raum zwischen den unscharf begrenzten kalkarmen Epiphysenkonturen und der Metaphyse verbreitert, die normalerweise scharf gegen die Metaphyse abgegrenzte Verkalkungszone ist unregelmäßig besenreiser- oder pinselartig aufgezweigt, die Metaphysen erscheinen ausgefranst und becherförmig verbreitert. Letzteres ist durch Auswalzung der Metaphysen bei Belastung des aufgrund des verminderten Kalksalzgehaltes vermehrt verformbaren Knorpel- und Knochengewebes zu erklären. Folglich eignen sich zum Nachweis einer Rachitis besonders gut Aufnahmen des Kniegelenks oder des Handskeletts. Die Auftreibung (Becherung) der Knochenendzonen wird nicht nur an den Metaphysen der langen Röhrenknochen sichtbar, sondern auch am Thorax (Auftreibung der Rippenenden → rachitischer Rosenkranz). Die Knochenmatrix der Diaphysen wird zwar periostal normal oder sogar vermehrt aufgebaut, jedoch nicht ausreichend durch Kalksalzeinbau verfestigt. So ist die Spongiosastruktur fleckförmig grob, verwaschen und aufgelockert, es können Verbiegungen der Knochen (Kartenherzbecken, Pes planus, Genu varus, Fischwirbel, Glockenthorax etc). auftreten.
Zu **(A):** Trümmerfeldzonen sind typisch für den M. Möller-Barlow (Vitamin-C-Mangel bei Kindern): Durch Störung der enchondralen Ossifikation, also insbesondere der Spongiosabälkchenbildung, resultiert eine diffuse Skelettentkalkung. Die schwachen Spongiosabälkchen in den Metaphysen der langen Röhrenknochen sintern zusammen, sog. Trümmerfeldzonen als unregelmäßige inhomogene Verdichtungslinien insbesondere im Metaphysenbereich entstehen.

Nur 28% der Kandidaten entschieden sich für Lösungsmöglichkeit (A) (37% Lösung (C), 17% Lösung (D), 10% Lösung (B), 9% Lösung (E)).

F99 **!**

Frage 4.39: Lösung D

Transparenzerhöhung bedeutet verminderten Kalksalzgehalt, der bei Knochenzysten, Osteoporose, Osteomalazie und Rachitis typisch ist.
Es werden osteoblastische, osteolytische und gemischte Knochenmetastasen unterschieden.
Osteoblastische Metastasen gehen mit Knochenneubau und vermehrter Kalkeinlagerung einher. Man findet sie vor allem bei Prostata-, Blasen- und Magenkarzinomen.

F00

Frage 4.40: Lösung B

Prinzipiell kann ein Röntgenbild nur in mindestens 2 Ebenen korrekt befundet werden.
Zu **(B):** Auf dem vorliegenden Bild ist eine Periostreaktion in der ulnaren Seite des distalen Radius zu sehen. Die Kortikalis ist dabei erhalten.
Zu **(C):** Da sich der Markraum der des Radius durchgängig unverändert und nicht eingeengt darstellt, handelt es sich nicht um eine enostale Neubildung.
Zu **(D):** Beim Codman Dreieck (Typ 3b) ist die Kortikalis erhalten und die Periostreaktion unterbrochen. Man sieht eine Periostlamelle, die in einem Winkel von der Kortikalis abzweigt. Die Öffnung des Winkels zeigt auf den Tumor (Osteosarkom, Chondrosarkom).
Zu **(E):** Eine Pseudarthrose (Scheingelenk) bildet sich an einer Frakturstelle, die wegen mangelnder Durchblutung oder Retention nicht knöchern durchbaut werden kann.

H93

Frage 4.41: Lösung A

Zu **(A):** Die Diagnose „Gichtanfall" ist zunächst eine klinische; bei chronisch rezidivierenden Gichtanfällen entwickeln sich an betroffenen Gelenken zunächst Weichteilschwellungen, nach längerem Verlauf zusätzlich Zeichen einer unspezifischen Arthritis mit Zerstörung der subchondralen Grenzlamelle, bandförmige Osteoporose, Fissuren, Gelenkspaltverschmälerung. In fortgeschrittenen Stadien entstehen typische, recht scharf umgrenzte, bis über 5 mm große, meist asymmetrisch geformte, meist

randständige zystische Osteolysen an Epi- und Metaphysen betroffener Gelenke, gelegentlich reichen sie auch relativ weit vom Gelenkspalt entfernt in die Diaphyse hinein. Sie imponieren wie ausgestanzt aussehende knöcherne Defekte ohne wesentlichen sklerotischen Randsaum. Es handelt sich um abgelagerte Depots aus Mononatriummonohydrat (Gichttophi), die selbst röntgennegativ sind und quasi als negative Kontrastmittel im Knochen eingelagert sind. Im weiteren Verlauf gesellt sich aufgrund der Knorpelzerstörung eine Arthrosis deformans hinzu. Betroffen ist vornehmlich das Großzehengrundgelenk (Podagra), seltener das Daumengrund-, Finger- oder Sprunggelenk.
Zu **(B):** Verschmälerung der Gelenkspalten, Sklerosierungen der Gelenkflächen, Geröllzysten, typische osteophytäre Ausziehungen.
Zu **(C):** = Osteodystrophia fibrosa cystica generalisata, d.h. diffuser oder herdförmiger, nicht auf Gelenkbereiche begrenzter Knochenabbau und generalisierte Entkalkung, kompensatorische Neubildung unverkalkten Osteoids → Zysten, braune Tumoren v.a. an langen Röhrenknochen, Knochenverbiegungen. Verwaschene, transparente Knochenstrukturen, unscharfe verdünnte Kompakta, pathologische Frakturen.
Zu **(D):** Typische traubenartig-tumorös angeordnete ausgedehnte Verkalkungen und Verknöcherungen mit Ausfüllung des gesamten Gelenkraumes an betroffenen (Knie- und Ellbogen-)Gelenken.
Zu **(E):** Fleckige Entkalkungen gelenknah, Schwund von Grenzlamellen, kleine Fissuren, Knochenerosionen, Mutilationen.

F94

Frage 4.42: Lösung B

Aufgabe des Parathormons ist die Stimulierung von Osteoklasten zur Mobilisierung von Calcium aus den Knochen. Somit resultiert beim primären (Adenom der Nebenschilddrüsen) oder beim sekundären (Hypokalzämie infolge Vitamin D-Mangels, Phosphaterhöhung infolge gestörter Phosphatausscheidung bei Niereninsuffizienz) Hyperparathyreoidismus eine **Demineralisation des Skeletts** mit bindegewebiger Knochenumwandlung: diffuser oder herdförmiger Knochenschwund, Skelettentkalkung, Kortikalisverdünnung, zusätzlich charakteristische subperiostale Knochenresorptionszonen und **Zystenbildungen**, klassischerweise an den Mittelphalangen der Finger, auch an den distalen Klavikulaenden, an Femurhals und Becken (daher der Name Osteodystrophia fibrosa cystica generalisata). Die Knochenstrukturen sehen verwaschen und vermehrt transparent aus, die Kompakta erscheint dünn und unscharf begrenzt. Zusätzlich können sich an den langen Röhrenknochen sog. **braune Tumoren** entwickeln: gekammerte Auftreibungen an langen Röhrenknochen, die Knochendeformierungen und pathologische Frakturen zur Folge haben können (entstehen durch fibröse blasige herdförmige Entkalkungen von Markzonen mit Markeinblutung).

H90

Frage 4.43: Lösung A

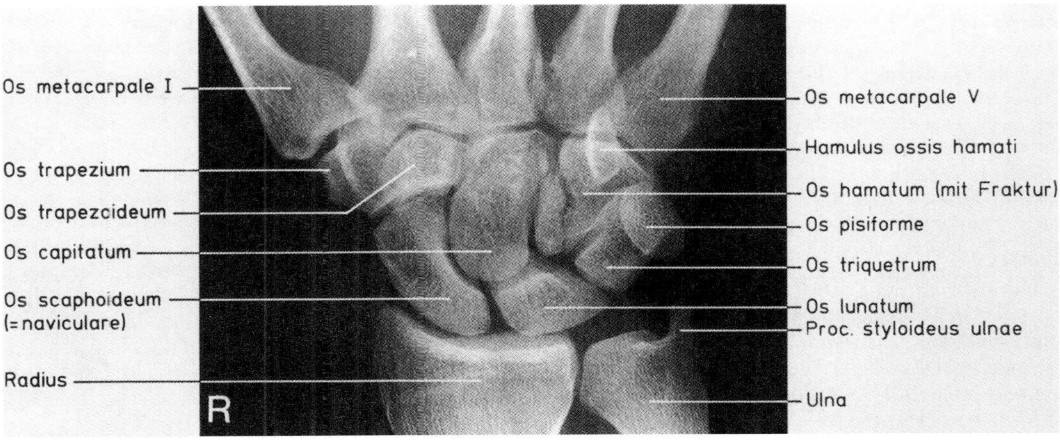

Abb. 4.5 Handwurzelknochen der rechten Hand von dorsal

F90

Frage 4.44: Lösung C

Für die Erkennung von Entwicklungsstörungen ist neben dem tatsächlichen Alter auch der Entwicklungsstand eines Patienten in der Pädiatrie von Bedeutung. Das beschleunigte bzw. verlangsamte Wachstum und der Reifezustand lassen sich am einfachsten an Röntgenbildern der Hand ablesen, da die verschiedenen Epiphysenkerne der Handwurzelknochen zu charakteristischen gesetzmäßigen Zeiten auftreten.

Ausnahme: Die Geburtsreife wird anhand von Röntgenbildern des Kniegelenks bestimmt, da zu diesem Zeitpunkt meist nur die Knochenkerne der distalen Femurepiphysen und der Tibiaepiphysen nachweisbar sind.

Tab. 4.1 Mittleres Auftreten von Epiphysenkernen:

Os capitatum	3. Monat
Os hamatum	4. Monat
Distale Radiusepiphyse	12. Monat
Epiphysen der Ossa metacarpalia	24. Monat
Epiphysen der Phalangen	30. Monat
Os triquetrum	36. Monat
Os lunatum	48. Monat
Os trapezium, trapezoideum, naviculare	5. Lebensjahr
Distale Ulnaepiphyse	6. Lebensjahr
Os pisiforme	10. Lebensjahr

F90

Frage 4.45: Lösung D

Zur Frühdiagnostik einer Osteomyelitis geeignet sind beispielsweise skelettszintigraphische Methoden, nicht jedoch konventionelle Röntgendarstellungen, die frühestens 4–6 Wochen nach Beginn der Erkrankung periostale Reaktionen (subperiostale Abszedierung) sowie fleckige Knochendestruktionen mit osteolytischen und resorptiven Defekten (= Aufhellungen) zeigen. Zudem ist die röntgenologisch erkennbare Entzündungszone meist wesentlich kleiner als die tatsächliche Ausdehnung der Osteomyelitis.

F91

Frage 4.46: Lösung D

Das Ewing-Sarkom ist ein hochmaligner, von undifferenzierten Mesenchymzellen des Marks langer Röhrenknochen ausgehender Knochentumor, der zu etwa 95% zwischen dem 10. und 25. Lebensjahr auftritt. Wegen eines ähnlichen röntgenologischen Befundes und der klinischen Hauptzeichen Schmerzen, Schwellung, Überwärmung und Leukozytose kann es in Anfangsstadien mit einer Osteomyelitis verwechselt werden. Es dringt vom Mark aus in Spongiosa und Kompakta vor und führt zu Spongiosaaufhellungen, fleckigen Knochenzerstörungen und Kortikalisdefekten häufig über größere Knochenareale hinweg. Da der Tumor die Osteoblastentätigkeit stimuliert, kommt es zu ausgedehnten lamellenartigen periostalen Knochenneubildungen (gut auf der Abbildung erkennbar), Periostabhebungen und Spikulaebildungen (= senkrecht zum Schaft

verlaufende schmale Knochenneubildungen). Besonders charakteristisch sind die lamellären Periostreaktionen (Zwiebelschalenform), die sich um so zahlreicher finden, je mehr die Kompakta zerstört wird.
Zu **(B):** Während sich nur 24% für die korrekte Lösung (D) entschieden, kreuzten 51% der Kandidaten Lösungsmöglichkeit (B) an (9% Lösung A, 14% Lösung C, 2% Lösung E). Das Osteoidosteom ist eine benigne, vorwiegend im 2. und 3. Lebensjahrzehnt diaphysär in Femur oder Tibia auftretende Knochengeschwulst mit charakteristischem röntgenologischen Aspekt: Zentral liegt ein meist nur wenige Millimeter großer Aufhellungsherd aus osteoidem strahlendurchlässigen Gewebe (Nidus). Auffällig ist auf Röntgenbildern in der Regel zuerst nicht der Tumor selbst, also der Nidus, sondern die enorme sklerotische Umgebungsreaktion mit kompakter Knochenverdichtung (reaktive Umgebungshyperostose).
Zu **(C):** Der M. Paget (Osteodystrophia deformans) betrifft in der Regel über 40jährige Männer. Es liegt ein Nebeneinander von Knochenabbau und Neubildung minderwertigen Faserknochens vor. So liegen osteolytische Herde und grobe strähnige Knochenneubildungen vor. Letztere bleiben lange unverkalktes Osteoid, stellenweise lagert sich aber auch reichlich Kalk ein, weshalb es zu umschriebenen Sklerosen und Hyperostosen kommt. Durch den bizarren Knochenabbau kommt es zu teilweise erheblicher Dickenzunahme betroffener Knochen, zu Knochenverbiegungen (Faserknochen!) und zu Komplikationen wie pathologischen Frakturen.

F92

Frage 4.47: Lösung E

In Spätstadien entzündlicher Gelenkerkrankungen treten die für eine floride Arthritis typischen röntgenologischen Zeichen zurück, durch die Gelenkzerstörung hervorgerufene arthrotische Veränderungen beherrschen das Bild. So passen die auf der wiedergegebenen Röntgendarstellung auffälligen Befunde zu einer fortgeschrittenen Gonarthrose: ausgeprägte Gelenkspaltverschmälerung sowie im Knie- als auch im Retropatellargelenk, subchondrale Sklerosierungen, Spongiosaverdichtungen und zystische Aufhellungen (Geröllzystenbildungen), reaktive Osteophytenbildungen an den Gelenkrändern infolge enchondraler Ossifikation typischerweise im Bereich von Entlastungszonen, knöcherne Metaplasien von Gelenkkapsel und Bändern. Lediglich die auffällige Entkalkung in Gelenknähe läßt an eine Arthritis denken, kann jedoch auch bei Arthrose infolge schmerzbedingter Gelenkschonung entstehen.

H95

Frage 4.48: Lösung C

Zu **(C):** Es werden normalerweise nur die Lungengefäße abgebildet, da sie dichter sind als das umgebende Gewebe.
Zu **(A):** Lymphknoten sind bei Vergrößerung und Verkalkung sichtbar.
Zu **(B)** und **(D):** Die Lunge selbst ist röntgennegativ, auch die Bronchien. Daher heben sie sich nur schlecht ab und sind nur bei Erkrankungen (Pneumonie) zu sehen. Orthograd getroffene Bronchialäste stellen sich als Ringschatten dar.
Zu **(E):** Lungengewebe ist nur bei Ödem, Infiltration und Fibrosierung zu sehen.

H90

Frage 4.49: Lösung C

Aufnahmen in zwei Ebenen sind zur ausreichenden Beurteilung des dreidimensionalen Herzens erforderlich. Für Standardröntgenuntersuchungen des Herzens bieten sich die posterior-anterior- (Brust des Patienten liegt der Röntgenkassette an) und die linksseitliche (linke Thoraxseite liegt der Röntgenkassette an) Projektion an, da bei diesen sich das Herz möglichst nahe dem Röntgenfilm befindet und Verzeichnungen und Vergrößerungen infolge eines weiten Objekt-Film-Abstandes gering gehalten werden. (D) und (E) sind als Spezialprojektionen speziellen Fragestellungen vorbehalten.

H98

Frage 4.50: Lösung E

Bei der Linksherzinsuffizienz kann das Blut nicht aus der Lunge abgepumpt werden. Es kommt zur Lungenstauung und Dilatation des linken Vorhofes. Zur Lungenstauung gehören Kerley-Linien, Pleuraergüsse und die Verbreiterung der Lungenvenen.
Zu **(E):** Die Verbreiterung der Vena azygos und der oberen Hohlvene sind Zeichen einer Rechtsherzinsuffizienz.

H90

Frage 4.51: Lösung E

Zu **(1)**, **(2)** und **(3):** Die Aortenisthmusstenose vom Erwachsenentyp (postduktale Form, Stenose distal des Ductus arteriosus Botalli) führt zu einer Widerstandsbelastung des linken Ventrikels mit resultierender Hypertrophie und ggf. Dilatation. Typisch ist eine prästenotische Dilatation des Aortenbogens und oft auch der Aortenbogengefäße (hauptsächlich der A. subclavia). Der deutlich vorspringende Aortenknopf pulsiert ebenso wie die übrigen Gefäße der oberen Körperhälfte auffallend kräftig bei nicht pulsierender Aorta descendens (Durchleuchtung).

Zu **(4):** Weiterhin ist das Röntgenbild der Aortenisthmusstenose vom Erwachsenentyp durch Usuren an den unteren dorsalen Rippenkanten gekennzeichnet, die ab dem 6.– 10. Lebensjahr infolge der Verdickung und Schlängelung der als Kollateralgefäße dienenden Interkostalarterien entstehen. Ihr Fehlen weist auf eine hämodynamisch nur wenig wirksame Stenosierung hin. Nur einseitig vorhandene Usuren (meist rechts) zeigen, daß die A. subclavia der anderen Seite mit in die Stenose einbezogen ist und für einen Kollateralkreislauf nicht zur Verfügung steht. Das Auftreten von Usuren bei relevanten Aortenisthmusstörungen war vielen Prüfungskandidaten unbekannt: 43% entschieden sich für Lösungsmöglichkeit (E), 42% für Lösung (C).

F99

Frage 4.52: Lösung D

Die Antworten (A), (B), (C) und (E) sprechen für sich. Ein Malignom kann einzig und allein durch die histologische Untersuchung bestätigt werden.

H95

Frage 4.53: Lösung A

Zu **(A):** Zeichen der Mitralklappenstenose sind eine verstrichene Herztaille, Ösophagusimpression, pulmonale Stauung, Mitralklappenkalk, Rechtsherzdilatation und ein vergrößerter linker Vorhof.
Zu **(B):** Der rechte Vorhof und der rechte Ventrikel sind bei Trikuspidalinsuffizienz vergrößert.
Zu **(C):** Der Vorhofseptumdefekt führt zu einer Volumenbelastung des rechten Herzens, zu einer Einengung des Retrosternalraumes und zu einer Dilatation der Lungengefäße.
Zu **(D):** Beim Ventrikelseptumdefekt kommt es zu einer Vergrößerung des linken Ventrikels, des linken Vorhofes und der Pulmonalgefäße. Auf der seitlichen Aufnahme sieht man eine Dilatation des rechten Ventrikels.
Zu **(E):** Die Fallot-Tetralogie besteht aus Pulmonalstenose, Ventrikelseptumdefekt, Dextroposition der Aorta, rechtsventrikuläre Hypertrophie.

F99

Frage 4.54: Lösung B

Durch das verabreichte Kontrastmittel stellen sich die Blutgefäße und die blutdurchflossenen Organe besser dar. Die markierte Arterie entspringt einem Gefäß, das seinerseits unpaarig der Aorta entspringt. Ventral von ihm ist das Pankreas zu sehen. Auch liegen beide Nieren in der Schnittebene.
Zu (A) und **(D):** Die Mesenterialarterien sind unpaarige Äste direkt aus der Aorta.
Zu (B): Die A. lienalis (splenica) entspringt zusammen mit der A. hepatica communis und der A. gastrica sinistra aus dem Truncus coeliacus (Tripus Halleri). Die A. lienalis zieht nach links zur Milz, die A. hepatica comm. nach rechts zur Leber und die A. gastrica sinistra nach oben zum Mageneingang.
Zu (C): Die Nierenarterien entspringen paarig der Aorta und ziehen retroperitoneal seitlich zu den Nieren.
Zu (E): Die Iliakalarterien sind normalerweise auf einem CT-Bild nicht zusammen mit der Aorta zu sehen.

F98

Frage 4.55: Lösung E

Zu **(E):** Die Aorta ist vergrößert, der ventrale und linke Wandbereich sind verkalkt. Der größte Teil des Lumens ist thrombosiert. Lediglich der helle Bereich (Kontrastmittel) ist noch durchgängig.
Zu **(A)** und **(B):** In der ebenfalls abgebildeten Gallenblase findet sich kein Konkrement. Auch ist die Wand nicht verkalkt.
Zu **(C):** Der abgebildete Teil der Leber ist homogen und weist keine rundlichen Strukturveränderungen wie bei Metastasen auf.
Zu **(D):** Die Milz ist nicht dargestellt.

H99

Frage 4.56: Lösung C

Es ist äußerst schwierig, an einem Querschnittsbild die Lage aller genannten Gefäße zu erläutern. Wir schlagen daher vor, anhand eines Atlanten oder einer Serie von CT-Bildern die Auswertung zu üben.

H99

Frage 4.57: Lösung A

Flüssigkeiten stellen sich in T1 gewichteten Bildern dunkel dar. Der Liquor, in dem das Rückenmark schwimmt, ist auf der Abbildung dunkel dargestellt. T2 Gewichtung erlaubt einen guten Kontrast zwischen weißer und grauer Substanz. Flüssigkeiten stellen sich hell dar.

H97

Frage 4.58: Lösung C

Zu **(C):** Der markierte Bereich liegt in Höhe des Hilus und zieht nach ventral kaudal. Hier liegen die Lungensegmente 4 und 5, die in der rechten Lunge den Mittellappen bilden. Die Segmentbronchien sind auf dem Bild auch zu sehen.
Zu **(A):** Der Unterlappen liegt dorsal und kaudal des Hilus.
Zu **(B):** Der Hauptbronchus ist auf dem Bild dorsal des Pfeiles zu sehen. Aus ihm entspringt der Mittellappenbronchus.

Zu **(D):** Die Trachealbifurkation ist auf dem Bild nicht zu sehen.
Zu **(E):** Der Oberlappenbronchus zieht zu den Segmenten 1, 2 und 3, also vom Hilus aus nach oben.

F91

Frage 4.59: Lösung A

Das auf den Röntgenbildern dargestellte Herz ist typisch aortal konfiguriert mit Ausbuchtung und Dilatation des linken Ventrikels, Abrundung der Herzspitze und erhaltener Herztaille. Der Retrokardialraum wirkt eingeengt bei freiem Retrosternalraum. Darüber hinaus ist die Aorta ascendens dilatiert und elongiert. Direkt auf das Vorliegen eines Aortenklappenvitiums hinweisend sind die auf der seitlichen Projektion sehr gut erkennbaren, ausgedehnten Verkalkungen in Projektion auf den Aortenklappenapparat.

H95

Frage 4.60: Lösung D

Die Verschattung grenzt sich scharf vom umgebenden Lungengewebe ab. Gegen ein Aortenaneurysma spricht die Lokalisation. Das Röntgenbild läßt an eine retrosternal abtauchende Struma denken. Dazu würden auch die klinischen Symptome passen. Zur Diagnosesicherung dient dann die Schilddrüsenszintigraphie. Auch eine Computertomographie wäre gerechtfertigt.

F90

Frage 4.61: Lösung E

Das *Primärinfiltrat* der Lungentuberkulose bei frischem Infekt ggf. mit Lymphangiosis tuberculosa ist meist ein Zufallsbefund. Später als führendes und häufiges röntgenologisches Symptom einer überstandenen Primärinfektion gilt ein verkalkter Fleckschatten in der Lungenperipherie, ggf. auf gleicher Seite liegender verkalkter Hiluslymphknoten (*Primärkomplex*). Nicht selten entstehen während der Primärinfektion unbemerkt *Lungenspitzenherde*, die in der Regel ebenfalls, z.T. narbig, abheilen. Bei nicht ausheilender Primärinfektion → progredienter Primärherd, lobäre käsige *Pneumonie*, ggf. durch Einschmelzung *Kavernenbildung*, bei Frühgeneralisation → *Miliartuberkulose* mit disseminierten hirsekorngroßen Verschattungen beider Lungen. Meist entsteht eine Miliartuberkulose jedoch im Rahmen einer Postprimärtuberkulose (Spätgeneralisation). Bei Pleurabeteiligung → *Pleuraerguß*. Frische Herde imponieren röntgenologisch exsudativ, flächig, unscharf begrenzt; produktive Herde sind röntgendichter, schärfer begrenzt; alte narbig-zirrhotisch umgebaute abgeheilte Herde sind infolge Bindegewebsvermehrung, Schrumpfung und Narbenbildung intensiv schattendicht. Einzelne postprimär entstandene Rundherde bei Vernarbung und Verkalkung → *Tuberkulome*. Bei durchgemachter ausgedehnter Tuberkulose infolge exsudativer, produktiver und zirrhotischer Prozesse → Lungenphthise mit retrikulär-indurativer Bindegewebsvermehrung, zystischen Resthöhlen, Bindegewebsproliferationen, Streifenschatten, Schrumpfung von Lungensegmenten oder -lappen, kompensatorischer Überblähung benachbarten Gewebes, Verziehung von Gefäßen und Bronchien, der Hili und ggf. auch des Mediastinums, intrapulmonalen und pleuralen Verkalkungen → *destroyed lung*.

F91

Frage 4.62: Lösung C

Zu **(C):** Auf den abgebildeten Thoraxröntgenaufnahmen fällt insbesondere auf der p.-a.-Projektion eine polyzyklische Vergrößerung und Verdichtung beider Hili auf, besonders eindrucksvoll ist die kugelige Auftreibung des rechten unteren Hilus. Dieser Befund ist typisch für das Vorliegen von Hiluslymphomen. Der übrige Herz-, Lungen- und Mediastinalbefund ist unauffällig, insbesondere finden sich keine Anhaltspunkte für das Vorliegen von Mediastinallymphomen. Bei einem jüngeren asymptomatischen Patienten steht an erster Stelle der Differentialdiagnosen die Sarkoidose (M. Boeck), deren Stadium I durch beidseitige symmetrische Hiluslymphknotenvergrößerungen gekennzeichnet ist. Im Stadium II kommt es zu einem Mitbefall der Lunge in Form von feinherdig-miliaren oder auch grobknotigen bis grobfleckigen Lungenverschattungen und/oder einer streitigen retikulären Zeichnungsvermehrung. Im Stadium III tritt eine Fibrosierung hinzu. Jedoch können allein aufgrund des Röntgenbildes andere mögliche Ursachen von Hiluslymphomen (M. Hodgkin, Lymphknotenmetastasen, Hiluslymphknotentuberkulose) nicht ausgeschlossen werden, so daß weiterführende Untersuchungen zur Diagnosesicherung (z.B. transbronchiale Lymphknotenbiopsie, bronchoalveoläre Lavage o.a.) erfolgen sollten.
Zu **(A):** 40% der Kandidaten entschieden sich für diese Lösungsmöglichkeit (24% für Lösung (B), 15% für Lösung (C), jeweils 7% für Lösungen (D) und (E)). Zwar fallen die Hiluslymphome auf den Abbildungen deutlich auf, jedoch sicherlich nur, wenn man in Röntgenaufnahmen der Thoraxorgane „eingesehen" ist – dies ist bei Studenten im 1. Staaatsexamen nicht zu erwarten und auch nicht zu verlangen.
Zu **(B):** Wenn überhaupt, müßte es sich um einen *Lymphknoten*- und nicht um einen *Lungen*befall beim M. Hodgkin handeln. Da der Patient asymptomatisch ist und da Mediastinallymphome fehlen, ist eine maligne Systemerkrankung als Ursache der Hilusadenopathie unwahrscheinlich.

Zu **(D)** und **(E):** Für diese Erkrankungen ergeben sich auf den Thoraxröntgenbildern keinerlei Anhaltspunkte.

F98 H95

Frage 4.63: Lösung B

Ein Luftbronchogramm ist typisch bei Pneumonie und Lungenödem, da sich die luftgefüllten Bronchien (negativer Kontrast) von dem umgebenden Lungengewebe abheben. Durch die Infiltration ist das Lungengewebe röntgendichter geworden.
Zu **(A):** Das Bronchialkarzinom ist an Rundherden zu erkennen und führt über Bronchusstenosen zu nachgeschalteten Atelektasen und dann zu Pneumonien.
Zu **(C):** Die Vermehrung des interstitiellen Bindegewebes bei Lungenfibrosen führt zu einer verstärkten Lungenzeichnung.
Zu **(D):** Bei einem Pneumothorax gibt es keine Lungenzeichnung in dem Bereich, in dem das Lungengewebe von der eingedrungenen Luft verdrängt wurde.
Zu **(E):** Für eine Sarkoidose sind Fleckschatten in den Mittelfeldern beidseits charakteristisch.

H91

Frage 4.64: Lösung E

Zu **(3):** Die Miliartuberkulose ist gekennzeichnet durch zahlreiche exsudative, etwa stecknadelkopfgroße Fleckschatten, deren Größe meist von kranial nach kaudal abnimmt. Nie treten bei der Miliartuberkulose der Lungen solitäre Rundherde auf.
Zu **(4):** 20% der Kandidaten entschieden sich für Lösung (D) und hielten daher das Auftreten von Echinokokkuszysten in der Lunge für unmöglich. Echinokokkuslarven können über die Darmwand in Zwischenwirte (Mensch, Schaf etc.) eindringen und über den Pfortaderkreislauf vornehmlich in die Leber, jedoch auch weiter in die Lungen, zum Gehirn, in die Milz, seltener in Knochen, Nieren und andere Gewebe gelangen.

H94

Frage 4.65: Lösung C

Kennzeichen des **Lungenemphysems** (vermehrter Luftgehalt der Lungen infolge Überblähung):
- Verschmälerung und Reduzierung der Gefäßzeichnung, stärkere Auffächerung des Gefäßbaums nach kranial und kaudal
- Vermehrte Transparenz der Lunge, kaum Helligkeitsänderungen bei In- und Exspiration
- Abflachung und Tiefstand des Zwerchfells mit eingeschränkter Beweglichkeit, Vergrößerung der Phrenikokostalwinkel
- Formveränderung des knöchernen Thorax: Auf p.-a.-Projektionen Glocken-, auf seitlichen Darstellungen Faßform des Thorax, Vermehrung der Brustwirbelsäulenkyphose, Vorwölbung des Sternums, horizontaler Verlauf der dorsalen und langsamer flacher Abfall der ventralen Rippenanteile, Verbreiterung der Interkostalräume, evtl. Nachweis der Zwerchfellinsertionen an den Rippen
- Vergrößerte Hili durch Verbreiterung der Pulmonalarterien, evtl. Kalibersprung (plötzliche abrupte Abnahme des Durchmessers der Pulmonalarterien im Verlauf nach peripher), Zeichen der Rechtsherzbelastung bei Cor pulmonale

Zu **(4):** Unter einem positiven Bronchopneumogramm versteht man die, quasi im negativen Kontrast, gute Abgrenzbarkeit luftgefüllter Bronchien von infiltrierten, homogen dichten Lungenparenchymanteilen bei Pneumonien.

F00

Frage 4.66: Lösung D

Zeichen eines Lungenemphysems mit Überblähung der Lunge sind:
- vermehrte Lungentransparenz mit Rarefizierung der Gefäßzeichnung
- Zwerchfelltiefstand
- Vergrößerung der Phrenikokostalwinkel
- auf p.-a.-Darstellungen Glockenform des Thorax

Zu **(D):** Das positive Bronchopneumogramm (luftgefüllte Bronchien heben sich im Kontrast von der Infiltration ab) ist ein Zeichen der Pneumonie.

F91

Frage 4.67: Lösung E

Bronchiektasen sind irreversible Erweiterungen von Segment- oder Subsegmentbronchien, die entweder kongenital sind oder bei chronischer Bronchitis, Mukoviszidose, Tuberkulose o.ä. durch fortschreitende Zerstörung von Muskulatur und Elastika der betroffenen Bronchien entstehen (in letzterem Fall sind vornehmlich die Unterlappen betroffen).
Zu **(1):** Auf Thoraxübersichtsaufnahmen stellen sich Bronchiektasen normalerweise nicht dar, allenfalls bei Sekretfüllung findet man manchmal Doppelkonturen, die verdickten und erweiterten Bronchien entsprechen.
Zu **(2):** Insbesondere Tomographien zeigen eine entzündlich und narbig bedingte, vermehrte streifige Zeichnung der betroffenen Bronchien, peribronchiale Infiltrationen, schrumpfungsbedingte Verziehungen und Aussackungen ggf. mit Sekretspiegeln.
Zu **(3):** Besser als mittels konventioneller Tomographie lassen sich die beschriebenen Veränderungen mittels Computertomographie erfassen, da letztere

Methode eine wesentlich höhere Auflösung und Detailerkennbarkeit gestattet.
Zu **(4):** Methode der Wahl – insbesondere vor operativer Therapie zur sicheren Feststellung der Befundausdehnung – ist die Bronchographie, die kongenitale, meist sackförmige und erworbene, meist zylindrische oder variköse Bronchialwandaussakkungen, Verziehungen, Vernarbungen, kompensatorische Überblähungen benachbarter Lungenabschnitte etc. direkt darstellt.
So ist die Bronchographie zwar Methode der Wahl, aber nicht die einzige Methode, die es erlaubt, Bronchiektasen zu erfassen (Lösung (A) wurde von 40% der Kandidaten gewählt!).

F97 F94

Frage 4.68: Lösung E

Unter einer **Atelektase** versteht man einen Lungenanteil mit verminderter oder aufgehobener Belüftung der Alveolen und daraus resultierender Verdichtung und Verschattung (B) sowie Schrumpfung ((A), (C) und (D)) des betroffenen Lungenanteils (z.B. Obturationsatelektase durch Bronchusverlegung mit nachfolgender Luftresorption im von der Ventilation abgetrennten Areal).
Zu **(E):** Unter einem **positiven Bronchogramm** versteht man die Abgrenzbarkeit von lufthaltigen Bronchien innerhalb von zumeist pneumonischen Lungenverschattungen, sozusagen im negativen Kontrast. Da bei Atelektasen auch die Bronchien nicht mehr belüftet werden, schließt der Nachweis eines positiven Bronchogramms das Vorliegen einer Atelektase aus.

F98

Frage 4.69: Lösung A

Zu **(1):** Durch Pneumektomie und anschließende bindegewebige Proliferation bzw. Seromansammlung in der entstandenen Höhle ist diese nicht belüftet und erscheint daher verschattet.
Zu **(2):** Zeichen einer Atelektase sind: homogene Verschattung, kein Luftbronchogramm, Verlagerung des Mediastinums, kompensatorische Überblähung der restlichen Lunge. Im Bild sind Rundherde zu sehen; einer davon direkt am linken Hauptbronchus, der davor abbricht.
Zu **(3):** Ein Pleuraerguß führt nicht zu einer Mediastinalverziehung.
Zu **(4):** Bei einem Pneumothorax müßte zumindest ein durchscheinender Saum am Lungenrand zu sehen sein.
Zu **(5):** Ein einseitiges Lungenödem ist selten und führt nicht zu einer Mediastinalverziehung.
Bei den Antwortmöglichkeiten (2) bis (4) suggeriert das Wort „bei" einen kausalen Zusammenhang zwischen beiden Befunden, die aber nur bei „Atelektase bei Bronchialkarzinom" gegeben ist.

H97

Frage 4.70: Lösung C

Zu **(A):** Beim einfachen Pneumothorax verlagert sich das Mediastinum nicht. Beim Spannungspneumothorax verlagert es sich wegen des Überdruckes zur gesunden Seite.
Zu **(B)**, **(D)** und **(E):** Bei Pneumonie, Erguß und Hiatushernie verlagert sich das Mediastinum normalerweise nicht.
Zu **(C):** Siehe Kommentar zu Frage 4.68.

F96

Frage 4.71: Lösung D

Bei einer Atelektase, d.h. einem nicht belüfteten Abschnitt der Lunge, ist die Transparenz stark herabgesetzt. Meist sind diese Abschnitte narbig verändert, so daß sie sich gut vom gesunden Lungengewebe abheben.
Flüssigkeit ist röntgendichter als die belüftete Lunge, d.h., wenn ein Pleuraerguß so groß ist, daß er die Lunge stark komprimiert und von allen Seiten umgibt, so ist eine Totalverschattung zu sehen.
Durch Pneumektomie und anschließende bindegewebige Proliferation bzw. Seromansammlung in der entstandenen Höhle ist diese nicht belüftet und erscheint daher verschattet.
Ein Emphysem (z.B. bei Asthma bronchiale) ist die Überblähung eines Lungenabschnittes oder der gesamten Lunge, d.h. die Lunge erscheint im Röntgenbild transparenter als bei Gesunden.

H96

Frage 4.72: Lösung A

Zeichen einer Atelektase sind: homogene Verschattung, kein Luftbronchogramm, Verlagerung des Mediastinums, kompensatorische Überblähung der restlichen Lunge.
Zu **(B):** Kranial abgekapselte Pleuraergüsse sind sehr selten. Unser Befund zieht auch bis zum Hilus, was bei Ergüssen nicht zutrifft.
Zu **(C):** Bei einer Lobärpneumonie sind einzelne Lappen verschattet und man sieht ein Luftbronchogramm.
Zu **(D):** Für Lymphknotenmetastasen spricht ein verbreitertes Mediastinum. Es sind Rundherde zu sehen (evtl. Verkalkungen). In der Abbildung ist die Verschattung jedoch homogen und scharf begrenzt.
Zu **(E):** Pleurakuppelschwielen entstehen oft nach Tuberkulose und verkalken auch. Der Befund im Bild ist aber nicht auf die Pleura begrenzt, sondern betrifft auch das Lungengewebe.

H93

Frage 4.73: Lösung C

Unter einer **Atelektase** versteht man eine verminderte oder aufgehobene Belüftung von Alveolen in einem umschriebenen Lungenbereich. Daraus resultiert eine deutliche Verkleinerung und relativ homogene Verschattung des entsprechenden Lungenbereichs. Am häufigsten finden sich kleine Plattenatelektasen, die röntgenologisch als meist horizontal verlaufende dünne Streifenschatten verschiedener Länge imponieren. Größere Atelektasen, etwa eines gesamten Lungenlappens (z.B. bei Bronchusverlegung mit resultierender Luftresorption im von der Ventilation abgetrennten Lappen (→ Obturationsatelektase)), imponieren auf Thoraxübersichtsaufnahmen als homogene Flächenschatten, die im Gegensatz zu Infiltrationen wegen der atelektatisch bedingten Gewebsschrumpfung konkav begrenzt sind. Das Mediastinum kann insbesondere bei Oberlappenatelektasen zur erkrankten Seite hin verzogen sein; atelektatisch bedingte Mediastinalverlagerungen lassen sich besonders gut an Verziehungen der Trachea erkennen. Ferner kann es bei größeren Atelektasen zu einem Zwerchfellhochstand auf der betroffenen Seite kommen.

Zu **(4):** Einschmelzungsherde können bei entzündlichen (Pneumonie, Tuberkulose) oder malignen Prozessen entstehen.

Zu **(5):** Bei Pleuraergüssen unterscheidet man Transsudat (z.B. kardiale Stauung, Eiweißmangel, Urämie), Exsudat (Pleuritis, Pneumonie, Tbc, maligne Ergüsse), Empyem (Pleuraempyem nach Verletzungen, bei Pneumonie), Blut (Thoraxtrauma, maligne) und Chylus (Verlegung von Lymphbahnen, meist maligne). Atelektasen erzeugen keine Pleuraergüsse. Allenfalls kann eine Grundkrankheit, die eine Atelektase hervorruft, gleichzeitig einen Pleuraerguß erzeugen (z.B. Bronchialkarzinom). Das führt dann aber bei Atelektase eines Lungenlappens, d.h. bei einseitig lokalisiertem Prozeß, nicht zu beidseitigen Ergüssen.

F95

Frage 4.74: Lösung D

Bei einer Atelektase, d.h. einem nicht belüfteten Abschnitt der Lunge, ist die Transparenz stark herabgesetzt. Meist sind diese Abschnitte narbig verändert, so daß sie sich gut vom gesunden Lungengewebe abheben.

Flüssigkeit ist röntgendichter als die belüftete Lunge, d.h., wenn ein Pleuraerguß so groß ist, daß er die Lunge stark komprimiert und von allen Seiten umgibt, so ist eine Totalverschattung zu sehen.

Durch Pneumektomie und anschließende bindegewebige Proliferation bzw. Seromansammlung in der entstandenen Höhle ist diese nicht belüftet und erscheint daher verschattet.

Ein Emphysem (z.B. bei Asthma bronchiale) ist die Überblähung eines Lungenabschnittes oder der gesamten Lunge, d.h. die Lunge erscheint im Röntgenbild transparenter als bei Gesunden.

H95 H91

Frage 4.75: Lösung D

Als *Kerley-Linien* bezeichnet man auf Thoraxübersichtsaufnahmen erkennbare interlobuläre Septen. Beim Gesunden stellen sie sich nicht dar, sondern nur bei krankheitsbedingter Verbreiterung. In den Oberlappen verlaufen die interlobulären Septen in Richtung Hilus (Kerley-A-Linien), in den Unterlappen sind sie horizontal ausgerichtet (Kerley-B-Linien). Zu einer pathologischen Verdichtung und Verbreiterung und damit zur Darstellung auf Thoraxübersichtsaufnahmen kommt es vornehmlich bei (Links-)Herzinsuffizienz mit pulmonaler Stauung und resultierender verstärkter Füllung der Lymphgefäße (hauptsächlich Kerley-B-Linien, besonders bei chronischer Linksherzinsuffizienz), jedoch auch bei interstitiellen Pneumonien, Vernarbungen und Fibrosen oder bei der Lymphangiosis carcinomatosa.

Zu **(4):** Bei metastasierten Kolonkarzinomen können Lungenmetastasen auftreten; eine direkte Tumorinvasion in pulmonale Lymphgefäße (Lymphangiosis carcinomatosa) als mögliche Ursache von Kerley-Linien findet man eher bei Bronchial- oder Mammakarzinomen.

Zu **(5):** Die Histiozystose X ist zwar eine chronische interstitielle Lungenerkrankung, die zum Auftreten von Kerley-Linien führen kann, jedoch stehen Granulombildungen und daher feinfleckige und wabige Verschattungen im Vordergrund. Die Differentialdiagnose zur Sarkoidose, Tuberkulose, Alveolitis, Pneumokoniose u.a. gelingt meist nur bioptisch.

H96

Frage 4.76: Lösung D

Der Pleuraerguß mit freier Flüssigkeit hat folgende röntgenologische Zeichen:

- Verschattung des Sinus phrenicocostalis
- nach lateral ansteigende Verschattung des Sinus costodiaphragmaticus
- Verschiebung der Verschattung im Liegen
- Verschattung des Interlobärspaltes.

Zu **(D):** Spiegel sind nur zu sehen, wenn die Lunge durch Flüssigkeit und freie Luft verdrängt wird (Hämatopneumothorax).

H89

Frage 4.77: Lösung B

Auf der Röntgenaufnahme erkennt man die zarte Verdichtungslinie, die der Pleura visceralis entspricht und die die Grenze der kollabierten rechten Lunge markiert. Weiterhin fällt das völlige Fehlen von Lungenzeichnung in der Peripherie auf; die kollabierte atelektatisch verdichtete rechte Lunge liegt um den rechten Hilus herum. Rechts basal erkennt man die Doppelkontur der angelegten Saugdrainage, die jedoch noch nicht an eine Saugung angeschlossen ist, da sich die rechte Lunge noch nicht entfaltet hat. Es liegt kein Spannungspneumothorax vor – eine Mediastinal- und Zwerchfellverschiebung sind nicht zu erkennen.

F91

Frage 4.78: Lösung C

Auf der p.-a.-Aufnahme fällt – neben Naht- und Verbandmaterial mit röntgendichter Markierung – eine flaue, nicht exakt abgrenzbare Strukturverdichtung der linken Thoraxhälfte auf. Zusätzlich steht das linke Zwerchfell höher. Auf der seitlichen Projektion findet man eine dorsal gelegene halbkugelige, der Thoraxwandung anliegende Verschattung. Es handelt sich demnach um einen in bezug zur Pleura stehenden Prozeß, also etwa um ein Pleuramesotheliom, eine große Pleurametastase, um einen vom subpleuralen Gewebe ausgehenden Tumor (Fibrom, Lipom, Neurinom) oder um einen gekapselten nicht frei verteilten Pleuraerguß. Gerade nach operativen Eingriffen am Thorax entstehen häufig Pleuraergüsse, die wegen operativ bedingter Verwachsungen zwischen Pleura visceralis und parietalis gekammert und abgekapselt sein können.
Zu **(A)** und **(B)**: Das verdichtete Areal entspricht keinem der 9 Lungensemgente. Zusätzlich ist kein Lungensegment auf einer Seitenaufnahme halbkugelig rund begrenzt. Der Zwerchfellhochstand linksseitig würde zwar gut zu einer Atelektase passsen (so entschieden sich 38% der Kandidaten für Lösung (B)), ist auf der wiedergegebenen Abbildung jedoch wahrscheinlich durch eine postoperative Schonatmung links sowie luftgefüllte Darmschlingen bedingt.
Zu **(D)**: Eine Lungenparenchymmetastase würde sich kreisrund darstellen; die abgebildete Struktur könnte einer Pleurametastase entsprechen.
Zu **(E)**: Ein Bronchialkarzionom würde keine glatte scharfe Begrenzung zum Lungenparenchym hin zeigen. Der abgebildete Befund könnte jedoch durch ein Pleuramesotheliom bedingt werden!

H88 H85

Frage 4.79: Lösung D

Zu **(D)**: Auf der in dieser Frage wiedergegebenen Röntgenaufnahme finden sich neben einem regelrechten Herz- und Lungenbefund ausgedehnte, freie, intraperitoneale, subphrenische Gassicheln, die ein pathognomischer Befund bei Perforation eines Hohlorgans (am häufigsten perforiertes Ulcus ventriculi oder duodeni) sind.
Zu **(A)**: Eine Milzruptur läßt sich am geeignetsten mittels Sonographie, Computertomographie oder Angiographie feststellen; auf einer Abdomenübersichtsaufnahme kann allenfalls eine unspezifische Organvergrößerung mit Verdrängung der Magenblase nach medial auffallen.
Zu **(B)**: Bei einem Pneumothorax zeigt die Thoraxübersichtsaufnahme einen typischen Befund mit Darstellung der Pleura visceralis als feiner Verdichtungslinie, mit einem gefäßfreien Raum in der Thoraxperipherie der betroffenen Seite sowie einer in Richtung auf den Hilus zusammengezogenen mehr oder weniger atelektatisch verdichteten Lunge.
Zu **(C)**: Ein subphrenischer Abszeß kann zu Zwerchfellhochstand auf der entsprechenden Seite, basalem Pleuraerguß (diaphragmale Durchwanderungspleuritis) sowie einer Einschränkung der Zwerchfellbeweglichkeit (Durchleuchtung!) führen. Geeignete Maßnahmen zur Abklärung sind CT und Sonographie.
Zu **(E)**: Zwerchfellrupturen führen – insbesondere bei linksseitiger Lokalisation (rechts Abdeckung des Defekts durch die Leber möglich, allerdings treten etwa 90% aller traumatischen Zwerchfellrupturen links auf) – zu einer Verlagerung abdomineller Organe in den Thorax. In der Regel finden sich Magen und/oder Milz nach intrathorakal verlagert, etwas seltener Teile des Dünn- und Dickdarms. Schwierig ist die Diagnose kleiner rechtsseitiger Einrisse, bei denen lediglich eine fehlende glatte Abgrenzbarkeit des Zwerchfells sowie manchmal ein begleitender Hämatothorax (Pleuraerguß) auffallen können.

F97 H92

Frage 4.80: Lösung C

Da bei einem Dünndarmileus der Dünndarminhalt nicht transportiert wird, staut er sich prästenotisch auf und überbläht den Darm. Luft zwischen Leber und Zwerchfell, insbesondere beim Nachweis von Haustren (in der Zeichnung angedeutet), weist auf das Chilaiditi-Syndrom hin, d.h. auf eine Interposition der Flexura hepatica des Kolons zwischen Leber und Zwerchfell. Klinisch macht das Chilaiditi-Syndrom meist keine Beschwerden und ist daher manchmal ein Zufallsbefund, kann aber in seltenen

Fällen zum Druckgefühl im Oberbauch und zum sog. „Leberhusten" führen.
Zu **(A):** Freie Luft subphrenisch ist ein Zeichen einer gastrointestinalen Perforation (z.B. perforiertes Ulcus ventriculi, -duodeni).
Zu **(B):** Luft in der Rektumampulle wäre physiologisch. Es ist allerdings zu bezweifeln, ob es tatsächlich nur Luft ist.
Zu **(D):** Luft in den Gallengängen (Aerobilie) ist zu sehen bei Zustand nach Gallengangsoperation (Sphinkterotomie, Choledochoduodenostomie) oder Gallensteinperforation in den Darm (Zeichen bei Gallensteinileus).
Zu **(E):** Dickdarmspiegel sind sichtbar bei Dickdarmileus. Beim Dünndarmileus ist das Colon schlaff und leer wie der poststenotische Dünndarm.

H94

Frage 4.81: Lösung B

Luftsicheln unter dem Zwerchfell, d.h. freie Luft im Abdomen, sind ein sicheres Zeichen für die Perforation eines Hohlorgans: Ulkusperforation, Perforation eines Kolondivertikels etc. Anamnestisch sind abdominelle Operationen auszuschließen, bei denen noch nach maximal vier Wochen freie Luft im Abdomen nachweisbar sein kann.

F00

Frage 4.82: Lösung C

Zu **(C):** Bariumhaltiges Kontrastmittel führt bei einer möglichen Perforation zu einer Peritonitis und ist bei einem akuten Abdomen obsolet.
Zu **(A)**, **(B)**, **(D)** und **(E):** Die üblichen Untersuchungsverfahren bei einem akuten Abdomen sind die Sonographie, die Abdomennativaufnahme im Stehen und ggf. die Computertomographie. Falls der Patient nicht stehen kann, wird eine Abdomenaufnahme in Linksseitenlage durchgeführt, bei der ggf. auch eine Spiegelbildung als Zeichen eines Ileus zu sehen ist. Die Magen-Darm-Passage (MDP) muß, wenn überhaupt, mit wasserlöslichem Kontrasmittel (Peritrast®) erfolgen.

H96

Frage 4.83: Lösung A

Zu **(A):** Zeichen einer axialen Hiatushernie sind Dilatation des Bulbus duodeni, Einengung des Ösophagus am Schatzki-Ring (Epithelübergangszone) und Magenschleimhaut im Ösophagus. Zu sehen sind hierbei drei Engen (Haftersche Ringe): Eingang in das Vestibulum ösophageale, Kardia, Zwerchfell.
Zu **(B)** und **(C):** Bei der paraösophagealen Hernie sind neben dem regelrechten Ösophagus Teile des Magens im Thorax zu sehen.

Zu **(E):** Beim Kardiakarzinom sind eine Stenose im Bereich des Karzinoms sowie eine prästenotische Erweiterung zu sehen.

H98

Frage 4.84: Lösung D

In der Abbildung ist ein ektatischer Magen zu erkennen, der noch mit reichlich Kontrastmittel (KM) gefüllt und nach kaudal verlagert ist. In den Dünndarmschlingen ist ebenfalls KM zu sehen, was darauf hinweist, daß das KM, wenn es den Magen passiert hat, normal weitertransportiert wird. Die Bemerkung „2 h" am unteren Bildrand besagt, daß die Aufnahme 2 Stunden nach der KM-Gabe erfolgte.
Radiologische Zeichen einer Magenausgangsstenose sind
- verzögerte Entleerung des Magens
- Ektasie des Magens (Eimermagen)
- evtl. sichtbare Stenose im Bereich des Antrums oder Pylorus.

Zu **(D):** Der Magenausgang ist nicht dargestellt. Im Antrum zeigen sich KM-Aussparungen, die Konturen sind unregelmäßig, was auf einen Tumor hinweisen könnte. Allerdings kommt es beim Magenkarzinom nur selten zur Ausbildung eines „Eimermagens". Die Krankheit schreitet schnell voran, so daß es eher zur Volumenverringerung kommt.
Zu **(B):** Bei normaler Funktion des Magens ist dieser 1 bis 2 Stunden nach Kontrastmittelgabe entleert.
Zu **(C):** Die endoskopische Untersuchung des Duodenums kann durch die Stenose im Magenausgangsbereich erschwert werden.
Zu **(E):** Derartige Stenosen entstehen zumeist in Folge eines Ulcus duodeni durch Schrumpfung und narbige Verziehungen.

F91

Frage 4.85: Lösung C

Bei Verdacht auf Vorliegen einer Choledocholithiasis kann entweder eine intravenöse Cholezystocholangiographie durchgeführt werden, die Konkremente als rundliche Aussparungen im kontrastierten, meist dilatierten Ductus choledochus zeigt. Oder es erfolgt eine endoskopische retrograde Cholangiographie mittels eines oral eingeführten und durch Magen und Duodenum bis zur Papilla major vorgeschobenen, flexiblen Seitblick-Endoskops, über das der Ductus choledochus sondiert und kontrastiert werden kann. Die letztgenannte Methode ist zwar invasiver, erlaubt jedoch eine wesentlich kontrastreichere und daher aussagekräftigere Darstellung und kann überdies mit therapeutischen Maßnahmen kombiniert werden (Papillotomie, Steinextraktion), so daß sie als Methode der Wahl gilt.

Zu **(A):** Keine Darstellung des Gallenwegssystems!
Zu **(B):** Allein schon wegen des Abstands zwischen zwei Schichten erlaubt die Computertomographie keine komplette Darstellung des Ductus choledochus und ist daher zur Diagnostik von Konkrementen ungeeignet. Eingesetzt wird die Computertomographie allerdings bei bekannter Cholecystolithiasis zur Dichtemessung der Konkremente, und um festzustellen, ob etwa eine orale Lysetherapie oder eine Lithotrypsie erfolgversprechend sein kann (Ausschluß von Steinverkalkungen).
Zu **(D):** Während die *intravenöse* Cholegraphie zu einer Kontrastierung auch der Gallengänge führt, erlaubt eine *orale* Cholegraphie meist lediglich eine Beurteilung der Gallenblase.
Zu **(E):** Gallensteine sind meist röntgennegativ. Im übrigen kann mittels Übersichtsaufnahmen kaum ein Konkrement in der Gallenblase oder den Gallenwegen von Pankreas- oder Nierenverkalkungen, verkalkten Lymphknoten, Phlebolithen etc. abgegrenzt werden.

F92

Frage 4.86: Lösung A

Beim Mallory-Weiss-Syndrom handelt es sich um feine Schleimhauteinrisse des distalen Ösophagus und der Kardia, am häufigsten hervorgerufen durch rezidivierendes Erbrechen. Das Syndrom ist von Bedeutung, da es eine nicht seltene Ursache einer oberen gastrointestinalen Blutung sein kann. Die Diagnosestellung gelingt nur endoskopisch, röntgenologisch lassen sich die sehr feinen Schleimhauteinrisse nicht darstellen. Alle anderen aufgeführten Erkrankungen lassen sich gut mittels Kontrastdarstellungen des Ösophagus erkennen.
Zu **(B):** 49% der Kandidaten entschieden sich für Lösung (B). Ösophagusvarizen lassen sich jedoch bei geeigneter Technik (Kopftieflage des Patienten, Anfertigen der Aufnahme nach tiefem Ausatmen) gut darstellen als polypöse, bogige, rundliche, perlschnurartige Füllungsdefekte und Wülste der normalerweise mit zarten Längsfalten versehenen Ösophagusmukosa.

F94

Frage 4.87: Lösung D

Die **Refluxösophagitis** wird vornehmlich endoskopisch diagnostiziert, da feine Erosionen, Rötungen und in der Mukosa gelegene Ulzerationen häufig dem röntgenologischen Nachweis entgehen. Bei starker Refluxösophagitis sind Ulzerationen im distalen Ösophagus, Narbenbildungen, Störungen der Peristaltik und ggf. Lumeneinengungen durch Vernarbungen zu erkennen. Häufig erkennt man zusätzlich axiale Hiatushernien.

F90 F87

Frage 4.88: Lösung E

Pulsionsdivertikel sind hernienartige Ausstülpungen von Ösophagusmukosa und -submukosa durch eine Muskellücke, deren Ursache kongenitale Wandschwächen und Muskellücken in Verbindung mit verstärktem Innendruck, vermehrter Peristaltik und einer Koordinationsstörung des Schluckaktes sind. Am häufigsten ist das Zenker- (= pharyngoösophageale) Divertikel, bei dem sich die entsprechenden Wandanteile an der Hinterwand des Ösophagusmundes durch eine Muskellücke, die zwischen der Tunica muscularis oesophagei und dem M. constrictor pharyngis inferior (Killian-Muskellücke) besteht, ausstülpen. Pulsionsdivertikel stellen sich auf seitlichen oder schrägen Röntgenaufnahmen nach Kontrastmittelschluck am besten dar, und zwar als meist linksseitige kontrastgefüllte, bis apfelgroße Aussackungen, die sogar bis in die obere Thoraxapertur reichen können. Aufgrund der Abflußstörung aus größeren Divertikeln bleiben meist Spiegelbildungen des Kontrastbreis im Divertikel längere Zeit sichtbar; unregelmäßige Kontrastmittelaussparungen im Divertikelsack werden im allgemeinen durch retinierte Speisen verursacht.
Traktionsdivertikel sind hingegen Ausstülpungen der gesamten Ösophaguswandung durch narbige Schrumpfung von mit dem Ösophagus verklebtem oder verwachsenem Narbengewebe. Sie treten meist nach entzündlichen Veränderungen (Narbenzug!) oder Traumen in der Ösophagusumgebung auf, sie sind daher überwiegend nach ventral und lateral gerichtet und in Höhe des thorakalen Ösophagus in der Gegend der Trachealbifurkation (hier Verklebungen nach meist tuberkulöser Lymphadenitis, silikotischen Veränderungen etc.) lokalisiert. Röntgenologisch imponieren sie als meist kleine, zeltdachartige, spitz zulaufende Ausziehungen mit breiter Basis.
Zu **(A):** Bei den Ösophaguskarzinomen – meist handelt es sich um Plattenepithelkarzinome – unterscheidet man drei Typen, die sich auch röntgenmorphologisch unterscheiden: Die polypösen Tumoren wachsen breitbasig expansiv in das Lumen vor, die szirrhösen Formen stenosieren das Lumen manschettenartig zirkulär, und die seltenen ulzerierenden Neoplasien verursachen flache, schüsselförmige Krater mit höckrigem Wall. Alle Ösophaguskarzinomtypen führen zu Veränderungen des Faltenreliefs, zu Faltenabbrüchen, Motilitätsstörungen und häufig zu einer Stenose mit prästenostischer Dilatation.
Zu **(B):** Bei Laugenverätzungen zeigt sich im Kontrastmittelschluck zunächst ein submuköses Ödem mit Verbreiterung, Abflachung und Rarefizierung der Schleimhautfalten, Lumeneinengung und Hypoperistaltik als Zeichen einer Ösophagitis. Später

zeigt sich eine unregelmäßige Schleimhautzeichnung mit Mukosaulzerationen und -erosionen. Dann wird das ehemals parallele Längsstreifenmuster der Mukosa aufgehoben, und es kann sich eine Atrophie der Schleimhaut entwickeln mit narbigen Lumeneinengungen, Fibrosierung der Wandung, Verlust der Peristaltik und Narbenstrikturen mit prästenotischer Dilatation.
Zu **(C)**: Ösophagusvarizen können sowohl im oberen Speiseröhrenabschnitt bis etwa in Höhe der Trachealbifurkation als Umgehungskreislauf des V. cava superior-Systems (Kompression der V. cava superior oder der V. azygos, hauptsächlich bei Mediastinaltumoren, sog. Downhill-Varizen) als auch häufiger im unteren Speiseröhrendrittel bei portaler Hypertension (portokavale Anastomosen) auftreten. Sie können als polypöse, bogige, rundliche, perlschnurartige Füllungsdefekte und Wülste in der normalerweise mit zarten Längsfalten versehenen Ösophagusmukosa in Erscheinung treten, am besten bei Kopftieflage des Patienten darstellbar.
Zu **(D)**: Bei ösophagotrachealen Fisteln, die kongenital vorkommen oder insbesondere bei Ösophagus- oder Bronchialkarzinomen sowie nach Ösophagusverätzungen entstehen können, gelangt ein Teil des geschluckten Kontrastmittels in das Tracheobronchialsystem und kontrastiert letzteres.

H93

Frage 4.89: Lösung B

Dargestellt ist ein klassisches polypöses, lumenstenosierendes, expansiv wachsendes, langstreckiges Ösophaguskarzinom.
Zu **(A)**: Radiogene Ösophagusstrikturen beginnen nicht abrupt, haben eine glattere Begrenzung und sind weniger zerklüftet. Im übrigen müßte eine durch eine Larynxbestrahlung erzeugte Ösophagusstenose weiter kranial liegen (durch die Trachealkanüle markiert).
Zu **(C)**: Bei der Achalasie entsteht eine spindelförmige Stenose im Bereich der Kardia mit zum Teil monströser Dilatation der oral gelegenen Ösophagusabschnitte.
Zu **(D)**: Der Ösophagusspasmus führt nicht zu Zerstörungen der Ösophagusschleimhaut, sondern zu durch Muskelkontraktionen hervorgerufenen, nicht konstanten Wandkontureinengungen (Korkenzieherösophagus).
Zu **(E)**: Hierbei ist ein Normalbefund zu erwarten (Schluckstörung vor allem beim Leerschlucken ohne Nachweis einer organischen Genese).

F90

Frage 4.90: Lösung A

Dargestellt ist der klassische Befund eines großen Ulcus ventriculi an typischer Lokalisation (kleine Kurvatur des Corpus ventriculi), also einer Haudek-Nische mit Kontrastmitteldepot. Seitliche Projektion sowie Aufsicht zeigen eine glatte Begrenzung des Ulkus und konvergierende Faltenzüge in der Umgebung. Insbesondere die seitliche Projektion zeigt ein angedeutetes Begleitödem, das den Nischenboden anhebt und das Ulkus tiefer erscheinen läßt, als es tatsächlich ist; die konvergierenden Schleimhautfalten laufen vor dem Ulkusrand im Ödembereich aus.
Zu **(E)**: 39% aller Kandidaten kreuzten diese Lösungsmöglichkeit an. Tatsächlich können ulzerierende Magenkarzinome Wanddefekte erzeugen, die jedoch in der Regel flach, aber flächenmäßig ausgedehnter sind. Die Randbegrenzungen maligner Ulzera sind meist unregelmäßig mit Defekten und Stufen, da karzinomatöse Nischen aufgrund nekrotischer Ulzerationen von Tumoranteilen entstehen. Somit kommt der Beurteilung der Ulkusumgebung besondere Bedeutung zu: Faltenabbrüche, fehlende Faltenkonvergenz, Wandunregelmäßigkeiten, Reliefzerstörungen, Wandstarre, -defekte etc. lassen Malignität vermuten. Im abgebildeten Befund sprechen insbesondere die radspeichenartig angeordneten Mukosafalten, das Begleitödem, der relativ enge Ulkushals bei breitem Ulkusgrund und die Tatsache, daß bei seitlicher Projektion das Ulkus außerhalb des Magenlumens liegt, für das Vorliegen eines benignen peptischen Ulcus ventriculi.

F97

Frage 4.91: Lösung E

Zu **(E)**: Bei Verdacht auf Perforation des Magens wird kein Bariumsulfat angewandt, da es zu einer Bariumperitonitis kommen kann.
Zu **(A)**: Passagekontrollen nach Sigmaresektion können bei Komplikationen wie anhaltende Atonie etc. erfolgen und werden mit iodhaltigem wasserlöslichem Kontrastmittel durchgeführt. Barium wird hier nicht angewandt, da eine Anastomoseninsuffizienz nicht ausgeschlossen ist.
Zu **(B)**: Die Ösophagusdarstellung beim Säugling (bei Verdacht auf Atresie oder ösophagotracheale Fistel) wird zur Vermeidung von Bariumaspiration mit iodhaltigem wasserlöslichem Kontrastmittel durchgeführt.
Zu **(C)**: Der Kolon-Kontrasteinlauf im Doppelkontrast (Trochoskopie) erfolgt wegen der besseren Haftung des Bariumbreis an der Darmwand und damit besseren Darstellung des Wandreliefs nach Luftinsufflation mit bariumhaltigem Kontrastmittel.

Zu **(D):** Bei Fremdkörpern im Ösophagus kann es zu einer Perforation kommen. Deshalb sind bariumhaltige Kontrastmittel wegen der Gefahr der Bariumperitonitis obsolet.

F96

Frage 4.92: Lösung D

Bei der Doppelkontrastuntersuchung des Magens werden ein Spasmolytikum, ein positives Kontrastmittel (Bariumsulfat) und eine CO_2 Brausetablette oder Natriumbikarbonat verabreicht. Danach wird der Patient so gelagert, daß alle Wandanteile von dem Kontrastmittel benetzt sind, und dann wird durchleuchtet.
Zu **(A):** Wasser findet hier keine Verwendung, es wirkt auch nicht kontrastgebend.
Zu **(B):** Nichtionische Kontrastmittel (Iod) finden bei der Magen-Darm-Diagnostik Verwendung, wenn eine Perforation nicht auszuschließen ist (z.B. bei vorhergegangener Endoskopie) oder bei Ileusverdacht.
Zu **(C):** Ionische Kontrastmittel finden wegen der Nebenwirkungen kaum noch Verwendung.
Zu **(E):** DTPA ist ein Antidot gegen Radionuklide und Schwermetalle.

F92

Frage 4.93: Lösung C

Bei der Röntgenuntersuchung hauptsächlich des Magen-Darm-Trakts (aber auch etwa von Gelenken usw.) können positive und negative Kontrastmittel gleichzeitig im sogenannten Doppelkontrastverfahren verwendet werden. Nach Füllung des zu untersuchenden Gebiets mit positivem Kontrastmittel wird ein Teil desselben wieder abgelassen, wobei es in den Schleimhautfalten länger als im Lumen eingelagert bleibt. Danach wird der zu untersuchende Abschnitt des Verdauungsrohres mit Luft (= negatives Kontrastmittel) oder Kohlendioxid (z.B. bei der Untersuchung des Magens durch Bikarbonattabletten, die CO_2 freisetzen) aufgebläht. Auf diese Weise wird durch das positive Kontrastmittel ein dünner Kontrastmittelbeschlag auf dem darzustellenden Bereich erzielt, das negative Kontrastmittel sorgt für eine übersichtliche Entfaltung des abzubildenden Areals. Hierdurch wird die Diagnostik feinster Veränderungen (Divertikel, Polypen, Ulzera, Erosionen; Meniskusverletzungen im Knie etc.) erlaubt, die bei einer Prallfüllung durch Kontrastmittel überlagert und somit der Darstellung entgehen würden.
Zu **(A):** Ist nur bei der Kymographie, zur Darstellung von Organbewegungen, vorgesehen und sinnvoll!

H93

Frage 4.94: Lösung E

Zu **(4):** Die intravenöse Gabe von Buscopan oder Glukagon, in der Regel nach der Bariumsulfat- und vor der Luftapplikation, senkt den Tonus der Darmwand, so daß letztere besser beurteilt werden kann; ferner wird das Risiko von Fehldiagnosen, die durch Spasmen oder Kontraktionen der Darmwand erzeugt werden können, gesenkt.
Zu **(5):** Der Wandbeschlag von iodhaltigem Kontrastmittel (z.B. Gastrografin, Peritrast) ist wesentlich schlechter als der von Bariumsulfat, so daß iodhaltige Kontrastmittel lediglich bei Verdacht auf Perforation oder Ileus eingesetzt werden.

H95

Frage 4.95: Lösung C

Zu **(C):** Bei der Doppelkontrasttechnik wird zuerst ein röntgenpositives Kontrastmittel (Bariumbrei) und dann ein negatives Kontrastmittel (Luft) gegeben. Bei dieser Technik werden wandbildende Strukturen (Polypen, Divertikel, Ulcera, Tumoren) besser erkannt als bei Gabe eines einzigen Kontrastmittels.
Zu **(A):** Die doppelte Kontrastmittelmenge würde keine Vorteile bringen, sondern den Patienten zusätzlich belasten.
Zu **(B):** Dadurch käme es zu einer Überlagerung der durch die beiden Kontrastmittel betonten Strukturen (Gefäße und Darmlumen).
Zu **(D):** Die Wirkung wäre dieselbe wie bei Gabe der doppelten Kontrastmittelmenge.
Zu **(E):** Eine Doppelballonsonde (z.B.: Sengstaken-Blakemore-Sonde) findet bei der Therapie der Ösophagusvarizenblutung Verwendung. Über sie kann u.a. auch Kontrastmittel verabreicht werden.

F93

Frage 4.96: Lösung E

Nahezu alle Kandidaten wußten, daß der Patient zur Magendoppelkontrastdarstellung nüchtern sein sollte.
Zu **(A):** Auf der Abbildung ist der Magenfundus komplett mit Kontrastmittel gefüllt und nicht im Doppelkontrast dargestellt. Nach Umlagerung des Patienten (Bauchlage, Aufrichten) stellt sich auch der Fundus im Doppelkontrast dar.
Zu **(B):** Im Liegen ist tatsächlich der Magenfundus als am meisten dorsal gelegene Struktur des Magens die „tiefste Stelle".

F89

Frage 4.97: Lösung D

Zu **(B):** Neurinome machen nach den Polypen die zweitgrößte Gruppe aller benignen Magentumoren aus. Sie imponieren als glatt begrenzte, rundliche, submuköse Füllungsdefekte und unterscheiden sich somit röntgenologisch von Malignomen. Jedoch können Neurinome aufgrund regressiver Veränderungen Ulzera und Zerfallskrater aufweisen, zudem können sie in bis zu 10% der Fälle entarten, so daß manchmal die röntgenologische Abgrenzung schwierig oder sogar unmöglich ist.

H90 H84

Frage 4.98: Lösung D

Auf der wiedergegebenen Röntgenaufnahme nicht zu übersehen sind die Divertikel im Sigmabereich, d.h. Ausstülpungen der Schleimhaut durch meist mesenteriale Lücken der Muskularis an den Durchtrittsstellen von Gefäßen (= Loci minoris resistentiae). Prädilektionsstellen sind Sigma und Colon descendens. Bei Kolondoppelkontrastdarstellungen fallen Divertikel als kontrastmittelgefüllte Ausstülpungen der Darmwand nach außen auf. Da Divertikel ganz oder teilweise mit Fäzes gefüllt sein können, stellen sich nicht alle Divertikel im Röntgenbild dar; umgekehrt können Divertikel tagelang Kontrastmittel retinieren.

H89

Frage 4.99: Lösung C

Zu **(C):** Es ist ein zirkulär stenosierendes szirrhöses Karzinom dargestellt, das das Darmlumen manschettenartig einengt. Die infiltrierte Darmwand ist starr und weitet sich trotz Luftinsufflation im Rahmen der Doppelkontrastdarstellung nicht auf; auch eine Buscopaninjektion würde nicht zu einer Aufweitung der Stenose führen. Die Schleimhaut im betroffenen Bezirk ist zerfetzt.
Zu **(A):** Die Veränderungen des Schleimhautreliefs im Kolonkontrasteinlauf sprechen für das Vorliegen eines malignen Prozesses und gegen einen artefiziellen Befund. In vorgeschädigten Darmbereichen, beispielsweise bei vorliegender Divertikulose, bei einer Kolitis und manchmal auch bei sonst unauffälligen Schleimhautverhältnissen, können spastische Darmwandkontraktionen einen pathologischen Prozeß vortäuschen; daraus resultierende artefizielle Befunde können durch intravenöse Buscopangabe während der Untersuchung z.T. vermieden werden.
Zu **(B):** Die entzündliche Stenose bei Colitis ulcerosa zeichnet sich durch das Vorhandensein von Pseudopolypen aus. Der gesamte befallene Darmabschnitt (strenge Ausbreitung der Erkrankung von anal nach oral!) kann schrumpfen, stenosieren und sich schließlich in ein verkleinertes starres Rohr verwandeln.
Zu **(D):** Für eine – seltene – Infiltration der Darmwand durch ein Prostatakarzinom liegt der Prozeß zu weit oral. Es kann sich bei dem abgebildeten Befund jedoch theoretisch um eine Darmwandinfiltration durch einen nicht dem Kolon zuzuordnenden Primärtumor handeln (z.B. Dünndarmkarzinom, malignes Lymphom; bei Frauen Ovarialkarzinom), jedoch sprechen Wahrscheinlichkeit, Lokalisation des Tumors (etwa 70% aller Kolonkarzinome haben ihren Sitz im Rektum bzw. rektosigmoidalen Übergang) sowie Aussehen für ein primäres Rektumkarzinom.
Zu **(E):** Gegen das Vorliegen einer Divertikulitis mit Peridivertikulitis spricht das Fehlen jeglicher Divertikel. Bei einer Divertikulitis entwickelt sich eine ödematöse Schleimhautschwellung im befallenen Segment; die Randkonturen der Schleimhaut erscheinen unscharf. Bei narbiger Abheilung rezidivierender Entzündungsschübe erfolgt eine zunehmende Fibrosierung und Stenosierung des Darmlumens, so daß manchmal die Differenzierung gegenüber malignen Stenosen schwerfällt. Bei Darmstenosierungen aufgrund chronisch-rezidivierender Divertikulitiden sind jedoch in der Regel langstreckigere Darmabschnitte betroffen, Divertikel bleiben sowohl im betroffenen als auch in benachbarten Darmabschnitten erkennbar, und es kommt nicht zu wulstförmigen Unterminierungen benachbarter Darmbereiche wie durch den Tumor der wiedergegebenen Röntgenaufnahme.

F96

Frage 4.100: Lösung C

Zu **(C):** Bei der Divertikulose (vorwiegend im Colon sigmoideum lokalisiert) kommt es zum Vorfall und zur Aussackung von Schleimhaut durch die Muskelschicht. Sie ist die häufigste Dickdarmerkrankung bei über 50jährigen Menschen. Röntgenologisch sind die Aussackungen gut im Röntgenbild nach Kolonkontrasteinlauf zu sehen.
Zu **(A):** Ein Karzinom im Darm verursacht im Röntgenbild eine Kontrastmittelaussparung. Bei Stenosierung gelangt das Kontrastmittel nicht nach oral der Stenose.
Zu **(B):** Die Colitis ulcerosa ist vorwiegend eine Erkrankung zwischen dem 20. und 40. Lebensjahr. Im Röntgenbild ist im Endstadium das glatte Relief des Darmes zu sehen (Fahrradschlauch).
Zu **(D):** Beim Colon irritable (spastisches Colon) kommt es zu Obstipation oder Diarrhoe oder dem Wechsel zwischen beidem. Durch eine Röntgenaufnahme ist diese Diagnose nicht zu stellen.

H91

Frage 4.101: Lösung C

Abgebildet ist eine Röntgendarstellung des Kolons in Doppelkontrasttechnik mit typischen Veränderungen wie bei der Colitis ulcerosa. Die Darmschleimhaut ist ödematös, die Konturen erscheinen samtartig unscharf. Die Haustrierung ist verlorengegangen. Multiple Abszesse der Schleimhaut haben zu Schleimhautulzerationen geführt, die als stecknadelkopfgroße, aneinandergereihte Kontrastmitteldepots imponieren. Die Wandkonturen erscheinen gezähnelt. Die Darmwand ist vermindert dehnbar aufgrund einer Wandstarre, der Darm ist in seiner Länge geschrumpft, die Flexuren sind weitgehend aufgebraucht, der Ileozökalbereich ist in Richtung rechten Oberbauch verzogen. Die Entzündung, die sich stets vom Rektum nach oral ausbreitet, hat im wiedergegebenen Röntgenbild nahezu das gesamte Kolon einbezogen.
Zu **(2):** Nach peroraler Kontrastmittelgabe ist eine ausreichende Kontrastierung und Beurteilung des Kolons nicht möglich, schon gar nicht eine Doppelkontrastdarstellung. Der Text der Antwortmöglichkeit müßte jedoch lauten: „Die Untersuchung des Dickdarms erfolgte nach oraler Kontrastmittelgabe", da es sich bei dem Kontrastmittel (Bariumsulfat) selbstverständlich auch um ein orales, d. h. oral applizierbares Kontrastmittel handelt.
Zu **(3):** Eine ischämische Kolitis betrifft vornehmlich das Querkolon, die linke Flexur sowie das Colon descendens; das Sigma sowie das Colon ascendens sind zumeist ausgespart. In der Regel ist ein zusammenhängendes Darmsegment (z. B. Colon descendens) betroffen, das Restkolon hingegen unauffällig. Die Schleimhautischämie führt zu erheblicher ödematöser Verquellung sowie zu Ulzerationen, die größer sind als diejenigen bei Colitis ulcerosa.

F94

Frage 4.102: Lösung B

Zu **(1):** Bariumsulfathaltige Kontrastmittel finden Verwendung bei Darstellungen des Magen-Darm-Trakts.
Zu **(2):** Luft ist ein **negatives** Kontrastmittel, da es die Strahlung weniger stark absorbiert als Körpergewebe.
Zu **(3):** Wismut-, Tantal- und Thoriumverbindungen wurden früher als Kontrastmittel eingesetzt, sind jedoch seit langem wegen verschiedener Nebenwirkungen obsolet.
Zu **(4):** Grundgerüst der nierengängigen, wasserlöslichen, parenteral applizierbaren Kontrastmittel (Angiographie, Urographie, Computertomographie, Arthrographie etc.) ist eine Iodverbindung, die Triiodbenzoesäure.

H92

Frage 4.103: Lösung A

Zu **(1):** Barium ist gebräuchlich für die röntgenologische Magen-Darm-Darstellung.
Zu **(2):** Magnesium findet als Kontrastmittel keine Anwendung.
Zu **(4):** CO_2 kann bei Doppelkontrastdarstellungen des Magen-Darm-Kanals eingesetzt werden, insbesondere in Form von Brausepulver zur Magendoppelkontrastdarstellung (zunächst wird das Brausepulver geschluckt, das im Magen CO_2 freisetzt und daher den Magen entfaltet, danach wird bariumhaltiges Kontrastmittel gegeben, das bei entsprechenden Umlagerungen des Patienten die Magenschleimhaut benetzt und zur Doppelkontrastierung führt).

H91

Frage 4.104: Lösung D

Da bariumsulfathaltige Kontrastmittel lediglich im Magen-Darm-Trakt verwendet und nicht parenteral appliziert werden, können einer Anaphylaxie zugrundeliegende Antigen-Antikörper-Reaktionen im Serum nicht auftreten.
Zu **(E):** Grundgerüst der nierengängigen, wasserlöslichen, parenteral applizierbaren Kontrastmittel ist die Triiodbenzoesäure: Bei den verschiedenen auf dem Markt befindlichen, zur Angiographie, Urographie, Phlebographie, Computertomographie, Arthrographie etc. eingesetzten Kontrastmitteln handelt es sich um organische Verbindungen der Triiodbenzoesäure.
65% der Kandidaten entschieden sich für Lösung (E), 23% für Lösung (D), jeweils 6% für Lösung (B) bzw. (C) und 1% für Lösung (A).

F91

Frage 4.105: Lösung E

Zu **(1):** Normalerweise werden bariumhaltige Kontrastmittel (wasserunlösliches Bariumsulfat $BaSO_4$) zur Darstellung des Intestinaltrakts eingesetzt. Bei Verdacht auf Perforation oder einen Ileuszustand sowie präoperativ ist der Einsatz von Barium jedoch kontraindiziert, da dieses Kontrastmittel nicht in die freie Bauchhöhle gelangen darf. In diesen Fällen kann alternativ das wasserlösliche Gastrografin® verwendet werden, das ein Triiodessigsäure-Derivat und damit iodhaltig ist. Es wird, sofern es etwa in die Bauchhöhle gelangt, resorbiert und renal eliminiert.
Zu **(2):** Alternativen zu iodhaltigen Kontrastmitteln gibt es bei der Darstellung von Gefäßen (Angiographie) nicht, dennoch entschieden sich 20% der Prüfungskandidaten für Lösung (D).
Zu **(3):** Doppelkontrasttechnik!

F95

Frage 4.106: Lösung D

Bei der MDP werden vorwiegend bariumhaltige Kontrastmittel eingesetzt, wenn nicht der Verdacht auf eine Perforation besteht. Dann ist Barium kontraindiziert wegen der Gefahr der Bariumperitonitis. In diesem Fall würde man iodhaltige Kontrastmittel zur MDP einsetzen. Die Mammographie ist eine kontrastmittellose Untersuchung.

F93

Frage 4.107: Lösung D

Zu **(D):** Das Natrium- bzw. Megluminamidotrizoat (Gastrografin®, Peritrast®) ist ein wasserlösliches iodhaltiges Kontrastmittel und keine Suspension (= Aufschwemmung kleiner fester Teilchen) wie das wasserunlösliche Bariumsulfat.
Zu **(B):** Zwar handelt es sich auch bei Tantal- und bariumhaltigen Kontrastmitteln um positive, doch sind diese für die intravasale Anwendung nicht geeignet. Sämtliche für intravasale Anwendungen einsetzbaren Kontrastmittel sind iodhaltig (für Angiographie, Urographie, intravenöse Cholangio- und Cholezystographie). Heute sind auch die für Myelo-, Ventrikulographien und Bronchographien einsetzbaren Kontrastmittel iodhaltig. Für Lösung (D) entschieden sich nur 22% der Kandidaten (B 52%, A 20%, C 3%, E 3%, bei hohem Trennschärfeindex).

H90

Frage 4.108: Lösung C

Zu **(C)** und **(E):** Die neu entwickelten nichtionischen Kontrastmittel zeichnen sich durch eine niedrige Osmolarität infolge eines günstigen Verhältnisses gebundener Iodatome zu osmotisch wirksamen Anteilen aus. Sie führen zu einer vergleichsweise geringen Volumenbelastung, und ihre Anwendung hat bei hoher Kontrastdichte seltener toxische und allergische Komplikationen zur Folge, so daß sie trotz ihres hohen Preises die alten ionischen Kontrastmittel vor allem bei Risikopatienten (Herzkranke, Allergiker, Kinder, Patienten mit Nierenschäden oder Schäden am Zentralnervensystem) weitgehend verdrängt haben.
Zu **(A):** Bariumhaltige Kontrastmittel finden lediglich bei Kontrastmitteldarstellungen des Gastrointestinaltrakts Verwendung, wo sie keine anaphylaktischen oder allergischen Reaktionen auslösen können. Komplikationen können sich bei Perforationen mit Übertritt des Kontrastmittels in die freie Bauchhöhle ergeben (→ Bariumperitonitis).
Zu **(B):** Während nierengängige Kontrastmittel zur Erzeugung einer hohen Konzentration in den Nieren schnell injiziert werden müssen, müssen gallengängige Kontrastmittel langsam in Form einer Dauerinfusion appliziert werden wegen der nur langsamen Kontrastmittelexkretion der Leber. Bei zu schneller Kontrastmittelinjektion kommt es ebenso wie bei exkretorischer Leberinsuffizienz zu einer heterotopen Kontrastmittelausscheidung (vermehrt renale anstatt hepatische Kontrastmittelexkretion).
Zu **(D):** Weder Häufigkeit noch Intensität allergischer Reaktionen lassen sich durch die Applikationsgeschwindigkeit oder durch etwaige Vortestungen entscheidend beeinflussen. (Nur 32% der Kandidaten entschieden sich für die korrekte Lösung C, 22% für Lösung A, 3% für Lösung B, 25% für Lösung D, 18% für Lösung E).

H98

Frage 4.109: Lösung C

Zu **(A)**, **(B)**, **(C)** und **(D):** Eine mögliche Reaktion des Organismus auf Kontrastmittel ist die Anaphylaxie, die sich mit Juckreiz, Urtikaria, Fieber, Erbrechen, Dyspnoe, Bronchospasmus, Tachykardie, Krämpfen und Kreislaufstillstand bemerkbar machen kann.
Zu **(E):** Eine Koagulopathie entsteht bei Mangel von Gerinnungsfaktoren wie bei Hämophilie A oder B und beim Von-Willebrandt-Jürgens-Syndrom, Vitamin K-Mangel, sowie bei Lebererkrankungen oder nach Leberoperationen.

F91

Frage 4.110: Lösung E

Alle aufgeführten Erscheinungen sind typische Symptome einer allergischen bzw. anaphylaktischen Reaktion, ferner sind möglich: Quaddelbildung, Hautrötung, Lid- und Lippenödeme, Schwellung von Haut und Schleimhäuten, Blutdruckabfall, Tachykardie, motorische Unruhe, Bewußtlosigkeit, Herzryhthmusstörungen, Herzkreislaufstillstand u. a.

H98

Frage 4.111: Lösung E

Zwischenfälle bei Kontrastmitteluntersuchungen sind zwar selten, es sollten jedoch alle Vorsichtsmaßnahmen zur Verhütung oder schnellen Behandlung getroffen werden.
Zu **(A)**, **(C)** und **(D):** Hierzu gehört auch ein sicherer venöser Zugang und die Vorbereitung auf einen Notfall. Die Anamneseerhebung ist ohnehin selbstverständlich.
Zu **(B):** Eine medikamentöse Allergieprophylaxe erfolgt bei Verdacht auf eine bestehende Allergie mit Gabe von Kortikoiden ab 1 Woche vor der Untersuchung und H_1- und H_2-Blockern direkt vor der Untersuchung.

Zu **(E):** Die Vortestung mit ca. 2 ml Kontrastmittel erfolgt ca. 2 Minuten vor der Untersuchung. Eine Vortestung am Vortage wäre mit einem hohen Aufwand verbunden, da die selben Vorbereitungen erforderlich sind.

F90

Frage 4.112: Lösung E

Alle aufgeführten Erscheinungen sind typische Symptome einer allergischen bzw. anaphylaktischen Reaktion im Rahmen eines Kontrastmittelzwischenfalls, ferner sind möglich: Quaddelbildung, Hautrötung, Lid- und Lippenödeme, Schwellung von Haut und Schleimhäuten, Blutdruckabfall, Tachykardie, motorische Unruhe, Bewußtlosigkeit, Herzrhythmusstörungen, Herzkreislaufstillstand u.a.

F91

Frage 4.113: Lösung A

Die Frage ist Antwort zugleich.

H94 F92

Frage 4.114: Lösung A

Bei akuten schweren entzündlichen Darmerkrankungen, insbesondere beim toxischen Megakolon, ist ebenso wie bei Verdacht auf Ileus, Verdacht auf Perforation eines Divertikels, etc. die Applikation von Barium kontraindiziert, da ein beträchtliches Risiko des Austritts von Barium in den Peritonealraum mit der Entwicklung einer Bariumperitonitis besteht. Aus eben diesem Grunde sind Kolondoppelkontrastdarstellungen mit Barium, bei denen infolge der Luftinsufflation höhere Drucke im Kolon aufgebaut werden, innerhalb der ersten Tage nach endoskopischen Polypektomien oder Probebiopsien kontraindiziert. Eingesetzt werden in diesen Fällen iodhaltige wasserlösliche Kontrastmittel wie Peritrast®, die bei Kontakt mit dem Peritoneum resorbiert werden und keine Peritonitis auslösen (die allerdings nur qualitativ wesentlich schlechtere Darstellungen erlauben).

H94

Frage 4.115: Lösung A

Bei bekannter Hyperthyreose oder bekanntem autonomen Schilddrüsenadenom verbietet sich die Applikation von Iod, auch in Form iodhaltiger Kontrastmittel, da schwere hyperthyreote thyreotoxische Krisen auftreten können, die nur schwer therapierbar sind. Muß aus vitaler Indikation bei bekannter Hyperthyreose bzw. bekanntem autonomem Adenom unbedingt die Applikation iodhaltiger Kontrastmittel erfolgen, so muß zuvor eine Hemmung der Iodaufnahme in die Schilddrüse durch Gabe von Iodinationshemmern (z.B. IRENAT®) erfolgen. In den Wochen nach der Applikation muß laborchemisch die Schilddrüsenstoffwechsellage kontrolliert werden.

F94

Frage 4.116: Lösung E

Aufgrund der nur geringen Absorptionsunterschiede der Weichteilgewebe der Mamma muß bei Mammographien ganz besonders weiche Strahlung von 25–45 keV eingesetzt werden, damit dennoch ausreichend kontrastreiche Bilder erzeugt werden, denn energiearme Strahlung wird beim Durchtritt durch Gewebe in wesentlich höherem Maße abgeschwächt als energiereiche. So werden bei Mammographien auch keine Filter, die zu einer Aufhärtung der Strahlung führen würden, eingesetzt.

H97

Frage 4.117: Lösung C

Aufgrund der nur geringen Absorptionsunterschiede der Weichteilgewebe der Mamma muß bei Mammographien ganz besonders weiche Strahlung von 25–45 keV eingesetzt werden, damit ausreichend kontrastreiche Bilder erzeugt werden. Hier wird der Kontrast durch die Ordnungszahlunterschiede des Gewebes bewirkt.
Weiche Strahlung wird besonders gut vom Gewebe absorbiert und führt daher zu einer höheren Strahlenbelastung als harte Strahlung.

H91

Frage 4.118: Lösung D

Die Strahlenenergie der Röntgenstrahlung hat die Einheit **keV**. Die bei der Mammographie verwandten Strahlen haben eine Energie von 25–40 keV. In **kV** wird die Beschleunigungsspannung angegeben. Dabei gilt: Wert der Photonenenergie in keV = Wert der Beschleunigungsspannung in kV.

H90

Frage 4.119: Lösung C

Da die Mamma lediglich aus Weichteilgewebe (Fett-, Drüsen-, Bindegewebe, Haut) mit untereinander nur geringen Absorptionsunterschieden besteht, sind bei der Mammographie sehr niedrige Röhrenspannungen zwischen 25 und 40 kV erforderlich, die in der übrigen Röntgendiagnostik kaum zur Anwendung kommen. Als besonders geeignetes Anodenmaterial für Mammographiegeräte hat sich Molybdän mit seiner charakteristischen Röntgenstrahlung von etwa 20 keV erwiesen. Aus der Verwendung niederenergetischer Röntgenröhrenspannungen sowie der Notwendigkeit des Verzichts auf Filter zur Aufhärtung der Strahlung ergibt

sich die hohe Strahlenbelastung bei Mammographien; zudem sind feinkörnige, folienlose, hochauflösende Röntgenfilme zur Darstellung der feinen Struktur- und Dichteunterschiede in der Mamma notwendig, die ihrerseits eine höhere Strahlendosis erfordern.
Zu **(2):** Kompressionstuben bewirken einen Dickenausgleich der Brust, überdies bewirken sie eine Ruhigstellung (wichtig wegen der erforderlichen relativ langen Belichtungszeiten) sowie eine Eingrenzung des Strahlenkegels.

H93

Frage 4.120: Lösung A

Insbesondere bei pathologischer Sekretion aus der Brust kann der Milchgang sondiert und mit wasserlöslichem iodhaltigem Kontrastmittel gefüllt werden = Galaktographie. Röntgenaufnahmen in zwei Ebenen geben anschließend einen Überblick über das entsprechende Milchgangsystem.
Die Auswertung der angekreuzten Lösungen zu dieser Prüfungsaufgabe ergibt, daß lediglich Probleme bei der Wahl des Kontrastmittels bestanden (17% Lösung C): Ölige Kontrastmittel werden kaum resorbiert und müssen im Gegensatz zu wasserlöslichen in der Regel nach der Untersuchung wieder abgesaugt werden. Eingesetzt werden sie bei Myelographien, Bronchographien und Lymphographien (bei letzterer Untersuchung erfolgt keine Absaugung des Kontrastmittels; wasserlösliche Kontrastmittel sind hier wegen ihrer zu schnellen Resorption und dadurch bedingter schlechter Kontrastdarstellung ungeeignet). Bei allen übrigen Kontrastmitteldarstellungen finden wasserlösliche Substanzen Verwendung. Doppelkontrastuntersuchungen sind wegen des zu geringen Lumens der Milchgänge bei Galaktographien ungeeignet und überflüssig. Übrigens wird bei Doppelkontrastuntersuchungen fast nur noch Luft eingesetzt (Ausnahmen: CO_2 beim Pneumomediastinum und Retroperitoneum, selten Helium bei Darstellung der Hirninnenräume, heute auch hier meist Verwendung von Luft als negatives Kontrastmittel); O_2 wird kaum mehr benutzt.
Zu **(D):** Pneumozystographie.

F91

Frage 4.121: Lösung E

Wie 97% der Kandidaten wußten, können gruppierte Mikroverkalkungen bei bis zu 60% aller Mammakarzinome röntgenologisch nachgewiesen werden. Ursache dieser Verkalkungen sollen intraduktale Epithelproliferationen sein. Mit der Zahl von Mikroverkalkungen wächst die Wahrscheinlichkeit, daß es sich bei einer lokalen Verdichtung um ein Mammakarzinom und nicht um eine Mastopathie handelt, so daß bei Nachweis gruppierter Mikroverkalkungen eine Exzision des betreffenden Bezirkes erfolgen muß. Mikroverkalkungen und eine unspezifische Gewebsverdichtung sind häufig vor den übrigen röntgenologischen Zeichen eines Mammakarzinoms (siehe unten) nachweisbar.

F92

Frage 4.122: Lösung D

Beim Mammakarzinom sind im Röntgenbild unscharfe, sternförmige inhomogene Verdichtungen mit Ausläufern („Krebsfüßchen") sowie in Gruppen angeordnete Mikroverkalkungen zu sehen. Bei mehr als 5 Herden/cm^2 stellt sich der Verdacht auf ein Karzinom. Weitere Zeichen sind streifenförmige Zeichnungen zwischen Tumor und Mamille. In der Mammographie sind beim Fibroadenom grobschollige Verkalkungen und auch ein schmaler Halo zu sehen.

H96

Frage 4.123: Lösung C

Beim Mammakarzinom sind im Röntgenbild unscharfe, sternförmige inhomogene Verdichtungen mit Ausläufern („Krebsfüßchen") sowie in Gruppen angeordnete Mikroverkalkungen zu sehen. Bei mehr als 5 Herden/cm^2 stellt sich der Verdacht auf ein Karzinom. Weitere Zeichen sind streifenförmige Zeichnungen zwischen Tumor und Mamille. In der Mammographie sind beim Fibroadenom grobschollige Verkalkungen und auch ein schmaler Halo zu sehen.

H92

Frage 4.124: Lösung E

Zu **(1):** Nach kreisförmiger Durchstrahlung einer gewählten Objektschicht (= Abtastung) wird bei der Computertomographie aus den sich ergebenden Intensitäten mit Hilfe eines angeschlossenen Computers ein Bild des durchstrahlten Objektvolumens errechnet, das auf einem Monitor dargestellt werden kann. Anschließend erfolgt derselbe Vorgang in der nächsten Körperschicht (→ sequentielle Schichtbildfolge).
Zu **(2):** Für jeden Objektpunkt berechnet die Elektronik nach kreisförmiger Abtastung der Objektschicht einen Absorptionswert, der als Helligkeitsstufe auf dem Bildschirm des angeschlossenen Monitors dargestellt wird. Das CT-Bild setzt sich aus beispielsweise 512×512 = 262144 entsprechenden Bildpunkten zusammen. Hieraus ergibt sich ein hoher Kontrast der resultierenden Aufnahmen, wobei wesentlich mehr Grauabstufungen dargestellt werden können, als das Auge diskriminieren kann (→ Notwendigkeit der Einstellung der ge-

wünschten Fensterbreite, d.h. der gewünschten oberen und unteren Grauwertgrenze).
Zu **(3):** Der Grauwert eines jeden oben beschriebenen Bildpunkts gibt den quantitativen Röntgenabsorptionswert dieses Bildpunkts wieder (= relativer Schwächungskoeffizient des Bildpunkts). In der praktischen Anwendung werden nicht die relativen Schwächungskoeffizienten von Bildpunkten angegeben, sondern die dimensionslosen Hounsfield-Einheiten (HE), wobei willkürlich eine Skala mit +1000 HE für Knochen, 0 HE für Wasser und −1000 HE für Luft zugrunde gelegt wurde.

F94

Frage 4.125: Lösung B

Die Computertomographie weist eine sehr hohe **Dichteauflösung** auf und erlaubt es beispielsweise, zwischen soliden gewebsdichten, fettigen, zystischen, tumorösen Arealen, Lymphknoten, Gefäßen etc. zu differenzieren, wohingegen das Dichteauflösungsvermögen konventioneller Röntgenverfahren sehr zu wünschen übrig läßt. Zusätzlich erlaubt die Computertomographie eine überlagerungsfreie Darstellung aller Organe in jeder beliebigen Schnittebene. Allerdings ist die **Struktur-** und **Formauflösung** (= räumliche Auflösung) geringer als bei konventionellen Röntgendarstellungen, da es sich bei CT-Bildern um eine rekonstruierte, errechnete und somit indirekte Darstellung der Schwächungswerte von Strahlung handelt. Genügend starker Kontrast vorausgesetzt (z.B. Kontrastdarstellung der Gefäße, des Darms; Röntgen-Thorax), läßt die konventionelle Röntgendarstellung eine sehr exakte räumliche Auflösung zu.

F97

Frage 4.126: Lösung D

Der Plexus solaris und der sympathische Grenzstrang besteht aus Nervensträngen von kleinem Kaliber. Derart kleine Strukturen sind, zumal sie von Gewebe ungefähr gleicher Strahlenabsorbtion umgeben sind, im CT schlecht abgrenzbar. Bei pathologischen Prozessen wie Tumoren wäre eine Aussage möglich.
Zu **(A)**, **(B)**, **(C)** und **(E):** Größere parenchymatöse Organe lassen sich gut im CT erfassen und beurteilen.

F97

Frage 4.127: Lösung B

Zu **(A):** Die Aorta liegt prävertebral links.
Zu **(B):** Für die Vena cava inferior ist die im Bild gezeigte Lokalisation die typische.
Zu **(C):** Die Nebenniere liegt kranial der Niere, die im Bild zu sehen ist.
Zu **(D):** Das restliche Pankreas ist nicht zu sehen. Im übrigen ist hier die V. cava leicht mit dem Pankreaskopf bei Tumor zu verwechseln.
Zu **(E):** Lymphknoten haben eine höhere Dichte und erscheinen daher heller im CT.

H97

Frage 4.128: Lösung C

Das Pankreas liegt ungefähr in Höhe des 1.–2. LWK. Der Kopf befindet sich etwas kaudal im duodenalen C und der Schwanz zieht nach etwas kranial zur Milz und dem linken oberen Nierenpol. Auf dem Bild der Beilage sind im Bereich des gesamten Pankreas besonders vor dem 3. LWK und links des 1. LWK Verkalkungen zu sehen.
Zu **(B)** und **(E):** Die Nieren und Nebennieren liegen mehr lateral und nicht vor der Wirbelsäule.
Zu **(A)** und **(D):** Denkbar wären auch verkalkte Lymphknoten und Tumorverkalkungen. Dagegen spricht nur die Lage und Ausdehnung der Verkalkungen genau im Bereich des Pankreas.

F95

Frage 4.129: Lösung C

Um scharfe Abbildungen des interessierenden Gebietes zu erhalten, wird die Röhre über dem Patienten bewegt und in gegenläufiger Richtung auch der Film unter dem Patienten. Der Focus zeigt dabei auf das abzubildende Gebiet, so daß nur dieses scharf abgebildet wird, alle anderen Strukturen erscheinen jedoch verwaschen.

H90

Frage 4.130: Lösung D

Bevorzugtes Meßgerät in der Nuklearmedizin ist die γ-Kamera, d.h. eine Szintillationskamera, die die Aktivitätsverteilung auch über größeren Körperarealen rasch (je nach verabreichter Aktivität innerhalb von Sekunden bis Minuten) aufzeichnen kann. Sie ermöglicht daher neben Einzeldarstellungen (z.B. bei der Knochenszintigraphie) auch funktionsszintigraphische Untersuchungen. Mittels spezieller Computerprogramme lassen sich überdies Zeitaktivitätskurven über besonders interessierenden Arealen erstellen (z.B. Radioisotopennephrographie). Seltener eingesetzt wird der Scanner, bei dem eine bewegliche Meßsonde das interessierende Körpergebiet Zeile für Zeile abtastet und die Aktivitätsverteilung Punkt für Punkt aufnimmt. Wegen der langen Untersuchungszeiten (bis zu 1 Stunde/Abbildung) eignet sich diese Aufzeichnungsmethode nur für Organdarstellungen mit konstanter Aktivitätsverteilung im Untersuchungszeitraum (z.B. Schilddrüsenszintigraphie).

Zu **(A)** und **(E):** Untersuchungsgeräte in der Röntgendiagnostik.
Zu **(C):** Meßgerät zum Strahlungsnachweis, nicht als Untersuchungsgerät geeignet u.a. wegen der nur geringen Ansprechwahrscheinlichkeit (Empfindlichkeit).

H98

Frage 4.131: Lösung E

Zu **(E):** Der Bildverstärker ist ein Teil der Bildverstärker-Fernsehkette zur Durchleuchtung und hat hier ungefähr dieselbe Aufgabe wie der Sekundärelektronenvervielfacher bei der Gammakamera.
Zu **(A):** Der Kollimator blendet je eine Projektionsrichtung der γ-Strahlen vom Patienten aus.
Zu **(B):** In dem Natriumiodid-Kristall werden durch die Strahlung Lichtblitze erzeugt.
Zu **(C):** Diese Lichtblitze werden mit Hilfe von Sekundärelektronenvervielfachern (SEV), auch als Photomultiplier bezeichnet, in elektrische Impulse umgewandelt.
Zu **(D):** Durch die Detektorabschirmung werden störende Nebenimpulse abgefangen.

F92

Frage 4.132: Lösung A

Blut bei intrazerebraler Massenblutung ((C) und (D)) stellt sich als hyperdense, fast knochendichte Raumforderung dar. Chronische subdurale Hämatome sind iso- oder hypodens, liegen jedoch als scharf abgegrenzte Raumforderungen dem Schädelknochen schalenförmig an. Beschrieben ist der typische computertomographische und klinische Befund einer zerebralen Ischämie im Versorgungsgebiet der A. cerebri media links. Es muß jedoch angemerkt werden, daß eine frisch entstandene zerebrale Ischämie (Notfallaufnahme!) fast niemals in einer nativen Computertomographie des Schädels erkennbar wird. Nachweisbar ist der Hirninfarkt, der sich bei zerebraler Ischämie nach etwa 2 Tagen entwickelt und sich meist erst nach diesem Zeitraum als unscharf begrenzte hypodense Zone demarkiert. Nach intravenöser Kontrastmittelapplikation läßt sich eine zerebrale Ischämie computertomographisch bereits früher erkennen, jedoch wird eine Kontrastmittelapplikation bei frischer zerebraler Ischämie meist vermieden.

F99

Frage 4.133: Lösung D

In der Computertomographie lassen sich Gewebe mit hohen Dichteunterschieden gut differenzieren (Knochen – Luft, Gehirn – Blut).
Frische Blutungen (epidurales, subdurales Hämatom, Hirnkontusion) stellen sich im Vergleich zum Gehirn hyperdens dar. Hirnödeme, Hygrome und Infarkte stellen sich hypodens dar.
Liquorfisteln lassen sich besser in der MRT darstellen, schon weil in der CT die Schnittebene vorgegeben ist.

H92

Frage 4.134: Lösung E

Mit zunehmender Entfernung des Schallkopfes nimmt die Energie der Schallwellen infolge von Absorption, Reflexion und Streuung *ab*. Zur Abbildung gleicher Grenzflächen mit gleicher Intensität unabhängig von ihrer Tiefe im Gewebe ist daher der sog. Tiefenausgleich erforderlich, der die reflektierten Echosignale in Abhängigkeit von ihrer Laufzeit (d.h. ihrer Eindringtiefe) unterschiedlich stark verstärkt.
Zu **(C):** Real-time-Scanner (= schnelles B-Bild-Verfahren) sind die heute üblichen Sonographiegeräte; Compound-Scanner, bei denen ein Standbild durch Gerätebewegung erzeugt werden mußte, sind Historie.

F96

Frage 4.135: Lösung A

Zu **(A):** Die Frequenzen beim Ultraschall liegen zwischen 1 und 15 MHz. Gebräuchlich sind Frequenzen zwischen 2 und 5 MHz.
Zu **(B):** Der Schallwellenwiderstand Z berechnet sich aus der Gewebedichte mal der Schallgeschwindigkeit im Gewebe. Je größer der Widerstand ist, deso mehr wird der Schall reflektiert. Der Widerstand von Luft gegen Wasser beträgt 0,999 und der von Knochen gegen Wasser beträgt 0,614.
Zu **(C):** Real-time-Scanner werden heute fast ausschließlich angewandt. Sie ermöglichen eine morphologische Beurteilung des Gewebes (z.B. Fettleber) sowie eine Beurteilung der Kinetik (z.B. Echokardiographie).
Zu **(D):** Ultraschallwellen werden im Gewebe absorbiert. Der Grad der Absorption hängt von der Frequenz und vom Gewebe (Knochen absorbiert gut) ab. Die beim diagnostischen Ultraschall übertragenen Energien sind aber so niedrig, daß sie kaum zu einer Organschädigung führen können. Es können aber auch hohe Schallstärken erzeugt werden, die in der Physiotherapie und in der Industrie Anwendung finden.
Zu **(E):** Durch den Tiefenausgleich wird erreicht, daß sich gleiches Gewebe auch in unterschiedlichem Abstand vom Schallkopf im Sonographiebild gleich darstellt.

H96

Frage 4.136: Lösung D

Zu **(D):** Eine Schallverstärkung wird durch Flüssigkeiten bewirkt (Gallenblase, Harnblase, Nierenzyste, Magen).
Zu **(A):** Kalkdichte Strukturen wie Nierensteine oder Gallenblasensteine werfen einen Schallschatten.
Zu **(B)**, **(C)** und **(E):** Da Tumoren meist aus Gewebe gleicher oder höherer Dichte als die Umgebung bestehen, verstärken sie den Schall nicht, sondern schwächen ihn höchstens ab.

H90

Frage 4.137: Lösung D

Pathologische Gasansammlungen (Spiegelbildungen bei Ileus, freie Luft bei Perforation eines Hohlorgans etc.) fallen bei Röntgendarstellungen des Abdomens am stehenden Patienten auf (kann der Patient nicht stehen → Darstellung im horizontalen Strahlengang bei Rechts- oder Linksseitenlage des Patienten). A.-p.-Abbildungen am liegenden Patienten etwa vor i.v.-Urographien dienen der Abgrenzung von Randkonturen, dem Nachweis von Verkalkungen etc.

F90

Frage 4.138: Lösung A

Vor der Durchführung eines Ausscheidungsurogramms ist stets eine Abdomenübersichtsaufnahme in Rückenlage des Patienten anzufertigen, auf der das gesamte Abdomen vom Zwerchfell bis zur Symphyse abgebildet sein muß. Sie informiert über Lage, Größe, Konturen und Form der Nieren, die sich von der umgebenden, weniger röntgendichten Fettkapsel abgrenzen lassen, gibt orientierende Anhaltspunkte über die Leber- und Milzgröße und zeigt den Verlauf der Psoasschatten. Anhand der Übersichtsaufnahme werden dann die Aufnahmen nach Kontrastmittelapplikation eingestellt. Ferner lassen Abdomenleeraufnahmen vor Kontrastmittelapplikation kalkhaltige, röntgenpositive, konkrementverdächtige Verschattungen erkennen, die bei der Ausscheidungsurographie durch das Kontrastmittel möglicherweise überlagert werden können und bei gleicher Röntgendichte wie das Kontrastmittel nicht als Aussparungen imponieren. Wenn sich auf der Leeraufnahme kalkhaltige konkrementverdächtige Verschattungen zeigen, können vor Kontrastmittelapplikation Leertomographien zur Sicherung der Lithiasis durchgeführt werden. Die danach erfolgende Ausscheidungsurographie läßt dann insbesondere röntgennegative Konkremente erkennen und dient der Feststellung der Ausscheidungsfunktion der Nieren, einer möglichen Aufstauung, einer Hydronephrose sowie chronisch-entzündlicher Veränderungen.

F90

Frage 4.139: Lösung A

Zu **(3):** Chronische Pyelonephritiden führen zu typischen Veränderungen des Nierenhohlraumsystems und -parenchyms im Ausscheidungsurogramm (Parenchymsaumverschmälerung und -einziehungen, Kelchverplumpung, Dilatation der Kelchhälse, abgeflachte und verbreiterte Pupillen, Kalkeinlagerung u.a.). Neben der Diagnosesicherung muß nach Harnwegshindernissen, einem Reflux sowie angeborenen Anomalien gesucht werden, die Ursache chronischer Pyelonephritiden sein können.
Zu **(1):** Die akute Pyelonephritis ist röntgenologisch symptomarm oder -los, allenfalls ist eine ödematöse Schwellung des Nierenparenchyms zu erkennen.
Zu **(2):** Eine Glomerulonephritis kann durch Anamnese, klinischen Befund und Labor vermutet und durch eine Nierenbiopsie gesichert werden. Röntgenologische Methoden geben keinen weiteren Aufschluß, obwohl die Ausscheidungsurographie von einigen Röntgenologen als Ausgangsbefund für Langzeitkontrollen empfohlen wird, denn chronische Glomerulonephritiden können zu Verschmälerung der Rinde, zu Papillennekrosen und im Endeffekt zu einer Schrumpfniere führen. Heute erfolgen morphologische Verlaufskontrollen allerdings vornehmlich sonographisch.
Zu **(4):** Kleine Nierenzellkarzinome können ihrer Diagnose im Rahmen von Ausscheidungsurographien durchaus entgehen, sofern sie nicht zu deutlichen Veränderungen des Kelchsystems führen (was selten ist). Bei Verdacht auf ein Nierenmalignom sind Angiographie und/oder Computertomographie neben der Sonographie Untersuchungsverfahren der Wahl.

F91

Frage 4.140: Lösung E

Zum Nachweis einer *Nierenarterienstenose* eignet sich vor allem die Angiographie, die arteriosklerotische Wandveränderungen jeden Schweregrads sowie Baustörungen der Arterienwand (fibromuskuläre Hyperplasie) direkt sichtbar macht. Vor der Ära der Sonographie erfolgten bei Verdacht auf Vorliegen einer renalen Hypertonie als weniger invasive Screeningmethode Urographien. Diese stellten einerseits morphologische Veränderungen der Nieren (renoparenchymatöse Hypertonie?) dar, andererseits versuchte man mittels des Frühurogramms (Röntgenaufnahmen 0, 1, 2, 3, 4 und 5 Minuten nach Kontrastmittelinjektion) indirekte Hinweise für das Vorliegen einer renovaskulären Hypertonie zu finden. Bei Nierenarterienstenose zeigt die mangeldurchblutete Niere häufig eine verzögerte und verminderte Kontrastmittelausscheidung sowie eine im Seitenvergleich kleinere Größe. Verdächtig auf Vorliegen einer relevanten Nierenarterienstenose sind eine um mindestens eine Minute verzögerte Parenchymanfärbung einer Seite sowie Größenunterschiede von mindestens einem cm. Da jedoch auch bei optimaler Technik bei relevanter einseitiger Nierenarterienstenose mit etwa 20% falsch negativen Ergebnissen gerechnet werden muß und da bei beidseitiger Nierenarterienstenose die Methode unbrauchbar ist, kommt heute der Frühurographie keine größere Bedeutung bei der Diagnostik von Nierenarterienstenosen mehr zu.

H89

Frage 4.141: Lösung B

Bei Ausscheidungsurographien wird im Normalfall eine Abdomenleeraufnahme im Liegen angefertigt, dann werden 20–80 ml eines wasserlöslichen triiodierten Benzoesäurederivats (Urografin, Telebrix) relativ rasch intravenös injiziert oder infundiert. Üblicherweise werden Röntgenaufnahmen etwa 5, 10, 15 und 20 Minuten nach der Kontrastmittelapplikation angefertigt, wodurch Nierenparenchym, Hohlraumsystem und ableitende Harnwege kontrastiert dargestellt werden. Zusätzliche Aufnahmen nach 1–24, manchmal sogar bis zu 48 Stunden nach Kontrastmittelapplikation werden lediglich angefertigt, um bei zunächst stummer Niere (z.B. bei Harnstauungsniere) doch noch eine Restfunktion erkennen und eine Diagnose stellen zu können.

F89

Frage 4.142: Lösung A

Zu **(A):** Auf der dargestellten Röntgenaufnahme, einem Ausscheidungsurogramm, fällt zunächst auf, daß linksseitig keine Kontrastmittelausscheidung vorliegt – die linke Niere fehlt demnach oder ist stumm. Das rechtsseitige Nierenbeckenhohlraumsystem sieht auf der wiedergegebenen Röntgenaufnahme unauffällig aus, jedoch stellen sich zwei Ureteren dar, wobei – soweit erkennbar – ein Ureter unauffällig verläuft und rechtsseitig in die Blase einmündet, der zweite hingegen bogig auslädt und schließlich auf die Gegenseite wechselt, so daß er linksseitig in die Blase mündet; eine Zystoskopie müßte demnach unauffällige Ureterenmündungen zeigen. Es liegt folglich eine unilateral asymmetrische Verschmelzungsniere mit gekreuzter Dystopie vor: Die zunächst paarig angelegten Nieren sind miteinander verwachsen, die resultierende Verschmelzungsniere liegt in der Regel mehr oder weniger dystop, während die Ureteren orthotop münden. Es müssen im dargestellten Fall rechtsseitig zwei Nierenbeckenhohlraumsysteme vorliegen, was jedoch auf der Abbildung nicht zur Darstellung kommt.

Zu **(C):** Die Hufeisenniere ist ein typisches Beispiel für eine dystop liegende Verschmelzungsniere: Die beiden Nieren sind vor der Aorta kaudal der Abgangsstelle der A. mesenterica superior über eine parenchymatöse oder bindegewebige Brücke miteinander verbunden; die Achse der beiden Nieren läuft von medial kaudal nach lateral kranial.

Zu **(D):** Doppelnieren entstehen nicht durch Verschmelzung der rechten und linken Nierenanlage, sondern betreffen nur eine Seite. Sie entstehen entweder aus einer doppelten Ureterenanlage (der Ureter entwickelt sich aus einer Aussprossung des terminalen Endes des Wolff-Ganges) oder durch frühe Spaltung einer einfachen Anlage. Es resultiert eine vergrößerte Niere mit zwei Nierenbeckenkelchsystemen sowie entweder mit zwei Ureteren (Ureter duplex), die getrennt mit zwei Ostien auf der betreffenden Seite in die Harnblase einmünden, oder mit einem Ureter fissus, bei dem sich die beiden Ureterenanfangsstücke zu einem Hauptstamm vereinigen. Die Nierenanlage der Gegenseite stellt sich in der Regel vollkommen unauffällig dar.

Zu **(E):** Zystennieren werden dominant vererbt: Aus der Ureterknospe hervorgehende Sammelrohre treten nicht in Verbindung mit dem sekretorischen metanephrogenen Gewebe, so daß der sezernierte Harn nicht abfließen kann und sich in größerwerdenden Zysten sammelt. Die Ausscheidungsurographie zeigt sehr große, polyzyklisch begrenzte Nieren mit nicht kontrastierten, scharf begrenzten, glattrandigen Parenchymdefekten, ausgezogene spinnenähnlich verlängerte Kelche, Impressionen des Nierenhohlraumsystems sowie eine verzögerte Kontrastmittelausscheidung als Zeichen der eingeschränkten Parenchymfunktion.

F93

Frage 4.143: Lösung E

Zu **(1):** Sonographisch lassen sich Nebennierentumoren ab einer Größe von etwa 2 cm bei guten Sichtverhältnissen darstellen, also etwa Cushing-Adenome, nicht jedoch Conn-Adenome, die fast nie eine Größe von 2 cm erreichen.

Zu **(2):** Beste Methode zum Nebennierentumornachweis ist die Computertomographie, die Tumore bei günstigen Bedingungen (peripherer Sitz, ausreichendes umgebendes Fettgewebe) ab einer Größe von knapp 1 cm darstellt.

Zu **(3):** Die Nebennierenszintigraphie ist wegen ihrer hohen Strahlenbelastung, ihres großen Aufwandes sowie ihrer nur fraglichen Aussagekraft keine Routinemethode zur Darstellung von Nebennierentumoren, grundsätzlich hierzu jedoch geeignet: Adenome speichern vermehrt das im Rahmen

von Nebennierenszintigraphien verwendete, mittels ^{131}Iod markierte Cholesterol, das sich als Vorläufer der Nebennierensteroide etwa 7 Tage nach Applikation in der Nebenniere gut angereichert hat.
Zu **(4):** Die Ausscheidungsurographie kann Impressionen der oberen Kelchgruppe und Verlagerungen der Niere verdeutlichen und eine Abgrenzung Nebennierentumor/Tumor des oberen Nierenpoles erleichtern.
Zu **(5):** Die Angiographie ist neben der Computertomographie am besten geeignet zur Tumordiagnostik, da Nebennierentumore meist hypervaskularisiert sind, und gibt zugleich Hinweise auf die Gefäßversorgung, die für operative Maßnahmen von Bedeutung sind. Sie erfolgt zumeist als Übersichtsaortographie, da die Nebennieren in der Regel ihr Blut aus diversen Arterien (u.a. der A. suprarenalis, A. renalis, A. phrenica) beziehen. Nur 18% der Kandidaten entschieden sich für die korrekte Lösung E (55% Lösung D, 26% Lösung A, 1% Lösung B, 0% für Lösung C).

H89

Frage 4.144: Lösung B

Ein Nierentumor läßt sich gut sonographisch, angiographisch und mittels Computertomographie nachweisen. Die geeigneteste Methode zum präoperativen Staging ist die Computertomographie, da sie am ehesten Hinweise für einen metastatischen Befall lokoregionärer Lymphknoten und ferner Aussagen über die Tumorbegrenzung (kapselüberschreitendes Wachstum) geben kann. Häufig werden präoperativ zusätzlich ein Angiogramm zur Darstellung der arteriellen Gefäßversorgung der betroffenen Niere sowie eine Isotopennephrographie zur Beurteilung der Funktion der gesunden anderen Niere verlangt (falls eine erhebliche Funktionseinschränkung der nicht betroffenen Niere vorliegt, gegebenenfalls Beschränkung auf eine Tumorresektion und Verzicht auf Nephrektomie, um resultierende Dialysepflichtigkeit zu vermeiden).
Zu **(A):** Bei allen Verfahren zur Kontrastmitteldarstellung des Nierenbeckenhohlraumsystems sowie der ableitenden Harnwege kann es im Einzelfall sehr schwierig sein, zwischen Konkrementen (besonders nicht schattengebenden), Blutkoageln, Zelldetritus und Tumorzapfen zu unterscheiden, da jeweils nur Aussparungen und Kontrastmittelfüllungsdefekte, ggf. auch Abflußstörungen des Kontrastmittels auffallen.
Zu **(C):** Mittels des Ausscheidungsurogramms sind Nierentumoren in der Regel erst diagnostizierbar, wenn sie bereits in räumliche Beziehung zum Nierenbeckenkelchsystem getreten sind oder die Nierenaußenkontur deutlich vorwölben.

F95

Frage 4.145: Lösung B

Bevor eine Kernspintomographie (Magnetresonanztomographie, MRT) des Knochens erfolgt, wird man immer eine Skelettszintigraphie durchführen, um die Lokalisation des Tumors oder der Metastase festzustellen. Mit der Kernspintomographie kann die Größe eines Knochentumors am besten bestimmt werden, da sie die beste Auflösung und Kontrastierung bietet. Mit ihr sind auch Schnitte in allen Ebenen durch den Körper möglich, also z.B. auch Längsschnitte durch die Röhrenknochen. Röntgenschichtaufnahmen haben eine zu geringe Auflösung. Im CT sind zwar Bildabstände von 3 mm möglich, es liefert aber nur Querschnitte. Ultraschall ist zur Untersuchung von Knochengewebe ungeeignet, da Knochen nur schlecht vom Schall durchbrochen werden kann.

H99

Frage 4.146: Lösung C

Bei den Schnittbildverfahren wie B-Bild-Sonographie, Computertomographie und Magnetresonanztomographie können Organe und Strukturen im Querschnitt dargestellt werden.
Zu **(C):** In der Magnetresonanztomographie werden mittels digitaler Auswertung von Magnetfeldänderungen Schnittbilder errechnet.
Zu **(A):** In der eindimensionalen A-Bild Sonographie wird ein Lichtpunkt in einem Oszillographen je nach Stärke des empfangenen Echos abgelenkt.
Zu **(B):** Die digitale Lumineszenzradiographie ist das digitale Äquivalent zum normalen Röntgenbild.
Zu **(D)** und **(E):** Mammographie und Sialographie sind Spezialuntersuchungen der Brustdrüse, bzw. der Speicheldrüsen mittels Röntgenbildern.

H95

Frage 4.147: Lösung D

Sehr gut lassen sich wasserhaltiges Gewebe, aber auch Fette und Eiweiße in der MRT darstellen, da sie einen hohen Gehalt an Wasserstoffatomen besitzen. Der Weichteilkontrast ist bei der MRT besser als bei der CT. Weichteile, besonders in Verbindung mit Knochen lassen sich wegen der fehlenden Artefakte durch Knochen sehr gut darstellen.

H98 **!**

Frage 4.148: Lösung C

Die Magnetresonanztomographie beruht auf der Auswertung der Magnetfelder von Atomkernen. Besonders geeignet ist hierzu das Wasserstoffatom (Weichteile).
Die Computertomographie beruht auf der Absorption von Röntgenstrahlen. Es lassen sich also Gewe-

be mit hohen Dichteunterschieden gut differenzieren (Knochen – Luft).

F00

Frage 4.149: Lösung C

Zu **(C):** In der Abbildung erkennt man im Bereich des Pankreas kalkdichte Veränderungen, besonders im Bereich des Corpus und der Cauda. Dies ist ein Zeichen für eine chronische kalzifizierende Pankreatitis.
Zu **(B):** Bei der exsudativen Pankreatitis wäre ein Flüssigkeitssaum um das Pankreas herum zu erkennen (peripankreatische Exsudation).
Zu **(D):** Die nekrotischen Areale wären an der geringeren Dichte des Gewebes zu erkennen.
Zu **(E):** Ein Abszeß hat wegen der enthaltenen Flüssigkeit (Eiter) in der CT eine erhöhte Dichte. Abszesse können entlang der vorgebildeten Spalträume sog. Abszeßstraßen bis in das kleine Becken bilden.

F98

Frage 4.150: Lösung B

Zu **(1):** Da die MRT einen höheren Weichteilkontrast bietet, ist sie der CT bei Untersuchungen von Hirngewebe überlegen. Mit der Applikation von paramagnetischem Kontrastmittel läßt sich die unterschiedliche Durchblutung besser darstellen.
Zu **(2):** Akute intrazerebrale Blutungen lassen sich am besten in der CT nachweisen. In der MRT sind solche Blutansammlungen besser nachweisbar, wenn sich das Hämoglobin zu Methämoglobin umwandelt.
Zu **(3):** Die Multiple Sklerose (Enzephalomyelitis disseminata) läßt sich besser in der MRT darstellen, da hier schon geringe Gewebsinfiltrate nachweisbar sind. Auch der typische Markscheidenabbau ist besser zu sehen. Mit paramagnetischen Kontrastmitteln erhöht sich die Aussagekraft weiter.
In der CT stellen sich nur größere, fortgeschrittene MS-Plaques dar. Auch hier läßt sich die Sensitivität durch Kontrastmittel erhöhen.
Zu **(4):** Da die MRT eine bessere Kontrastauflösung als die CT hat, lassen sich besonders kleinere Neurinome besser darstellen, besonders wenn sie im Meatus acusticus liegen.
Zu **(5):** Verkalkungen sind so wie Knochen in der CT besser darzustellen.

H97 **!**

Frage 4.151: Lösung D

Mit der Kernspintomographie kann die Größe eines Knochentumors und einer Weichteilinfiltration am besten bestimmt werden, da sie die beste Auflösung und Kontrastierung bietet. Mit ihr sind auch Schnitte in allen Ebenen durch den Körper möglich, also z.B. auch Längsschnitte durch den Oberschenkel.
Zu **(A):** Röntgenschichtaufnahmen haben eine zu geringe Auflösung.
Zu **(B):** In der Angiographie lassen sich Tumoren durch eine Verdrängung der normalen Gefäße und durch tumoreigene, pathologische Gefäße darstellen. Eine Aussage über die genaue Lage und Ausbreitung des Tumors läßt sich nicht treffen.
Zu **(C):** Ultraschall ist zur Untersuchung von Knochengewebe ungeeignet, da Knochen nur schlecht vom Schall durchbrochen werden kann. Weichteilinfiltrationen bilden keine gute Grenzschicht zum gesunden Gewebe und sind daher in der Sonographie nicht so gut zu sehen.

H99

Frage 4.152: Lösung B

Zu **(B):** Bei der Seldinger-Technik wird zunächst über eine Punktionsnadel ein Führungsdraht in ein Blutgefäß eingebracht. Über diesen Draht wird dann der Katheter eingeführt.
Zu **(A):** Der sonographischen Untersuchung von Gefäßen dienen die Doppler- und die Duplexsonographie.
Zu **(D):** Der Dünndarm kann mittels einer Röntgenkontrastaufnahme nach Sellink dargestellt werden, bei der das Kontrastmittel über eine Sonde verabreicht wird.
Zu **(E):** Bei der direkten Lymphographie wird ein Lymphgefäß direkt punktiert und in dieses ein öliges, jodhaltiges Kontrastmittel injiziert.

F98

Frage 4.153: Lösung C

Zu **(C):** Bei der PTA (perkutane transluminale Angioplastie) wird über eine Schleuse ein Ballonkatheter in das Stenosegebiet der Arterie vorgeschoben und gefüllt, so daß sich die Stenose weitet.
Zu **(A)** und **(D):** Bei der lokalen Lyse wird entweder Streptokinase, APSAC (azetylierter Plasminogen-Streptokinase-Aktivator-Komplex), Urokinase oder rt-PA (recombinant tissue-type plasminogen activator) über eine arterielle Kanüle in das Gefäß gebracht und so ein Thrombembolus aufgelöst.
Zu **(B):** Bei der Endarteriektomie (TEA = Thrombendarteriektomie) wird das das Gefäß verschließende Material aus dem Gefäß herausgeschält.
Zu **(E):** Ein Stent ist ein kleines Schläuchlein, das in ein stenosiertes Lumen eingebracht wird und den ungehinderten Abfluß gewährleistet.

H97 !

Frage 4.154: Lösung C

Zu **(2)** und **(4):** Bei der PTA wird unter Röntgensicht ein Ballonkatheter über eine Gefäßstenose geschoben und dann gefüllt. Hierbei wird das Gefäß aufgedehnt.
Zu **(1):** Diagnostische Maßnahmen bei Gefäßerkrankungen sind z.B. die Doppler- und die Duplexsonographie, die Plethysmographie und die Angiographie.
Zu **(3):** Die Embolisation von nicht operablen Aneurysmen erfolgt mit Hilfe von Kathetern durch Applikation von Gelfoam, Ethibloc, Fibrinschaum, Histoacryl oder Alkohol.

H95

Frage 4.155: Lösung B

Zu **(A)** und **(B):** Nierenarterienstenosen, die zu einem renalen Hochdruck führen können, sind entzündlicher oder arteriosklerotischer Genese oder angeboren (fibromuskuläre Dysplasie 10–20%). Sie können operativ oder durch eine PTA behandelt werden.
Zu **(C):** Nicht indiziert ist die PTA bei langstreckigen Stenosen und mit Aneurysmen kombinierten Veränderungen sowie bei Gerinnungsstörungen und Kontrastmittelallergie.
Zu **(D):** Komplikationen der PTA, wie Thrombenbildung durch die Intimaschädigung, wird durch Gabe von Antikoagulantien oder Thrombozytenaggregationshemmern vorgebeugt.
Zu **(E):** Die operative Behandlung setzt eine gesunde kontralaterale Niere voraus.

F96

Frage 4.156: Lösung D

In der Therapie von Stenosen von Koronar-, Nieren-, Becken- und Extremitätenarterien ist die PTA geläufig. Dabei wird aber die Intima der Arterien durch Einrisse geschädigt, was zum Ablösen von kleinsten Teilchen und nachfolgend zu Mikroembolisationen und Ischämie von Gewebe führen kann. Dies hätte im Gehirn fatale Folgen (Hirninfarkt).

F97

Frage 4.157: Lösung E

Zu **(1)** und **(2):** Bei der PTA (Perkutane Transluminale Angioplastie) wird eine Stenose der Arterie durch einen in diesem Bereich plazierten und dann gefüllten Ballon dilatiert. Dabei wird die Gefäßwand überdehnt und es kommt zu Einrissen der Intima.
Zu **(3):** Bei kurzstreckigen Stenosen der koronaren, Nieren- und peripheren Arterien ist die PTA die Methode der Wahl.
Zu **(4):** Nicht indiziert ist die PTA bei langstreckigen Stenosen und mit Aneurysmen kombinierten Veränderungen sowie bei Gerinnungsstörungen und Kontrastmittelallergie.

F91

Frage 4.158: Lösung B

Bei der **pedalen Lymphographie** werden nach Markierung mit einem nicht kapillargängigen Farbstoff und Freipräparation eines oberflächlichen Lymphgefäßes am Fuß 6–8 ml eines öligen Kontrastmittels injiziert, worauf die abfließenden Lymphgefäße (Lymphangiogramm) und etwa 24 h nach der Kontrastmittelinjektion die mittlerweile kontrastierten Lymphknoten des Abflußgebietes (Lymphadenogramm) beurteilbar werden. Es können folglich Lymphwege und Lymphknoten bzw. deren Veränderungen erfaßt werden, deren Zuflußgebiet die Beine sind. Dazu gehören die inguinalen Lymphbahnen, die der A. iliaca externa, mit Einschränkungen (auch Zufluß nicht kontrastierter Lymphe → Einstromphänomen!) die der A. iliaca communis, der Aorta bis etwa zur Cisterna chyli, nicht aber die mesenterialen und mediastinalen Lymphknoten, die des Leberhilus und der A. iliaca interna. Letztere sind auch nicht mittels Kontrastmittelinjektion in andere periphere Lymphgefäße darstellbar (wie z.B. die axillären, supra- und infraklavikulären Lymphknoten nach Präparation eines Lymphgefäßes am Handrücken; die Hals-, supra- und infraklavikulären Lymphgefäße nach Kontrastmittelinjektion in ein retroaurikuläres Lymphgefäß oder die parasternalen Lymphgebiete nach Freilegung eines Lymphgefäßes am Processus xiphoideus).

F93

Frage 4.159: Lösung E

Bei der Lymphographie wird ein oberflächliches Lymphgefäß durch subkutane Injektion eines nicht kapillargängigen Farbstoffes markiert, anschließend freipräpariert, dann werden in das Lymphgefäß 6–8 ml eines öligen Kontrastmittels injiziert. Das verwendete Kontrastmittel ist nicht kapillargängig; es wird weder aus der Subkutis resorbiert, noch tritt es aus dem Lymphgefäßsystem wieder aus.
Zu **(5):** Ein anderes Darstellungsverfahren für Lymphknoten ist die **Isotopenlymphszintigraphie**, bei der Radiodiagnostika wie ^{99m}Tc-Schwefelkolloid, die die Kapillarwand nicht durchdringen können und daher mit der Lymphe abtransportiert werden, subkutan injiziert werden, so daß Darstellung und Freipräparation eines Lymphgefäßes entfallen. Da die Aussagekraft von Szintigraphien des Lymphsystems wegen der niedrigen Auflösung gering ist, bleibt sie Einzelfällen vorbehalten.

F95

Frage 4.160: Lösung C

Das Leerbild wird bei der digitalen Subtraktionsangiographie vom Füllungsbild subtrahiert, um die Strukturen, die auf beiden Bildern sichtbar sind, zu eliminieren. Dadurch wird nur das Kontrastmittel abgebildet, so daß nun Gefäßverläufe mit etwaigen Stenosen besser sichtbar werden.
Bewegungsartefakte (Atmung etc.) können besonders bei der DSA zu unscharfen Abbildungen führen, da sich dann Maske (Leerbild) und Füllungsbild nicht mehr überdecken und so zu falschen Berechnungen und Bildern führen.

F96

Frage 4.161: Lösung C

Zu **(C):** Ovarialzysten stellen sich in der Übersichtsaufnahme durch schalenförmige Verkalkungen dar. Die beste Aussage hierbei kann eine Sonographie oder eine Computertomographie machen.
Zu **(A):** Durch eine Darstellung der Nierenarterien können Stenosen festgestellt werden, die zu einer renovaskulären Hypertonie führen.
Zu **(B):** Bei Durchblutungsstörungen sind Angiographien sinnvoll, um die Therapie planen zu können (Bypasschirurgie).
Zu **(D):** Vor Operationen an der Leber ist eine Angiographie wichtig, um zu sehen, ob die Pfortader betroffen ist. Dann wäre der Befund inoperabel.
Zu **(E):** Die Aortenaneurysmen des Abdomens werden in Supra- und infrarenale Aneurysmen unterteilt. Die Aortographie spielt hier bei der Operationsplanung eine große Rolle.

F99

Frage 4.162: Lösung D

Hämatom, Nachblutung, Thrombose durch Läsion der Gefäßwand und Aneurysma spurium sind Komplikationen der arteriellen Punktion, über die Patienten vorher aufgeklärt werden müssen.
Zu **(D):** Das Hämangiom ist ein gutartiger Tumor der Blutgefäße, der häufig im Kleinstkindesalter auftritt.

H91 F85

Frage 4.163: Lösung C

Auf der p.-a.-Übersichtsaufnahme findet sich im Bereich der Aorta descendens kurz distal des Aortenbogens eine umschriebene Konturvorwölbung des Herz- und Gefäßschattens. Auf der seitlichen Aufnahme ist eine erhebliche Verbreiterung des Aortenbogens und des Anfangsteils der Aorta descendens bei sonst unauffälligem Herz- und Lungenbefund festzustellen. Die daraufhin durchgeführte Angiographie zeigt eine eng umschriebene Aussakkung der Aorta im Anfangsteil der Aorta descendens wenig distal des Abgangs der linken A. subclavia, offensichtlich handelt es sich um ein sackförmiges Aortenaneurysma.
Alle übrigen angeführten Lösungsmöglichkeiten können zwar ebenfalls entsprechende Verbreiterungen des Mediastinalschattens hervorrufen, kontrastieren sich jedoch angiographisch nicht wie ein Aortenaneurysma.

F97

Frage 4.164: Lösung A

Zu **(A):** Die A. mesenterica superior entspringt in Höhe des 1. Lendenwirbels unter dem Truncus coeliacus aus der Aorta. In der Angiographie sind die einzelnen Abschnitte gut zu sehen (Aa. jejunales, Aa. ilei, A. iliocolica, A. colica dextra, A. colica media bis zur linken Kolonflexur).
Zu **(B):** Die A. mesenterica inferior entspringt in Höhe des 3. Lendenwirbelkörpers aus der Aorta. In der gezeigten Angiographie sind die Aa. sigmoideae und die A. rectalis superior nicht zu sehen.
Zu **(C):** Der Truncus coeliacus entspringt in Höhe des 12. Brustwirbels aus der Aorta und teilt sich in 3 Arterien (A. hepatica comm., A. lienalis und A. gastrica sinistra).
Zu **(D):** Bei der Renovasographie müßten die Nierenarterien in Höhe des 1. bis 2. Lendenwirbels und die Nieren selbst zu sehen sein.
Zu **(E):** Bei der Aortographie mit Darstellung aller Äste wären alle unter Punkt (A) bis (D) genannten Arterien sowie die Lumbalarterien zu sehen.

H93

Frage 4.165: Lösung D

Zu **(1):** Ein Lebervenenverschluß (Budd-Chiari-Syndrom) wird durch eine Leberphlebographie retrograd gesichert. Die Splenoportographie eignet sich zur Sicherung eines Pfortaderverschlusses.
Zu **(2):** Da die Vena portae gut mittels der Splenoportographie kontrastiert wird, müssen sich portokavale Shunts zwangsläufig ebenfalls kontrastieren.
Zu **(3):** Fundusvarizen sind aufgeweitete portokavale Shunts bei portaler Hypertension.
Zu **(4):** Hepatofugale Kollateralkreisläufe sind portokavale Umgehungskreisläufe, z. B. über Ösophagus, Magenfundus, retroperitoneal, über die Haut (rekanalisierte Nabelvene), die sich selbstverständlich im Rahmen einer Splenoportographie kontrastieren.

H96

Frage 4.166: Lösung B

Bei der indirekten Splenoportographie wird ein Kontrastmittel über einen transfemoral in die A. lienalis vorgeschobenen Katheter injiziert. Es stellen sich hierbei die Milzvenen, die Pfortader und die Leber dar.
Zu **(A):** Die direkte Splenoportographie erfolgt durch Punktion der Milz in Höhe des 10./11. Interkostalraumes von lateral.
Die indirekte Splenoportographie ist der direkten vorzuziehen, da hier keine parenchymatösen Organe verletzt werden.
Zu **(E):** Schnittbildverfahren haben auch einen hohen Aussagewert, aber zur Darstellung von Gefäßen und Strombahnen sind sie nicht in erster Linie geeignet.

F95

Frage 4.167: Lösung A

Um das Rückenmark und den Spinalkanal beurteilen zu können, wird bei der Myelographie Kontrastmittel in den Subarachnoidalraum appliziert, da in diesem das Rückenmark schwimmt. Der Subduralraum wird von der Arachnoidea innen und der Lamina interna der Dura mater außen begrenzt. Der Epiduralraum befindet sich zwischen Lamina interna und Lamina externa der Dura mater und enthält den Plexus venosus vertebralis internus. Subduralraum und Epiduralraum sind für die Myelographie nicht geeignet, da sie mit dem Rückenmark in keiner direkten Verbindung stehen. Durch intramedulläre und intraradikuläre Kontrastmittelapplikation würden nur Nervenschäden gesetzt. Die Myelographie tritt in letzter Zeit gegenüber CT und MRT mehr und mehr in den Hintergrund.

F92

Frage 4.168: Lösung B

Die einzigen aussagekräftigen Untersuchungsmethoden zum Nachweis einer Lungenembolie sind die **Lungenangiographie** und **-perfusionsszintigraphie**, die eine exakte Lokalisation und Größenbestimmung des nicht durchbluteten Areals erlauben. Routinemaßnahme bei Verdacht auf Lungenembolie ist wegen des geringeren Aufwandes die Perfusionsszintigraphie.
Thoraxübersichtsaufnahmen und konventionelle Tomographien (im Gegensatz zu Tomographien im Rahmen einer Pulmonalisangiographie) geben nur bei schweren Embolien – allenfalls in etwa 10% der Fälle – entsprechende Hinweise. Es können dann eine Erweiterung des Stamms und der Hauptäste der entsprechenden Pulmonalarterie, eine Verlängerung der Ausflußbahn des rechten Ventrikels mit Vorwölbung des Conus pulmonalis, eine Vergrößerung des Herzquerdurchmessers aufgrund einer Dilatation des rechten Ventrikels, des rechten Vorhofs und der V. cava sowie das sog. Westermark-Zeichen (= plötzlicher Gefäßabbruch mit aufgehellter ischämischer Zone) erkennbar werden.
Wenn bei einer Lungenembolie eine Linksherzinsuffizienz vorliegt und sich aus der Embolie ein Lungeninfarkt entwickelt, findet man auf Thoraxübersichtsaufnahmen häufiger nachweisbare Veränderungen, die als Plattenatelektasen, keilförmige oder rundliche, fleckig-wolkige Verschattungen und kleine Pleuraergüsse imponieren. Ein Lungeninfarkt tritt bei einer Lungenembolie aber nur selten (nur bei gleichzeitiger Linksherzinsuffizienz) auf, entsprechende röntgenologische Veränderungen sind überdies frühestens 12 – 24 h nach der Embolie zu erwarten.
Zu **(2):** Wie das gewöhnliche p.-a.-Bild gibt auch die Computertomographie lediglich dann Hinweise auf eine Lungenembolie, wenn sich infolge des Verschlusses der Lungenarterie Veränderungen am Lungenparenchym entwickeln, wenn insbesondere also ein Lungeninfarkt entsteht. Da letzterer jedoch selten ist, erst nach gewissem Zeitintervall zur Embolie auftritt und auch keinen typischen röntgenmorphologischen Aspekt hat (ähnlicher Befund wie z. B. bei pneumonischem Infiltrat), ist die Computertomographie ebenso wie die Röntgenübersichtsaufnahme oder die konventionelle Tomographie kein geeignetes Verfahren zur Diagnose einer Lungenarterienembolie.

F90

Frage 4.169: Lösung B

Zu **(2):** Die Diagnose eines gelegentlich embolischen, häufiger thrombotischen Verschlusses eines mesenterialen arteriellen Gefäßes läßt sich nur angiographisch oder durch Laparotomie stellen.
Zu **(1):** Eine Magen-Darm-Passage kann allenfalls die Veränderungen einer chronischen arteriellen Perfusionsstörung (ischämische Enteritis) darstellen, die sich jedoch röntgenologisch kaum von Enteritiden anderer Genese (z. B. M. Crohn, radiogene = aktinische Enteritis, infektbedingte Enteritis etc.) unterscheidet. Auch alle weiteren Untersuchungsverfahren geben allenfalls unspezifische Hinweise (z. B. Röntgenübersichtsaufnahme des Abdomens: Luftansammlungen wie bei paralytischem Ileus).
Zu **(3):** Nuklearmedizinische Verfahren zum Nachweis anderweitig (endoskopisch, angiographisch) nicht faßbarer Blutungsquellen.

F90

Frage 4.170: Lösung E

Bis Anfang der 70er Jahre war die zerebrale Angiographie Methode der Wahl zum Nachweis intrakranieller Blutungen, heute werden routinemäßig Computertomographien durchgeführt.

F90

Frage 4.171: Lösung B

Zu **(B):** Das Röntgenbild zeigt den Befund eines Paget-von-Schroetter-Syndroms einen thrombotischen Verschluß des linksseitigen Angulus venosus, d.h. an der Vereinigungsstelle der V. subclavia mit der V. jugularis interna zur V. brachiocephalica sinistra. Länger liegende zentrale Venenzugänge sowie längere periphervenöse Gabe venenreizender Substanzen (hochkalorische parenterale Ernährung, Zytostatika) sind nicht seltene Ursachen von Gefäßthrombosierungen im Bereich der oberen Extremität, deren Prognose jedoch (im Gegensatz zu Thrombosen der unteren Extremität) wegen weitgehend fehlenden Lungenembolierisikos sowie wegen der Entwicklung suffizienter Kollateralen in der Regel gut ist. Der Verschluß führt zu einem Aufstau kontrastmittelhaltigen Blutes im Bereich des linken Arms, des Halses sowie der Schulter. Es werden Umgehungskreisläufe über Schultervenen sowie zur Gegenseite erkennbar.
Zu **(A):** Die V. cephalica verläuft am lateralen Rand des M. biceps oberflächennah und mündet im Trigonum deltoideopectorale in die V. axillaris. Im vorliegenden Röntgenbild stellt sie sich unauffällig kontrastiert dar.
Zu **(C):** Daß sich 12% der Kandidaten für diese Lösungsmöglichkeit entschieden haben, ist überraschend. Bei einem Verschluß der A. subclavia kommt es zu einer Auffüllung des proximalen Gefäßstumpfs, des distalen allenfalls allmählich über Kollateralen. Abgesehen vom Röntgenbild passen Klinik und Genese der Symptomatik nur zu einem venösen Geschehen.

F93

Frage 4.172: Lösung E

Zu **(1):** Jede Methode hat ihre Vor- und Nachteile. Die Endoskopie ist schnell verfügbar, erlaubt zugleich therapeutische Interventionen (z.B. Unterspritzung einer Blutung), ist jedoch im Dünndarm kaum einsetzbar. Die Szintigraphie ist zeitaufwendig, gestattet einen Blutungsnachweis nur, wenn eine Blutung während der Szintigraphie besteht, und erlaubt nicht immer die Feststellung der exakten Blutungslokalisation. Die Angiographie klärt die Blutungslokalisation nur, wenn zum Untersuchungszeitpunkt eine Blutung gewisser Intensität besteht (mindestens 2 ml/min) und klärt – wie die Szintigraphie – in der Regel nur die Blutungslokalisation, nicht die Blutungsursache und Dignität.
Zu **(2):** Zur Szintigraphie zum Nachweis eines enteralen Blutverlustes werden ^{51}Cr-, ^{111}In- oder ^{99m}Tc-markierte Eigenerythrozyten verwendet.
Zu **(3):** Gute Resultate der Angiographie bei der Abklärung akuter Blutungen im Gastrointestinaltrakt sind nur bei selektiver Kontrastmittelinjektion in die jeweiligen abdominalen Aortenäste zu erhalten, nicht jedoch bei einer Übersichtsangiographie. Bei selektiver Gefäßdarstellung finden sich bei akuter Blutung ein Kontrastmittelaustritt, eine unregelmäßige Kontrastmittelverteilung im entsprechenden Darmareal und eine lange Kontrastmittelverweildauer.

F92 H88

Frage 4.173: Lösung E

Mittels Gastroskopie und Koloskopie konnte die Blutungsquelle im beschriebenen Fall nicht gefunden werden; möglicherweise handelt es sich um eine Blutung im Bereich des Dünndarms, beispielsweise aus einer Gefäßdysplasie oder einem Dünndarmtumor (z.B. einem Myom). Methode der Wahl zur Diagnostik einer solchen Blutungsquelle ist die selektive Kontrastdarstellung der Mesenterialgefäße (besonders der A. mesenterica superior, die den gesamten Dünndarm und ferner den Dickdarm bis zur Flexura lienalis versorgt), die pathologische Gefäße, Gefäßmißbildungen und etwaige Blutaustritte in das Darmlumen sichtbar macht. Allerdings müssen letztere mit einem Blutverlust von mindestens etwa 1 ml/min einhergehen, um bei selektiver Darstellung der Mesenterialgefäße erkennbar zu werden, bei kleineren Blutungen kann nicht der Blutaustritt selbst, sondern allenfalls die Blutungsquelle (z.B. der verursachende Tumor) festgestellt werden. Gelingt es auch mittels der Angiographie nicht, die Blutungsquelle aufzudecken, müssen nuklearmedizinische Techniken zur Anwendung kommen (Entnahme, Markierung z.B. mit ^{51}Chrom und Reinjektion körpereigener Erythrozyten).
Zu **(A):** 19% der Kandidaten entschieden sich erstaunlicherweise für diese Antwortmöglichkeit. Die Abdomenübersichtsaufnahme kann keinerlei Hilfestellung zur Lokalisationsdiagnostik einer gastrointestinalen Blutung liefern!
Zu **(C)** und **(D):** Insbesondere die Dünndarmdarstellung im Doppelkontrast nach Sellink, aber auch eine Magen-Darm-Passage, kann pathologische Darmprozesse aufdecken, jedoch klärt sie nicht, ob ein entdeckter pathologischer Prozeß auch Blutungsquelle ist!

H93

Frage 4.174: Lösung E

Die Angiographie zeigt ein hypernephroides Karzinom am unteren Nierenpol rechts mit auffälliger Hypervaskularisation (→ Zyste ausgeschlossen) und pathologischen Gefäßen mit Kaliberschwankungen, irregulärem z.T. gewundendem Verlauf, aneurysmatischen Erweiterungen, kaum Parenchymanfärbung infolge weitgehenden Fehlens eines Kapillarnetzes.

F95

Frage 4.175: Lösung C

Zu **(C):** In der Leeraufnahme ist rechts in Höhe des Blaseneingangs eine kalkdichte Verschattung zu sehen, die auf ein Ureterkonkrement hinweist. Die Kontrastmittelaufnahme bestätigt dies durch typische Stauungszeichen (obstruktive Uropathie) wie erweitertes Nierenbeckenkelchsystem und erweiterten Ureter bis zum Konkrement.
Zu **(A):** Gegen ein Nierenzellkarzinom bei den beschriebenen Beschwerden sprechen der dilatierte Ureter und der kalkdichte Schatten.
Zu **(B):** Gegen den primären unilateralen Megaureter (kongenital) sprechen die akute Symptomatik und die Makrohämaturie.
Zu **(D):** Bei einer Nierenarterienstenose scheidet die betroffene Seite verspätet und weniger aus, da die Niere weniger gut durchblutet wird, und daher weniger Harn produziert. Man würde also hier keinen erweiterten Ureter sehen.
Zu **(E):** Eine Urothelkarzinose gibt meist keinen kalkdichten Schatten im Bereich des Prozesses. Außerdem würde man hier auch keine akuten Symptome erwarten.

F99

Frage 4.176: Lösung D

Zu **(1):** α-Strahlung wird durch wenige mm Gewebe bzw. Blatt Papier absorbiert, verliert also viel Energie auf kurzer Strecke (LET = 20). Wegen der geringen Eindringtiefe sind α-Strahlen zur Therapie ungeeignet.
Zu **(2):** β-Strahlung durchdringt, je nach Energie, Gewebe in der Größenordnung von Zentimetern. Das reicht für einen diagnostischen Einsatz nicht aus.
Zu **(3):** Für die Therapie sind β-Strahlen gut geeignet, da sie das Tumorgewebe ganz und das umgebende gesunde Gewebe nur wenig durchdringen. In der Radioiodtherapie wird die β-Strahlung von ^{131}I genutzt.
Zu **(4):** γ-Strahlen besitzen keine fest definierte Reichweite wie α-Strahlen, sondern unterliegen einer exponentialen Schwächung. Deshalb sind sie auch noch in einiger Entfernung nachweisbar und somit für die Diagnostik geeignet.
Zu **(5):** Wegen seiner Betastrahlung, die gesundes Gewebe während einer Untersuchung schädigen würde, eignet sich ^{131}I nicht für diagnostische Anwendungen. Hier wird heute der γ-Strahler ^{99m}Tc angewandt.

F99

Frage 4.177: Lösung A

Die Haut ist schon wegen ihrer großen Oberfläche schlecht für nuklearmedizinische Untersuchungen geeignet. Da ihre Funktion schon durch Inspektion gut beurteilt werden kann, ist dies auch nicht nötig.

Tab. 4.**2**

Organ	**Untersuchung mit**
Gehirn	^{99m}Tc – HMPAO
Myokard	^{99m}Tc – MIBI
Leber	^{99m}Tc – Pertechnetat
Nieren	^{99m}Tc – DTPA
Knochen	^{99m}Tc – Polyphosphonate
Schilddrüse	^{99m}Tc – Pertechnetat, ^{131}I

F95

Frage 4.178: Lösung E

Radiopharmaka werden oral verabreicht beim Schilling-Test mit ^{58}Co markiertem Vitamin B_{12} und beim Radioiodtest, subkutan bei der Lymphknotenszintigraphie, i.v. bei der Perfusionszintigraphie und bei der Schilddrüsenszintigraphie mit ^{99m}Tc und als Inhalation bei der Lungeninhalationszintigraphie mit ^{133}Xe zur Beurteilung von Bronchialobstruktionen. Sie können auch i.m. bei der Muskeldurchblutungsmessung oder intrathekal bei der Myelo- und Zisternoszintigraphie mit ^{169}Yb-DTPA zur Beobachtung der Liquorzirkulation verabreicht werden.

H92

Frage 4.179: Lösung A

Im Rahmen von nuklearmedizinischen Therapien darf es nicht zu einer relevanten Strahlenbelastung der Umgebung durch applizierte Radiopharmaka kommen, und zwar weder durch vom Patienten noch durch von seinen Ausscheidungen ausgehende Strahlung. So müssen in der Regel Strahlentherapien mit offenen radioaktiven Substanzen stationär in speziellen abgeschirmten Einrichtungen durchgeführt werden (Einzelzimmer einer nuklearmedizinischen Bettenstation), bis die Restmenge des applizierten Radionuklids nicht mehr zu einer relevanten Strahlenbelastung führt und bis keine Gefahr einer Umgebungskontamination mehr besteht (Aufbewahrung vor allem der Exkremente in sog. Abklinganlagen vor Einleitung in das öffentliche Kanalnetz). Allerdings kann beispielsweise eine nuklearmedizinische Therapie mit ^{32}P etwa bei Polycythaemia vera ambulant erfolgen, da der β-Strahler ^{32}P praktisch keine Strahlenbelastung außerhalb des Patienten hervorruft und kaum ausgeschieden wird. Nuklearmedizinische Therapien mit offenen radioaktiven Substanzen dürfen also in der Regel nur während eines stationären Aufenthaltes des Patienten durchgeführt werden.

F96 H92

Frage 4.180: Lösung A

Bei nuklearmedizinischen Ventilationsszintigraphien werden entweder radioaktive Edelgase ((B), (C) und (E)) oder radioaktiv markierte Aerosole ((D); ^{99m}Tc-Partikel mit einer Größe von 2 μ) über einen Vernebler inhaliert, so daß sich das funktionstüchtige Lungenparenchym darstellt; von einer Ventilationsstörung betroffene Lungenareale kennzeichnen sich durch einen Speicherdefekt. In jedem Fall kann die Untersuchung nur mittels eines gasförmigen Radiodiagnostikums erfolgen. Thallium ist ein Metall, das sich aufgrund seiner Ähnlichkeit mit Kalium in Muskelzellen anreichert und daher im Rahmen von Myokardszintigraphien eingesetzt wird.

F89 F87

Frage 4.181: Lösung B

Die zur Aktivitätsmessung γ-strahlender radioaktiver Proben eingesetzten Bohrlochkristalle (z. B. bei Radioimmunoassays) müssen mit einer dicken Bleiabschirmung versehen werden (siehe Kurzlehrbuch 4.2.2.5), damit möglichst keine gravierenden Meßwertverfälschungen infolge des Nulleffektes auftreten (Nulleffekt: vom Szintillationszähler registrierte Impulse, die nicht aus der Probe stammen, sondern aus der Umgebung).

F96

Frage 4.182: Lösung D

Zu **(D):** Zur statischen Nierenszintigraphie wird ^{99m}Tc-DMSA bzw. -Glucoheptonat verwandt.
Zu **(A)** und **(B):** Die HWZ von ^{99m}Tc beträgt 6 Stunden, die von ^{131}I beträgt 8 Stunden und die von ^{123}I beträgt 13,3 Stunden.
Zu **(C):** Die Halbwertschichtdicke ist die Dicke eines Materials, nach der eine Strahlung noch 50% der Anfangsintensität hat. Die Strahlung von ^{131}I spaltet sich in β-Strahlung von 0,61 MeV und γ-Strahlung von 0,364 MeV. ^{99m}Tc ist ein γ-Strahler mit 0,14 MeV. Da die Energie der γ-Strahlung von ^{131}I höher ist als die von ^{99m}Tc, ist auch die Halbwertschichtdicke größer.
Zu **(E):** Da sich Iod in der Schilddrüse anreichert und in die Schilddrüsenhormone eingebaut wird, würde es bei einer Szintigraphie zu Verfälschungen des Anreicherungsmusters kommen.

H98

Frage 4.183: Lösung A

Zu **(A):** Follikuläre und papilläre Schilddrüsenkarzinome sind die häufigsten und mit einer Radioiodtherapie gut behandelbaren bösartigen Tumoren der Schilddrüse. Das seltene anaplastische Karzinom ist nur teilweise mit ^{131}I behandelbar.
Zu **(B):** ^{123}I wird in der Schilddrüsenszintigraphie eingesetzt.
Zu **(C):** Undifferenzierte Karzinome werden postoperativ bestrahlt.
Zu **(D):** Die Radioiodtherapie bei Karzinomen erfolgt prinzipiell nach einer Thyreoidektomie (bzw. Hemithyreoidektomie bei papillärem Ca.-$T_1N_0M_0$).

F00 !!

Frage 4.184: Lösung C

^{99m}Tc ist ein metastabiles Nuklid mit reiner Gammastrahlung, einer Energie von 140 keV und einer Halbwertszeit von 6 Stunden, das in einem Radionuklidgenerator aus dem Mutternuklid ^{99}Mo gewonnen wird. ^{99m}Tc läßt sich in vielen Verbindungen, wie z. B. Pertechnetat, Phosphonat, MAG-3, Albumin, DTPA anwenden.

H95

Frage 4.185: Lösung D

Zu **(D):** ^{99m}Tc hat eine Halbwertzeit von 6 Stunden.
Zu **(A):** ^{99m}Tc ist das Tochternuklid von ^{99}Molybdän. Es wird in einem Nuklidgenerator durch radioaktiven Zerfall gewonnen und abgeschieden.
Zu **(C):** Reine γ-Strahler haben keine zusätzliche Korpuskularstrahlung. Daher ist die Strahlenbelastung der Patienten hier verringert.
Zu **(E):** ^{99m}Tc findet in der Szintigraphie Anwendung als ^{99m}Tc-DTPA, ^{99m}Tc-HMPAO, ^{99m}Tc-MAK, ^{99m}Tc-04, ^{99m}Tc-MDP und in vielen anderen Verbindungen.

H99

Frage 4.186: Lösung A

Zu **(A):** Die γ-Energie von ^{99m}Tc beträgt 140 keV. ^{131}I hat eine Energie von 364 keV.
Zu **(B):** ^{99m}Tc hat eine Halbwertzeit von 6 Stunden.

Zu **(C):** Der Antwort ist nichts hinzuzufügen.
Zu **(D):** Bei der Skelettszintigraphie verwendet man heute ^{99m}Tc-Zinndiphosphonate.
Zu **(E):** Die Sensitivität der Szintigraphie bei der Metastasensuche im Knochen ist hoch. Die Spezifität ist allerdings niedrig, da jeder Knochenumbau, auch bei Entzündungen etc., zu einer Markierung führt.

H92

Frage 4.187: Lösung C

Zu **(4):** Eine nuklearmedizinische Darstellung der Nebennieren gelingt mittels Applikation von ^{131}I-markierten Cholesterols, das ein Vorläufer der Nebennierenrindensteroide ist. Da die Nebennierenszintigraphie sehr aufwendig und von vergleichsweise geringer Aussagekraft ist und zudem mit einer sehr hohen Strahlenbelastung einhergeht, ist sie klinisch kaum erprobt.

F93

Frage 4.188: Lösung D

Technetium-99m markierte Mikrosphären werden zur Lungenperfusionsszintigraphie eingesetzt, da sie in Lungenkapillaren stecken bleiben und damit die Blutverteilung in den Lungen zum Zeitpunkt der Injektion abbilden.

F91

Frage 4.189: Lösung A

Zu **(1):** ^{99m}Tc-Pertechnetat wird zwar in der Schilddrüse angereichert, jedoch im Gegensatz zu Iodid nicht in Schilddrüsenhormone eingebaut.
Zu **(2)** und **(4):** ^{131}I emittiert γ-Strahlung von 364 keV und zusätzlich β-Strahlung.

F00 **!!**

Frage 4.190: Lösung B

Die Schilddrüsenszintigraphie beruht auf der Aufnahme von ^{99m}Tc in die Schilddrüse analog zum Jod. Es wird jedoch nicht in das Schilddrüsenhormon eingebaut wie es beim ^{123}I oder ^{131}I der Fall ist. Im Szintigramm stellt sich das aufgenommene ^{99m}Tc im Schilddrüsengewebe dar. Es läßt sich somit eine Aussage über die Stoffwechselaktivität des Gewebes machen (Lokalisation von warmen und kalten Knoten).

H93

Frage 4.191: Lösung E

Technetium 99 m wird wegen seiner alleinigen γ-Strahlung und seines fehlenden Einbaus in Schilddrüsenhormone lediglich zu diagnostischen Zwecken genutzt. Iod 131 wird wegen seines β-Strahlenanteils mit hohem lokalem Ionisierungspotential sowie wegen seines Einbaus in Schilddrüsenhormone und somit in die Schilddrüse selbst mit resultierend wesentlich höherem lokalem Strahleneffekt vornehmlich therapeutisch genutzt (autonome Adenome, Schilddrüsenkarzinome), zumal es beispielsweise von leicht entdifferenzierten Karzinomen, die kein Technetium mehr aufnehmen, häufig noch gespeichert wird.

F93

Frage 4.192: Lösung D

Wenn ein Schilddrüsenszintigramm eine lokale leichte Aktivitätsanreicherung zeigt und somit der Verdacht auf ein kompensiertes autonomes Adenom besteht, kann zur Diagnosesicherung ein Suppressionsszintigramm erfolgen: Nach 10tägiger Behandlung des Patienten mit 100 µg Triiodthyronin stellt infolge resultierender Suppression des TSH das übrige Schilddrüsengewebe die Iodaufnahme ein (ist supprimiert), und das autonome Adenom kommt bei einem zweiten, nach der Behandlung angefertigten Szintigramm allein zur Darstellung.

H99

Frage 4.193: Lösung C

Zu **(C):** Typisches Kennzeichen eines autonomen Adenoms ist ein umgrenzter Organbereich mit außerordentlich hoher Aktivität, der heiße Knoten. Infolge der durch das Adenom erhöhten Schilddrüsenhormonspiegel ist die TSH-Produktion der Hypophyse herabgesetzt und die übrigen, normalen Schilddrüsengebiete zeigen eine verringerte Aktivität. Sinkt die Aktivität dieser Gebiete nach Applikation von Schilddrüsenhormonen **(Suppressionstest)** nocht weiter ab, liegt ein kompensiertes Adenom vor, sinkt sie nicht weiter ab bzw. stellt sich aufgrund vollständiger Suppression nur das Adenom szintigraphisch dar, handelt es sich um ein dekompensiertes.
Zu **(A):** Mit der Gabe von TSH wird die Hormonproduktion der Schilddrüse stimuliert. Ist im Szintigramm nur ein Adenom zu erkennen, kann zur Klärung der Frage, ob es sich tatsächlich um ein Adenom handelt oder um eine nur einseitig angelegte Schilddrüse o.ä. mittels TSH die Drüse stimuliert und erneut eine Szintigraphie durchgeführt werden. Dann muß neben dem Adenom auch das übrige Schilddrüsengewebe Jod aufnehmen und sich darstellen **(Stimulationsszintigramm).**
Zu **(B):** Mit Abschirmung der Schilddrüse durch eine Bleiplatte werden alle Strahlen gleichmäßig abgeschwächt. Man erhält also kein besseres oder spezifischeres Bild.
Zu **(D):** Der **Radiojod-Zweiphasentest** als funktionsszintigraphische Methode ist durch In-vitro-Un-

tersuchungen weitgehend abgelöst worden. Aufgrund seiner hohen Strahlenbelastung sollte er nur bei Patienten ab dem 50. Lebensjahr durchgeführt werden. Bei diesem Test wird nach oraler Gabe von 131 J in festgelegten Zeitintervallen die Aktivität über der Schilddrüse gemessen. Aus den charakteristischen Aktivitätsverlaufskurven können Aussagen über die aktive Jodaufnahme in die Schilddrüse (Jodphase), die Hormonspeicherung und Hormoninkretion (Hormonphase) getroffen werden.

F98 F94

Frage 4.194: Lösung E

Zu **(A):** Bei der Lungenperfusionsszintigraphie werden etwa 400 μm große Mikropartikel intravenös appliziert, die einen Teil des nachfolgenden Kapillarfilters, die Lungenkapillaren, vorübergehend embolisieren.
Zu **(B)** und **(C):** Bei Vorliegen von Lungenperfusionsstörungen (Lungenembolie, bei Mangelbelüftung s. u., bei Lungentumoren, -zysten, Pleuraergüssen, abnormaler Durchblutungsverteilung z. B. beim Lungenemphysem) stellen sich somit Perfusionsdefekte dar, die jedoch unspezifisch sind und keine sichere Differenzierung der zugrunde liegenden Erkrankung (Lungenembolie, Mangelbelüftung bei Pneumonie, Tumor etc.) gestatten.
Zu **(D)** und **(E):** Bei Mangelbelüftung eines Lungenareals, z. B. infolge einer pneumonischen Infiltration oder bei Bronchusstenose infolge eines Tumors, kommt es über den Euler-Liljestrand-Reflex zu einer gleichzeitigen Drosselung der Durchblutung im entsprechenden Lungenareal, so daß auch bei Mangelbelüftung das Lungenperfusionsszintigramm pathologisch ausfällt. Eine Differenzierung (primär vaskuläre Genese/sekundär vaskulär bei Mangelbelüftung) gelingt durch Kombination der Lungenperfusions- mit einer einer Lungenventilationsszintigraphie.

F97

Frage 4.195: Lösung C

Zu **(C):** Bei der Lungenperfusionsszintigraphie werden etwa 400 μm große Mikropartikel (^{99m}Tc-markierte Mikrosphären) intravenös appliziert, die einen Teil des nachfolgenden Kapillarfilters, die Lungenkapillaren, vorübergehend embolisieren.
Zu **(A)**, **(B)** und **(E):** Alveoläre Diffusion, bronchoalveoläre Distribution und alveoläre Retention sind Prozesse, die auf Gase wie Sauerstoff zutreffen.
Zu **(D):** Arteriovenöse Äquilibrierung bedeutet das Gleichsetzen der Gaskonzentrationen in Arterie und Vene.

H99 **!**

Frage 4.196: Lösung C

Zu **(A):** Bei der Lungenperfusionsszintigraphie werden etwa 400 μ große Mikropartikel intravenös appliziert, die einen Teil des nachfolgenden Kapillarfilters, die Lungenkapillaren, vorübergehend embolisieren.
Zu **(C):** Die ^{99m}Tc-Partikel embolisieren im Kapillargeflecht der Lunge etwa jede 10 000ste Kapillare. Die Emboli werden mit einer Halbwertzeit von 5 Stunden wieder abgebaut. Eine Perfusionsminderung besteht zwar, jedoch ist sie vernachlässigbar klein und wird auch von vorbelasteten Patienten gut vertragen.
Zu **(B):** Bei Vorliegen von Lungenperfusionsstörungen (Lungenembolie, bei Mangelbelüftung s. u., bei Lungentumoren, -zysten, Pleuraergüssen, abnormaler Durchblutungsverteilung z. B. beim Lungenemphysem) stellen sich Perfusionsdefekte dar, die jedoch unspezifisch sind und keine sichere Differenzierung der zugrunde liegenden Erkrankung (Lungenembolie, Mangelbelüftung bei Pneumonie, Tumor etc.) gestatten.
Zu **(D):** Wenn im Perfusionsszintigramm keine infarzierten Bereiche gefunden werden, kann eine größere Embolie ausgeschlossen werden.

H96

Frage 4.197: Lösung D

Die ^{99m}Tc-Partikel embolisieren im Kapillargeflecht der Lunge etwa jede 10 000ste Kapillare. Die Emboli werden mit einer Halbwertzeit von 5 Stunden wieder abgebaut. Eine Perfusionsminderung besteht zwar, jedoch ist sie vernachlässigbar klein und wird auch von vorbelasteten Patienten gut vertragen.

H98

Frage 4.198: Lösung C

Tab. 4.**3**

Durchblutung von	Untersuchung mit
Gehirn	^{99m}Tc-HMPAO
Myokard	^{99m}Tc-MIBI
Leber	^{99m}Tc-Pertechnetat
Nieren	^{99m}Tc-DTPA

H93

Frage 4.199: Lösung D

Iod^{123} ist wegen seiner günstigen Eigenschaften (reine γ-Strahlung, Halbwertszeit 13,3 Stunden) ein für Schilddrüsenszintigraphien gut geeignetes Radionuklid, kann aber nur in der Nähe eines Zyklotrons benutzt werden, da es nur von diesem erzeugt werden kann.
Zur Radionephrographie müssen Substanzen eingesetzt werden, die glomerulär filtriert, tubulär sezerniert oder tubulär gespeichert werden, hier dient radioaktives Iod lediglich zur Etikettierung entsprechender Moleküle.

H91

Frage 4.200: Lösung D

Radioaktiv markierte wie auch unmarkierte Orthoiodhippursäure wird renal eliminiert, weswegen sich diese Substanz gut zur Bestimmung der effektiven Nierendurchblutung bzw. der tubulären Clearance eignet. 94% der Kandidaten entschieden sich für die korrekte Lösung.

F95

Frage 4.201: Lösung E

^{99m}Tc-HIDA (Hydroxyiminodiessigsäure) wird vorwiegend über die Gallenwege ausgeschieden und findet daher Anwendung in der Funktionsszintigraphie von Leber und Gallengängen.

F91

Frage 4.202: Lösung D

Eine *qualitative* Nierenfunktionsprüfung ist mittels Kontrastmitteluntersuchungen (Urographie, Angiographie) möglich, eine *quantitative* Nierenfunktionsmessung gelingt hingegen nur mittels einer Nierenfunktionsszintigraphie oder mittels Clearance-Untersuchungen, seien sie konventioneller oder nuklearmedizinischer Art.

F98

Frage 4.203: Lösung C

Zu **(1):** Das Auflösungsvermögen ist eine Frage der verwendeten Systeme und des Films.
Zu **(2):** Die Belichtung spielt bei der digitalen Lumineszenzradiographie keine große Rolle mehr, da die gewonnen Informationen beliebig digital nachbearbeitet werden. Es können in einer Untersuchung mehrere Bilder analog den harten und weichen Röntgenaufnahmen angefertigt werden (Knochen- und Weichteilfenster).
Zu **(3):** Der apparative Aufwand ist bei der digitalen Lumineszenzradiographie zumindest am Krankenbett größer. Im Routinebetrieb ist er jedoch kleiner, da der Belichtungsautomat inklusive der Chemikalien wegfällt.

F00

Frage 4.204: Lösung E

Die digitale Lumineszenzradiographie (DLR) beruht auf der digitalen Auswertung einer Speicherfolie, die statt eines Röntgenfilms eingesetzt wird. Es wird hierfür ein konventionelles Röntgengerät eingesetzt. Die Bilderstellung erfolgt über einen Laserstrahl, der die Speicherfolie abtastet. Der Vorteil der Methode ist der große Belichtungsspielraum, da die gewonnene Bildinformation beliebig weiterbearbeitet werden kann. Es gibt praktisch keine falsch belichteten Bilder mehr. Der Nachteil der Methode ist die ca. fünffach schlechtere Ortsauflösung gegenüber konventionellen Röntgenfilmen.

F92

Frage 4.205: Lösung E

Während die statische Szintigraphie der Nieren zur Darstellung der räumlichen Aktivitätsverteilung kaum mehr durchgeführt wird, gibt die Funktionsszintigraphie der Nieren wesentliche diagnostische Hinweise. Die im Rahmen einer Radioisotopennephrographie sich ergebenden Radioaktivitätskurven lassen die drei Phasen Nierendurchblutung, Ausscheidung durch glomeruläre Filtration und tubuläre Sekretion, Harnabfluß aus der Niere sowie etwaige Funktionsstörungen erkennen und beurteilen. Die Radionephrographie = Funktionsszintigraphie der Nieren ist ein sinnvolles, häufig eingesetztes nuklearmedizinisches Routineverfahren sowohl als Screeningmethode als auch zur Beantwortung spezieller Fragen (Hypertoniediagnostik, Nierenfunktion vor einseitiger Nephrektomie, Abklärung einer Niereninsuffizienz etc.). Im übrigen können Partialfunktionen der Niere mittels Einsatz spezieller Radiopharmaka gemessen werden.

F97 H83

Frage 4.206: Lösung D

Die Nierenfunktionsszintigraphie = Radioisotopennephrographie zählt heute mit zu den am häufigsten durchgeführten nuklearmedizinischen Funktionsuntersuchungen.
Prinzip der Untersuchung ist die intravenöse Injektion eines harnpflichtigen Radioisotops (z. B. ^{131}I-Orthohippursäure) und die anschließende Aufzeichnung von Radioaktivitätskurven über den Nieren über einen Zeitraum von etwa 20 min. Die sich ergebenden Kurven zeigen die Nierendurchblutung (1. Phase), die Sekretion (2. Phase; renale Funktionsphase) und die Exkretion (3. Phase; pyeloureteraler Abfluß) des Radioisotops. Es handelt sich also um

eine Untersuchungsmethode zur Erfassung der Organfunktion, wobei die Integrale unter den Zeitaktivitätskurven Informationen über die Sekretionsleistung der Nieren und damit Rückschlüsse über Mangelperfusion, Einschränkung der Sekretionsleistung, Funktionsstörungen der Nieren und Harnabflußstörungen ergeben.
Zu **(1):** Da bei der Radioisotopennephrographie eine γ-Kamera eingesetzt wird, die mit entsprechender Bildfolge in kurzen zeitlichen Abständen die räumlichen Aktivitätsverteilungen aufzeichnet (Sequenzszintigraphie), ist gleichzeitig eine grobe Feststellung renaler Parenchymausfälle möglich. Hierzu ist jedoch besser die statische Nierenszintigraphie geeignet. Die dabei verwendeten Radiodiagnostika ^{197}Hg-Chlormerodrin oder ^{99m}Tc-Succinat reichern sich tubulär an und verbleiben in der Niere, so daß wesentlich detailliertere Informationen über Form, Lage, raumfordernde Prozesse und andere Parenchymreduktionen gewonnen werden können.
Insgesamt werden jedoch heute szintigraphische Methoden kaum mehr zur Tumorsuche an den Nieren eingesetzt – sie sind durch die Sonographie und die Computertomographie abgelöst worden.
Zu **(3)** und **(5):** Die Radioisotopennephrographie wird heute in der Regel in Form einer Kamerasequenzszintigraphie durchgeführt, bei der die Aufnahme, der intrarenale Transport und die Ausscheidung des verabreichten Radiopharmakons mittels szintigraphischer Aufnahmen in rascher Folge (→ Anwendung der γ-Kamera und nicht eines Szintillationszählers) bildlich dargestellt werden. Mit Hilfe eines angeschlossenen Speicher- und Auswertecomputersystems lassen sich dann Funktionskurven über speziellen Teilbereichen erstellen (Regions-of-interest-Methode).

H96

Frage 4.207: Lösung D

Zu **(1):** Nach **subkutaner** Injektion können mit ^{99m}Tc-Kolloiden die Lymphknoten szintigraphisch dargestellt werden.
Zu **(2):** Bei der Darstellung der Leber finden Verwendung: ^{131}I-Bromsulphtalein, ^{131}I-Benalrosa, ^{113m}In-Eisenhydrox-Kolloid und auch ^{99m}Tc-Schwefelkolloid.
Zu **(3):** Zur Milzdarstellung dienen denaturierte Erythrozyten, die mit ^{99m}Tc oder ^{51}Cr markiert wurden.
Zu **(4):** Zur Knochenmarkszintigraphie dienen ^{99m}Tc-Schwefelkolloide, die vom RES der Leber zu 90%, der Milz zu 5% und des Knochenmarks zu 5% phagozytiert werden.

H97

Frage 4.208: Lösung D

Zu **(1):** Blutungen aus dem Magen-Darm-Trakt lassen sich szintigraphisch durch ^{99m}Tc-markierte Erythrozyten ab Verlusten von 2 – 4 ml Blut/min nachweisen.
Zu **(2):** Zur Nierenclearancebestimmung wird ^{131}I, ^{123}I-Hippurat (Orthoiodhippursäure) verwandt.
Zu **(5):** Bei der Entzündungsszintigraphie finden ^{111}In-markierte Leukozyten oder ^{99m}Tc-markierte Monozyten Verwendung.

H91

Frage 4.209: Lösung C

Zur Durchführung von Knochenszintigraphien können Isotope derjenigen Substanzen eingesetzt werden, die die Knochenmineralien (Calcium, Phosphat, Carbonat, Natrium, Magnesium, in geringeren Konzentrationen Fluor, Strontium, Barium, Chlor u. a.) ausmachen, oder es werden diese Substanzen radioaktiv markiert. Erste Skelettszintigraphien erfolgten 1961 mittels ^{85}Strontium (hohe Strahlenbelastung), später mittels Na^{18}Fluor (kurze physikalische Halbwertszeit → Verwendung nur in unmittelbarer Nähe eines Zyklotrons). Seit ihrer Einführung 1971 haben Technetium-Phosphat-Komplexe die übrigen Radionuklide ersetzt: Sie sind nicht toxisch, sind haltbar, gehen mit einer nur geringen Ganzkörperbelastung einher, ihre Aktivitätsverteilung läßt sich gut szintigraphisch erfassen, und sie lagern sich mit hoher Spezifität überall dort ein, wo ein aktiver Transport von Phosphat und Calcium stattfindet. Aufgrund ihrer hohen Knochenaffinität kann die Szintigraphie bereits 2 Stunden nach der Injektion erfolgen.

F93

Frage 4.210: Lösung E

Pathologische Knochenveränderungen führen zu einer auffälligen Mehrspeicherung im Skelettszintigramm, d. h. zu einer vermehrten Aktivitätsbelegung, nicht zu einem Speicherdefekt!

H93

Frage 4.211: Lösung E

Entsprechende zur Skelettszintigraphie eingesetzte Nuklide lagern sich in Bezirke des Skelettsystems mit gesteigertem Stoffwechsel ein, also in Wachstumszonen, Metastasen, Primärtumoren, entzündliche Knochenprozesse, Gelenkerkrankungen, Frakturen etc. So stellen sich Frakturen jeder Genese (auch pathologische oder osteoporotische Frakturen) dar. Da mit zunehmender Frakturheilung die Intensität des Stoffwechsels im Frakturbereich abnimmt, kann szintigraphisch zwischen frischen und alten ausgeheilten Frakturen gut unterschieden werden.

F98 !!

Frage 4.212: Lösung C

Zu **(C):** Zur Bestimmung des Knochenmineralsalzgehaltes dient die Osteodensitometrie, eine Form der Emmissions-Computertomographie (SPECT).
Zu **(A)**, **(B)**, **(D)** und **(E):** Bei der Skelettszintigraphie lagern sich die injizierten Radionuklide in Skelettbezirke mit gesteigertem Stoffwechsel ein (Metastasen, Frakturen, Primärtumoren, Wachstumszonen, entzündliche Knochenprozesse, Knochenumbauprozesse bei Lockerung von Gelenkersatz) und markieren diese. Da bei zunehmender Frakturheilung die Intensität des Stoffwechsels im Frakturbereich abnimmt, kann szintigraphisch das Frakturalter abgeschätzt werden.

F00

Frage 4.213: Lösung B

Zu **(A):** Ein Plasmozytom wird zumeist erst wegen pathologischen Frakturen oder Knochenschmerzen diagnostiziert, es tritt zu ca. 60% in den Wirbelkörpern, dem Beckenknochen und der Schädelkalotte auf. Im Szintigramm fällt das Plasmozytom nur auf, wenn reaktive osteoplastische Reaktionen ablaufen.
Zu **(C):** Die Strahlenbelastung bei der Skelettszintigraphie liegt für einen Erwachsenen bei ca. 5 mSv. Wachstumsschäden bei Kindern sind somit nicht zu erwarten.
Zu **(D):** In der Mehrphasentechnik können Entzündungsreaktionen beurteilt werden. Hierzu wird unter Sicht der Kamera das ^{99m}Tc markierte Polyphosphonat i.v. verabreicht. So kann die Perfusion der interessierenden Region beurteilt werden. Nach 10 Minuten folgt eine statische Aufnahme zur Beurteilung exsudativer Vorgänge bei Entzündungen. Nach 3 Stunden werden die Spätbilder zur Beurteilung des Stoffwechsels angefertigt.
Zu **(E):** Die Beurteilung der Dignität von Tumoren ist mit der Szintigraphie nicht möglich. Die histologische Untersuchung allein kann hierüber eine Aussage machen.

H94

Frage 4.214: Lösung D

Zu **(D):** Zur Bestimmung des Knochenmineralsalzgehaltes dient die Osteodensitometrie, eine Form der Emmissions-Computertomographie (SPECT).
Zu **(A)**, **(B)** und **(E):** Bei der Skelettszintigraphie lagern sich die injizierten Radionuklide in Skelettbezirke mit gesteigertem Stoffwechsel ein (Metastasen, Frakturen, Primärtumoren, Wachstumszonen, entzündliche Knochenprozesse, Knochenumbauprozesse bei Lockerung von Gelenkersatz) und markieren diese.
Zu **(C):** Da bei zunehmender Frakturheilung die Intensität des Stoffwechsels im Frakturbereich abnimmt, kann szintigraphisch das Frakturalter abgeschätzt werden.

Kommentare aus Examen Herbst 2000

H00 !

Frage 4.215: Lösung D

Zu **(A)**: Verstärkerfolien vermindern die für eine Röntgenaufnahme erforderliche Strahlendosis auf durchschnittlich etwa 1/20, indem sie einen Teil der auftreffenden Röntgenstrahlung absorbieren und daraufhin Fluoreszenzlicht abstrahlen, das den Röntgenfilm dann indirekt schwärzt.
Zu **(B)** und **(E)**: Zur Erhöhung der Lichtausbeute kann der Film doppelseitig mit Emulsion beschichtet und zwischen zwei Verstärkerfolien gelegt werden, die den Film nun von beiden Seiten belichten. Nachteilig ist allerdings, dass die Auflösung und die Zeichenschärfe herabgesetzt werden, und zwar um so mehr, je dicker die Verstärkerfolien sind und je gröber ihre Körnung ist.
Zu **(D)**: Zur Verminderung der Streustrahlen werden Streustrahlenraster eingesetzt.

H00

Frage 4.216: Lösung C

Zu **(A)**: Im Gegensatz zu Luft bewirken jodhaltige Kontrastmittel einen positiven Kontrast.
Zu **(B)**: Intravasal applizierte Kontrastmittel sind mit Komplikationen behaftet. So kommt es bei bis zu 5% zu allergischen Reaktionen, bei bis zu 0,1% zu bedrohlichen Reaktionen und bei 1/100000 zum Tod.
Zu **(C)**: Die wasserlöslichen Kontrastmittel sind Derivate der Trijodbenzoesäure. Sie werden in ionische und nichtionische KM unterteilt.
Zu **(D)**: Für den Radiojodtest wird ^{131}J verwandt. Dieses ist trägerfrei, d.h. es wird nicht an einen Träger gebunden. Es ist auch kein Kontrastmittel in dem Sinne, sondern ein Radiopharmakon.
Zu **(E)**: Als Kontrastmittelzwischenfall ist die jodinduzierte Hyperthyreose bekannt. Sie kann auftreten, wenn einem hyperthyreoten Patienten, z.B. bei autonomem Schilddrüsengewebe eine hohe Joddosis verabreicht wird. Hierbei kann es zur thyreotoxischen Krise kommen, deren Letalität bei 20% liegt.

H00 !

Frage 4.217: Lösung C

Zu **(A)** und **(B)**: Mit der CT können Transversalschnitte durch den Körper gemacht werden, die überlagerungsfrei sind. Die Recheneinheit berechnet dabei aus den Strahlungsintensitäten, die auf die Detektoren fallen, die Schwächungskoeffizienten für jedes durchstrahlte Volumenelement (Voxel).
Zu **(C)**: Die gewonnenen Informationen können dann so ausgewertet werden, dass man 3-dimensionale Bilder bzw. auch Längsschnitte durch den Körper erhält.
Zu **(D)**: Es gibt CT-Systeme, bei denen auch die Detektoren rotieren. In den Geräten der 4. Generation ist das Detektorsystem in der Gantry ringförmig montiert.
Zu **(E)**: Bei der Spiraltechnik wird der Tisch nicht schrittweise vorgeschoben, sondern kontinuierlich. Dabei werden die Daten so schnell gesammelt, dass wenige Sekunden für eine Untersuchung genügen.

H00 !

Frage 4.218: Lösung C

Zu **(A)** und **(B)**: Eine SPECT-Kamera kann aus einem oder mehreren Detektorköpfen bestehen.
Zu **(C)**: Die SPECT liefert ähnlich der CT bei konventioneller Röntgenstrahlung einen Querschnitt des Körpers, in dem die Radionuklidverteilung dargestellt ist.
Zu **(D)** und **(E)**: Es können alle Radionuklide für eine SPECT-Untersuchung verwandt werden. Daher ist auch ein Zyklotron nicht Voraussetzung für diese Untersuchung.

H00

Frage 4.219: Lösung A

Zu **(A)**: Der rechte Herzrand wird auf p.a.-Aufnahmen von kranial nach kaudal gebildet von der Vena cava superior und dem rechten Vorhof.
Zu **(B)**: Der rechte Ventrikel wird normalerweise auf p.a.-Aufnahmen nirgends randbildend, lediglich bei seiner Dilatation kann er den linken Ventrikel überragen und links randbildend werden.
Zu **(C)–(E)**: Diese Strukturen des Herzens sind auf p.a.-Projektionen links randbildend.

H00 !

Frage 4.220: Lösung C

Röntgenologische Zeichen eines Lungenemphysems sind:
- vermehrte Lungentransparenz
- Rarefizierung der peripheren Gefäßzeichnung
- Zwerchfelltiefstand
- abgeflachte Zwerchfellkuppeln
- Vergrößerung der Phrenikokostalwinkel
- verbreiterte Interkostalräume
- Glockenform des Thorax auf der p.a.-Darstellung
- Bildung von Bullae.

Zu **(C)**: Beim Lungenemphysem sind die hilusnahen Gefäße eher dilatiert. Die Ursache liegt im Euler-Liljestrand-Reflex. Durch die Engstellung der Lungengefäße kommt es zu einem Anstieg des pulmonalarteriellen Druckes und zur Ausbildung eines Cor pulmonale.

H00 !

Frage 4.221: Lösung C

Bei der Lungenperfusionsszintigraphie werden etwa 40 µm große Mikropartikel (^{99m}Tc-markierte Mikrosphären) intravenös appliziert, die einen Teil des nachfolgenden Kapillarfilters, die Lungenkapillaren, vorübergehend embolisieren.
Zu **(A)**, **(B)** und **(E)**: Alveoläre Diffusion, bronchoalveoläre Distribution und alveoläre Retention sind Prozesse, die auf Gase wie Sauerstoff zutreffen.
Zu **(D)**: Arteriovenöse Äquilibrierung bedeutet das Gleichsetzen der Gaskonzentrationen in Arterie und Vene.

H00

Frage 4.222: Lösung E

Periostreaktionen werden eingeteilt in:
- kontinuierliche Reaktionen mit und ohne Kortikalisdestruktion (schalenförmig, lammellenartig, Spikulae)
- unterbrochene Reaktionen (keilförmig, Codmann-Dreieck)
- komplexe Reaktionen.

Zu **(E)**: Als Usur wird ein Bereich mit Knorpel- oder Knochenschwund an Stellen mechanischer Beanspruchung bezeichnet. Sie ist ein radiologisches Zeichen einer rheumatoiden Arthritis.

H00

Frage 4.223: Lösung D

Beim Morbus Bechterew handelt es sich um eine schubweise verlaufende entzündliche Erkrankung aus dem rheumatischen Formenkreis, die im Endeffekt zu einer Sklerosierung und Verknöcherung des Band- und Kapselapparates der Wirbelsäule und der benachbarten Gelenke führt. Die Erkrankung beginnt in der Regel in den Iliosakralgelenken als Ostitis des gelenkknorpelnahen Knochens. Die Iliosakralfugen entkalken, ihre Kontur wird unscharf und unregelmäßig, der Gelenkspalt verbreitert sich zunächst wegen paraartikulärer Knochenresorption. Im benachbarten Knochen werden Aufhellungen sichtbar. Diese entzündlichen Destruktionszeichen gehen schließlich in eine zunehmende

Sklerosierung und Ankylosierung über. In der Regel im Anschluss an die Ostitis der Iliosakralfugen kommt es zu entzündlich-destruktiven Veränderungen an den Zwischenwirbelscheiben im Sinne einer Diszitis, Spondylodiszitis und schließlich Spondylitis, denen reparative Prozesse folgen. In der Regel ist zuerst der thorakolumbale Übergangsbereich betroffen. Erste röntgendiagnostische Maßnahme bei Verdacht auf Morbus Bechterew ist folglich eine Röntgendarstellung der Iliosakralgelenke und der Lenden- und/oder Brustwirbelsäule.

H00

Frage 4.224: Lösung A

Die Enteritis regionalis befällt den Darm in der Regel nicht kontinuierlich, sondern eher segmental. Betroffen können alle Abschnitte des Intestinaltraktes sein. Röntgenologische Zeichen sind die Ulzerationen, die im Frühstadium nicht die ganze Darmzirkumferenz betreffen, Pseudopolypen, das Pflastersteinrelief, narbige Stenosen, entero-enterale Fisteln und Abszesse. Die Darstellung der Fisteln kann in einer Kontrastmitteluntersuchung erfolgen.

H00

Frage 4.225: Lösung C

Die Verkalkungen sind im Korpus und Schwanzbereich des Pankreas lokalisiert. Für alle anderen vorgeschlagenen Lösungen sind Anzahl, Form und Lage der Verkalkungen untypisch.

5 Technische und methodische Grundlagen der Strahlentherapie bösartiger Tumoren und gutartiger Erkrankungen

F99 **!**

Frage 5.1: Lösung C

Zu **(C):** Eine **Hyperthermie** (Temperatur 41–44 °C) führt zu einer Durchblutungsverstärkung des betreffenden Areals, wodurch die Wirkung gleichzeitig applizierter ionisierender Strahlung (Sauerstoffeffekt!) ebenso wie die Wirkung verschiedener Zytostatika verstärkt wird. So ist die Hyperthermie kein Prinzip der Strahlentherapie, jedoch ein Verfahren, das im Rahmen von Strahlen- und Chemotherapien Anwendung findet.
Zu **(A):** Die **Oberflächentherapie** dient der Bestrahlung von Prozessen mit einer Tiefenausdehnung von bis zu 1,5 cm mit hoher Dosisleistung bei raschem Dosisabfall in der Tiefe. Eingesetzt werden konventionelle Röntgenstrahlen mit niedriger Röhrenspannung, Strahlung bei geringem Fokus-Haut-Abstand wie die Chaoul-Therapie, Elektronenstrahlung mit niedriger Energie oder Radionuklide (Kontaktbestrahlung).
Zu **(B):** Die **Weichstrahlentherapie** ist eine Form der Oberflächentherapie mit Röntgenstrahlen bis zu 50 kV Röhrenspannung.
Zu **(D):** Unter der **Brachytherapie** versteht man die Bestrahlung eines Prozesses aus kurzer Entfernung. Techniken der Brachytherapie sind die Oberflächentherapie, die Kontakttherapie mittels Radionukliden, die Chaoul-Therapie und auch die intrakavitäre Bestrahlung unter Anwendung des Afterloading-Verfahrens.
Zu **(E):** Die **Hochvolt- = Megavolt- = Supervolttherapie** ist eine Strahlenbehandlung mittels Röntgen- oder γ-Strahlung von über 1 MeV. Strahlungen dieser Energien werden in der Regel mittels Elektronenbeschleunigern (Betatron, Linearbeschleuniger) erzeugt und bei Tiefentherapien eingesetzt.

F99

Frage 5.2: Lösung C

Zu **(C):** In Linearbeschleunigern werden Elektronen durch eine elektromagnetische Hochfrequenzwelle in einem evakuierten Hohlzylinder beschleunigt. Die so erzeugten schnellen Elektronen können entweder direkt zur Strahlentherapie eingesetzt oder auf ein Target gelenkt werden, wo sie energiereiche Röntgenstrahlung erzeugen.
Zu (A), (B) und **(D):** γ-Strahlen sind zwar qualitativ den Röntgenstrahlen gleich (beides sind elektromagnetische Wellenstrahlungen), unterscheiden sich von letzteren jedoch durch ihre Entstehung. Während Röntgenstrahlen als Bremsstrahlen beim Auftreffen beschleunigter Elektronen auf eine Anode entstehen (oder als charakteristische Strahlung durch Springen von Elektronen aus äußeren Schalen der Hülle eines Atomkerns in innere), werden γ-Strahlen beim radioaktiven Zerfall von Nukliden frei.
Zu (E): Im Neutronengenerator wird Tritium mit Deuteriumkernen beschossen. Dabei entstehen durch Kernverschmelzung Helium und Neutronen.

H91

Frage 5.3: Lösung D

Zu **(1)** und **(2):** In Linearbeschleunigern werden Elektronen durch eine elektromagnetische Hochfrequenzwelle in einem evakuierten Hohlzylinder beschleunigt. Die so erzeugten schnellen Elektronen können entweder direkt zur Strahlentherapie eingesetzt (1) oder auf ein Target gelenkt werden, wo sie energiereiche Röntgenstrahlung erzeugen (2).

Zu **(3):** γ-Strahlen sind zwar qualitativ den Röntgenstrahlen gleich (beides sind elektromagnetische Wellenstrahlungen), unterscheiden sich von letzteren jedoch durch ihre Entstehung. Während Röntgenstrahlen als Bremsstrahlen beim Auftreffen beschleunigter Elektronen auf eine Anode entstehen (oder als charakteristische Strahlung durch Springen von Elektronen aus äußeren Schalen der Hülle eines Atomkerns in innere), werden γ-Strahlen beim radioaktiven Zerfall von Nukliden frei (Einsatz z.B. bei der Telecobalttherapie).

H91

Frage 5.4: Lösung A

Zu **(A):** Aufgrund ihrer hohen Ionisationsdichte, v.a. wegen erzeugter Rückstoßprotonen, d.h. aufgrund ihres hohen linearen Energietransfers, besitzen Neutronen eine deutlich größere biologische Wirksamkeit und folglich einen höheren Bewertungsfaktor (q = 10) als konventionelle Röntgenstrahlen. Neutronenstrahlung spielt trotz ihrer guten Wirksamkeit auch bei hypoxischen Tumoren gegenwärtig keine relevante Rolle in der Strahlentherapie.
Zu **(E):** Neutronenstrahlung gehört wie die γ-Strahlung zur indirekt ionisierenden Strahlung, deren Wirkung weniger durch die Strahlung selbst als durch beim Auftreffen der Strahlung entstehende energiereiche Sekundärteilchen hervorgerufen wird. Da Neutronen keine Ladung tragen, treten sie nicht mit Elektronen in Beziehung und erzeugen keine Sekundärelektronenstrahlung (Reaktion durch Kollision mit den wesentlich größeren Atomkernen, die als Sekundärteilchen indirekt ionisierend wirken).

F96

Frage 5.5: Lösung B

Zu **(B):** Keilfilter werden etwa zum Ausgleich gekrümmter Hautoberflächen oder schräg auf den Körper treffender Strahlen eingesetzt. Je dicker der Filter ist, desto oberflächlicher liegen die Isodosen. Zusammen mit der Bewegungsbestrahlung ergibt sich so der beste Effekt.
Zu **(A):** Der Aufbaueffekt entsteht bei Bestrahlung von Gewebe mit ultraharter Röntgenstrahlung und ist eigentlich ein erwünschter Effekt, um die Haut und oberflächliches Gewebe zu schonen.
Zu **(C):** Zur Aufhärtung von Strahlen dienen z.B. Kupferfilter, die am Strahler angebracht werden und die weichen Strahlen absorbieren.
Zu **(D)** und **(E):** Zur Abdeckung von Feldsegmenten und der Anpassung der Feldform an das Zielvolumen werden normale Filter benutzt, die in den Strahlengang gebracht werden, entweder an der Blende des Strahlers oder an der Körperoberfläche.

H98

Frage 5.6: Lösung C

Die Frage beantwortet sich selbst.

F97

Frage 5.7: Lösung A

Zu **(B):** Die Energie der Strahlung bleibt gleich, da sich die Strahlenquelle selbst nicht verändert.
Zu **(C):** Die relative Tiefendosis gibt die Energiedosis in einem Organ im Vergleich zur Körperoberfläche an. Da sich die Dosis an der Oberfläche auch erhöht, bleibt die relative Tiefendosis gleich.
Zu **(D):** Bei verringertem Abstand zwischen Strahlenquelle und Oberfläche ist die Feldgröße kleiner.
Zu **(E):** Die Bestrahlungsdauer nimmt ab, da die Energiedosis (Eintrittsdosis) durch den verringerten Abstand der Strahlenquelle größer wird.

H99

Frage 5.8: Lösung D

In Kobaltkanonen sendet ^{60}Co bei seinem β-Zerfall zwei γ-Quanten aus. Daher läßt sich das quadratische Abstandsgesetz anwenden. Dieses besagt, daß die Intensität der Strahlung mit dem Quadrat der Entfernung abnimmt. Bei Erhöhung des Abstandes von der Strahlenquelle um den Faktor $\frac{100}{80}$ sinkt die Dosisleistung auf $\frac{1}{\left(\frac{100}{80}\right)^2}$ also 64%.

F92

Frage 5.9: Lösung E

Zu **(E):** Mittels Elektronenbeschleunigern erzeugte Elektronen können entweder direkt zur Strahlentherapie eingesetzt, oder aber auf ein Target gelenkt werden, wo sie energiereiche Röntgenstrahlung erzeugen.
Zu **(A)–(C):** Haupteinsatzgebiet der mittels Kreis- oder Linearbeschleuniger erzeugten schnellen Elektronen ist die Halbtiefen- und die Tiefentherapie, da energiereiche Elektronenstrahlung sich durch einen langsamen Dosisanstieg unter der Haut bis zum Dosismaximum (Aufbaueffekt) und einen steilen Dosisabfall hinter dem Dosismaximum auszeichnet. Die Eindringtiefe und damit das Dosismaximum ist über die Strahlenenergie steuerbar. Schon kurz hinter dem Dosismaximum ist nur noch eine geringe Reststrahlung meßbar, die durch Röntgenstrahlung hervorgerufen wird, welche bei der Abbremsung der Elektronenstrahlen im Gewebe erzeugt wird.
Zu **(D):** Gerade wegen der großen biologischen Wirksamkeit energiereicher Elektronenstrahlung ist eine exakte Feldbegrenzung mittels Bestrahlungstubus erforderlich, der überdies das Einhalten eines korrekten Hautabstandes garantiert.

F93

Frage 5.10: Lösung E

Zwar ist bei lokal begrenzten malignen Tumoren in der Regel eine chirurgische Therapie indiziert, doch kann in manchen Fällen eine kurative alleinige Strahlentherapie zu gleich guten Behandlungsergebnissen führen, und dies mit häufig besserem kosmetischem Ergebnis und ohne Verstümmelung des Patienten. Beispiele für Tumoren, die einer kurativen alleinigen Strahlentherapie zugeführt werden können, sind Karzinome der Haut, der Mundhöhle, des Kehlkopfes, des weiblichen Genitales sowie das Ewing-Sarkom und maligne Lymphome.

H96

Frage 5.11: Lösung C

Bei guter Sauerstoffversorgung ist die biologische Wirkung von Strahlen 2- bis 3mal so hoch wie unter anoxischen Bedingungen (Sauerstoffeffekt). Zellen mit hoher Mitoserate und geringer Differenzierung sind besonders strahlensensibel (Gesetz von Bergonié-Tribondeau).

F90

Frage 5.12: Lösung C

Zu **(1):** Eine Hyperthermie, die z.B. durch während Röntgenbestrahlung gleichzeitig applizierte Infrarotbestrahlung erzeugt wird, ruft eine Erhöhung der Strahlenwirkung hervor infolge Senkung des pH-Wertes (→ Hemmung der DNS- und Proteinsynthese → Verschlechterung der Stoffwechselsituation des Tumors) sowie durch Erhöhung des Blutdurchflusses (→ Erhöhung des Sauerstoffeffekts).
Zu **(2):** Cysteamin ist ein biogenes Amin (bildet zusammen mit einem Adenosindiphosphat- und Pantothensäurerest das Coenzym A), dessen freie SH-Gruppe Acylgruppen binden und übertragen kann. Derivate mit SH- wie mit NH_2-Gruppen (Thioharnstoffe, Thiosulfate) wirken sich als chemische Protektoren aus, d.h. als Strahlenschutzstoffe, die eine Verminderung von Strahlenreaktionen bewirken können. Als Wirkmechanismus stellt man sich das Abfangen wirksamer Radikale vor, wodurch wichtige Moleküle vor Oxidation geschützt werden. Wegen ihrer Toxizität ist die Anwendung entsprechender Substanzen beispielsweise im Rahmen von atomaren Unfällen nicht von praktischer Bedeutung, ebensowenig wie die Applikation chemischer Sensibilisatoren (Schwermetallionen, Chelatbildner), die eine Strahlenwirkung erhöhen können. So ist nicht verwunderlich, daß nur 43% aller Kandidaten Lösung (C) ankreuzten, hingegen 32% Lösung (E), 13% Lösung (B), jeweils 6% Lösungen (A) und (D).
Zu **(3):** Die biologische Wirkung ionisierender Strahlung ist bei Erhöhung des Sauerstoffpartialdrucks infolge vermehrter Bildung wirksamer Radikale größer. Insbesondere zur Abtötung strahlenresistenter hypoxischer Zellen werden Bestrahlungsversuche in O_2-Überdruckkammern unternommen.

H96

Frage 5.13: Lösung C

Mit einem Therapiesimulator wird die Bestrahlungsbehandlung geplant. Der Simulator ist eine Datenverarbeitungsanlage, in die alle erforderlichen Werte eingegeben werden und der dann einen Behandlungsplan entwickelt (Bestrahlungsfelder, Dosisverteilungen etc.).

F00 **!**

Frage 5.14: Lösung E

In einem Therapiesimulator wird die optimale Bestrahlungsplanung für jeden Patienten mit exakter Dosisverteilung, Anordnung der Bestrahlungsfelder, räumlicher und zeitlicher Dosisverteilung berechnet. Grundlage der Berechnung bildet ein räumliches Modell des Körpers, welches über CT oder MRT erstellt wird.

H94

Frage 5.15: Lösung D

Zu **(3):** Bei der interstitiellen Bestrahlung handelt es sich *nicht* um eine perkutane Bestrahlung, sondern um eine Kontaktbestrahlung tiefliegender Herde, bei der sog. „radio-active seeds" bis in das zu bestrahlende Volumen mit Hilfe spezieller Applikatoren gebracht werden.
Zu **(1):** Einfachste Form der Stehfeldbestrahlung (Stehfeldbestrahlung: Strahlenquelle und Patient ändern ihre Position während der Bestrahlung nicht).
Zu **(2):** Bei der Bewegungsbestrahlung führen Strahlenquelle (oder seltener der Patient) während der Bestrahlung vorgegebene definierte Bewegungen so aus, daß sich der zu bestrahlende Herd stets im Strahlenkegel befindet, jedoch die Körperoberfläche und das Zwischengewebe nur eine begrenzte Zeit im Strahlenkegel bleibt. Hieraus resultiert eine Dosisentlastung des Umgebungsgewebes bei hoher Herddosis (z.B. Rotations-, Pendel-, Konvergenzbestrahlung).
Zu **(4):** Bei der Mehrfelderbestrahlung werden mehrere einzelne Strahlenkegel angesetzt, wobei jeder Strahlenkegel möglichst das gesamte zu bestrahlende Gebiet umfaßt.

F97

Frage 5.16: Lösung C

Zu **(C):** Die Strahlentherapie gliedert sich in Oberflächentherapie, Halbtiefentherapie, Tiefentherapie und intrakavitäre-, interstitielle Therapie. Bei der interstitiellen Therapie wird Gewebe mit dem Strahler gespickt (Drähte). Es werden vorwiegend Strahler mit geringer HWZ eingesetzt, damit das Material nicht wieder entfernt werden muß (z.B. Indium, ^{128}Tantal, ^{198}Gold).
Zu **(A):** Brachytherapie ist eine Form der Oberflächentherapie, bei der Röntgenstrahlen hoher Energie mit kleinen Abständen zwischen Röntgengerät und Körperoberfläche eingesetzt werden.
Zu **(B)** und **(D):** Afterloading und intraluminale Gallengangsbestrahlung sind Formen der intrakavitären Bestrahlung.
Zu **(E):** Die intraoperative Bestrahlung eines Pankreaskarzinoms ist eine Oberflächenbestrahlung.

F00

Frage 5.17: Lösung B

Zu **(B):** ^{192}Ir findet als umschlossenes Radionuklid in Form von Seeds Verwendung.
Zu **(A):** ^{99m}TC ist ein reines Diagnostikum und wird in vielen Verbindungen angewandt.
Zu **(C):** ^{111}In findet in der Szintigraphie von Leber und RHS Verwendung.
Zu **(D):** ^{14}C ist ein Betastrahler mit einer Halbwertszeit von 57,3 Jahren und wird in der Altersbestimmung fossiler Skeletteste mittels der Radiokarbonmethode genutzt.
Zu **(E):** ^{32}P fand Anwendung in der interstitiellen und intrakavitären Therapie als ^{32}P-Chromphosphorkolloid. In der Beurteilung der Erythrokinetik wurde es von ^{99m}TC abgelöst.

H97

Frage 5.18: Lösung C

Unter der Brachytherapie versteht man die Bestrahlung eines Prozesses aus kurzer Entfernung. Techniken der Brachytherapie sind die Oberflächentherapie, die Kontakttherapie mittels Radionukliden, die Chaoul-Therapie und auch die intrakavitäre Bestrahlung unter Anwendung des Afterloading-Verfahrens.
Zu **(A):** Bei der interstitiellen Therapie wird Gewebe mit dem Strahler gespickt (Drähte). Es werden vorwiegend Strahler mit geringer HWZ eingesetzt, damit das Material nicht wieder entfernt werden muß (z.B. Indium, ^{128}Tantal, ^{198}Gold).
Zu **(C):** Die intraoperative Bestrahlung eines Tumors ist eine Oberflächenbestrahlung.

H99

Frage 5.19: Lösung D

Zu **(D):** Radium 226 hat eine HWZ von 1620 Jahren. Es muß daher nach Abschluß der Behandlung wieder entfernt werden. Es muß außerdem eingekapselt werden, damit das Radon-Gas nicht entweichen kann. Dies sind Eigenschaften, die es in der modernen Therapie entbehrlich machen.
Zu **(A):** Brachytherapie ist eine Form der Oberflächentherapie, bei der Röntgenstrahlen hoher Energie mit kleinen Abständen zwischen Röntgengerät und Körperoberfläche eingesetzt werden.
Zu **(B):** Bei der intrakavitären oder intraluminalen Therapie werden radioaktive Präparate in Körperöffnungen wie After oder Vagina eingeführt.
Zu **(C):** Bei der interstitiellen Therapie werden Drähte oder Nadeln aus radioaktivem Material wie Radium, Gold (^{198}Au) oder Iridium (^{192}Ir) verwendet. Es wird die permanente von der temporären Implantation unterschieden, je nach Halbwertszeit des Isotops.
Zu **(E):** Beim Afterloading-Verfahren werden hohle Applikatoren leer in gewünschter Anordnung in das zu bestrahlende Gebiet gelegt, fixiert, röntgenologisch kontrolliert und anschließend mit einem Schlauchsystem des ferngesteuerten Afterloading-Gerätes verbunden. Nachdem sich das Personal in einen strahlensicheren Kontrollraum zurückgezogen hat, drückt das Afterloading-Gerät die in einem strahlensicheren Reservoir lagernden Radionuklide in die liegenden Applikatoren und führt sie nach Ende der Expositionszeit wieder zurück.

H96

Frage 5.20: Lösung E

Bei der Teletherapie werden γ-Strahler eingesetzt. Diese zeigen den Aufbaueffekt, d.h. sie haben nicht an der Oberfläche des bestrahlten Volumens die größte Wirkung, sondern weiter im Inneren des Gewebes. Zur Bestrahlung des Intestinums wird auch die Afterloading-Technik eingesetzt.

F95

Frage 5.21: Lösung C

Im Beschleuniger werden schnelle Elektronen erzeugt, die, wenn sie abgebremst werden, Röntgenstrahlung abgeben. Es ist also möglich, den Beschleuniger zur Erzeugung von energiereichen Elektronen und von Röntgenstrahlung einzusetzen. γ-Strahlen werden in Telecobalt- oder Telecaesiumgeräten erzeugt. Neutronen werden ebenso wie Protonen und Deuteronen im Zyklotron erzeugt.

F95

Frage 5.22: Lösung B

Die Toleranzdosis ist die Grenzdosis, die vom Organismus ohne Strahlenschäden toleriert wird. Die TD5/5 ist diejenige Dosis, bei der höchstens 5% der bestrahlten Personen nach 5 Jahren Strahlenschäden aufweisen. Dabei steht die erste 5 für die Prozentzahl, die zweite für den Zeitraum.

F98

Frage 5.23: Lösung E

Zu **(E):** Die Aufteilung der Gesamtdosis auf mehrere Teildosen wird als Fraktionierung bezeichnet.
Zu **(B):** Doppelstrangbrüche sind irreparable DNA-Schäden, die bei Bestrahlung auftreten können.
Zu **(C):** In der Regel wird die Bestrahlung nur mit einer Bestrahlungsart durchgeführt.

F93

Frage 5.24: Lösung E

In den Bestrahlungspausen bei fraktionierter Bestrahlung erholen sich gesunde Zellen besser und schneller als Tumorzellen, so daß erstere geschont und letztere zunehmend irreversibel geschädigt werden. Die Erholung erfolgt vor allem durch Reparatur subletaler Strahlenschäden.
Zu **(4):** Während der Bestrahlungspausen kann neben anderen Erholungsvorgängen auch eine Zellproliferation stattfinden, jedoch von Tumorzellen in geringerem Ausmaß als von gesunden Zellen, gemäß des Gesetzes von Bergonié und Tribondeau. Die Proliferation von Tumorzellen in den Bestrahlungspausen muß in Kauf genommen werden, da ohne Fraktionierung eine Bestrahlung nur eine ungenügende Effektivität hätte; die Erholungs- und Proliferationsvorgänge von Tumorzellen haben zur Folge, daß die Strahlendosen bei fraktionierter Bestrahlung deutlich höher liegen müssen als bei Einzeitbestrahlungen.

F91

Frage 5.25: Lösung B

Die häufige Wiederholung von Fragen über die Fraktionierung der Strahlendosis bei Bestrahlungen hat dazu geführt, daß 99% aller Kandidaten bei dieser Frage die richtige Lösung ankreuzten.

F99 **!**

Frage 5.26: Lösung B

Da die Bestimmung der Proliferationsaktivität von Tumorgewebe direkt nicht meßbar ist, werden indirekte Tests angewandt.
Zu **(1):** Ein entnommenes Stück Tumorgewebe wird mit ^{3}H-Thymidin versetzt. Dieses wird in alle Zellen eines Gewebeteilchens eingebaut, die sich in der S-Phase befinden. Dann erfolgt die radiographische Auswertung.
Zu **(3):** Die Durchflußzytometrie erfaßt alle Zellen, die sich in der S-Phase befinden. Hierbei wird DNA in den Zellen, die G_2-Phase-Zellen und die M-Phase-Zellen über einen Fluoreszenzfarbstoff dargestellt. Da die S-Phase-Zellen, die G_2-Phase-Zellen und die M-Phase-Zellen mehr DNA enthalten, kann ihr Anteil an der Gesamtzellzahl bestimmt werden.
Zu **(2)** und **(4):** Chromosomenaberrationen und DNS-Doppelstrangbrüche sind Folgen radioaktiver Strahlung auf Zellkerne.

F00 **!**

Frage 5.27: Lösung D

Die Proliferationsaktivität von Tumorzellen kann unterschiedlich bestimmt werden.
Zu **(A):** Während der S-Phase werden die Basen wie Pyrimidin in die DNA eingebaut. Dabei kann Pyrimidin durch Bromdesoxyuridin oder Joddesoxyuridin ersetzt werden. An diese lagern sich Antikörper an, welche dann durch markierten Antikörper (fluoreszierend) sichtbar gemacht werden. Gemessen wird die Tumorverdopplungszeit durch Zählung der Antikörper zu unterschiedlichen Zeiten.
Zu **(B):** Mittels monoklonaler Antikörper können Proteine, die in der Wachstumsphase gebildet werden (Ki-67, PCNA = proliferating cell nuclear antigen), markiert werden.
Zu **(C):** Wird Tumorgewebe mit ^{3}H-Thymidin versetzt, so wird dieses in die S-Phase-Zellen eingebaut (ähnlich wie bei (A)). Die Auswertung erfolgt hier mittels Radiographie.
Zu **(E):** Die DNA kann mit fluoreszierenden Stoffen markiert werden. Die DNA wird dann in der Durchflußzytometrie mit einem Lichtstrahl zum Leuchten gebracht. Der Anteil der G_2- und M-Phase-Zellen mit doppelter DNA kann nun bestimmt werden.
Zu **(D):** Bei der biologischen Dosimetrie wird mit der Chromosomenabberationsanalyse (Zahl der veränderten Chromosomen in Lymphozyten) die Ganzkörperexposition geschätzt.

H94

Frage 5.28: Lösung E

Neben Röntgen- und γ-Strahlung (sie sind qualitativ gleich und unterscheiden sich durch ihre Entstehungsart: Röntgenstrahlen sind Bremsstrahlen, die beim Auftreffen beschleunigter Elektronen auf eine Anode entstehen, γ-Strahlen werden beim radioaktiven Zerfall von Nukliden frei, z.B. in Telecuriegeräten), werden in der Strahlentherapie maligner Tumoren auch energiereiche Elektronen direkt eingesetzt (Elektronenbeschleuniger), nur selten Protonen (Zyklotron), Neutronen und offene Radionuklide (nuklearmedizinische Therapie). Neutronenstrahlung gehört wie γ-Strahlung zur indirekt wirkenden Strahlung, deren Effekt weniger durch die Strahlung selbst, als durch beim Auftreffen der Strahlung entstehende energiereiche Sekundärteilchen hervorgerufen wird.

F91

Frage 5.29: Lösung B

Die Therapie mit Hilfe offener radioaktiver Substanzen ist eine Sonderform der interstitiellen Kontaktbestrahlung. Der Vorteil der Therapie mit offenen radioaktiven Substanzen etwa gegenüber der perkutanen Strahlentherapie ist, daß höchste Strahlendosen direkt an den (die) Krankheitsherd(e) bei geringer Strahlenbelastung des übrigen Organismus gebracht werden können. Um dieses Ziel zu erreichen, werden bevorzugt β-strahlende Nuklide verwendet, die auf engstem Raum große Energiebeträge mit hoher Zellvernichtungspotenz emittieren; senden solche Nuklide gleichzeitig γ-Strahlung aus, kann diese zur Aufzeichnung der Verteilung des applizierten Nuklids im Körper dienen (Lösung (B) 22%, Lösung (C) 68%, Lösung (A) 6%, Lösung (D) 3%, Lösung (E) 0%).

H92

Frage 5.30: Lösung C

Zur Strahlentherapie sind in besonderem Maß β-Strahler geeignet, die in geringem Volumen ein hohes Ionisierungspotential entfalten. So ist bei der Therapie mit ^{131}I nicht so sehr sein γ- als vielmehr sein β-Strahlenanteil von Bedeutung: 90% der nach Applikation von ^{131}Iod absorbierten Strahlenenergie rührt von dessen β-Strahlung. Hingegen ist bei der Durchführung von Schilddrüsenszintigraphien mit ^{131}Iod sein γ-Strahlenanteil bedeutsam, da nur dieser mittels eines Scanners oder einer γ-Kamera aufgezeichnet werden kann und Aussagen erlaubt. So ist nicht verwunderlich, daß für Strahlentherapien ^{131}I, für Szintigramme hingegen $^{99m}TcO_4$ vorgezogen wird, das als reiner γ-Strahler wegen seiner kurzen Halbwertszeit und wegen seines fehlenden Einbaus in Schilddrüsenhormone die Strahlenbelastung auf etwa 1/1000 reduziert.

H95

Frage 5.31: Lösung A

^{131}Iod findet in der Radioiodtherapie Verwendung. Durch seine β-Strahlung, die im Gewebe bis 0,5 mm weit reicht, wird das Schilddrüsengewebe selektiv bestrahlt.

H97

Frage 5.32: Lösung A

Zu **(1):** Radiopharmaka werden oral verabreicht beim Schilling-Test mit ^{58}Co markiertem Vitamin B_{12} und beim Radioiodtest, subcutan bei der Lymphknotenszintigraphie, i.v. bei der Perfusionszintigraphie und bei der Schilddrüsenszintigraphie mit ^{99m}Tc, als Inhalation bei der Lungeninhalationszintigraphie mit ^{133}Xe zur Beurteilung von Bronchialobstruktionen. Sie können auch i.m. bei der Muskeldurchblutungsmessung oder intrathekal bei der Myelo- und Zisternoszintigraphie mit ^{169}Yb-DTPA zur Beobachtung der Liquorzirkulation verabreicht werden.
Zu **(2):** ^{131}I kann neben ^{99m}Tc-Pertechnetat diagnostisch in der Schilddrüsenszintigraphie eingesetzt werden, ebenso bei der Suche nach iodspeichernden Metastasen beim Schilddrüsenkarzinom.
Zu **(3):** ^{131}Iod findet in der Radioiodtherapie Verwendung. Seine Strahlung spaltet sich in β-Strahlung von 0,61 MeV und γ-Strahlung von 0,364 MeV. Durch die β-Strahlung, die im Gewebe bis 0,3 mm reicht, wird das Schilddrüsengewebe selektiv bestrahlt.

F92

Frage 5.33: Lösung E

^{99m}Tc gehört zu den metastabilen Radiodiagnostika, die wegen ihrer idealen physikalischen Eigenschaften, ihrer meist fehlenden Toxizität und ihrer leichten Herstellbarkeit eine immer weitere Verbreitung in der Nuklearmedizin gewinnen. Sie gestatten es, die Strahlenbelastung bei zahlreichen nuklearmedizinischen Untersuchungen erheblich zu reduzieren. ^{99m}Tc ist überdies ein reiner monoenergetischer γ-Strahler mit einer Energie von 140 keV, was besonders wichtig ist, da nur γ-Strahlen eines gewissen Energiebereichs zur szintigraphischen Bildentstehung beitragen, während beispielsweise energiearme γ-Strahlung sowie etwa β- und α-Strahlen lediglich die Strahlenbelastung erhöhen, ohne aus dem untersuchten Organ austreten (geringe Reichweite!) und zur Bildentstehung beitragen zu können. Überdies ist das der 7. Gruppe des Periodensystems, also den Halogenen angehörende Tc nicht toxisch. So ist es mittlerweile eines der im Rahmen nuklearmedizinischer Untersuchungen am häufigsten eingesetzten Radionuklide geworden, beispielsweise als Technetiumpertechnetat ($^{99m}TcO_4$) bei Schilddrüsen- und Hirnszintigrammen, zur Darstellung von Körperhöhlen, als ^{99m}Tc-Zinn-Pyrophosphat zur Myokardszintigraphie, als ^{99m}Tc-Penicillamin, -Schwefelkolloid, -Phytat usw. zur Leberszintigraphie, als ^{99m}Tc-Kolloid zur Darstellung des Lymphsystems, als ^{99m}Tc-Albumin zur Volumenbestimmung von Körperflüssigkeiten u.v.a.

H91 F87

Frage 5.34: Lösung B

Zu **(B):** Technetium 99m ist heute das zu diagnostischen Zwecken am häufigsten in der Nuklearmedizin eingesetzte Radionuklid. Es wird hingegen nicht zu therapeutischen Zwecken verwendet; letzteres wäre u. a. wegen der kurzen Halbwertszeit des metastabilen ^{99m}Tc (6 Stunden) nicht sinnvoll.
Zu **(A):** Man denke an die Radiumeinlagen bei gynäkologischen Malignomen!
Zu **(C):** Einsatz von Caesium 137 vor allem in Zervixstiften bzw. der Portioplatte bei gynäkologischer Kontakttherapie sowie in der Telecaesiumkanone.
Zu **(D):** Iridium 192 findet außer bei der Afterloadingtechnik Verwendung in sog. seeds zur interstitiellen Therapie (Tumoren der Hypophyse, Zunge etc.).
Zu **(E):** Cobalt 60 wird wegen seiner günstigen Eigenschaften in fast allen Bereichen der Strahlentherapie eingesetzt: In der sog. Cobaltkanone (Telegammatherapie) sowie bei der Afterloadingtechnik in Zervixstiften und Vaginalapplikatoren im Rahmen der gynäkologischen Kontakttherapie, in Augenapplikatoren bei retrobulbären Augenbestrahlungen, in seeds bei interstitiellen Bestrahlungen etc.

Kommentare aus Examen Herbst 2000

H00

Frage 5.35: Lösung C

Zu **(B)**, **(D)** und **(E)**: Unter der Brachytherapie versteht man die Bestrahlung eines Prozesses aus kurzer Entfernung. Techniken der Brachytherapie sind die Oberflächentherapie, die Kontakttherapie mittels Radionukliden, die Chaoul-Therapie und auch die intrakavitäre Bestrahlung unter Anwendung des Afterloading-Verfahrens.
Zu **(A)**: Bei der interstitiellen Therapie wird Gewebe mit dem Strahler gespickt (Drähte). Es werden vorwiegend Strahler mit geringer HWZ eingesetzt, damit das Material nicht wieder entfernt werden muss (z. B. Indium, ^{128}Tantal, ^{198}Gold).
Zu **(C)**: Die intraoperative Bestrahlung eines Tumors ist eine Oberflächenbestrahlung.

Literatur

Literatur

Braun B., Günther R., Sehwerk W.: Ultraschalldiagnostik, Lehrbuch und Atlas, Ecomed.

Emrich D.: Nuklearmedizin, Funktionsdiagnostik und Therapie, 2. Auflage, Georg Thieme Verlag Stuttgart, 1979.

Felix R., Ramm B.: Das Röntgenbild, 3. Auflage, Georg Thieme Verlag, Stuttgart, 1988.

Hundeshagen H.: Radiologie, Springer Verlag, Heidelberg, 1978.

Kauffmann, Moser, Sauer: Radiologie, Verlag Urban & Schwarzenberg, München, 1996.

Kühler A., Zimmer E.: Grenzen des Normalen und Anfänge des Pathologischen im Röntgenbild des Skeletts, 13. Auflage, Springer Verlag, Heidelberg, 1989.

Langer F.: Klinische Radiologie, Walter de Gruyter, Berlin, 1992.

Laubenberger Th.: Technik der medizinischen Radiologie, 4. Auflage, Deutscher Ärzteverlag, 1989.

Lissner J., Hug O.: Radiologie I, 3. Auflage, Ferdinand Enke Verlag, Stuttgart, 1986.

Lissner J.: Radiologie II, 3. Auflage, Ferdinand Enke Verlag, Stuttgart, 1990.

Meschan R.: Röntgenanatomie, Ferdinand Enke Verlag, Stuttgart, 1987.

Papst H., Hör G., Kriegel H.: Einführung in die Nuklearmedizin, Gustav Fischer Verlag, Stuttgart, 1976.

Thurn P., Bücheler E.: Einführung in die radiologische Diagnostik, 8. Auflage, Georg Thieme Verlag, Stuttgart, 1986.

zum Winkel K.: Nuklearmedizin, 2. Auflage, Georg Thieme Verlag, Stuttgart, 1990.

Sachverzeichnis

Sachverzeichnis

Ihre Meinung ist gefragt!

Sehr geehrte Leserin, sehr geehrter Leser,

ein gutes Buch sollte auch über mehrere Auflagen in Inhalt und Gestaltung den Bedürfnissen seiner Leser gerecht werden. Um dies zu erreichen, sind wir auf Ihre Hilfe angewiesen. Deshalb: Schreiben Sie uns, was Ihnen an diesem Buch gefällt, vor allem aber, was wir daran ändern sollen.
Für Ihre Mühe möchten wir uns mit einer **Verlosung** bedanken, an der jeder Fragebogen teilnimmt. Die Verlosung findet 1 × jährlich statt. Zu gewinnen sind 10 Büchergutscheine à DM 100,– (€ 50,–). Der Rechtsweg ist ausgeschlossen. Wir freuen uns auf Ihre Antwort, die wir selbstverständlich vertraulich behandeln.

Bitte schicken Sie diesen Fragebogen an:

Georg Thieme Verlag
Programmplanung Medizin
Dr. med. P. Fode
Postfach 30 11 20
70451 Stuttgart

Wie beurteilen Sie diesen Band:

Anzahl der Schemata ausreichend	ja ❑	nein ❑
Anzahl der Tabellen ausreichend	ja ❑	nein ❑
Anzahl der Lerntexte ausreichend	ja ❑	nein ❑

Wie beurteilen Sie die inhaltliche Qualität der Kommentare? Welche Kommentare sind besonders gut, welche Kommentare sind nicht ausreichend?

____

____

____

____

____

Wie beurteilen Sie die Lerntexte bzw. das Kurzlehrbuch?

____

____

____

____

____

Zu folgenden Themen wünsche ich mir einen Lerntext/ausführlichere Erklärungen:

____

____

____

____

____

Wie beurteilen Sie den Schreibstil und die Lesbarkeit des Bandes?

Ist die Schwarze Reihe für dieses Prüfungsfach als Vorbereitung ausreichend? Haben Sie noch andere Lehrbücher benutzt? Welche?

Besonders gefallen hat mir an diesem Band:

Weitere Vorschläge und Verbesserungsmöglichkeiten?

Absender (bitte unbedingt ausfüllen)

Examen Frühjahr 2001

7 Fragen Examen Frühjahr 2001

Kapitel 1

F01 !

7.1 Röntgenstrahlung unterscheidet sich prinzipiell von Gammastrahlung durch

(A) ihre Halbwertdicke bei gleicher Photonenenergie
(B) ihre Photonenenergie
(C) zeitliche Änderung der Photonenenergie
(D) das Vorhandensein eines kontinuierlichen Anteils in ihrem Energiespektrum
(E) ihre elektromagnetische Wellennatur

F01

7.2 Die Reichweite ionisierender Strahlung in Materie ist **am wenigsten** abhängig von der

(A) Energie der Strahlung
(B) Beschaffenheit des durchstrahlten Materials
(C) Ionisationsdichte in der Materie
(D) Strahlungsqualität
(E) Erholungskapazität der Zellen im durchstrahlten Gewebe

F01 !!

7.3 Eine Probe mit ^{99m}Tc (Halbwertszeit $T_{1/2} = 6$ h) weist eine Aktivität von 4 MBq auf.

Wie hoch ist die Aktivität nach genau 24 Stunden?

(A) 2 MBq
(B) 1 MBq
(C) 0,5 MBq
(D) 0,25 MBq
(E) 0,125 MBq

F01 !!

7.4 Die Energiedosis wird angegeben in der SI-Einheit

(A) Rem
(B) Gray
(C) Sievert
(D) Becquerel
(E) Röntgen

Kapitel 2

F01 !

7.5 Die Anzahl an Zellen einer Population, die die Behandlung mit locker ionisierender Strahlung überleben, d. h. nicht dem reproduktiven Zelltod anheimfallen,

(A) folgt einer linearen Abhängigkeit von der Energiedosis
(B) ist abhängig von der Zellzyklusphase, in der sich die einzelnen Zellen zum Zeitpunkt der Bestrahlung befinden
(C) ist bei gleichen Energiedosen unabhängig vom LET der verwendeten Strahlung
(D) nimmt bei der Aufteilung der Dosis auf einzelne Portionen (Fraktionierung) unter Beibehaltung der Gesamtbehandlungszeit ab
(E) ist unabhängig von der untersuchten Zellart

F01

7.6 Unter konventioneller Strahlentherapie im Kopf-Hals-Bereich (locker ionisierende Strahlung, 5 Fraktionen/Woche, Gesamtdosis > 60 Gy) wird regelmäßig eine akute Strahlenreaktion der Mundschleimhaut (fokale/konfluente Mucositis enoralis) beobachtet.

Welche der folgenden Aussagen ist richtig?

(A) Ursächlich liegt der Reaktion eine strahlenbedingte Steigerung der epithelialen Zellproduktion zugrunde.
(B) Es handelt sich hierbei um eine typische deterministische Strahlenwirkung.
(C) Die Verbesserung der Mundhygiene hat keinen Einfluss auf Schweregrad und Verlauf der Strahlenreaktion.
(D) Die Häufigkeit der Reaktion mit einem bestimmten Schweregrad ist linear abhängig von der biologisch effektiven Dosis.
(E) Eine Verkürzung der Gesamtbehandlungszeit bei gleicher Gesamtdosis kann zu einer Verminderung der Reaktion führen.

7.1 (D) 7.2 (E) 7.3 (D) 7.4 (B) 7.5 (B) 7.6 (B)

Kapitel 3

F01

7.7 Schwangere Mitarbeiterinnen eines Röntgeninstitutes

(A) dürfen nach der geltenden Röntgenverordnung keine Röntgenaufnahmen anfertigen
(B) dürfen nach der geltenden Röntgenverordnung nicht im Kontrollbereich arbeiten
(C) müssen zur Ermittlung der Personendosis immer Filmdosimeter, Stabdosimeter und Fingerringdosimeter tragen
(D) dürfen während des nächtlichen Bereitschaftsdienstes keine Röntgenstrahlen anwenden
(E) müssen bei der Anwendung von Röntgenstrahlen stets Schutzkleidung („Bleischürze") tragen

F01

7.8 Nach Inbetriebnahme einer Röntgenanlage sind gemäß §6 RöV in regelmäßigen Abständen Konstanzprüfungen zur Qualitätssicherung in der Röntgendiagnostik für Röntgenaufnahmen vorzunehmen.

Welche der folgenden Kenngrößen gehört **nicht** dazu?

(A) Dosis
(B) optische Dichte
(C) Kontrast
(D) Nutzstrahlenfeld
(E) Strahlenschutz

Kapitel 4

F01 **!**

7.9 Eine normale Thoraxübersichtsaufnahme im Stehen wird **nicht** durchgeführt

(A) mit Hartstrahltechnik
(B) mit einem Fokus-Film-Abstand von meist 2 m („herzfern")
(C) in tiefer Inspiration
(D) im anterior-posterioren Strahlengang
(E) unter Anwendung von Verstärkerfolien

F01 **!**

7.10 Im konventionellen Röntgenthoraxbild sind **nicht** als Zeichen einer pulmonalvenösen Drucksteigerung zu werten:

(A) Erweiterung von Lungenvenen
(B) Kerley-A-, -B-, -C-Linien
(C) verschmälerte Interlobärspalten
(D) unscharfe Konturen der basalen Gefäße
(E) Perfusionsumverteilungen zugunsten der Oberlappengefäße

F01

7.11 Die nuklearmedizinische Darstellung der Leberzellen und der ableitenden Gallenwege erfolgt mit

(A) Thallium-201-Chlorid
(B) Technetium-Schwefel-Kolloid
(C) Technetium-HIDA-Verbindungen
(D) Iod-123-MIBG
(E) Iod-131-MIBG

F01 **!**

7.12 Hauptaufgabe des Rasters in der Röntgendiagnostik ist es,

(A) den Streustrahlungsanteil auf dem Film zu reduzieren
(B) die Strahlenexposition des Personals zu reduzieren
(C) den Vergrößerungsfaktor zu minimieren
(D) die Strahlenexposition des Patienten zu reduzieren
(E) Absorptionsunterschiede auszugleichen

F01

7.13 Welche Aussage über die digitale Subtraktionsangiographie trifft **nicht** zu?

(A) Sie ist ein Bildverarbeitungsverfahren zur Darstellung isolierter Gefäßbilder.
(B) Sie gehört zu den digitalen rekonstruktiven Verfahren.
(C) Statische Bildelemente (z.B. Skelettstrukturen) werden aus einem kontrastmittelgefüllten Gefäßbild eliminiert.
(D) Sie ist anfällig für Bewegungsartefakte.
(E) Sie löst bereits weitgehend die konventionelle Blattfilmangiographie ab.

7.7 (B) 7.8 (E) 7.9 (D) 7.10 (C) 7.11 (C) 7.12 (A) 7.13 (B)

F01

7.14 Bei der Gammakamera hat die ionisierende Strahlung die nachstehend genannten Bauteile des Geräts in der folgenden Reihenfolge zu passieren bzw. zu aktivieren:

(A) Kollimator, Streustrahlenraster, Kristall, Photomultiplier
(B) Kristall, Kollimator, Photomultiplier, Impulshöhenanalysator
(C) Kollimator, Kristall, Streustrahlenraster, Photomultiplier
(D) Kollimator, Kristall, Photomultiplier, Impulshöhenanalysator
(E) Kollimator, Kristall, Impulshöhenanalysator, Photomultiplier

F01

7.15 Zu den Vorteilen der Magnetresonanztomographie gegenüber der Röntgen-Computertomographie zählt **nicht:**

(A) bessere Differenzierung zwischen weißer und grauer Hirnsubstanz
(B) bessere Differenzierung zwischen Luft und Knochen
(C) bessere Weichteilkontraste
(D) fehlende Exposition gegenüber ionisierenden Strahlen
(E) Möglichkeit der Funktionsdiagnostik

F01

7.16 Die Schemazeichnung zeigt einen Schnitt durch den Schädel im sagittalen Strahlengang.

Welcher der Buchstaben A–E markiert ein subdurales Hämatom?

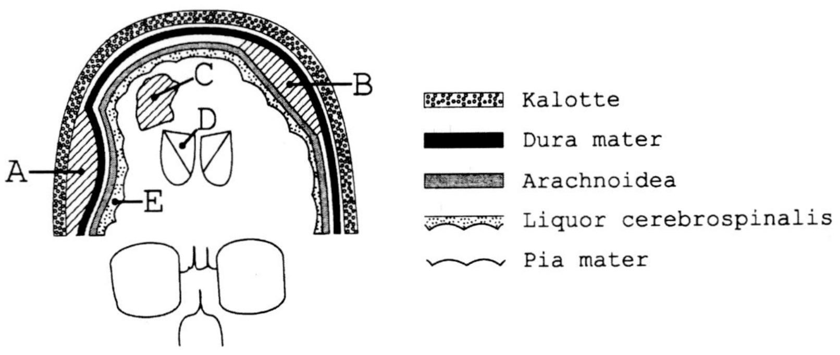

F01

7.17 Computertomographisch kann man im Retroperitonealraum folgende anatomische Strukturen **nicht** regelmäßig abgrenzen:

(A) Pankreas
(B) V. cava inferior
(C) Aorta abdominalis
(D) Plexus solaris und sympathischer Grenzstrang
(E) rechte und linke Nebenniere

7.14 (D) 7.15 (B) 7.16 (B) 7.17 (D)

F01

7.18 Abbildung Nr. 7.1 zeigt im Bereich der Brustwirbelsäule einen

(A) Blockwirbel
(B) Rahmenwirbel
(C) Fischwirbel
(D) Keilwirbel
(E) Hämangiomwirbel

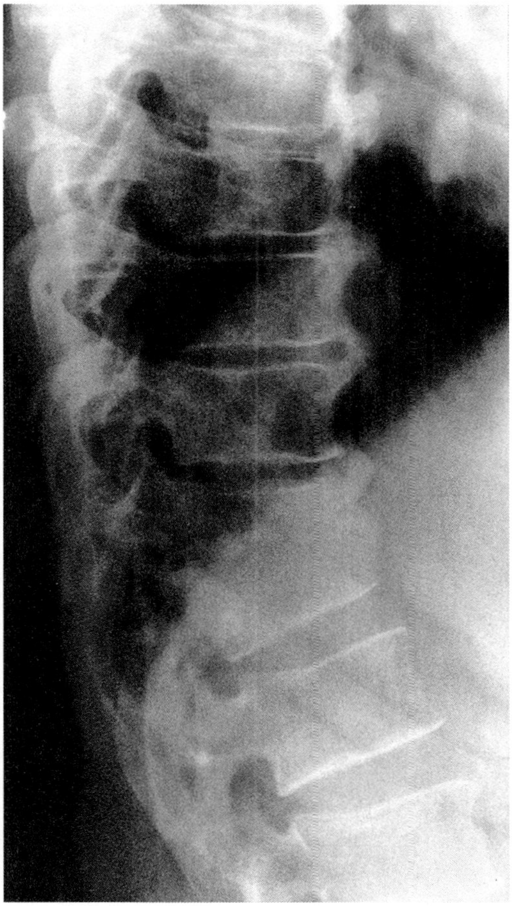

Abb. 7.**1**

Kapitel 5

F01

7.19 In der perkutanen Strahlentherapie werden Linearbeschleuniger vornehmlich eingesetzt zur Erzeugung von

(A) Betastrahlen
(B) Elektronenstrahlen
(C) Alphastrahlen
(D) Gammastrahlen
(E) Neutronenstrahlen

F01

7.20 Kein wesentlicher Vorteil ultraharter gegenüber energieärmerer Photonenstrahlung ist in der Strahlenbehandlung bösartiger Tumoren die

(A) höhere relative biologische Wirksamkeit
(B) höhere relative Tiefendosis
(C) Hautschonung (Aufbaueffekt)
(D) bessere Schonung der gesunden Umgebung
(E) bessere Knochenschonung

7.18 (A) 7.19 (B) 7.20 (A)

7 Kommentare Examen Frühjahr 2001

Kapitel 1

F01 !

Frage 7.1: Lösung D

Röntgenstrahlung setzt sich aus der charakteristischen Strahlung und der Röntgenbremsstrahlung zusammen. Die charakteristische Strahlung hat ein diskontinuierliches Energiespektrum, die Bremsstrahlung ein kontinuierliches.

Zu **(A):** Die Halbwertsschichtdicke einer Substanz reduziert definitionsgemäß die Dosisleistung einer Strahlung auf die Hälfte. Voraussetzung für diese Definition ist, dass monochromatische Strahlung, d. h. Strahlung einer Wellenlänge, eingesetzt wird. Bei der heterogenen Strahlung des Röntgenbremsspektrums hingegen werden die unterschiedlich energiereichen Strahlenanteile durch das durchstrahlte Material unterschiedlich stark gemindert. Durch die stärkere Absorption energieärmerer und die größere Durchdringungsfähigkeit energiereicherer Strahlenanteile kommt es zur Aufhärtung der Strahlung, d. h. einer Zunahme der energiereichen Strahlen im Bremsspektrum bei gleichbleibender Grenzwellenlänge (= Aufhärtung). Durch die Aufhärtung, d. h. die relative Zunahme der energiereichen Strahlenanteile, erhöht sich die Halbwertsschichtdicke einer Substanz fortlaufend mit zunehmender Filterung der heterogenen Strahlung.

Zu **(D):** Bei der monoenergetischen Gammastrahlung haben alle Photonen dieselbe Energie. Röntgenbremsstrahlung ist eine heterogene Strahlung. Die Photonenenergie bewegt sich um ein Maximum, das zahlenmäßig der Röhrenspannung entspricht.

Zu **(E):** Zu den Photonenstrahlen gehören die Röntgen- und die Gammastrahlen. Sie schließen sich im Spektrum der elektromagnetischen Wellen an die UV-Strahlen an und haben eine Wellenlänge von 10^{-6} bis 10^{-12} cm.

F01

Frage 7.2: Lösung E

Zu **(A):** Strahlung hoher Energie hat auch eine hohe Reichweite.

Zu **(B):** Die Beschaffenheit des durchstrahlten Materials ist durch die Halbwertsschichtdicke gekennzeichnet, in der die Dosisleistung einer Strahlung auf die Hälfte reduziert wird.

Zu **(C):** Die Ionisationsdichte gibt die von einer Strahlung erzeugte mittlere Anzahl von Ionenpaaren pro Mikrometer durchstrahlten Materials an. Je höher die Ionisationsdichte ist, um so mehr Energie wird pro Wegstrecke abgegeben und um so geringer ist die Reichweite der Strahlung.

Zu **(D):** Die Strahlenqualität wirkt sich über die Ionisationsdichte auf die Reichweite aus. Korpuskularstrahlen haben eine höhere Ionisationsdichte als Gammastrahlen und daher eine geringere Reichweite. Gammastrahlen haben keine definierte Reichweite. Sie werden nur abgeschwächt, aber nie ganz absorbiert.

Zu **(E):** Die Erholungskapazität hat praktisch keine Auswirkung auf die Reichweite der Strahlung.

F01 !!

Frage 7.3: Lösung D

Die Halbwertszeit des ^{99m}Tc beträgt 6 Stunden. Dieser Wert wird immer wieder abgefragt und sollte unbedingt gelernt werden. 24 Stunden entsprechen 4 Halbwertszeiten, in denen die Aktivität auf $1/2^4$ sinkt.

4 MBq : 16 = 0,25 MBq

F01 !!

Frage 7.4: Lösung B

Die Energiedosis ist definiert als die durch ionisierende Strahlung in einem kleinen Volumen deponierte Energie dividiert durch die Masse in dem Volumen. Die Einheit ist daher J/kg, oder speziell Gy (Gray, alt: rd; 1 Gy = 100 rd).

Zu **(A)** und **(C):** Für die Beurteilung der biologischen Wirksamkeit wird die Energiedosis mit dem Qualitätsfaktor Q (RBW-Faktor) multipliziert; die so definierte Äquivalentdosis hat die Einheit Sv (Sievert, alt: rem; 1 Sv = 100 rem).

Zu **(D):** Das Becquerel (Bq) ist die Einheit der Aktivität einer radioaktiven Substanz. 1 Bq = 1 Zerfall/sec.

Zu **(E):** Das Röntgen (R) ist die alte Einheit für die Ionendosis (SI-Einheit = C/kg; 1 R ≅ $2{,}58 \cdot 10^{-4}$ C/kg).

Kapitel 2

F01 !

Frage 7.5: Lösung B

Zu **(A):** Für dicht ionisierende Strahlung ergibt sich eine exponentielle Dosis-Wirkungs-Beziehung. Die sigmoide Dosis-Wirkungs-Beziehung, die eine „Schulter" aufweist, gilt für locker ionisierende Strahlung.

Zu **(B):** Bei locker ionisierender Strahlung liegt die höchste Strahlensensibilität während der Mitose und die geringste während der G_0-Phase vor.

Zu **(C):** Es ist ja schon von locker ionisierender Strahlung d. h. von einem niedrigen LET die Rede.

Zu **(D):** Wenn es sich um locker ionisierende Strahlung handelt, ist eine fraktionierte Bestrahlung bei gesundem Gewebe immer weniger effektiv als eine einmalige Bestrahlung. Bei dicht ionisierender Strahlung spielt die zeitliche Dosisverteilung keine so große Rolle.
Zu **(E):** Nach dem Gesetz von Bergoni-Tribondeau gilt: „Die Röntgenstrahlen wirken um so intensiver auf Zellen, je höher deren reproduktive Aktivität, je höher deren karyokinetische Potenz ist und je weniger ihre Morphologie und ihre Funktion endgültig fixiert sind."
So sind Lymphozyten besonders empfindlich und Knochenzellen sehr stabil. (siehe Kurzlehrbuch Tabelle 2.4 „Empfindlichkeit verschiedener Zellarten des Organismus gegenüber ionisierender Strahlung")

F01

Frage 7.6: Lösung B

Zu **(A):** Da der Zellnachschub gestört ist, kommt es zu einem Mangel an epithelialen Zellen und damit zu einer Atrophie.
Zu **(B):** Die Strahlenfolgen werden in stochastische – also zufällige – und deterministische Folgen eingeteilt. Deterministische Folgen werden oberhalb einer Schwellendosis erwartet. Die Strahlenschäden an Organen nach Bestrahlung treten ja nicht zufällig sondern regelmäßig auf.
Zu **(C):** Da nicht bekannt ist, wie die Mundhygiene vor der Bestrahlung war, ist diese Antwort mit Sicherheit falsch. Eine gute Mundhygiene ist natürlich für die Gesundung der Schleimhaut förderlich.
Zu **(D):** Genau so ist ja die effektive Dosis definiert. Als effektive Dosis bezeichnet man diejenige Dosis, bei der ein erwarteter Strahlungseffekt mit 50%-iger, 95%-iger usw. Wahrscheinlichkeit auch tatsächlich eintritt (ED50, ED95 usw.).
Zu **(E):** Bei locker ionisierender Strahlung und gesundem Gewebe ist eine einmalige Bestrahlung immer effektiver als eine fraktionierte Bestrahlung.

Kapitel 3

F01

Frage 7.7: Lösung B

RöV §2 (2): „Schwangeren Frauen und Personen unter 18 Jahren darf der Zutritt zum Kontrollbereich nur erlaubt werden, wenn sie untersucht oder behandelt werden. Die zuständige Behörde kann gestatten, dass sich Personen im Alter zwischen 16 und 18 Jahren unter ständiger Aufsicht und Anleitung eines Fachkundigen im Kontrollbereich zum Zwecke der Ausbildung aufhalten, wenn dies zur Erreichung ihres Ausbildungszieles notwendig ist; dies gilt nicht für schwangere Frauen."

F01

Frage 7.8: Lösung E

RöV §6 (1): „Bei Röntgeneinrichtungen zur Untersuchung von Menschen ist vor der Inbetriebnahme und nach jeder Änderung des Betriebs, welche die Bildqualität beeinflusst, eine Abnahmeprüfung durch den Hersteller oder Lieferanten durchzuführen."
Zu den Parametern gehören: Dosis, optische Dichte, Abweichung von Licht- und Strahlenfeld und Kontrast (visueller Vergleich mit Referenzaufnahmen).
Zu **(E):** Der Strahlenschutz beeinflusst nicht die Bildqualität.

Kapitel 4

F01 **!**

Frage 7.9: Lösung D

Beste Ergebnisse und geringe Strahlenbelastung werden mit Hartstrahltechnik, tiefer oder mittlerer Inspiration, im posterior–anterioren (p.a.) Strahlengang, unter Verwendung von Verstärkerfolien und mit einem Fokus-Film-Abstand von 1,5 m bis 2 m erzielt.
Bei Anwendung von harten Röntgenstrahlen wird eine hohe Knochentransparenz erreicht.
Bei tiefer Inspiration steht das Zwerchfell tiefer und die Lungenstrukturen werden weniger überlagert.
Im p.a. Strahlengang liegt das Herz näher am Röntgenfilm und wird daher schärfer und maßstabsgerechter abgebildet. Durch Verstärkerfolien wird die Strahlenbelastung verringert. Ein Fokus-Film-Abstand von 2 m ermöglicht eine scharfe, maßstabsgerechte Abbildung der Strukturen.

F01 **!**

Frage 7.10: Lösung C

Bei der Linksherzinsuffizienz kann das Blut nicht aus der Lunge abgepumpt werden. Es kommt zur Lungenstauung und Dilatation des linken Vorhofes.
Zur Lungenstauung gehören:
- Kerley–Linien durch Ödem der Interlobulärsepten
- Pleuraergüsse
- Verbreiterung der Lungenvenen
- verstärkte Gefäßzeichnung
- perivasales Ödem mit unscharfen Gefäßkonturen.

Zu **(C):** Es kann natürlich auch zur Ansammlung von Flüssigkeit in den Interlobärspalten kommen, diese führen aber zu einer **Verbreiterung** derselben.

F01

Frage 7.11: Lösung C

Zu **(A):** ^{201}Tl wird zur Myokardszintigraphie eingesetzt.
Zu **(B):** Zur Knochenmarkszintigraphie dienen ^{99m}Tc- Schwefelkolloide, die vom RES der Leber zu 90%, der Milz zu 5% und des Knochenmarks zu 5% phagozytiert werden.
Zu **(C):** ^{99m}Tc-HIDA (Hydroxyiminodiessigsäure) wird vorwiegend über die Gallenwege ausgeschieden und findet daher Anwendung in der Funktionsszintigraphie von Leber und Gallengängen.
Zu **(D):** ^{123}I-MIBG und ^{131}I-MIBG dienen der Darstellung von Phäochromozytomen, Neuroblastomen und anderen chromaffinen Tumoren (APUD-Tumoren).
Zu **(E):** ^{131}I-MIBG findet in der Nebennierenmarkszintigraphie Anwendung.

F01 **!**

Frage 7.12: Lösung A

Zu **(A):** Streustrahlenraster befinden sich hinter dem Patienten vor dem Röntgenfilm. Sie verringern den Einfall von Streustrahlung auf den Röntgenfilm, da sie nur die senkrecht einfallenden Strahlen durchlassen.
Zu **(B):** Die Strahlenexposition des Personals kann durch Tragen einer Bleischürze, Einblenden des Strahlenbündels und Abstand zum Röntgengerät verringert werden.
Zu **(C):** Entsprechend den Gesetzen der optischen Abbildung ist bei einer Zentralprojektion das Bild eines beliebigen Objektes stets größer als das Objekt selbst. Der Vergrößerungsfaktor, d.h. das Verhältnis Bildgröße/Objektgröße, wird bestimmt durch das Verhältnis Fokus-Film-Abstand zu Fokus-Objekt-Abstand. Die Vergrößerung wird um so größer, je weiter der Objekt-Film-Abstand und je geringer der Fokus-Objekt-Abstand ist. Da man daran interessiert ist, das Objekt möglichst in seiner natürlichen Größe darzustellen, soll der Film-Objekt-Abstand möglichst gering und der Fokus-Objekt-Abstand möglichst weit gewählt werden. So ist bei Thoraxaufnahmen am Wandstativ ein Fokus-Film-Abstand zwischen 120 - 200 cm üblich.
Zu **(D):** Die Strahlenexposition des Patienten kann durch Streustrahlenraster nicht verringert werden, da diese sich auf der Seite der Fotoplatte befinden. Sie kann aber durch Einblenden des Strahlenbündels und Tragen eines Bleischutzes vor nicht untersuchten Körperteilen verringert werden.

F01

Frage 7.13: Lösung B

Zu **(A)** und **(C):** Das Leerbild wird bei der DSA vom Füllungsbild subtrahiert, um die Strukturen, die auf beiden Bildern sichtbar sind, zu eliminieren. Dadurch wird nur das Kontrastmittel abgebildet, sodass nun Gefäßverläufe mit etwaigen Stenosen besser sichtbar werden.
Zu **(B):** Zu den rekonstruktiven Verfahren gehört z.B. die 3D-Rekonstruktion in der CT oder die MRT.
Zu **(D):** Bewegungsartefakte (Atmung, etc.) können besonders bei der DSA zu unscharfen Abbildungen führen, da sich dann Maske (Leerbild) und Füllungsbild nicht mehr überdecken und so zu falschen Berechnungen und Bildern führen.
Zu **(E):** In der Tat hat die DSA durch die deutlich bessere Darstellung die konventionelle Angiographie der Arterien abgelöst.

F01

Frage 7.14: Lösung D

1. Der Kollimator blendet je eine Projektionsrichtung der Gammastrahlen vom Patienten aus.
2. In dem Natriumjodid-Kristall werden durch die Strahlung Lichtblitze erzeugt.
3. Diese Lichtblitze werden mit Hilfe von Sekundärelektronenvervielfachern (SEV), auch als Photomultiplier bezeichnet, in elektrische Impulse umgewandelt.
4. Durch die Detektorabschirmung werden störende Nebenimpulse abgefangen.
5. Durch den Impulshöhenanalysator werden niederenergetische Impulse (Streustrahlung) herausgefiltert.

F01

Frage 7.15: Lösung B

Zu **(A)** und **(C):** Da die MRT einen höheren Weichteilkontrast bietet, ist sie der CT bei Untersuchungen von Hirngewebe überlegen. Mit der Applikation von paramagnetischem Kontrastmittel lässt sich die unterschiedliche Durchblutung besser darstellen.
Zu **(B):** Knochen oder Verkalkungen lassen sich in der CT besser darstellen, ebenso die Differenzierung zwischen Blut und Gehirn.
Zu **(D):** Die MRT basiert auf der Auswertung magnetischer Impulse.
Zu **(E):** Die MRT ist auch zur Funktionsdiagnostik geeignet (z.B. Bewegung von Körperflüssigkeiten).

F01

Frage 7.16: Lösung B

Zu **(A):** epidurales Hämatom
Zu **(B):** subdurales Hämatom
Zu **(C):** Kontusionsblutung
Zu **(D):** Subarachnoidalblutung, Ventrikeleinblutung
Zu **(E):** Subarachnoidalblutung, Hygrom (seröse Flüssigkeit)

F01

Frage 7.17: Lösung D

Pankreas, Vena cava, Aorta und die Nebennieren lassen sich, wenn vorhanden immer in der CT darstellen. Der sympathische Grenzstrang ist ebenfalls darstellbar. Dies wird zur CT-gesteuerten lumbalen Sympathektomie genutzt.
Zu **(D):** Der Plexus solaris ist ein feines Nervengeflecht, das nicht regelmäßig in der CT darstellbar ist.

F01

Frage 7.18: Lösung A

Zu **(A):** In der Abbildung handelt es sich um einen Blockwirbel im Bereich der BWS. Bei der Blockwirbelbildung sind mindestens 2 Wirbelkörper miteinander verwachsen. Der Unterschied zum ähnlich aussehenden Fischwirbel besteht in der deutlich höheren Hinterkante im Vergleich zu den benachbarten Wirbelkörpern. Blockwirbel können angeboren sein, aber auch durch Wirbelentzündungen entstehen.
Zu **(B):** Rahmen- oder Kastenwirbel entstehen bei der Spondylitis ankylosans (Bechterew). Betroffen sind die Lendenwirbelkörper.
Zu **(C)** und **(D):** Keil- und Fischwirbel entstehen durch Zusammensintern der Spongiosa z.B. bei Osteoporose.
Zu **(E):** Das Hämangiom des Wirbelkörpers stellt sich durch eine grobe vertikal verlaufende Trabekulierung im Wirbelkörper bei erhaltener äußerer Form dar.

Kapitel 5

F01

Frage 7.19: Lösung B

In Linearbeschleunigern werden Elektronen durch eine elektromagnetische Hochfrequenzwelle in einem evakuierten Hohlzylinder beschleunigt. Die so erzeugten schnellen Elektronen (B) können entweder direkt zur Strahlentherapie eingesetzt oder auf ein Target gelenkt werden, wo sie energiereiche Röntgenstrahlung erzeugen.
Zu **(A):** Betastrahlung entsteht bei der Umwandlung von Atomkernen.
Zu **(C):** Beim Alphazerfall entstehen Alphateilchen (Heliumkerne).
Zu **(D):** Gammastrahlen werden beim radioaktiven Zerfall von Nukliden frei.
Zu **(E):** Neutronen entstehen im Neutronengenerator oder im Zyklotron (Ionenbeschleuniger).

F01

Frage 7.20: Lösung A

Zu **(A):** Der Bewertungsfaktor beträgt generell für Röntgen- und Gammastrahlung 1. Röntgen- und Gammastrahlen mit Energien > 1 MeV haben eine RBW von 0,85. Je weicher diese Strahlen werden, desto größer wird die RBW.
Zu **(B):** Die relative Tiefendosis ist das Verhältnis von einer Tiefendosis bei x cm zum Dosismaximum. Bei 30 MV–Photonenstrahlung liegt die relative Tiefendosis (50%) 8 cm tiefer als bei 10 MV–Strahlung.
Zu **(C)**, **(D)** und **(E):** Der Aufbaueffekt entsteht bei Bestrahlung von Gewebe mit ultraharter Röntgenstrahlung und ist eigentlich ein erwünschter Effekt, um die Haut und oberflächliches Gewebe zu schonen.

Examen Herbst 2001

8 Fragen Examen Herbst 2001

Kapitel 1

H01

8.1 Unter Elution in einem Radionuklidgenerator versteht man das

(A) Aufbringen der Trägersubstanz auf eine Generatorsäule
(B) Abtrennen des Mutternuklids von der Säule
(C) Auswaschen des Tochternuklids mit einem geeigneten Elutionsmittel, z.B. physiologischer Kochsalzlösung
(D) Auswaschen des Adsorptionsmittels mit einem geeigneten Elutionsmittel, z.B. physiologischer Kochsalzlösung
(E) Aufbringen des Mutternuklids auf die Säule

H01

8.2 Ordnen Sie der Röntgenbremsstrahlung die am ehesten zutreffende der folgenden Eigenschaftsgruppen zu:

(A) Photonenstrahlung, definierte Reichweite, Entstehungsort Coulomb-Feld des Atomkerns, diskretes Energiespektrum
(B) Photonenstrahlung, exponentielle Schwächung in Materie, Entstehungsort im Atomkern, diskretes Energiespektrum
(C) Photonenstrahlung, exponentielle Schwächung in Materie, Entstehungsort Coulomb-Feld des Atomkerns, kontinuierliches Energiespektrum
(D) Korpuskelstrahlung, exponentielle Schwächung in Materie, Entstehungsort Coulomb-Feld des Atomkerns, kontinuierliches Energiespektrum
(E) Korpuskelstrahlung, definierte Reichweite, Entstehungsort Coulomb-Feld des Atomkerns, diskretes Energiespektrum

H01

8.3 Trifft ionisierende Strahlung auf Materie, so wird die Energie auf Atome und Moleküle übertragen. Diesem physikalischen Primärvorgang folgen radiochemische und biochemische Sekundärprozesse.

Welcher Effekt gehört **nicht** zu den Sekundärprozessen?

(A) Radiolyse des Wassers
(B) Compton-Effekt
(C) Radikalbildung
(D) DNA-Einzelstrangbruch
(E) DNA-Doppelstrangbruch

Kapitel 2

H01

8.4 Von den genannten Strukturen ist am strahlenempfindlichsten:

(A) das Gehirn
(B) die Leber
(C) die Augenlinse
(D) das Rückenmark
(E) die Niere

H01

8.5 Für deterministische Strahlenwirkungen trifft am ehesten zu:

(A) Es wird keine Schwellendosis angenommen.
(B) Es besteht ein Zusammenhang zwischen der Häufigkeit des biologischen Effektes und der biologisch effektiven Dosis (BED).
(C) Es besteht ein Zusammenhang zwischen dem Schweregrad des biologischen Effektes und der biologisch effektiven Dosis (BED).
(D) Sie sind die Grundlage der strahleninduzierten Karzinogenese.
(E) Es gilt eine lineare Dosisabhängigkeit.

8.1 (C) 8.2 (C) 8.3 (B) 8.4 (C) 8.5 (C)

H01

8.6 Für das akute Strahlensyndrom nach Ganzkörperbestrahlung gilt **am wenigsten:**

(A) Der Schweregrad des akuten Strahlensyndroms ist dosisabhängig.
(B) Kennzeichnend für das Prodromalstadium sind Allgemeinsymptome wie Übelkeit, Kopfschmerzen, Erbrechen, Durchfall und Hautrötung.
(C) In der Latenzphase entwickeln sich die Strahlenschäden in den einzelnen Geweben und Organen.
(D) Die Hauptphase geht mit typischen zentralnervösen, gastrointestinalen und hämatopoetischen Symptomen einher.
(E) Die mittlere letale Strahlendosis (LD50) beträgt beim Menschen etwa 16 Gray.

H01

8.7 Welches Merkmal gehört **nicht** zum Erscheinungsbild der chronischen Radiodermatitis?

(A) Pigmentverschiebungen
(B) Hautatrophie
(C) Erythem
(D) Teleangiektasien
(E) Ulzera und Narben

H01

8.8 Welche Aussage über den klonogenen (reproduktiven) Zelltod trifft **am wenigsten** zu?

(A) Er ist Folge einer strahleninduzierten DNA-Schädigung.
(B) Er beschreibt den Verlust der Koloniebildungsfähigkeit von Zellen.
(C) Er kann in Zellkulturuntersuchungen gemessen werden.
(D) Es handelt sich um den Zerfall von Zellen unmittelbar nach der Strahlenexposition.
(E) Er kann Stammzellen betreffen.

H01 **!**

8.9 Welche Aussage zur Inzidenz solider Tumoren nach Strahlenexposition trifft **am wenigsten** zu?

(A) Sie steigt erst nach einer Latenzperiode an.
(B) Sie ist abhängig von der Expositionsdosis.
(C) Sie wird von zusätzlichen Noxen (z.B. Chemotherapie) beeinflusst.
(D) Sie ist abhängig von der Strahlenqualität.
(E) Sie steigt erst bei Überschreiten einer Schwellendosis an.

Kapitel 3

H01

8.10 Welche Aussage über die mittlere Strahlenexposition des Menschen trifft **am wenigsten** zu?

(A) Sie wird unter anderem durch diagnostische medizinische Maßnahmen (Röntgen, CT usw.) bedingt.
(B) Sie beruht vor allem auf den Folgen von Kernwaffenversuchen und Kernreaktorunfällen.
(C) Sie wird von den Lebensgewohnheiten beeinflusst.
(D) Sie setzt sich zusammen aus natürlicher und zivilisatorisch bedingter Exposition.
(E) Sie wird von der Inhalation (natürlichen) Radons beeinflusst.

H01

8.11 Unter Personendosis versteht man

(A) die Äquivalentdosis, die eine Person in ihrem Ganzkörper bzw. in ihren Organen erhalten hat
(B) die Äquivalentdosis für Weichteilgewebe, gemessen an einer für die Strahlenexposition repräsentativen Stelle der Körperoberfläche
(C) die Summe der gemessenen, durch äußere Strahlenexposition oder durch Inkorporation verursachten Äquivalentdosen einer Person
(D) die an dem repräsentativen Aufenthaltsort einer Person gemessene Äquivalentdosis
(E) die für die Organe einer Person ermittelten, durch äußere Strahlenexposition verursachten Äquivalentdosen

8.6 (E) 8.7 (C) 8.8 (D) 8.9 (E) 8.10 (B) 8.11 (B)

Kapitel 4

H01 !

8.12 **Keine** Standardbedingung bei der Röntgenaufnahme des Thorax ist:

(A) Hartstrahltechnik
(B) p.-a. Strahlengang
(C) tiefe Inspiration
(D) feststehendes Raster
(E) Fokus-Film-Abstand von 150 oder 200 cm

H01 !

8.13 Für Verstärkerfolien gilt **am wenigsten:**

(A) Sie absorbieren Röntgenstrahlung.
(B) Sie emittieren Fluoreszenzlicht.
(C) Sie reduzieren die Streustrahlung.
(D) Sie bewirken eine Unschärfe des Bildes.
(E) Sie müssen in engem Kontakt zum Röntgenfilm stehen.

H01

8.14 Die Mammographie beruht auf der Anwendung der

(A) charakteristischen Strahlung einer Molybdänröhre
(B) Röntgenstrahlung von mehr als 50 kV
(C) terrestrischen Strahlung
(D) Streustrahlung
(E) ultraharten Röntgenstrahlung

H01

8.15 Welcher Herz- bzw. Gefäßabschnitt ist beim herzgesunden auf der seitlichen Thoraxaufnahme **am wenigsten** randbildend?

(A) Aorta ascendens
(B) rechter Vorhof
(C) rechter Ventrikel
(D) linker Ventrikel
(E) Truncus pulmonalis

H01

8.16 Die Myokardszintigraphie in Ruhe und nach ergometrischer oder medikamentöser Belastung wird in erster Linie durchgeführt zur

(A) Bestimmung der rechtsventrikulären Auswurffraktion
(B) Diagnostik der regionalen Myokarddurchblutung
(C) primären Diagnostik eines frischen Herzinfarkts
(D) Abschätzung der Funktion des linken Vorhofs
(E) Diagnostik einer akuten Abstoßungsreaktion eines transplantierten Herzens

H01

8.17 Welcher der folgenden Befunde einer Röntgenübersichtsaufnahme des Thorax ist **kein** Kriterium für eine Atelektase?

(A) flächenhafte Verschattung
(B) nicht nachweisbares Luftbronchogramm
(C) vermehrte Strahlentransparenz des atelektatischen Lungenteils
(D) Zwerchfellhochstand der betroffenen Seite
(E) Mediastinalverlagerung zur erkrankten Seite

H01

8.18 In einem Computertomogramm stellt sich eine glatt begrenzte Raumforderung mit einem Dichtewert von – 60 Hounsfield-Einheiten dar.

Es besteht am ehesten der Verdacht auf

(A) ein Hämangiom
(B) ein Lipom
(C) eine Zyste
(D) einen malignen Tumor
(E) einen entzündlichen Prozess

8.12 (D) 8.13 (C) 8.14 (A) 8.15 (B) 8.16 (B) 8.17 (C) 8.18 (B)

H01

8.19 Das auf der Abbildung Nr. 8.1 gezeigte Computertomogramm stellt am ehesten folgenden pathologischen Befund dar:

(A) eine Cholezystolithiasis
(B) ein exzessiv dilatiertes linkes Nierenbecken
(C) einen Milzinfarkt
(D) ein Aneurysma der abdominellen Aorta
(E) einen ektop mündenden linken Harnleiter

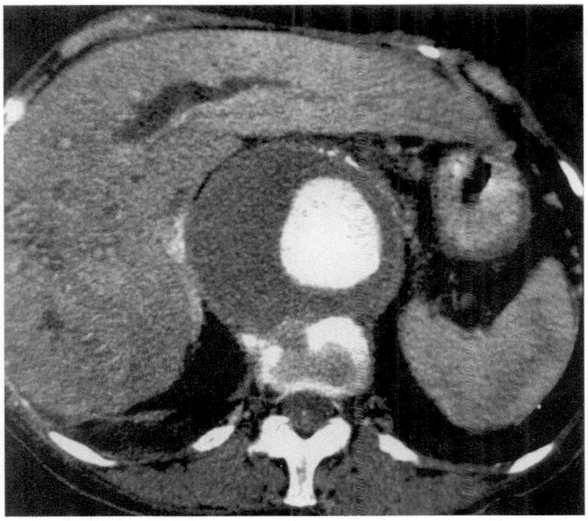

Abb. 8.**1**

Kapitel 5

H01 **!**

8.20 In der nuklearmedizinischen Therapie wird überwiegend die Wirkung der Beta-Strahlen ausgenutzt.

Welche Aussage trifft **am wenigsten** zu?

(A) Skelettmetastasen eines Bronchialkarzinoms werden mit ^{99m}Tc therapeutisch bestrahlt.
(B) ^{131}I wird zur Bestrahlung des differenzierten Schilddrüsenkarzinoms eingesetzt.
(C) ^{89}Sr reichert sich in Knochen an und dient zur lokalen Bestrahlung von Knochenmetastasen.
(D) ^{131}I-Meta-Iodo-Benzyl-Guanidin (MIBG) als Katecholamin-Analogon reichert sich in Tumoren neuroektodermalen Ursprungs an und kann zur Bestrahlung von Neuroblastomen eingesetzt werden.
(E) ^{106}Ru-Plaques werden zur Kontaktbehandlung von Aderhautmelanomen verwandt.

8.19 (D) 8.20 (A)

8 Kommentare Examen Herbst 2001

Kapitel 1

H01

Frage 8.1: Lösung C

Ein Nuklidgenerator besteht aus einer Chromatographiesäule, auf deren Matrix das Mutternuklid fixiert ist. Das Tochternuklid wird laufend durch radioaktiven Zerfall aus dem Mutternuklid nachgebildet. Es kann mit einer Lösung aus der Säule ausgewaschen (eluiert) werden. Das Mutternuklid bleibt dabei auf der Säule haften.

H01

Frage 8.2: Lösung C

Zu den Photonenstrahlen gehören die Röntgen- und die γ-Strahlen. Außerdem gibt es die Korpuskularstrahlen, zu denen die α-, die Elektronen-, die Protonen- und die Neutronenstrahlen gehören.
Röntgen(-brems)strahlung hat keine definierte Reichweite, im Gegensatz etwa zu Alphastrahlung, da sie einem exponentiellen Schwächungsgesetz gehorcht.
Röntgenstrahlung entsteht beim Auftreffen von schnellen Elektronen auf Materie, wobei folgender Mechanismus vorherrscht: Das Elektron fliegt nahe an einem Atomkern vorbei und wird durch dessen elektrisches Feld abgelenkt. Dabei „verliert" es Energie, die in Form von elektromagnetischer Strahlung entweicht. (2. Möglichkeit: Charakteristische Strahlung durch Wechselwirkung mit einem Hüllenelektron.)
Da bei der Wechselwirkung des Elektrons mit dem Atomkern der Abstand Elektron-Kern und damit Ablenkwinkel und Energieverlust des Elektrons nicht vorgegeben sind, enthält die Röntgenstrahlung Bestandteile von Null bis zu einem Maximum, das durch die Energie des einfallenden Elektrons gegeben ist. So ergibt sich das kontinuierliche Spektrum.

H01

Frage 8.3: Lösung B

Mögliche Wechselwirkungen von Photonenstrahlung und Materie sind: Photoeffekt, Comptoneffekt, Paarbildung und klassische Streuung.
Zu den Sekundärprozessen gehören die Dissoziation (Radiolyse) und Radikalbildung. Die Dissoziation kann auch die DNS betreffen (Strangbrüche).

Kapitel 2

H01

Frage 8.4: Lösung C

Am empfindlichsten reagieren Lymphoblasten, Spermatogonien und Eizellen auf ionisierende Strahlung (ab 0,25 Gy). Die Augenlinse wird ab 3 Gy geschädigt. Leber- und Nierenparenchym tragen ab 10 Gy Schaden davon. Relativ resistent ist das Gehirn mit 60 Gy und das Rückenmark mit 40 Gy (siehe Tabelle 2.4 in Kapitel 2.2.2 des Kurzlehrbuchs).

H01

Frage 8.5: Lösung C

Der **deterministische Effekt** tritt ab einer organspezifischen Dosis (Schwellendosis) regelmäßig auf. Nach Erreichen der Schwellendosis steigt der Effekt exponentiell an, die Schwere des Krankheitsbildes ist also dosisabhängig (Antwort (C)).
Der **stochastische Effekt** ist dem Zufall unterworfen. Für ihn gibt es keine Schwellendosis. Zu ihm gehört die Induktion von Mutationen und Krebs. Die Anzahl des Auftretens stochastischer Effekte ist linear dosisabhängig. Die Schwere der resultierenden Krankheit ist aber unabhängig von der Dosis.

H01

Frage 8.6: Lösung E

Das akute Strahlensyndrom tritt ab einer Schwellendosis von 1 Gy auf. Bei dieser Dosis kommt es zum **hämatopoetischen Syndrom** durch Zerstörung des Knochenmarks. Bei höherer Dosis ab 5 Gy tritt das **gastrointestinale Syndrom** durch Schädigung des Darmepithels und ab 20 Gy das **zentralnervöse Syndrom** durch Zerstörung von Nervenzellen und Gefäßen auf.
Zu **(E):** Die LD 50 innerhalb von 30 Tagen beträgt beim Menschen 4 Gy.

H01

Frage 8.7: Lösung C

Akute Radiodermatitis	Chronische Radiodermatitis
– Erythem	– Pigmentverschiebungen
– Blutung	– Epilation
– Nekrose	– Hautatrophie
– feuchte Epitheliolyse	– Teleangiektasien
– Zerstörung von Talg- und Schweißdrüsen	– Ulzera
– (trockene Schuppung)	– Hautfibrose

H01

Frage 8.8: Lösung D

Beim reproduktiven Zelltod überlebt die Zelle die Bestrahlung, teilt sich noch einmal oder mehrmals und stirbt erst dann. Der unmittelbare Zelltod ist vor allem auf die sogenannten „bulky lesions", also irreparable Mehrfachschäden, zurückzuführen.

H01 !

Frage 8.9: Lösung E

Die Kanzerogenese ist wie die Auslösung von Mutationen ein stochastischer Effekt. Dieser Effekt hat im Gegensatz zu den deterministischen Effekten keine Schwellendosis. Die Anzahl stochastischer Effekte steigt linear mit der Dosis an.

Kapitel 3

H01

Frage 8.10: Lösung B

Zu **(A):** Durch medizinische Maßnahmen wird der Mensch mit 1,7 mSv pro Jahr belastet.
Zu **(B):** Die jährliche Strahlenbelastung durch Kernenergie beträgt 0,02 mSv.
Zu **(C):** Lebensgewohnheiten wie Wohnort, Nahrung (Pilze) oder viele Flüge haben Einfluss auf die Strahlenexposition. Die terristrische Strahlung in Niedersachsen beträgt z. B. 0,38 mSv/a und an der brasilianischen Atlantikküste 87 mSv/a.
Zu **(D):**

natürliche Exposition: ca. 2,4 mSv/a	**zivilisatorische Exposition: 1,8 mSv/a**
kosmische Strahlung: 0,3 mSv/a	Medizin: 1,7 mSv/a
terrestrische Strahlung: 0,5 mSv/a	Andere: 0,1 mSv/a
Aufnahme radioaktiver Stoffe: 1,6 mSv/a	

Zu **(E):** Durch die Aufnahme von Radon wird der Mensch mit ca. 1,3 mSv/a belastet.

H01

Frage 8.11: Lösung B

Die Personendosis ist die Äquivalentdosis, die an einer repräsentativen Stelle der Körperoberfläche gemessen wird.
Zu **(A)** und **(C):** Die Integral- oder Raumdosis ist die Dosis, die ein Körper insgesamt erhalten hat.
Zu **(D):** Die Strahlenbelastung an einem bestimmten Ort wird durch die Ortsdosis beschrieben.
Zu **(E):** Die Äquivalentdosen für einzelne Organe werden durch den Begriff Organdosis bestimmt.

Kapitel 4

H01 !

Frage 8.12: Lösung D

Beste Ergebnisse und geringe Strahlenbelastung werden mit Hartstrahltechnik, tiefer oder mittlerer Inspiration, im posterior – anterioren (p.a.) Strahlengang, unter Verwendung von Verstärkerfolien und mit einem Fokus – Film – Abstand von 1,5 m bis 2 m erzielt.
Zu **(A):** Bei Anwendung von harten Röntgenstrahlen wird eine hohe Knochentransparenz erreicht.
Zu **(B):** Im p.a. Strahlengang liegt das Herz näher am Röntgenfilm und wird daher schärfer und maßstabsgerechter abgebildet.
Zu **(C):** Bei tiefer Inspiration steht das Zwerchfell tiefer und die Lungenstrukturen werden weniger überlagert.
Zu **(D):** Das Raster wird bewegt, damit auf dem Röntgenbild keine Abbildung der Rasterlamellen sichtbar sind.
Zu **(E):** Ein Fokus-Film-Abstand von 2 m ermöglicht eine scharfe, maßstabsgerechte Abbildung der Strukturen.

H01 !

Frage 8.13: Lösung C

Verstärkerfolien vermindern die für eine Röntgenaufnahme erforderliche Strahlendosis auf durchschnittlich etwa 1/20, indem sie einen Teil der auftreffenden Röntgenstrahlung absorbieren und daraufhin Fluoreszenzlicht abstrahlen, das den Röntgenfilm dann indirekt schwärzt.
Nachteil der Folien ist eine Vergrößerung der Bildunschärfe und eine Verschlechterung der Bildqualität, wobei das Ausmaß der Unschärfe von der Größe der Folienkristalle und von der Schichtdicke der Folien abhängt. Je größer die Kristalle und je dicker die Folie, desto besser verstärkend wirkt letztere und desto mehr nimmt die folienbedingte Unschärfe zu.
Auch wenn die Folie nicht eng am Film anliegt, ergeben sich unscharfe Bilder.
Zu **(C):** Die Verringerung der Streustrahlung ist Aufgabe der Streustrahlenraster.

H01

Frage 8.14: Lösung A

Da es in der Mamma nur geringe Absorptionsunterschiede gibt, sind bei der Mammographie sehr niedrige Röhrenspannungen zwischen 25 und 40 kV erforderlich. Als besonders geeignetes Anodenmaterial für Mammographiegeräte hat sich Molybdän mit seiner charakteristischen Röntgenstrahlung von etwa 20 keV erwiesen.

H01

Frage 8.15: Lösung B

Siehe Abbildung 4.8 in Kapitel 4.1.1.3 des Kurzlehrbuchs.
Randbildend ventral ist der rechte Ventrikel und dorsal der linke Vorhof und der linke Ventrikel. Der rechte Vorhof ist auf der p.a. Aufnahme rechts caudal randbildend.

H01

Frage 8.16: Lösung B

Mit der Myokardszintigraphie lässt sich in SPECT-Technik die regionale Myokardperfusion darstellen.
Zu **(A)**, **(D)** und **(E):** Funktionsdiagnostik und Morphologie sind Domänen der Echokardiographie.
Zu **(C):** Der frische Myokardinfarkt wird mittels Laborchemie (Troponin, CK-MB) und EKG diagnostiziert.

H01

Frage 8.17: Lösung C

Unter einer **Atelektase** versteht man eine verminderte oder aufgehobene Belüftung von Alveolen in einem umschriebenen Lungenbereich mit resultierender deutlicher Verkleinerung und relativ homogener Verschattung des entsprechenden Lungenbereichs. Am häufigsten finden sich kleine Plattenatelektasen, die röntgenologisch als meist horizontal verlaufende dünne Streifenschatten verschiedener Länge imponieren. Größere Atelektasen, etwa eines gesamten Lungenlappens z. B. bei Bronchusverlegung mit resultierender Luftresorption im von der Ventilation abgetrennten Lappen (→ Obturationsatelektase), imponieren auf Thoraxübersichtsaufnahmen als homogene Flächenschatten (A) ohne Luftbronchogramm (B), die im Gegensatz zu Infiltrationen wegen der atelektatisch bedingten Gewebsschrumpfung konkav begrenzt sind. Das Mediastinum kann insbesondere bei Oberlappenatelektasen zur erkrankten Seite hin verzogen sein; atelektatisch bedingte Mediastinalverlagerungen (E) lassen sich besonders gut an Verziehungen der Trachea erkennen. Ferner kann es bei größeren Atelektasen zu einem Zwerchfellhochstand auf der betroffenen Seite kommen (D).
Zu **(C):** Vermehrte Strahlentransparenz ist beim Emphysem und beim Pneumothorax (ohne Lungenzeichnung) zu beobachten.

H01

Frage 8.18: Lösung B

Fettgewebe kann in der CT durch den Dichtewert um - 60 HE identifiziert werden. Negative Hounsfield-Einheiten haben nur Fettgewebe (- 60), Luft (- 1000) und Lungengewebe (- 400).
Hämangiome erscheinen isodens zu Blut, also mit ca. 55 HE, und Zysten haben eine Dichte von 5 bis 10 HE. Tumoren und entzündliche Infiltrate können sich als hypodense Strukturen von der Umgebung abgrenzen.

H01

Frage 8.19: Lösung D

Auf der Abbildung ist eine rundliche, nach ventral glatt begrenzte Struktur dargestellt, in deren Mitte exzentrisch ein hyperdenses (Kontrastmittel) Areal abgrenzbar ist. Die Struktur ist nach ventral durch den linken Leberlappen, nach rechts durch den rechten Leberlappen, nach dorsal durch die Wirbelsäule und nach links durch die linke Niere und die Milz begrenzt. Es handelt sich um ein Aortenaneurysma mit thrombosierter Wand. Nach dem Bild könnte man meinen, dass das Aneurysma in den Wirbelkörper perforiert ist.
Zu **(A):** Die Gallenblase liegt regulär nicht unmittelbar prävertebral.
Zu **(B)**, **(C)** und **(E):** Milz und linke Niere sind auf dem Bild links neben dem Aneurysma auch zu sehen.

Kapitel 5

H01 **!**

Frage 8.20: Lösung A

^{99m}Tc ist ein Gammastrahler mit 0,14 MeV und einer Halbwertszeit von 6 Stunden. Es findet in unterschiedlichster Form in der nuklearmedizinischen Diagnostik Verwendung.

Examen Frühjahr 2002

9 Fragen Examen Frühjahr 2002

Kapitel 1

F02 !

9.1 Der lineare Energietransfer ist am größten bei:

(A) Elektronenstrahlung
(B) Positronenstrahlung
(C) Röntgenstrahlung
(D) Gammastrahlung
(E) Neutronenstrahlung

Kapitel 2

F02 !

9.2 Indirekte Wirkungen ionisierender Strahlen beruhen in erster Linie auf

(A) der Reaktion diffusibler Radikale mit organischen Molekülen
(B) der Interaktion der Strahlung mit DNA-Molekülen
(C) der Reaktion von DNA mit Histonen
(D) einer strahleninduzierten Schädigung der Zellmembran
(E) einer Strahlenwirkung auf Mitochondrien

F02 !

9.3 Welche Aussage über die Wirkung ionisierender Strahlen auf einzelne Organe trifft **am wenigsten** zu?

(A) Die Zellen der Darmkrypten sind sehr strahlenempfindlich.
(B) Als Spätschäden einer Lungenbestrahlung kann sich eine Fibrose entwickeln.
(C) Zu einer Strahlenkatarakt kommt es meist erst bei Energiedosen über 40 Gray.
(D) Die Bestrahlung größerer Lebervolumina mit Energiedosen von über 30 Gray kann zu einer Strahlenhepatopathie führen.
(E) Gonadendosen über 1 Gray verursachen eine Oligospermie.

F02

9.4 Abgesehen von der M-Phase ist die Zelle gegen Einwirkung locker ionisierender Strahlung im Allgemeinen am empfindlichsten in der

(A) G_0-Phase
(B) frühen G_1-Phase
(C) G_2-Phase
(D) späten S-Phase
(E) Es besteht kein Unterschied in der Strahlenempfindlichkeit zwischen den einzelnen Zellphasen.

F02

9.5 Welche Aussage über die Strahlenreaktion der Epidermis trifft am ehesten zu?

(A) Ihr liegt eine strahlenbedingte Steigerung der epithelialen Zellproduktion zugrunde.
(B) Es handelt sich um eine deterministische Strahlenwirkung.
(C) Zusätzliche Noxen haben keinen Einfluss auf Schweregrad und Verlauf.
(D) Der Schweregrad ist linear abhängig von der biologisch effektiven Dosis (BED).
(E) Eine Verkürzung der Gesamtbehandlungszeit kann zu einer Verminderung der Reaktion führen.

Kapitel 3

F02 !!

9.6 Die gesetzliche Einheit der Äquivalentdosis ist:

(A) Gray (Gy)
(B) Sievert (Sv)
(C) Coulomb pro Kilogramm (C/kg)
(D) Watt (W)
(E) Becquerel (Bq)

9.1 (E) 9.2 (A) 9.3 (C) 9.4 (C) 9.5 (B) 9.6 (B)

F02

9.7 An einem Ort wird eine konstante Energiedosisleistung von 100 mGy/h durch Gammastrahlung (Q = 1) und 50 mGy/h durch konstante Neutronenstrahlung (Q = 10) gemessen.

Wie hoch ist die Ortsdosis in einer halben Stunde?

(A) 150 mSv
(B) 200 mSv
(C) 300 mSv
(D) 600 mSv
(E) 1100 mSv

F02

9.8 Unter effektiver Dosis versteht man in der Strahlenkunde

(A) die Energiedosis, die ein Strahlentherapiepatient im Zielvolumen tatsächlich erhält
(B) die höchste Äquivalentdosis, die eine Person bei beruflicher Strahlenexposition erhält
(C) die Summe aller Organ-Äquivalentdosen, die eine strahlenexponierte Person erhält
(D) die Summe der mit den zugehörigen Wichtungsfaktoren multiplizierten Organ- bzw. Gewebe-Äquivalentdosen einer strahlenexponierten Person
(E) die Summe der mit den Bewertungsfaktoren der Strahlungsart multiplizierten mittleren Organ-Energiedosen einer strahlenexponierten Person

Kapitel 4

F02 !!

9.9 Raster werden in der Röntgendiagnostik ab einem bestimmten Objektdurchmesser regelmäßig eingesetzt.

Sie dienen in erster Linie der

(A) Verbesserung der Ortsauflösung
(B) Reduzierung der Streustrahlung
(C) Reduzierung der Folienunschärfe
(D) Optimierung des mAs-Produktes
(E) Vergrößerung des Objekt-Film-Abstandes

F02

9.10 Hinsichtlich welchen Kriteriums hat das Röntgennativbild bei Beurteilung solitärer Knochenläsionen in der Regel die **geringste** Aussagekraft?

(A) Lokalisation der Läsionen
(B) Beschaffenheit der Kortikalis
(C) periostale Veränderungen
(D) Gefäßversorgung
(E) Weichteilveränderungen

F02

9.11 Das Computertomogramm auf Abbildung Nr. 9.1 zeigt **nicht:**

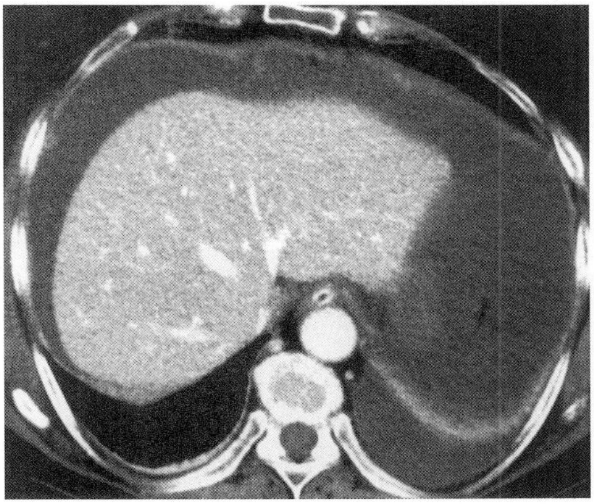

Abb. 9.1

(A) eine Kontrastfüllung der Aorta
(B) einen Aszites
(C) einen Pleuraerguss
(D) eine Kontrastfüllung von Lebervenen
(E) eine Dilatation der intrahepatischen Gallengänge

F02 !!

9.12 Das am häufigsten in der diagnostischen Nuklearmedizin verwendete Nuklid ist von den genannten:

(A) ^{201}Tl
(B) ^{67}Ga
(C) ^{111}In
(D) ^{99m}Tc
(E) ^{18}F

9.7 (C) 9.8 (D) 9.9 (B) 9.10 (D) 9.11 (E) 9.12 (D)

F02

9.13 Die Skelettszintigraphie ist **am wenigsten** geeignet bei Verdacht auf

(A) Knochenmetastasen
(B) okkulte traumatische Knochenveränderungen
(C) entzündliche Skelettveränderungen
(D) Diskusprolaps
(E) Endoprothesenlockerung

F02

9.14 Welche Aussage zur Farbduplexsonographie trifft am ehesten zu?

(A) Es wird vorwiegend die A-Mode-Darstellung verwendet.
(B) Das Verfahren stützt sich auf die Wasserstoffionen als schwach positive Magneten.
(C) Entscheidend für die Eindringtiefe ist die Präzessionsfrequenz.
(D) Es wird eine farbliche Kodierung der Flussrichtung und -geschwindigkeit in Gefäßen vorgenommen.
(E) Die Methode erfordert den Einsatz von Ultraschall-Kontrastmitteln.

F02 !

9.15 Welche Aussage zum Vergleich von Computertomographie (CT) und Magnetresonanztomographie (MRT) trifft am ehesten zu?

(A) Die MRT benötigt wie die CT ionisierende Strahlung zur Bilderzeugung.
(B) Die MRT besitzt die deutlich schlechtere Kontrastauflösung.
(C) Alte Blutungsherde sind mit der MRT wesentlich schlechter abgrenzbar.
(D) Die CT ermöglicht die bessere Beurteilbarkeit von Knochenstrukturen.
(E) Nur mit der CT ist eine multiplanare Darstellung von Organen möglich.

F02

9.16 Welches röntgenologische Merkmale passt **am wenigsten** zur isolierten Rechtsherzinsuffizienz?

(A) verbreiterter Schatten der V. cava superior
(B) rechtsseitiger Zwerchfellhochstand
(C) Herzverbreiterung nach rechts
(D) Pleuraergüsse
(E) Kerley-Linien

F02

9.17 Die perkutane transluminale Angioplastie (PTA) von ostiumfernen Nierenarterienstenosen ist

(A) nur bei fibromuskulärer Dysplasie indiziert
(B) Methode der Wahl
(C) obsolet
(D) wegen hoher Komplikationsraten wieder verlassen worden
(E) bei Transplantatnieren kontraindiziert

F02

9.18 Welcher Lungenerkrankung entspricht eine Transparenzminderung im Röntgenthoraxnativbild **am wenigsten?**

(A) Pneumonie
(B) Atelektase
(C) Emphysem
(D) Lungenfibrose
(E) Lungeninfarkt

Kapitel 5

F02 !

9.19 Die Fraktionierung einer Bestrahlung erfolgt **nicht,** damit

(A) das Normalgewebe sich zwischenzeitlich vom Strahleninsult erholen kann
(B) die Tumorzellen zwischenzeitlich reoxygenieren
(C) die Verträglichkeit für den Patienten gesteigert wird
(D) die Tumorzellen besser repopulieren
(E) die Differenz der Erholungsfähigkeit vom Strahleninsult zwischen Tumorzellen und Normalgewebe genutzt wird

F02

9.20 Eine Radioiodtherapie ist **am wenigsten** indiziert bei

(A) euthyreoter Struma nodosa mit ausgeprägter Tracheomalazie
(B) papillären und follikulären Schilddrüsenkarzinomen postoperativ zur Ablation des Restorgans
(C) rezidivierendem M. Basedow
(D) euthyreoten Strumen zur Größenverkleinerung, wenn das Operationsrisiko zu groß ist
(E) multifokalen Autonomien der Schilddrüse

9.13 (D) 9.14 (D) 9.15 (D) 9.16 (E) 9.17 (B) 9.18 (C) 9.19 (D) 9.20 (A)

9 Kommentare Examen Frühjahr 2002

Kapitel 1

F02 **!**

Frage 9.1: Lösung E

Der **lineare Energietransfer** (LET, [keV/μm]) gibt an, wie viel Energie ein ionisierendes Teilchen beim Weg durch Materie pro Wegeinheit abgibt. Er ist eng verknüpft mit der **biologischen Wirksamkeit** der Strahlung, die mit dem LET ansteigt. Der LET hängt von der *Teilchenart und der Teilchenenergie* ab. Als Faustregel gilt: Der LET von Alphastrahlung ist am höchsten, gefolgt von Betastrahlung und schließlich Gamma- und Röntgenstrahlung. Strahlungen mit hohem LET sind dicht ionisierende Strahlen wie **Korpuskularstrahlung**.

Kapitel 2

F02 **!**

Frage 9.2: Lösung A

Indirekt ionisierende Strahlung (Gamma-, Röntgenstrahlung) wird meist schon nach 1 bis 2maliger Wechselwirkung im Material absorbiert. Die hierdurch entstehende Wirkung ist eher gering. Bei diesen Wechselwirkungen entstehen jedoch (z.B. durch den Photoeffekt) energiereiche Sekundärteilchen wie Elektronen, die ihrerseits wechselwirken können. Bei diesen Sekundärprozessen können Radikale entstehen, die zu einer Schädigung des Gewebes führen.
Zu **(B)**, **(D)** und **(E)**: Eine direkte Schädigung von Zellbestandteilen kann durch Strahlung mit hohem LET erfolgen (**Korpuskularstrahlung**) (vgl. hierzu im Kurzlehrbuch Kap. 1.2 „Wechselwirkung direkt und indirekt ionisierender Strahlen mit Materie").

F02 **!**

Frage 9.3: Lösung C

Eine **Katarakt** tritt bei einer Dosis ab 10 Sv nach Monaten bis Jahren auf. Eine Schädigung des *Linsenepithels* kann bei Dosen ab 3 Sv und der *Zelltod* ab 8 Sv vorkommen (vgl. hierzu im Kurzlehrbuch Kap. 2.2.2 „Strahlenempfindlichkeit spezieller Gewebe und Organe").

F02

Frage 9.4: Lösung C

Der **Zellzyklus** besteht aus der *Mitosephase* (*M-Phase*) und der *Intermitosephase*. Diese besteht aus der präsynthetischen *G1-Phase*, in der sich die Zelle auf die *Synthesephase (S-Phase)* vorbereitet, eben dieser S-Phase, in der synthetisiert wird, und nachfolgend der postsynthetischen *G2-Phase*. Daneben können Zellen, statt in die *G1-Phase* zu gehen, auch in der *G0-Phase* pausieren.
Die **Radiosensibilität** ist in der Mitosephase am höchsten, gefolgt von der postsynthetischen Phase und der Synthesephase. In der präsynthetischen G1-Phase und der G0-Phase ist die Zelle eher unempfindlich (vgl. hierzu im Kurzlehrbuch Kap. 2.2.1 „Strahlenempfindlichkeit, Strahlenschäden", Tab. 2.3).

F02

Frage 9.5: Lösung B

Es werden **stochastische** (zufällige) von **deterministischen** Strahlenwirkungen unterschieden.
Zu **(A)**: Durch radioaktive Strahlung wird der Zellnachschub aus dem *Stratum basale* gestört.
Zu **(B)**: Ab dem Erreichen einer Schwellendosis, die für Haut bei 6–8 Gy liegt, kommt es immer (*deterministische Wirkung*) zu einer akuten Radiodermatitis.
Zu **(C)**: Zusätzliche Noxen können natürlich die Wirkung der Strahlen verstärken. Diese heißen auch **Radiosensibilisatoren**. Hierzu gehören *Hyperthermie* und *Chemotherapeutika*.
Zu **(D)**: Eine lineare Abhängigkeit des Auftretens der Wirkung von der Dosis ist bei der *stochastischen Strahlenwirkung* beschrieben.
Zu **(E)**: Das Gegenteil ist der Fall. Die Haut gehört zu den spät reagierenden Geweben. Die Strahlenwirkung an der Haut lässt sich also durch Protrahierung und Fraktionierung verringern.

Kapitel 3

F02 **!!**

Frage 9.6: Lösung B

Im folgenden werden die Einheiten den Größen zugeordnet:

Größe	Zeichen	Einheit	Kürzel	Ableitung
Energiedosis	D	Gray	Gy	1 J/kg
Äquivalentdosis	H, D_q	Sievert	Sv	1 J/kg
Ionendosis	J	Coulomb pro Kilogramm	C/kg	
Leistung	P	Watt	W	$1\ m^2 \cdot kg/s^3$
Radioaktivität	A	Bequerel	Bq	1/s

F02

Frage 9.7: Lösung C

Unter Ortsdosis versteht man die Strahlenbelastung an einem bestimmten Ort, die z. B. durch Streustrahlung oder den Aufbau des Röntgengerätes bedingt sein kann.
Ortsdosis = Ortsdosisleistung x Zeit
Durch die Gammastrahlung mit Q = 1 erhält der Ort eine Dosis von 100 mSv in 1 Stunde, also 50 mSv.
Durch die Neutronenstrahlung mit Q = 10 erhält der Ort eine Dosis von 50 x 10 mSv in 1 Stunde, also 250 mSv. Das ergibt zusammen 300 mSv.

F02

Frage 9.8: Lösung D

Zu **(A)**: **Herddosis** oder **Zielvolumendosis** ist die Energiedosis im Zielvolumen.
Zu **(B)**: Die **Personendosis** ist die Äquivalentdosis, die bei einer Person an einer repräsentative Stelle an der Körperoberfläche gemessen wird.
Zu **(C)** und **(E)**: Die **Körperdosis** ist die von einem Körper absorbierte Äquivalentdosis. Hier spielt die Wichtung der Organe noch keine Rolle.
Zu **(D)**: Wenn alle Organdosen (mit den zugehörigen Wichtungszahlen multipliziert) addiert werden, erhält man die **effektive Äquivalentdosis**.

Kapitel 4

F02 **!!**

Frage 9.9: Lösung B

Die eingesetzten Raster heißen auch **Streustrahlenraster**, weil sie die im Körper entstehende Streustrahlung vor der Röntgenplatte absorbieren.
Zu **(C)**: Die **Folienunschärfe** kann mit der Wahl der Verstärkungszahl der Folie beeinflusst werden. Dabei gilt, je höher die Verstärkung der Folie, desto größer auch die entstehende Unschärfe.
Zu **(D)**: Bei der Verwendung von Rastern wird die verringerte Streustrahlung, also die höhere Bildschärfe, mit einer Erhöhung des **mAs-Produktes** erkauft (vgl. hierzu im Kurzlehrbuch Kap. 4.1.1.1 „Technische Grundlagen").

F02

Frage 9.10: Lösung D

Die **native Röntgenaufnahme** wird in der Regel die erste diagnostische Maßnahme zur Beurteilung von Lokalisation von Läsionen und der Beurteilung der Knochen- und Weichteilstrukturen sein. Die Gefäßversorgung entzieht sich dieser Untersuchung mit Ausnahme von verkalkten Gefäßen. Der Gefäßdiagnostik dienen z. B. Doppler- und Duplexsonographie sowie Angiographie und Angio-MRT.

F02

Frage 9.11: Lösung E

In der Abbildung ist ein CT-Bild nach **intravenöser Kontrastmittelapplikation** zu sehen. Daher stellen sich die Gefäße wie Aorta und Lebervenen kontrastiert dar. Der graue Saum perihepatisch und subphrenisch links entspricht Aszites. Dorsal der linken Zwerchfellgrenze (*heller Saum*) findet sich ein Pleuraerguss (*grau*), der auf der rechten Seite nicht zu sehen ist (*Luft = schwarz*).

F02 **!!**

Frage 9.12: Lösung D

Das mit Abstand am häufigsten verwendete **Nuklid** ist **^{99m}Tc**.

F02

Frage 9.13: Lösung D

In der **Skelettszintigraphie** können entzündliche oder reaktive Umbauprozesse lokalisiert werden. Dabei reichern sich *^{99m}Tc-markierte Polyphosphonate* z. B. in Bereichen erhöhter Durchblutung an. Hierzu gehören auch Knochenmetastasen, Frakturen und Entzündungen. Ein **Diskusprolaps** ist nicht in erster Linie mit der Skelettszintigraphie zu diagnostizieren. Hier ist eine CT oder MRT besser geeignet. Die Skelettszintigraphie dient auch nicht vorrangig der Befundung bekannter Herde, sondern der Suche nach solchen Herden.

F02

Frage 9.14: Lösung D

Zu **(A)**: Der **A-Mode** (eindimensionale Darstellung) findet bei der Untersuchung der Nasennebenhöhlen und bei der Echoenzephalographie Anwendung.
Zu **(B)**: **Wasserstoffionen** als Magneten benutzt die MRT als Grundlage der Untersuchungstechnik.
Zu **(C)**: **Präzessionsfrequenz** ist die Rotationsfrequenz der Spins um die Hauptfeldachse bei der MRT.
Zu **(D)**: Die **Farbduplexsonographie** ist eine Kombination von B-Bild und Dopplersonographie, bei der der Dopplereffekt farbig kodiert wird. So kann die Bewegung auf den Schallkopf zu rot und von ihm weg blau kodiert werden. Zur Darstellung einer höheren Flussgeschwindigkeit dienen Farbveränderungen, z. B. von rot nach gelb.
Zu **(E)**: Die in der Sonographie verwendeten Kontrastmittel bestehen aus kleinen Bläschen, den „*Microbubbles*". Beim **SAE** (stimulierte akustische Emission) -Verfahren werden die Bläschen zur Resonanz angeregt und zum Platzen gebracht. Dies kann im

Ultraschallbild gesehen werden. Nutzbar ist diese Form der Sonographie vor allem in der Leberdiagnostik.

F02 !

Frage 9.15: Lösung D

Zu **(A)**: Die MRT beruht auf der Auswertung magnetischer Felder von Protonen.
Zu **(B)** und **(D)**: Die Kontrastauflösung der beiden Verfahren ist vom zu untersuchenden Gewebe abhängig. Vor allem Weichteilgewebe sind in der MRT besser zu untersuchen. Bei der Beurteilung von Knochen ist die CT überlegen.
Zu **(C)**: Frische Blutungsherde sind in der MRT schlechter abzugrenzen.
Zu **(E)**: Mit der MRT kann die zu untersuchende Schnittebene sogar frei im Raum gewählt werden. Bei der CT ist dies erst durch nachträgliche 3 D-Berechnungen möglich.

F02

Frage 9.16: Lösung E

Zeichen einer **Rechtsherzinsuffizienz** sind:
- Dilatation des rechten Vorhofs
- Verbreiterung der Vena cava superior und der Vena azygos
- Pleuraerguss

Kerley-Linien sind Zeichen eines Lungenödems, z. B. durch Stauung bei Linksherzinsuffizienz.
Zu **(B)**: Wichtig ist hier wohl der *einseitige* Zwerchfellhochstand rechts. Der *beidseitige* Zwerchfellhochstand ist ein Zeichen für eine Linksherzinsuffizienz.

F02

Frage 9.17: Lösung B

Die **PTA** von Nierenarterienstenosen ist der komplikationsärmste Eingriff zur ursächlichen Behandlung der renalen Hypertension. Bei wiederholter Restenosierung kann die Implantation eines Stents erfolgen.
Zu **(E)**: Wichtig ist hier, dass es sich um eine *ostiumferne* Stenose handelt, die Gefäßanastomose also nicht in Gefahr ist. Eine PTA im Bereich von Gefäßanastomosen ist aber nach Abschluss der Heilung ebenfalls möglich.

F02

Frage 9.18: Lösung C

Pneumonie, Atelektase, Fibrose, Lungenödem und Lungeninfarkt durch Embolie führen allesamt zu einer Verdichtung entweder durch Infiltrate, Narben oder Einlagerung von Flüssigkeit. Beim **Lungenemphysem** kommt es zu einer Überblähung der Lunge, die Lungenstrukturen werden dünner und daher transparenter.

Kapitel 5

F02 !

Frage 9.19: Lösung D

Zu **(A)**, **(C)** und **(E)**: Da Tumorzellen eine längere Zeit für die Erholung benötigen als gesundes Gewebe, lässt sich die zur Tumorabtötung notwendige Dosis auf mehrere Einzeldosen verteilen. In der bestrahlungsfreien Zeit erholen sich zwar alle Zellen, die Tumorzellen jedoch weniger gut.
Zu **(B)**: Die **Reoxygenierung** der Tumorzellen in den Bestrahlungspausen ist erwünscht, da so die Strahlensensibilität steigt.
Zu **(D)**: **Repopulation** von Tumorzellen ist eine Ursache für Strahlenresistenz („4 oder 6 R" der Strahlenbiologie) und daher nicht Grund für die Fraktionierung.

F02

Frage 9.20: Lösung A

Die **Radiojodbehandlung** ist einer der Stützpfeiler in der Behandlung von Schilddrüsenerkrankungen. Sie ist indiziert bei disseminierter oder multifokaler Autonomie, erhöhtem Operationsrisiko bei euthyreoter und hyperthyreoter Stoffwechsellage und vor allem zur Zerstrahlung von Schilddrüsenrestgewebe nach Thyreoidektomie wegen Karzinom.
Eine **euthyreote Knotenstruma** mit einer ausgeprägten Tracheomalazie ist bei Versagen der medikamentösen Therapie eine Operationsindikation (vgl. hierzu im Kurzlehrbuch Kap. 5.3.1 „Therapeutische Anwendung offener Radionuklide").